# NOUVEAU TRAITÉ

# DE PHARMACIE

## THÉORIQUE ET PRATIQUE.

FELIX LOCQUIN, IMPRIMEUR,
16, RUE N.-D.-DES-VICTOIRES.

# NOUVEAU TRAITÉ

## DE

# PHARMACIE

## THÉORIQUE ET PRATIQUE

PAR

## E. SOUBEIRAN,

CHEF DE LA PHARMACIE CENTRALE DES HÔPITAUX ET HOSPICES CIVILS DE PARIS ;
PROFESSEUR A L'ÉCOLE SPÉCIALE DE PHARMACIE ;
MEMBRE DE L'ACADÉMIE ROYALE DE MÉDECINE , DE LA SOCIÉTÉ PHILOMATIQUE ,
DE LA SOCIÉTÉ DE PHARMACIE ;
MEMBRE CORRESPONDANT DE LA SOCIÉTÉ LIBRE D'ÉMULATION DE ROUEN ,
DE LA SOCIÉTÉ DES PHARMACIENS DU NORD DE L'ALLEMAGNE.

## TOME DEUXIÈME.

## PARIS.

CROCHARD ET COMPⁱᵉ, LIBRAIRES,
RUE ET PLACE DE L'ÉCOLE DE MÉDECINE.

1836

# NOUVEAU TRAITÉ

# DE PHARMACIE

## THÉORIQUE ET PRATIQUE.

~~~~~~~~~~~~~~~~~~~~~~~~~~~~~~~~~~~~

## STYRACEES.

Cette petite famille a été formée par M. Richard, d'un démembrement de la famille des Ebenacées. Elle intéresse la matière médicale par l'*Alstonia thœformis*, thé de Santa-Fé de Bogota, mais plus encore par le genre styrax qui fournit à la médecine le benjoin, et, suivant une plus incertaine opinion, le Storax calamite.

### BENJOIN.

### (Styrax benzoin.)

Le Benjoin est un baume qui découle par incision du *styrax benzoin*. Bucholz l'a trouvé composé de :

Huile volatile,
Résine,
Acide benzoïque,
Matière soluble dans l'eau et l'alcool,
Débris ligneux.

Unverdorben y a trouvé trois résines différentes. L'une est soluble dans le carbonate de potasse ; elle est soluble aussi dans l'alcool à 68°, et dans l'alcool plus concentré ; elle est peu soluble dans l'éther et dans les huiles volatiles, et insoluble dans l'huile de pétrole : sa combinaison avec la potasse est soluble dans l'éther. On l'obtient aisément en faisant bouillir le benjoin avec une dis-
~~~~~~~~~~~~~~~~~~~~~~~~~~~~~~~~~~~~

solution de carbonate de potasse. On précipite par l'acide hydrochlorique, et l'on fait bouillir le précipité avec de l'eau qui
dissout l'acide benzoïque et un peu de matière extractive, et
qui laisse la résine. Les deux autres résines sont insolubles dans
les carbonates alcalins. Elles se changent à l'air en la résine précédente. Toutes deux sont solubles dans l'alcool, et insoluble
dans l'huile de pétrole. Toutes deux se dissolvent dans la potasse caustique ; mais pour l'une, le nouveau composé est précipité par un excès d'alcali ; pour l'autre, cette précipitation
n'a pas lieu.

Le benjoin est un excitant aromatique qui a été vanté contre
les maladies de poitrine ; mais pour l'usage interne, on lui préfère généralement les fleurs de benjoin, ou le baume de Tolu.
Le plus ordinairement, on se sert du benjoin en fumigations
aromatiques et fortifiantes.

### TEINTURE DE BENJOIN.

Pr. : Benjoin .............................................. 1 partie.
     Alcool à 36 degrés ................................... 4

F. S. A.

### TEINTURE DE BENJOIN COMPOSÉE.

Pr. : Benjoin ............................................. 1 once.
      Baume du Pérou ..................................... 1 gros.
      Alcool ............................................. 8 onces.

F. S. A. (Swediaur.)

On met une demi-once de cette teinture dans 1 livre d'eau
de roses : la liqueur laiteuse qui en résulte est employée comme
cosmétique.

### CLOUS FUMANS.

Pr. : Benjoin en poudre ................................. 16 parties.
      Baume de Tolu ...................................... 4
      Santal citrin ...................................... 4
      Labdanum ........................................... 1
      Charbon léger ...................................... 48
      Nitrate de potasse ................................. 2

Faites S. A. une masse molle et ductile dont vous formerez
des cônes, que vous aplatirez par la base en forme de trépied,
et que vous ferez sécher d'abord à l'air libre, et ensuite à l'étuve.
(Henry et Guibourt.)

# JASMINÉES.

Les Jasminées ont des feuilles et des écorces amères. Ce caractère est bien connu dans l'olivier (*Olea Europæa*) et le frêne
(*Fraxinus excelsior*), qui ont été vantés comme succédanés du
quinquina. On retrouve cette amertume dans d'autres genres,
dans le Lilas (*Lilac vulgaris*), le troëne (*Ligustrum vulgare*).
Les feuilles de l'olivier ont été soumises à quelques essais, qui
ne nous ont pas suffisamment éclairés sur la nature de leur
principe amer. Suivant M. Pelletier, il revêt la forme de la matière extractive. M. Pallas dit en outre avoir retiré de l'oliville
de ces feuilles.

Les fleurs de plusieurs Jasminées ont une odeur fort suave.
En Chine, celles de l'*Olea fragrans* sont une des matières
dont on se sert pour aromatiser le thé. Les jasmins se font surtout remarquer par la suavité de leurs fleurs : elles servent aux
parfumeurs à préparer, par le simple contact avec un corps
gras, des huiles ou des pommades parfumées. Si l'on agite
l'huile de jasmin avec de l'alcool, et que l'on expose au froid,
l'huile se sépare presque entièrement, et l'on a une liqueur
aromatique qui porte le nom d'esprit de jasmin.

Les fruits des Jasminées sont amers et fébrifuges. Ce caractère est bien connu dans l'olivier : il a été mis à profit dans
le lilas, par M. Cruveilhier. MM. Petroz et Robinet en ont retiré
un principe extractiforme, qui colore en vert le sulfate de fer.

Le fruit charnu de l'olivier, ou l'olive, est d'une haute importance pour l'huile qu'il contient dans son péricarpe. (*Voy.* pour
ses caractères ; tom. I, pag. 162.) On retrouve cette matière
huileuse dans les fruits de tous les *Olea*, dans ceux des *Phyli-
rea*, et peut-être dans tous les fruits charnus de la famille.

Les oliviers sauvages de la Calabre, de la Pouille et des Abruzzes, laissent découler une espèce de gomme-résine qui porte le nom de gomme d'olivier. Elle est composée, suivant M. Pelletier, d'un peu d'acide benzoïque, d'oliville, et d'une matière brune résineuse. On sépare l'oliville par l'évaporation spontanée de la dissolution alcoolique de gomme d'olivier. L'oliville cristallise en aiguilles aplaties : elle fond à 70°. Elle est inodore ; sa saveur est à la fois amère, sucrée et aromatique. L'eau froide a peu d'action sur elle ; l'eau bouillante en dissout 1/20e. L'alcool la dissout bien ; elle est insoluble dans l'éther, ce qui donne le moyen d'en séparer la matière résineuse qui l'accompagne. L'acide nitrique la dissout à froid et la colore en rouge ; elle est soluble dans les alcalis.

La Manne découle par incision, ou naturellement, de plusieurs espèces de frênes, dans les parties les plus méridionales de l'Italie et de la Sicile. Notre frêne commun (*Fraxinus excelsior*) en donne en Italie, suivant M. Desfontaines.

Une particularité remarquable encore de la famille des Jasminées, c'est que les cantharides vivent sur plusieurs plantes de cette famille, particulièrement sur les frênes et les lilas.

## MANNE.

(*Fraxinus ornus et rotundifolia.*)

La Manne est un sucre concret qui découle principalement du *Fraxinus ornus*. On en distingue plusieurs espèces sous le nom de manne en larmes, manne en sorte, manne grasse. C'est un purgatif doux que l'on emploie à la dose de 2 à 4 onces ; on s'en sert souvent encore dans les affections catarrhales, pour débarrasser les premières voies des mucosités qui s'y attachent. On l'emploie en dissolution dans l'eau ou dans du lait.

La manne est composée de :

Mannite,
Sucre incristallisable avec gomme,
Matière gommeuse,
Matière azotée.

Pour extraire la mannite, on fait chauffer la manne en larmes au bain-marie, avec de l'alcool à 33°; on filtre la dissolution bouillante, et on l'abandonne à elle-même. La mannite cristallise par le refroidissement; mais elle conserve interposée presque toute l'eau-mère alcoolique. Une faible quantité s'écoule quand on incline le vase où s'est faite la cristallisation. On prend cette masse, et on la soumet à la presse pour en séparer l'alcool; puis on sèche à l'étuve le gâteau de mannite qui reste, et on le réduit en poudre après sa dessiccation. Si on voulait avoir la mannite cristallisée, ce qui est inutile pour l'usage médical, il faudrait la dissoudre de nouveau dans l'alcool, et la faire cristalliser, mais alors, son prix se trouve singulièrement augmenté, à raison de la grande quantité d'alcool qu'elle retient, comme une éponge, et que l'on ne peut en retirer que par la compression.

Les eaux-mères alcooliques fournissent, par la distillation, de nouvelles quantités de mannite moins belle; pour la purifier, il faut l'exprimer à la presse, et la faire cristalliser de nouveau dans l'alcool. On est souvent obligé de blanchir les dernières cristallisations au moyen du charbon.

La mannite est blanche; elle n'a pas d'odeur; sa saveur est sucrée, douce et agréable; elle se dissout facilement dans l'eau; la dissolution concentrée cristallise par le refroidissement. La mannite ne se dissout qu'en petite quantité dans l'alcool froid; l'alcool chaud en dissout au contraire beaucoup; et la liqueur saturée la prend en masse par le refroidissement. La mannite est formée de :

                Carbone,      38,7
                Hydrogène,     6,8
                Oxygène,      54,5.

Elle se distingue parfaitement du sucre, en ce qu'elle ne peut éprouver la fermentation alcoolique.

La mannite est la partie purgative de la manne. On l'administre à la dose de 1/2 once à 1 once dans 2 onces à 4 onces d'eau; c'est un médicament agréable, qui convient parfaitement aux femmes et aux enfans. Il faut faire boire sa dissolution chaude, car elle cristalliserait par le refroidissement.

### TABLETTES DE MANNE.

Pr. : Manne en larmes .......................... 2 onces.
    Sucre ....................................... 14
    Gomme adragante ........................... 1/2 gros.
    Eau de fleurs d'oranger ..................... 1 once.

On triture la manne avec le sucre, et l'on fait des pastilles, au moyen du mucilage.

M. Cadet-Gassicourt fait employer le double de manne ; il la fait piler dans un mortier avec un peu d'eau, il incorpore le sucre, et fait des pastilles sans mucilage.

### TABLETTES DE MANNE DE MANFREDI

#### ou Pastilles de Calabre.

Pr. : Manne en larmes........................... 12 onces.
    Racine de guimauve.......................... 4 onces.
    Sucre blanc................................. 6 livres.
    Extrait d'opium............................. 12 grains.
    Eau de fleurs d'oranger..................... 3 onces.
    Essence de citrons.......................... 4 gouttes.
    ———       bergamotte....................... 4 gouttes.
    Eau de fontaine............................. 4 onces.

On fait bouillir la racine de guimauve dans l'eau pendant cinq à six minutes : on ajoute la manne ; on la fait dissoudre à chaud, et on passe ; on ajoute le sucre et l'extrait dissous dans un peu d'eau ; on évapore en consistance d'électuaire solide ; on ajoute alors l'eau de fleurs d'oranger et les essences divisées par le sucre. On remue fortement avec une spatule de bois jusqu'à ce que la masse commence à s'épaissir ; on la coule alors dans des carrés de papier huilé. Quand la masse est refroidie, on la coupe en pastilles carrées.

## APOCYNÉES.

Les Apocynées sont des plantes dangereuses ; les feuilles de quelques espèces sont cependant mangées dans leur jeunesse. Ces plantes ont un suc laiteux plus ou moins âcre. On emploie comme purgatif celui de l'*Allamanda cathartica* de Ceylan ; du *Plumeria alba*, du Mexique ; des *P. drastica*, et *phagedenica* du Brésil; de plusieurs *Echites*, du *Cameraria latifolia* des Antilles.

Le suc du *Tabernæmontana persicariæfolia* de l'Ile-de-France est vénéneux ; on emploie celui du *Couma guianensis* pour empoisonner les flèches et tuer les singes ; mais les poisons les plus remarquables de cette famille sont les sucs des *Cerbera ahouai* du Brésil, *C. Manghas* et *Thevetia* de l'Inde.

On ne sait absolument rien sur la nature du suc âcre ou vénéneux des apocynées; on sait seulement qu'il y a du caoutchouc dans l'*Urceola elastica*, dans le *Pacouria Guianensis* et dans le *Vahea gummifera*.

Par une exception fort remarquable, le *Tabernæmontana utilis* de la Guyane donne un suc qui a un aspect gras et crémeux et qui sert d'aliment.

Les écorces des apocynées ont souvent aussi de l'âcreté, quelques-unes sont amères et fébrifuges ( *Carissa edulis, Tabernæmontana alternifolia, angustifolia, et citrifolia*) ; celles de l'*Alyxia aromatica* de Java sont amères et aromatiques. On emploie contre la dyssenterie celles de l'*Echites antydysenterica* et du *Wrightia antidysenterica*. L'écorce de l'*Echites syphilitica* de Surinam est employée contre les maladies vénériennes ; celle du laurier rose (*Nerium oleander*) sert dans le Midi à faire périr les rats.

Quelques feuilles sont employées comme purgatives ; celles du *Tabernæmontana* de l'Inde, de l'*Allamanda cathartica* de Ceylan ; celles du *Tabernæmontana simperflorens* des Philippines sont astringentes. Il en est de même de celles de la pervenche (*Vinca major et minor*), que l'on dit cependant un peu purgatives et que l'on emploie en gargarismes.

Les feuilles de laurier rose sont vomitives. Elles contiennent un principe volatil dangereux et une matière amère soluble dans l'eau.

L'une des espèces les plus remarquables par son utilité est le *Wrightia tinctoria* de l'Inde, qui fournit de l'indigo dans l'Inde, beaucoup plus avantageusement que les *Indigofera*.

Les racines des apocynées sont généralement pleines d'un suc laiteux âcre. On emploie comme purgatives dans l'Inde celles du *Plumeria obtusa*; comme vomitives, dans l'Amérique septentrionale, celles des *Apocynum androsœmifolium* et *cannabinum*. Cette dernière a donné à l'analyse faite par M. Griscom, du tannin, de la résine, du caoutchouc, de la gomme, de la fécule, et une matière amère, soluble dans l'eau, qui a été appelée apocyné, mais qui est encore mal caractérisée.

Les fruits des apocynées participent à l'âcreté des autres parties; quelques-uns cependant sont alimentaires. On mange les fruits du *Vahea tomentosa* du Sénégal; des *Plumeria alba et rubra* des Antilles; du *Carissa edulis* d'Arabie; du *C. dulcis* de Guinée, de l'*Hancornia speciosa* du Brésil. Les fruits du *Couma guianensis* se vendent à Cayenne sous le nom de *poires de coumier;* on y fait aussi des confitures avec la pulpe de l'*Ambelania acida*, après en avoir séparé la peau, qui est purgative.

On connaît les propriétés des semences des *Cerbera*. Elles sont âcres, narcotiques, et donnent la mort. La graine du tanghin de Madagascar est aussi un poison dangereux que les Madécasses emploient comme épreuve judiciaire dans les accusations de sorcellerie : si le patient meurt, il est réputé coupable; s'il échappe, il est justifié... L'amande du tanghin contient, d'après l'analyse de M. Henry, une huile douce, de l'albumine, de la gomme, une matière brune, visqueuse, légèrement acide, amère incristallisable, verdissant par les acides et brunissant par les alcalis; et enfin une matière cristallisée, blanche, amère, fusible, non azotée et neutre, c'est la tanghine. Elle a une action vénéneuse très-prononcée; quand on en goûte, elle fait éprouver au palais un engourdissement qui persiste plusieurs heures. Elle fait promptement périr les animaux.

On rapporte encore à la famille des Apocynées le poison connu sous le nom de *curare*, sur les rives de l'Orénoque, et qui sert à empoisonner les flèches. Il est fait avec l'écorce et une partie de l'aubier d'une liane nommée dans le pays *Bejuco de mavacure*. Elle contient une base alcaline encore imparfaitement étudiée et qui a été découverte par MM. Boussingault et Rollin, et retrouvée depuis par MM. Pelletier et Pétroz. C'est une matière jaunâtre d'apparence cornée, de saveur très-amère, déliquescente. Elle est soluble en toutes proportions dans l'eau et l'alcool; elle est insoluble dans l'éther et l'essence de térébenthine; elle forme des sels neutres, incristallisables, qui sont précipités par le tannin. Son action toxique est très-puissante.

Parmi les apocynées se trouve un petit groupe de plantes dont quelques botanistes ont fait une famille sous le nom de *Strychnées*. Ces plantes sont remarquables par leurs propriétés vénéneuses. L'analyse de la noix vomique et de la fève de Saint-Ignace semble démontrer que les semences des Strychnées doivent leurs propriétés à la strychnine ou à son mélange avec la brucine. Introduites dans l'économie animale, il en résulte de violentes secousses, un tétanos et la mort. L'action consiste dans une excitation de la moelle épinière; de là des contractions tétaniques dans les muscles des membres et de la poitrine; contractions qui s'opposent au mouvement de l'appareil de la respiration et déterminent l'asphyxie de l'animal. Ces semences des Strychnées sont contenues dans un fruit à pulpe acidule, dont plusieurs espèces sont mangées; *Strychnos innocua* du Sénégal; *S. nux vomica* et *spinosa* de Madagascar; *S. potatorum*, ou Titan-Cotte de l'Inde. On dit cependant que ce dernier fruit, à sa maturité complète, est émétique; ses semences servent, dit-on, à purifier l'eau.

Le bois des Strychnées paraît aussi contenir de la strychnine; elle a été trouvée par MM. Pelletier et Caventou dans le bois de couleuvre, que l'on attribue au *Strychnos colubrina*; elle se trouve sans doute aussi dans l'Upas tieute ou tshettik des Javanais, qui est l'écorce de la racine du *Strychnos tieute*, et dont l'action est la même que celle de la strychnine. La présence de la brucine dans la fausse angusture fait présumer avec raison qu'elle doit également son origine à un *Strychnos*; cependant, d'après une analyse que M. Vauquelin a faite du *quina do campo* du Brésil (*Strychnos pseudochina*), cette écorce fébrifuge ne contiendrait aucun principe analogue à celui des Strychnées.

Les Asclépiadées forment une famille qui n'est qu'un démembrement des Apocynées, avec lesquelles les Asclépiadées ont la plus grande analogie ; ce sont aussi des végétaux plus ou moins âcres et dangereux. Un assez grand nombre de leurs racines sont employées comme émétiques et purgatives contre la dyssenterie, et plusieurs ont reçu le nom de faux ipécacuanha. Nous citerons les *Cynanchum*, *ipecacuanha*, *Periploca sylvestris* de l'Inde; *Asclepias asthmatica*, *procera*, *curassavica*, *gigantea*, *prolifera*, *syriaca*, *tuberosa*, *undulata* et *vincetoxicum*. Deux de ces racines ont été analysées, ce sont celles du dompte-venin, par M. Feneulle, et celle du Madar ou Mudar (*A. gigantea*) par M. Ricord. Le premier a trouvé de la résine, mais il a attribué la propriété active à une sorte de matière extractive qu'il a comparée à l'émétine ; tandis que M. Ricord attribue à la résine l'effet vomitif de la racine de Mudar, M. Duncan, qui s'est occupé de l'analyse de cette dernière racine, croit que c'est dans la partie extractive que réside le principe actif.

_ Le suc de la tige des Asclépiadées est laiteux et âcre ; celui de l'*Alsclepias procera* d'Egypte a tant d'âcreté que, dit-on, il dépile le cuir ; on emploie comme purgatif, sous le nom de scammonée de Smyrne le suc du *Periploca secamone*; sous le nom de scammonée de Bourbon, le suc du *Periploca mauritiana*; et le *P. monspeliaca* fournit la scammonée en galettes, employée dans la médecine vétérinaire. On sait que toutes ces scammonées contiennent une résine purgative. On a trouvé du caoutchouc dans le suc de l'*Asclepias syriaca* et dans celui de l'*Apocynum cannabinum*.

On mange dans leur jeunesse l'*Asclepias asthmatica* de l'Inde, et l'*A. Stipitacea* d'Arabie. Plusieurs espèces de *Stapelia* qui sont charnues, sont également mangées ; au Cap, le *S. articulata*, chez les Hottentots les *S. incarnata* et *pilifera*.

Plusieurs feuilles d'Asclépiadées sont purgatives; par exemple l'arguel (*Cynanchum oleœfolium*), que l'on mêle au séné, le *Cynanchum tomentosum* de l'Ile-de-France et le *Cynanchum erectum*, qui est en outre vénéneux.

## NOIX VOMIQUE.

### (Strychnos nux vomica).

La Noix vomique est la semence du *Strychnos nux vomica.*
Son action énergique sur la moelle épinière l'a fait employer
contre la paralysie et dans d'autres cas d'affaiblissemens du
système nerveux. Elle a été analysée d'abord par M. Braconnot. MM. Pelletier et Caventou y ont découvert depuis la
strychnine et la brucine. La noix vomique contient:

> Igasurate de strychnine,
> — de brucine,
> Cire,
> Huile concrète,
> Matière colorante jaune,
> Gomme,
> Amidon,
> Bassorine.

La strychnine et la brucine se trouvent, dans la semence,
à l'état salin, combinées à un acide (igasurique) dont les propriétés ont été encore mal étudiées. Cette combinaison naturelle est facilement soluble dans l'alcool et dans l'eau.

Les préparations médicales de la noix vomique se composent
des deux bases alcalines qui s'y trouvent, soit isolées, soit à
l'état salin, puis des préparations plus spécialement pharmaceutiques dont les autres principes de la noix vomique font
partie.

### POUDRE DE NOIX VOMIQUE.

On se procure la poudre de noix vomique en soumettant cette
semence à l'action de la râpe. La consistance cornée et élastique de la noix vomique oblige d'avoir recours à ce moyen;
mais il vaut mieux exposer les noix vomiques sur un tamis à
l'action de la vapeur de l'eau jusqu'à ce qu'elles soient ramollies; on les pile en cet état, et on les fait sécher à l'étuve.

La poudre de noix vomique est rarement employée en médecine. On n'a le plus souvent besoin de diviser cette matière que pour la soumettre à l'action de différens véhicules ; on peut avoir recours à la méthode précédente, mais il est bien plus expéditif de faire passer les noix vomiques dans un moulin pareil à celui qui sert à la fabrication de l'huile d'amandes douces. Elles en sortent en petits rubans minces et déchirés qui sont facilement pénétrés par les liquides.

. . Quand la noix vomique doit être soumise à l'action dissolvante de l'eau ; on la ramollit en la faisant bouillir dans l'eau dans son état d'intégrité, et, quand elle est suffisamment pénétrée et ramollie, on la passe au moulin. Le liquide dans lequel elle a bouilli sert aux traitemens ultérieurs.

### POUDRE DE HUFLAND.

Pr. : Noix vomique pulvérisée............. 3 grains.
      Gomme arabique. .................. 12
      Sucre .......................... 12

Mêlez.

Cette poudre a été employée avec succès contre quelques cas de dyssenterie.

### TEINTURE ALCOOLIQUE DE NOIX VOMIQUE.

Pr. : Noix vomique...................... 1
      Alcool à 32 degrés................ 4

F. S. A.

L'alcool dissout l'igasurate de strychnine et de brucine, la matière colorante et la matière grasse.

M. Magendie fait préparer cette teinture avec, alcool à 36° 1 once, extrait alcoolique de noix vomique 4 grains.

### GOUTTES UTÉRINES DE LA REINE D'ESPAGNE.

Pr. : Extrait de noix vomique............. 3 grains.
      Alcool à 36 degrés................. 1 once.

F. S. A.

## EXTRAIT DE NOIX VOMIQUE.

Pr. Noix vomique........................... Q. V.
   Alcool à 32 degrés....................... Q. S.

F. S. A.

M. Magendie prescrit de se servir d'alcool à 36°.

L'alcool est préférable à l'eau pour la préparation de cet extrait. En outre de l'avantage qu'il possède de rendre les évaporations plus promptes, il a, de plus ici, celui plus précieux de dissoudre toutes les parties actives de la semence sans toucher à l'abondante quantité de mucilage qui s'y trouve. Le médicament en devient beaucoup plus actif sous un plus petit volume.

La noix vomique fournit le dixième de son poids d'extrait.

## STRYCHNINE.

La strychnine est composée de :

| | | | |
|---|---|---|---|
| 30 | proportions | carbone, | 76,43 |
| 16 | — | hydrogène, | 6,70 |
| 3 | — | oxigène, | 11,06 |
| 1 | — | azote, | 5,81 |

La strychnine cristallise par évaporation spontanée en octaëdres ou en prismes blancs quadrilatères terminés en pyramide, ordinairement très-petits.

Sa saveur est excessivement amère ; son action sur l'économie animale est des plus délétères.

Elle est fusible, mais non volatile.

Elle commence à se décomposer entre 312° et 315°.

Elle ne contient pas d'eau de cristallisation.

L'eau en dissout 1/2500 à l'ébullition, et 1/6687 à froid.

L'alcool anhydre ne la dissout pas. Elle est soluble dans l'alcool ordinaire.

L'éther n'en dissout pas, ou peu. Les huiles volatiles en dissolvent. Les huiles grasses en dissolvent à peine.

La strychnine prend souvent une couleur rouge par l'acide

nitrique; mais ce caractère ne lui appartient qu'autant qu'elle n'est pas parfaitement pure.

Elle se décompose avec le soufre à la température où celui-ci fond, en donnant du gaz hydrogène sulfuré.

La strychnine est l'un des alcalis végétaux les plus basiques ; elle précipite la plupart des bases organiques alcalines. Sa capacité de saturation est 3,36. Ses sels ont une saveur amère ; le tannin les précipite ; l'acide nitrique les colore en rouge, quand l'alcali, qui a servi à les former, n'était pas très-pur.

## BRUCINE.

La brucine est composée de :

| | | | |
|---|---|---|---|
| 32 | proportions | carbone, | 70,96 |
| 18 | — | hydrogène, | 6,50 |
| 6 | — | oxigène, | 17,40 |
| 1 | — | azote, | 5,14 |

La brucine cristallise en prismes obliques à 4 pans, à base parallélogrammique.

Quand on l'obtient d'une dissolution alcoolique saturée, elle est sous forme d'écailles nacrées ayant l'apparence de l'acide borique.

La brucine a une saveur très-amère avec une certaine âcreté, et son action persiste long-temps dans la bouche.

Elle se dissout dans 850 parties d'eau froide et dans 500 d'eau bouillante.

Elle se combine à l'eau. Ses cristaux sont un hydrate; ils contiennent 1 atome de strychnine et 6 atomes d'eau, ou 16,4 pour 100 qu'elle perd par la fusion.

L'affinité de la brucine pour l'eau est fort remarquable. Quand on la précipite d'une de ses dissolutions par la potasse ou la soude, elle absorbe une quantité d'eau considérable qu'elle ne perd que par la fusion. Cet effet est d'autant plus marqué, que la brucine est plus pure. Celle qu'on obtient de la noix vomique, ne présente d'abord qu'une masse poisseuse, molle et colorée en jaune. Après quelque temps de séjour dans l'eau, elle durcit et s'hydrate. Pendant ce temps, la matière colorante se dissout ; ce qui mérite d'autant plus d'attention, que cette dernière accompagne la brucine avec opiniâtreté dans ses sels (Pelletier et Dumas).

A un degré de chaleur peu supérieur à celui de l'eau bouillante, la strychnine fond, et la masse se prend en une matière non cristalline qui ressemble à la cire. Réduite en poudre et mêlée avec de l'eau, elle reprend en quelques jours de l'eau de cristallisation.

La brucine se dissout facilement dans l'alcool, et même dans l'esprit de vin de 0,88°.

L'éther et les huiles grasses ne la dissolvent pas. Elle est peu soluble dans les huiles volatiles.

L'acide nitrique lui donne une teinte nacarat qui passe ensuite au jaune. Le nitrate jaune devient d'un beau violet par le chlorure stanneux, et il se fait en même temps un précipité de même couleur. La strychnine, dans le même cas, ne donne qu'un précipité sale. La capacité de saturation de la brucine est de 2,87. Les sels de brucine ont une saveur amère, et ils cristallisent pour la plupart. Ils sont décomposés par la morphine et la strychnine.

L'oxalate est insoluble dans l'alcool, et c'est sur cette propriété qu'était basé le premier procédé d'extraction de la brucine. Le nitrate neutre de brucine est incristallisable.

## PRÉPARATION DE LA STRYCHNINE ET DE LA BRUCINE.

Le procédé le plus avantageux à suivre est celui qui a été donné par M. Corriol, mais avec quelques modifications.

On fait bouillir la noix vomique dans l'eau ; quand elle est suffisamment ramollie, on la retire, et on la passe au moulin pour la diviser ; en cet état, on la remet dans l'eau d'où on l'avait tirée, et on la fait bouillir pendant au moins 2 heures ; on passe avec expression ; on met la noix vomique dans de nouvelle eau, on la fait bouillir encore, on passe, et l'on fait une troisième décoction. On évapore toutes les liqueurs en consistance de sirop, et l'on y ajoute de l'alcool jusqu'à ce qu'il cesse de former un précipité. Par ce moyen, toute la

partie mucilagineuse se sépare, et la liqueur alcoolique ne
retient que l'igasurate de strychnine et de brucine, de la matière colorante et un peu de matière grasse ; on passe, et on
lave le dépôt avec de l'alcool que l'on ajoute aux premières liqueurs ; on distille l'alcool, et on achève l'évaporation au bain-
marie en consistance d'extrait. On redissout cet extrait dans
l'eau froide qui sépare un peu de matière grasse ; on chauffe
la liqueur, et on la décompose par un excès de lait de chaux,
qui précipite la brucine et la strychnine avec de la matière colorante. On exprime, et l'on sèche le précipité calcaire ; on le
reprend par de l'alcool fort et bouillant à deux et trois reprises. On distille, et on a pour résidu une masse composée de
strychnine, de brucine et de matière colorante. On verse sur
cette masse de l'alcool à 20° qui dissout la brucine et la matière colorante, et qui laisse la strychnine ; si on veut avoir
celle-ci cristallisée, on la dissout dans l'alcool bouillant, et l'on
abandonne à l'évaporation spontanée.

L'alcool faible qui a dissout la brucine et la matière colorante est évaporé en sirop, et on sature à froid avec de l'acide
sulfurique étendu, en laissant un léger excès d'acide. Au bout
de deux à trois jours, tout est pris en une masse cristalline de
sulfate de brucine, qui est salie par une eau mère noire. On la
sépare à la presse ; on redissout le sulfate dans l'eau, on le décolore par le charbon, et l'on précipite la brucine par l'ammoniaque. L'essentiel est de faire le sulfate de brucine à froid ;
autrement le sel contracté avec la matière colorante une combinaison dont on peut difficilement la chasser.

M. Henry a donné comme préférable le procédé suivant : après
avoir épuisé la noix vomique par plusieurs décoctions dans
l'eau, il évapore en consistance de sirop épais, et il ajoute un
léger excès de chaux pulvérisée. Après quelques heures de
contact, on traite cette matière par de l'alcool à 38°, qui dissout la strychnine, la brucine et quelques matières colorantes.
On distille l'alcool ; on convertit le résidu en un nitrate de
strychnine que l'on purifie par plusieurs cristallisations, et
dont on précipite enfin la strychnine par l'ammoniaque.

La strychnine du commerce est souvent mêlée de brucine ;
on les sépare l'une de l'autre par l'alcool faible qui dissout la

brucine; on redissout la strychnine dans l'alcool bouillant;
on distille et on a soin de laisser un peu d'eau-mère alcoolique
que retient les dernières portions de brucine. On peut aussi
transformer le mélange de brucine et de strychnine en nitrate,
et faire cristalliser. Le nitrate de strychnine cristallise; le nitrate de brucine est incristallisable, et il reste dans les eaux-
mères. M. Robiquet a donné le procédé suivant, qui est d'une
exécution facile et d'un bon usage commercial : on délaye la
strychnine soupçonnée dans un peu d'eau chaude, et l'on
ajoute quelques gouttes d'acide. On porte à l'ébullition, et l'on
précipite bouillant par l'ammoniaque. Si la strychnine est pure,
le précipité est pulvérulent. S'il y a de la brucine, le précipité
est poisseux, et il colle aux vases, et d'autant plus qu'il contient davantage de brucine. Ce procédé est fondé sur la grande
différence de solubilité des deux bases.

La strychnine et la brucine sont employées en médecine. Il
faut n'en faire usage qu'avec beaucoup de circonspection. La
brucine est cependant beaucoup moins active. On les emploie
souvent sous forme de pilules pour éviter aux malades l'impression désagréable de leur amertume.

ALCOOLÉ DE STRYCHNINE.

Pr. : Strychnine.......................... 3 grains.
    Alcool à 30 degrés..................... 1 once.

**F. S. A.** (Magendie).

ALCOOLÉ DE BRUCINE.

Pr. : Brucine............................. 18 grains.
    Alcool à 36 degrés.................... 1 once.

**F. S. A.** (Magendie).

SULFATE DE STRYCHNINE.

On l'obtient en faisant dissoudre la strychnine à saturation
dans l'acide sulfurique étendu, filtrant et faisant évaporer.
Le sulfate cristallise en cubes quand il est parfaitement neutre,
et en aiguilles quand il contient un petit excès d'acide. Il est
soluble dans moins de 10 parties d'eau froide. Il contient

85,6 de strychnine, et 14,4 d'acide sulfurique. On l'emploie aux mêmes usages que la strychnine.

On obtient de la même manière les autres sels de strychnine.

SULFATE DE BRUCINE.

On le prépare comme le sulfate de strychnine. Il contient :

|   |   |   |   |
|---|---|---|---|
| 1 | proportion | de brucine, | 78,3 |
| 1 | — | acide, | 11,5 |
| 4 | — | eau, | 10,2 |

Il s'effleurit, et, dans un air chaud, il perd la moitié de son eau. Il en retient alors 5,3 pour 100.

Les autres sels de brucine s'obtiennent aussi directement. L'hydrochlorate est un composé de :

|   |   |   |   |
|---|---|---|---|
| 1 | proportion | de brucine, | 88,3 |
| 1 | — | acide, | 11,7 |

## FÈVE SAINT-IGNACE.
( Strychnos ignatia. )

La fève St.-Ignace a la même composition que la Noix vomique ; mais elle contient bien plus de strychnine et peu de brucine ; aussi est-elle beaucoup plus active. C'est un remède qui jouit d'une haute réputation dans l'Inde contre les fièvres intermittentes. Elle a été employée dans quelques cas de débilité de l'estomac, contre l'épilepsie, l'amaurose. Ses vertus médicales dépendent de la strychnine qu'elle contient.

La fève St.-Ignace est peu employée en Europe. On s'en sert pour retirer la strychnine qu'elle contient en plus grande proportion que la noix vomique ; mais son prix toujours bien plus élevé rend son emploi peu avantageux sous ce rapport.

## GENTIANEES.

Les Gentianées ont dans toutes leurs parties, et particulièrement dans leurs racines, une amertume très-prononcée qui les fait employer comme toniques, stomachiques et fébrifuges.

Toutes les espèces vivaces peuvent être substituées à notre Gentiane jaune ; en Allemagne, on emploie le *Gentiana rubra*, en Norwège le *Gentiana purpurea*. A notre petite Centaurée correspondent par les usages et les propriétés, le Centory des États-Unis ( *Chironia angularis* ), le Cachen du Pérou et du Brésil (*C. chilensis*), et le Chirayita de l'Inde (*Gentiana chyrayita*). On emploie aux mêmes usages les *Lisianthus pendulus, amplissimus* et autres du Brésil, les *Exacum purpureum* et *violaceum* des Antilles, les *Coutoubœa purpurea* et *alba* de Cayenne.

Nous possédons peu de lumières sur la nature du principe amer des Gentianées. Les analyses qui ont été faites à ce sujet sont peu comparables, parce que les matières amères qu'elles ont données n'étaient pas suffisamment pures et n'ont pas été comparées entre elles.

Les Spigelia forment dans cette famille une anomalie remarquable par leur action énergique sur l'économie. Il faut dire toutefois que quel que chose d'analogue se montre dans la racine de Gentiane quand elle est employée à haute dose. La *Spigelia anthelmia* (Brainvilliers) de l'Amérique du Sud et des Antilles est un poison violent. Son odeur est vireuse, fétide ; elle produit des vomissemens, des soubresauts, des éblouissemens, la stupeur. La racine est la partie la plus active de la plante ; on l'emploie contre quelques affections nerveuses, et surtout comme vermifuge. Le *S. glabrata* du Brésil est moins actif, et est employé comme excitant et sudorifique ; le *Sp. marylandica* a les mêmes propriétés que la Brainvilliers. Elle a été analysée par M. Feneulle qui a trouvé dans les racines et dans les feuilles un principe semblable. Il l'a obtenu sous la forme d'une matière brune, amère, nauséeuse, soluble dans l'eau et l'alcool, ne contenant pas l'azote au nombre de ses élémens.

## GENTIANE.
### (Gentiana lutæa.)

La racine de Gentiâne est l'un de nos bons médicamens indigènes. Son excessive amertume la fait employer avec succès comme un tonique excitant, comme fébrifuge et contre les vers. Son analyse, faite par MM. Henry et Caventou, y a fait reconnaître :

Principe odorant fugace.

Gentianin.

Glu.

Matière huileuse verdâtre.

Sucre incristallisable.

Gomme.

Matière colorante fauve.

Acide organique.

M. Planche avait déjà reconnu l'existence d'un principe nauséabond volatil. Il donne à l'eau distillée de cette plante la propriété de causer des nausées et une sorte d'ivresse. On ne s'aperçoit pas de son action dans la plupart des préparations de Gentiane, parce qu'il s'y trouve en trop faibles proportions.

Le Gentianin est considéré comme le principe amer actif de la racine de Gentiane. Pour l'obtenir, on traite la racine de Gentiane par l'éther qui dissout la glu, le gentianin, la matière huileuse et la matière acide. On distille la dissolution éthérée à siccité, et on reprend le résidu par de l'alcool faible qui laisse la glu et la matière huileuse ; on concentre cette liqueur, on y ajoute de la magnésie calcinée ; on fait bouillir quelques instans et l'on évapore à siccité. Par ce moyen, on sature l'acide. On reprend la magnésie par de l'éther qui redissout le gentianin et le laisse par évaporation spontanée.

Le gentianin n'a pas d'odeur. Sa saveur est amère et aromatique comme celle de la gentiane. Sa couleur est jaune. Il cristallise en aiguilles. Quand on le chauffe, une faible partie se décompose ; le reste se volatilise et se condense en aiguilles cristallines. L'eau froide en dissout peu. Il est plus soluble dans l'eau chaude et se dépose en grande partie par le refroidissement. Il se dissout très-bien dans l'acool et dans l'éther. Les alcalis foncent sa couleur et en dissolvent un peu plus que ne le fait l'eau. Les acides affaiblissent au contraire sa nuance. Il est précipité par le sous-acétate de plomb, et non par l'acétate neutre et par le sublimé corrosif.

M. Magendie a donné les deux formules suivantes pour l'emploi médical du gentianin.

### TEINTURE DE GENTIANIN.

Pr. : Gentianin........................... 5 grains.
Alcool à 24 degrés..................... 1 once.

F. S. A.

### SIROP DE GENTIANIN.

Pr. : Gentianin......................... 16 grains.
Sirop de sucre........................ 1 livre.

On dissout le gentianin; on l'ajoute au sirop de sucre; on fait jeter quelques bouillons.

### POUDRE DE GENTIANE.

On coupe la racine de gentiane par tranches; on la fait sé-cher à l'étuve et on la pulvérise sans laisser de résidu.

La poudre de Gentiane s'emploie à l'intérieur comme tonique à la dose de 12 à 24 grains.

### TISANE DE GENTIANE.

Pr. : Racine de gentiane.................. 2 gros.
Eau bouillante...................... 2 livres.

F. S. A.

Bien que le gentianin ou le principe amer de la Gentiane soit peu soluble dans l'eau, celle-ci épuise cependant facilement la Gentiane de toute son amertume, parce que la matière amère se dissout à la faveur des autres principes.

### TEINTURE DE GENTIANE.

Pr. : Racine de gentiane.................. 1 partie.
Alcool à 22 degrés.................... 4

F. S. A.

L'alcool faible épuise parfaitement la racine de Gentiane de toutes ses parties amères.

### ÉLIXIR ANTISCROFULEUX.

```
Pr. : Racine de gentiane....................  1 once.
      Carbonate d'ammoniaque.............  2 gros.
      Alcool à 22 degrés.......................  2 livres
```

### ELIXIR DE PERYLHE.

```
Pr. : Racine de gentiane ...................  1 once.
      Carbonate de soude...................  3 gros.
      Alcool à 22 degrés....................  2 livres.
```

F. S. A.

### VIN DE GENTIANE.

```
Pr. : Racine de gentiane...................  1/2 once.
      Alcool à 22 degrés....................  1 once.
      Vin rouge ............................  1 livre.
```

F. S. A.

Parmentier faisait employer la teinture de Gentiane, ce qui est aussi bon; mais il employait la teinture suivante :

```
Racine de gentiane...................  2 onces.
Ecorce d'oranges.....................  1/2
Alcool à 22 degrés...................  3 livres.
```

### EXTRAIT DE GENTIANE.

La meilleure manière de préparer l'extrait de Gentian consiste à réduire la racine en poudre à moitié fine, à l'humecter avec le double de son poids d'eau tiède, et laisser macérer quelques heures, et à soumettre à la presse; on ajoute au marc une nouvelle quantité d'eau pareille à la première, et l'on exprime encore. On évapore les liqueurs en consistance d'extrait mou.

La racine de Gentiane est très-visqueuse, et elle ne peut être traitée par déplacement.

### SIROP DE GENTIANE.

```
Pr. : Racine de gentiane...................  1 once.
      Eau bouillante.......................  12
      Sucre blanc..........................  S. Q.
```

On coupe la racine de Gentiane bien menue, et l'on verse dessus l'eau bouillante ; après 12 heures d'infusion, l'on jette sur une toile, et l'on obtient une liqueur claire ; le marc est soumis à la presse et fournit une nouvelle quantité de liqueur qui est trouble et que l'on clarifie par la filtration ; on réunit les 2 liqueurs, on les pèse et l'on y ajoute le double de leur poids de sucre ; on fait un sirop par simple solution au bain-marie.

Ce sirop est fort amer et fort odorant. Il est moins bon lorsque, suivant le conseil de quelques praticiens, on mêle l'infusion de Gentiane au sirop, et que l'on soumet le tout à l'évaporation.

## PETITE CENTAURÉE.

### ( Chironia centaurium. )

On emploie les sommités fleuries de la Petite Centaurée. C'est un amer puissant dont on fait usage ordinairement en infusion à la dose de 2 gros à une demi-once, ou sous forme d'extrait à la dose de quelques grains à un gros.

M. Moretti a trouvé la Petite Centaurée composée de

> Matière amère extractive.
> Acide libre.
> Matière muqueuse.
> Extractif.
> Sels.

On récolte les sommités de Petite Centaurée, lorsque la plante est en fleurs ; on en fait de petites bottes que l'on enveloppe de papier, pour conserver la couleur des fleurs, et que l'on fait sécher en guirlandes dans un grenier aéré.

L'extrait de Petite Centaurée se prépare par déplacement ou par la méthode de *Cadet*.

## TRÈFLE D'EAU.

### ( Menyanthes trifoliata. )

Les feuilles de trèfle d'eau contiennent un suc amer auquel la médecine a souvent recours comme tonique, vermifuge et anti-scorbutique.

M. Trommsdorff qui a analysé cette plante y a trouvé :

> Fécule verte.
> Extractif amer.
> Gomme brune.
> Albumine,
> Matière animale que le feu ne coagule pas.
> Inuline ( ? ).

Il faut remarquer que l'extrait amer de cette plante ne contenant pas de tannin, on peut l'associer avantageusement aux sels de fer.

SUC DE TRÈFLE D'EAU.

Il est rarement prescrit seul ; mais on l'associe souvent à d'autres plantes.

EXTRAIT DE TRÈFLE D'EAU.

On le prépare avec le suc dépuré de la plante. Si le trèfle d'eau frais venait à manquer, on aurait recours à la plante sèche que l'on traiterait par lixiviation ou par la méthode Cadet.

## CONVOLVULACEES.

Les racines des Convolvulacées sont les seules parties des végétaux de cette famille sur lesquelles on ait fait des observations. Elles sont toutes plus ou moins âcres et purgatives. On emploie comme telles les racines de :

> *Convolvulus officinalis* ( Jalap ).
> — — ? ( Jalap mâle ).
> — *turpethum* ( Turbith ).
> — *mechoacana* ( Mechoacan )
> — *soldanella* ( Soldanelle ).
> — *arvensis et sepium* ( Liseron ).
> — *althœoides* ( d'Europe ).
> — *macrocarpos* ( Martinique ).
> — *operculata* ( du Brésil ).

*Ipomœa nil* ( du Japon ).
— *repens* ( des Antilles )
— *pandurata* (du Japon).

On retire par incision de la racine du *Convolvulus scammonia* du Levant , la gomme-résine connue sous le nom de scammonée. Le *Convolvulus brasiliensis ,* et l'*Ipomœa cathartica,* de Saint-Domingue , donnent des sucs analogues.

On a extrait de la résine purgative du jalap, du turbith, du liseron , de la soldanelle ; et, sans aucun doute , les autres racines purgatives des Convolvulacées en contiennent également. M. Planche a fait sur l'histoire comparée de quelques-unes de ces résines des observations fort remarquables. Il les a obtenues par le procédé ordinaire ; mais il les a blanchies en traitant leur solution alcoolique par le charbon. Ces résines forment deux groupes différens ; les unes sont solubles dans l'éther : telles sont les résines de la scammonée et du *C. soldanella ;* les autres ne s'y dissolvent pas : telles sont les résines du jalap et des liserons.

La résine de jalap est odorante ; celle de soldanelle a une odeur d'huile rance ; la résine de scammonée est inodore. La résine de jalap est âcre ; elle prend à la gorge ; insufflée dans l'œil, elle cause une cuisson douloureuse. La résine de scammonée n'a qu'une saveur douce ; elle ne cause pas de douleur quand elle est insufflée dans l'œil. La résine de soldanelle a une saveur légèrement aromatique et un peu âcre ; elle ne détermine pas la constriction de l'arrière-bouche et le crachotement particuliers au jalap. En versant comparativement sur ces résines 4 p. d'acide nitrique à 32°, l'acide dissout la résine de jalap sans dégagement de gaz ; elle dissout imparfaitement les résines de scammonée et de soldanelle avec dégagement de gaz nitreux.

## JALAP.
### ( Convolvulus officinalis, )

La racine de jalap est un purgatif drastique : elle a fourni par l'analyse à Gerber :

Résine dure ,
— molle ,

Extractif un peu âcre,
Extrait gommeux,
Matière colorante,
Sucre incristallisable,
Gomme;
Mucilage végétal,
Albumine végétale,
Amidon.

La racine contient 10 p. 100 de résine. Cette résine est âcre: elle se dissout fort bien dans l'alcool. L'éther la partage en deux espèces de résines ; l'une molle, qui forme les 3/10es du poids de la résine de jalap; l'autre sèche, cassante, que l'éther ne dissout pas. La résine de jalap est insoluble dans les huiles volatiles. Sa capacité de saturation est des plus faibles.

Nous ajouterons à cette analyse, que M. Henry ayant analysé comparativement le jalap sain et le jalap piqué par les vers, a trouvé dans celui-ci plus de résine, parce que les vers ne mangent que les parties sucrées, mucilagineuses ou amylacées. Il en résulte que pour l'extraction de la résine, on peut se servir avantageusement du jalap piqué ; mais pour toutes les autres préparations, il faut choisir le jalap sain; autrement, la proportion de résine purgative se trouverait augmentée dans le produit; et les effets seraient plus énergiques que le médecin n'a voulu les produire.

### POUDRE DE JALAP.

La racine de jalap est charnue, compacte, peu chargée de parties fibreuses. On la pulvérise sans laisser de résidu.

Le jalap est souvent employé sous la forme de poudre. On en donne 1 scrupule à 1/2 gros. C'est un purgatif puissant.

### HYDROLÉ DE JALAP.

Le jalap est rarement employé sous cette forme. Si on voulait y avoir recours, il faudrait l'employer à la dose de 1 à 2 gros, et recourir à la décoction pour entraîner la résine, qui n'est pas soluble par elle-même ; mais comme on n'est jamais certain de la proportion de celle-ci qui peut rester dans la liqueur ; il vaut mieux renoncer à ce mode d'administration.

### TEINTURE ALCOOLIQUE DE JALAP.

Pr. : Racine de jalap.......................... 1
    Alcool à 22 degrés..................... 4
F. S. A.

### EAU-DE-VIE ALLEMANDE.

Pr. : Racine de jalap ....................... 8 onces.
    —    turbith ....................... 1
    Scammonée d'Alep..................... 2
    Alcool à 22 degrés................... 6 livres.
F. S. A.

Cette teinture est employée comme un bon purgatif, à la dose de une once à une once et demie.

Si on y ajoute quelques aromates, comme la cannelle, la coriandre, le girofle et le santal rouge, on a l'eau-de-vie allemande aromatique.

### EXTRAIT DE JALAP.

Pr. : Racine de jalap ..................... Q. V.
    Alcool à 22 degrés ................... S. Q.
F. S. A.

Cet extrait diffère de la résine, en ce qu'il contient les parties muqueuses et extractives de la racine. Il est peu employé. On lui préfère la résine qui permet de doser plus exactement. C'est pour cette même raison que l'extrait aqueux du jalap est inusité. On ne pourrait jamais savoir exactement la quantité de résine qu'il contient. La racine du jalap donne par l'alcool près du quart de son poids d'extrait.

### SUCRÉ ORANGÉ PURGATIF.

Pr. : Poudre de jalap........................ 2 onces.
    Crème de tartre pulvérisée............. 1
    Sucre.................................. 13
    Huile volatile d'écorces d'oranges..... 1/2 gros.
Mêlez.

Cette poudre est un purgatif souvent employé dans la médecine des enfans, à la dose de 1 gros. Elle contient 1/8 de poudre de jalap.

### RÉSINE DE JALAP.

On épuise le jalap par de l'alcool à 22°; on distille les teintures alcooliques de manière à en séparer tout l'alcool; on ajoute au résidu de la distillation un volume d'eau égal au sien. On laisse refroidir; on recueille la résine qui s'est précipitée; on la lave à plusieurs reprises avec de l'eau chaude; enfin, on la dissout dans l'alcool; et on évapore la dissolution alcoolique. On obtient une masse résineuse molle, qui se dessèche à l'étuve, en perdant les dernières parties d'alcool qu'elle retenait.

Quelques pharmaciens traitent d'abord le jalap par de l'alcool fort, ce qui revient absolument au même; le lavage qui doit terminer l'opération ayant pour effet de séparer les parties gommeuses ou extractives.

M. Planche a proposé de préparer la résine de jalap par le procédé suivant :

On coupe le jalap par morceaux de la grosseur d'une noisette, et on l'épuise par des macérations à l'eau froide, de douze heures, jusqu'à ce que l'eau en sorte sans couleur; on pile le jalap ainsi épuisé dans un mortier, pour en faire une pulpe bien déliée. Pendant cette opération, il s'attache au pilon beaucoup de résine, dont la quantité augmente en triturant cette matière pultiforme avec dix à douze fois son poids d'eau froide : on passe avec expression; la liqueur qui s'écoule est laiteuse; elle dépose beaucoup d'amidon mêlé à de la fibre et à fort peu de résine.

On reprend le marc, et on le traite comme la première fois pour en tirer une petite quantité de résine qu'on réunit à la première. La résine ainsi obtenue contient des parties ligneuses, un peu d'amidon et de matière extractive; on l'agite au milieu d'une grande masse d'eau froide; elle prend l'aspect satiné de la térébenthine cuite; on la dissout au bain-marie dans trois parties d'alcool; on filtre, et l'on précipite la résine par les moyens ordinaires : on a ainsi une résine transparente, friable, d'une couleur jaune verdâtre un peu brune.

La matière colorante est fournie par la partie corticale, car la partie intérieure, épuisée par l'eau, est presque entièrement décolorée, et fournit de la résine presque blanche.

L'eau qui a servi à épuiser le jalap donne par évaporation un extrait acidule légèrement sucré, très-déliquescent, qui contient une matière colorante, un peu de fécule, de la matière sucrée et un acide.

La résine de jalap obtenue pharmaceutiquement est d'une couleur brune, d'une saveur âcre. Elle purge à la dose de 6 à 12 grains, en produisant une vive action sur les intestins. On l'emploie sous forme de pilules, ou divisée au moyen d'un mucilage, ou mieux d'un jaune d'œuf.

SAVON DE RÉSINE DE JALAP.

Pr. : Résine de jalap ..................... 1
Savon médicinal...................... 2
Alcool à 32 degrés................... S. Q.

On fait dissoudre la résine et le savon dans l'alcool, et on évapore en consistance pilulaire. Ce savon contient le tiers de son poids de résine de jalap.

## SCAMMONÉE.

(Convolvulus scammonia.)

La Scammonée est une gomme résine. Elle est composée, suivant l'analyse de M. Bouillon-Lagrange, de

| | |
|---|---|
| Résine | 60 |
| Gomme. | 3 |
| Extrait. | 2 |
| Débris. | 35 |

Cette gomme résine s'emploie de la même manière que la résine de jalap. On peut en extraire la résine par un procédé semblable, et faire servir celle-ci à la préparation d'un savon.

Le résine de la Scammonée n'a pas l'âcreté de celle du jalap. Elle est inodore et à peu près insipide. En la dissolvant dans l'alcool et en faisant bouillir la liqueur avec du charbon animal, on s'empare de la matière colorante qui est unie à la résine, et l'évaporation de l'alcool la laisse sans couleur. Elle se divise avec une extrême facilité dans le lait chaud ou froid ou dans une émulsion d'amandes. Sous cette forme c'est l'un des purgatifs les plus agréables auxquels on puisse avoir recours. M. Planche, à qui l'on doit cette observation, a donné la formule suivante :

### POTION PURGATIVE DE PLANCHE.

Pr. : Résine de scammonée décolorée par le
    charbon animal...................... 8 grains.
Lait de vache chaud ou froid.......... 3 onces.
Sucre................................ 2 gros.
Eau distillée de laurier cerise.......... 3 à 4 gouttes.

On réduit la résine en poudre, dans un mortier de marbre, et on la délaye peu à peu dans le lait. On ajoute le sucre et l'eau aromatique.

On peut couper le lait avec de l'eau, ou le remplacer par une émulsion. On peut également se servir de la résine de scammonée non décolorée.

### POUDRE CATHARTIQUE.

Pr. : Jalap ............................. } 
Scammonée.......................... } ana 1 partie.
Crème de tartre ....................... 2

F. S. A. ( Codex.)

### ELIXIR DE SCAMMONÉE.
### ( Sirop de scammonée du Codex.)

Pr. : Scammonée en poudre............... 1/2 once.
Sucre............................... 4
Alcool à 22 degrés................... 8

On met ces matières dans un poêlon d'argent sur le feu ; quand le tout est modérément chaud, on allume l'alcool et l'on continue à remuer avec une spatule jusqu'à ce que la flamme s'éteigne ; on passe à travers une étoffe de laine après le refroidissement, et l'on ajoute :

Sirop de violettes...................... 4 onces.

. Cette mauvaise formule donne une espèce de sirop alcoolique qui contient 18 grains de scammonée par once ; on l'a employé contre la goutte.

. Baumé donne une formule dans laquelle la Scammonée et le sirop de violettes sont diminués de moitié.

### TABLETTES DE SCAMMONÉE ET DE SÉNÉ.

| | | |
|---|---|---|
| Pr. : Scammonée............................. | » | 3 gros. |
| Séné..................................... | » | 4 1/2 |
| Rhubarbe................................ | » | 1 1/2 |
| Girofles................................. | » | 1 |
| Ecorces de citrons confites.............. | 1 once | » |
| Sucre.................................... | 0 | 0 |
| Mucilage de gomme adragante préparé à l'eau de cannelle........................ | S. Q. | |

Faites des tablettes de six gros.

Cette formule est destinée à remplacer les anciennes tablettes de citron composées et Diacarthami.

## BORRAGINÉES.

Les Borraginées sont des plantes mucilagineuses. Leur mucilage est utilisé par la médecine pour la préparation de boissons adoucissantes et relâchantes. On se sert principalement des fleurs de bourrache, des feuilles de la bourrache, de la buglosse (*Anchusa italica*), de la buglosse des herboristes ou viperine (*Echium vulgare*), de la pulmonaire (*Pulmonaria officinalis*).

On emploie l'écorce de la racine mucilagineuse de la cynoglosse (*Cynoglossum officinale et pictum*). Un assez grand nombre d'autres racines contiennent une matière colorante rouge. Elle est abondante dans l'orcanette (*Lithospermum tinctorium*). En Amérique on emploie au même usage l'*Anchusa virginica* et le *Lithospermum tinctorium* de *Ruiz* et *Pavon*. Dans le midi de la France on récolte pour orcanette le *Lithospermum tinctorium*, le *L. anchusioides* et l'*Onosma echioides*. La matière colorante de l'orcanette a été étudiée par M. Pelletier sous le nom d'acide anchusique. Il l'a trouvée composée de 17 pp. carbone,

10 pp. hydrogène, et 4 pp. oxigène. Elle a une couleur rouge ; elle fond à + 60 ; chauffée elle devient d'un rouge violet ; une partie se décompose tandis qu'une autre partie est volatilisée. Elle est insoluble dans l'eau, soluble dans l'alcool et dans l'éther. Elle se dissout bien dans les corps gras ; aussi son usage le plus habituel dans les pharmacies est-il de servir à colorer les graisses ou les huiles en rouge. Elle se combine aux bases et donne avec elles des combinaisons qui sont bleues. On l'obtient en traitant la racine d'orcanette par l'éther dans l'entonnoir à déplacement et distillant. M. Beral l'a désignée sous le nom impropre de *Carminoïde* d'orcanette. Elle colore en rouge quand on l'emploie seule, et elle fournit une couleur bleue quand on l'unit aux alcalis. Chaque once de racine fournit un scrupule de matière colorante.

## BOURRACHE.

### ( Borrago officinalis.)

La Bourrache est une plante pectorale et adoucissante par le mucilage qu'elle contient abondamment. Elle a une grande réputation comme sudorifique. C'est sous ce rapport un reméde populaire qui ne paraît pas mériter sa réputation.

L'extrait de Bourrache contient, suivant M. Braconnot :

| | |
|---|---|
| Substance muqueuse, | 18 |
| — animale insoluble dans l'alcool, | 13 |
| Acide végétal combiné à la potasse, | 11 |
| — — — à la chaux, | 0,5 |
| Acétate de potasse, | 1 |
| Nitrate de potasse, | 0,5 |

### DESSICCATION.

La Bourrache en raison de son état de succulence et de la viscosité de son suc, demande beaucoup de soin pour être desséchée. On doit lui faire présenter beaucoup de surface à l'air et la retourner souvent sur les claies ; si l'air n'est pas bien sec, il faut avoir recours à l'étuve pour que la dessiccation ne traîne pas en longueur et que la plante ne s'altère pas.

## SUC DE BOURRACHE.

On pile la Bourrache dans un mortier de marbre ; mais avant de soumettre la masse à la pression, on y ajoute un seizième du poids de la plante d'eau, qui divise le suc trop mucilagineux et lui permet de s'écouler. Si le suc est trop visqueux pour filtrer, on le chauffe légèrement au bain-marie.

Le suc de Bourrache est rarement employé seul ; quand on l'associe à celui d'autres plantes, on pile celles-ci avec la Bourrache. Leur suc plus aqueux délaye le suc mucilagineux de la Bourrache et en rend l'écoulement facile.

## EAU DISTILLÉE DE BOURRACHE.

Pr. : Bourrache...................................... 1
Eau .......................................... S. Q.

Retirez un poids d'eau distillée égal à celui de la plante employée.

## EXTRAIT DE BOURRACHE.

Pr. : Feuilles sèches de bourrache........... Q. V.
Eau tiède ........................... S. Q.

Le Codex prescrit d'employer le suc de la Bourrache ; mais il vaut mieux opérer par lixiviation ; on humecte la poudre grossière de Bourrache, avec un poids d'eau égal au sien ; au bout d'une heure, on met la poudre humectée dans un cylindre, en ayant soin de la tasser peu, et on la lessive. La Bourrache sèche fournit environ le $10^e$ de son poids d'extrait.

## GRANDE CONSOUDE.
### ( Symphytum officinale. )

On emploie en médecine la racine de la grande Consoude. L'analyse n'en a pas été faite ; mais on sait qu'elle est visqueuse, gluante par une abondance de mucilage, et qu'elle contient en outre un peu de matière astringente qui précipite le fer en noir. On la conseille dans le traitement des hémorrhagies et en particulier de celles du poumon, et contre la diarrhée. Elle agit surtout par le mucilage qu'elle contient, et qu'elle ne cède bien à l'eau que par la décoction ; la petite quantité de matière tannante qui s'y trouve unie, est dans bien des cas un adjuvant utile. On l'emploie surtout sous forme de tisane. On en fait bouillir une à deux onces dans un litre d'eau.

### SIROP DE CONSOUDE.

```
Pr. : Racine de consoude...................  2 onces.
      Eau commune..........................  2 livres.
      Sucre ...............................  3 livres.
```

On fait bouillir légèrement la racine dans l'eau, on passe, on ajoute le sucre, et on fait évaporer ce sirop ; mais avant de le passer on y délaye quelques feuilles de papier sans colle, suivant le procédé de M. Desmarest. Ce moyen de clarification est le meilleur dans cette circonstance ; car le blanc d'œuf enlèverait le tannin de la racine. Le sirop de sucre clarifié se trouble même au moment de son mélange avec l'infusion de Consoude, par la combinaison qui se fait entre le tannin et la matière animale soluble que les œufs ont laissée dans le sirop, au moment où ils se sont coagulés.

## SOLANÉES.

Les Solanées sont des plantes souvent remarquables par leurs propriétés malfaisantes. Ce caractère se rencontre dans toutes leurs parties ; cependant dans cette même famille se trouvent des plantes tout-à-fait innocentes, et d'autres qui fournissent une nourriture saine à l'homme et aux animaux. Toutes fois, par cela seulement qu'une plante provient de cette famille, ce n'est qu'avec circonspection qu'elle doit être admise comme matière alimentaire.

Les racines des Solanées sont généralement narcotiques. Les espèces les plus employées comme telles, sont la Belladone (*Atropa belladona*), la Jusquiame (*Hyosciamus niger et albus*), la Mandragore (*Mandragora officinalis*), le *Physalis somnife-rum* d'Égypte, la Nicotiane (*Nicotiana rustica*) et le Tabac (*N. Tabacum*). Les tubercules farineux du *Solanum tuberosum* ou pomme de terre, et ceux du *S. bulbocastanum* du Mexique sont alimentaires ; ils ont cependant une certaine âcreté. Ainsi

le docteur Nauche a conseillé d'employer les pommes de terre
rapées pour faire des cataplasmes excitans. Baup, assure que
leurs germes contiennent de la solanine, et Brunswick rapporte
un cas d'empoisonnement sur des bestiaux nourris avec les résidus de pommes de terre germées, qui avaient servi à fabriquer
de l'eau-de-vie, et dans lequel les symptômes furent absolument
les mêmes que l'on remarque dans l'action des Solanées.

Les racines de quelques *Solanum* paraissent avoir des propriétés différentes ; les racines des *Solanum trilobatum* de
l'Inde et *Sodomeum* du Cap sont amères. Dans l'Inde on emploie comme diurétiques les racines du *S. manosum* ; celles du
*S. undatum* de Madagascar sont, dit-on, purgatives, et cependant elles sont employées contre les fièvres.

La propriété narcotico-âcre se retrouve très-prononcée dans
un grand nombre de feuilles des solanées ; telles sont principalement la Belladone, la Mandragore, la Jusquiame, les différentes espèces de Datura et un grand nombre de Solanum, en
particulier, le *S. toxicarium* de la Guyane. La Morelle, *S. nigrum*, passe pour délétère, et M. Dunal s'est assuré que son
suc dilate la pupille à la manière des autres solanées ; cependant
elle est mangée sous le nom de Brède dans le midi de la France
à St.-Domingue, et à l'île de France ; il en est de même des
*S. oleraceum* des Antilles et du *S. sessilifolium* du Brésil ; sans
doute que la coction dans l'eau emporte la presque totalité du
principe vénéneux, et d'un autre côté, quand on choisit ces
plantes comme aliment, on a soin de les cueillir dans un état
de jeunesse où leur tissu soit encore tendre, mais aussi
où les sucs sont peu élaborés. Les feuilles des Molènes ou
Boüillon blanc ( *Verbascum thapsus, blattaria,* etc.) sont employées comme émollientes ; il y a cependant quelque chose
dans leur action qui n'est pas remplacé par les mucilagineux
ordinaires.

La tige de la Douce-amère ( *S. dulcamara* ) est employée
comme dépurative dans les maladies de la peau ; elle participe
aux propriétés narcotiques des autres solanées ; l'écorce du
*Solanum pseudokina* du Brésil et celle du *Bellonia aspera* des
Antilles sont amères et employées comme fébrifuges.

Quelques fruits de Solanées sont comestibles ; tels sont ceux du *Physalis alkekengi* ou Coquéret que l'on mange dans tout le nord de l'Europe, du *P. pubescens* de l'Inde, la Tomate (*S. lycopersicum*), l'Aubergine (*S. melongena*). On mange au Japon les fruits du *S. œthiopium*, à la Chine ceux du *S. album*, à Madagascar ceux de *S. anguivi*, au Pérou ceux des *S. muricatum et quitoense;* aux Antilles, au Brésil, les fruits du *Tenœcium jaroba* sont usités comme pectoraux.

Un bien plus grand nombre des fruits de solanées sont malfaisans; on cite ceux de la Belladone, de la Mandragore, des Datura, du *Cestrum venenatum* du Cap; du *Solanum mammosum* ou pomme-poison des Antilles, du *S. Sodomeum* du Cap; du *S. acanthifolium,* des Antilles, des *S. fuscatum et caroliniense* de l'Amérique septentrionale; du *S. nigrum* de nos climats. Leur action est analogue à celle des autres parties.

Les *Capsicum* font une exception remarquable. Ils ont des fruits d'une âcreté extrême; elle est bien connue dans le *Capsicum annuum* ou Poivre de Guinée cultivé dans nos jardins; elle est bien plus prononcée dans le *C. minimum* dont le fruit est connu sous le nom de piment enragé. Suivant M. Braconnot, l'âcreté de ces fruits est due à une espèce d'huile résineuse qui a reçu le nom de *Capsicine*.

Un petit nombre de Semences de solanées sont connues dans leurs propriétés, et celles-là participent aux propriétés narcotiques des autres parties; ce sont les graines du *Stramonium* (*Datura stramonium*), celle du Metel de l'Inde (*D. Metel*), du *D. Sanguinea* du Pérou, de la Jusquiame (*Hyosciamus albus*) et de la Jusquiame d'Arabie (*H. datura*).

Le principe narcotique des diverses Solanées vénéneuses paraît être toujours le même, ou au moins il se présente avec une action pareille dans toutes ces plantes et dans toutes leurs parties; il agit à la manière des narcotiques. Il exerce une action particulière sur le cerveau, d'où résulte de la céphalalgie, du trouble dans les perceptions, des vertiges, des rêves fantastiques: Si la dose en est forte, ces symptômes s'accompagnent de débilité musculaire, d'engourdissement, de somnolence, et la mort elle-même peut survenir. Un caractère remarquable de ces plantes, c'est l'action qu'elles exercent sur la pupille. Elles la dilatent très-fortement; aussi les chirurgiens s'en servent-ils pour préparer cet organe, lorsqu'ils ont à faire une opération de cataracte; tantôt ils instillent dans l'œil une dissolution d'extrait; tantôt ils se contentent de cerner cet organe avec un cercle de ce médicament.

Nos connaissances sur la nature du principe chimique auquel les Solanées narcotiques doivent leurs propriétés n'ont pas encore toute la précision convenable. Un assez grand nombre d'observations paraissent cependant s'accorder à les attribuer à une ou plusieurs matières que leurs caractères associent aux alcalis végétaux.

M. Desfossés a annoncé le premier la présence dans ces plantes d'une base alcaline organique, et il lui a donné le nom de solanine. M. Morin assura depuis l'avoir rencontrée dans les fruits du *Solanum mammosum*. MM. Payen et Chevallier crurent l'apercevoir dans ceux du *Solanum verbascifolium*: Runge chercha à démontrer sa présence dans un assez grand nombre d'espèces; et enfin, Brandes donna les noms d'atropine, daturine, hyosciamine, aux alcalis qu'il disait avoir obtenus de la belladone, du stramonium et de la jusquiame officinale. Cependant, les nombreux chimistes qui s'occupèrent de répéter ces expériences, n'obtinrent que des mélanges plus ou moins composés de diverses matières, et il fut bien entendu que s'il existait des alcalis végétaux dans les Solanées, ces matières n'avaient pu encore être obtenues à l'état d'isolement. Les doutes à ce sujet étaient d'autant plus sages, que M. Vauquelin, dont le talent d'analyse et l'exactitude ne sont pas contestés, avait isolé du *Solanum pseudokina* un composé d'une matière organique et de sous-malate de chaux et de potasse, qui présentait des caractères alcalins. Il fit observer que ce que l'on avait pris dans ces plantes pour des alcalis végétaux, pouvait bien n'être que des combinaisons du même genre.

Tel était l'état de nos connaissances, quand de nouvelles recherches entreprises sur ce sujet ont été publiées. M. Mein, pharmacien allemand, et M. Simes, aux États-Unis d'Amérique, paraissent être les premiers qui aient obtenu ces alcalis à l'état de pureté. Leurs recherches ont été constatées et enrichies par les travaux postérieurs de MM. Geiger et Hesse, et du docteur Otto.

L'atropine, la daturine, l'hyosciamine et la solanine, forment un groupe de principes immédiats, qui se rapprochent par l'ensemble de leurs propriétés de la classe des alcalis végétaux. L'atropine et la solanine ont été analysées, et l'azote a été trouvé au nombre de leurs élémens, de même que dans les autres alcalis connus. Les propriétés de ces quatre espèces d'alcalis des Solanées se rapprochent beaucoup; elles sont cependant assez distinctes, pour qu'on ne doive pas les confondre encore les unes avec les autres.

L'atropine a été trouvée dans les racines, les feuilles et les tiges de la belladone. C'est une substance incolore, cristallisée en prismes soyeux transparens. Elle n'a pas d'odeur. Elle est fusible, et se volatilise un peu au-dessus de 100°. Elle se dissout très-bien dans l'alcool absolu et dans l'éther. Elle est plus soluble dans ces deux liquides à chaud qu'à froid. L'eau froide en dissout 1/500° à la température ordinaire, et un peu plus quand elle est chauffée. Ces diverses dissolutions ramènent au bleu le papier de tournesol rougi par les acides. Elle se combine très-bien aux acides, et elle forme avec eux des composés définis. Le sulfate et l'acétate d'atropine cristallisent facilement. On a plus de peine à faire cristalliser l'hydrochlorate et le nitrate.

La solution aqueuse d'atropine précipite abondamment en blanc par la noix de galles. Elle précipite en jaune par le chlorure d'or, et en Isabelle par le chlorure de platine. Le précipité jaune citron qui se forme dans la dissolution d'or, devient peu à peu cristallin, et constitue une véritable combinaison d'atropine et de chlorure d'or.

L'atropine, abandonnée long-temps au contact de l'eau et de l'air, même à la température ordinaire, éprouve une altération remarquable. Les cristaux disparaissent; la liqueur prend une couleur jaune, et devient incristallisable. Elle laisse, par évaporation, une matière soluble dans l'eau, et d'une odeur nauséabonde. En cet état, l'atropine est restée aussi vénéneuse; et si on l'unit à un acide, et qu'on traite la liqueur par le charbon animal, les alcalis peuvent la précipiter avec toutes ses propriétés primitives.

L'atropine possède à un degré très-remarquable la propriété

de dilater la pupille des animaux. Elle représente d'ailleurs tout l'effet toxique et médical de la belladone.

*L'Hyosciamine* existe dans les feuilles et les semences de jusquiame. On l'extrait avec plus de facilité des semences. Elle est toujours plus difficile à obtenir que l'atropine, parce qu'elle est plus soluble dans l'eau. Elle a du reste un grand nombre de caractères communs avec cette première base.

L'Hyosciamine cristallise en aiguilles soyeuses : sa saveur est âcre et désagréable; elle dilate très-fortement la pupille; elle est volatile, presque sans décomposition ; toujours, cependant, il se fait un peu d'ammoniaque; il s'en fait même quand on chauffe de l'hyosciamine avec de l'eau.

Elle est précipitée par le chlorure d'or en blanc jaunâtre; mais le chlorure de platine ne la précipite pas.

Elle possède ce caractère remarquable de transformation qui se manifeste avec l'atropine au contact prolongé de l'eau et de l'air ; et de même encore que l'atropine, elle ne perd pas par là ses propriétés vénéneuses.

*La Daturine* existe dans les feuilles et les semences du *Datura stramonium*, et bien certainement dans les autres espèces du genre *Datura*. On l'obtient plus facilement que les alcalis précédens, parce qu'elle a bien plus de tendance à cristalliser. Elle se dépose, dans les dissolutions hydro-alcooliques, en prismes bien nets, incolores, très-brillans et groupés. Elle est inodore. Sa saveur est un peu amère, puis âcre et semblable à celle du tabac. Elle dilate fortement la pupille des animaux, et elle est très-vénéneuse.

Elle est un peu volatile. 280 parties d'eau dissolvent 1 partie de daturine à la température ordinaire. Il suffit de 72 parties d'eau à l'ébullition. La solution se trouble par le refroidissement, sans que la daturine cristallise. A l'évaporation, on n'obtient pas de cristaux; mais si on humecte la masse non cristalline, ou qu'on abandonne la solution à l'évaporation spontanée, la daturine cristallise. La daturine est soluble dans l'alcool; elle est moins soluble dans l'éther; elle se comporte avec les alcalis comme l'hyosciamine; ses sels cristallisent bien.

*La Solanine*, dont Desfosses a annoncé l'existence dans les feuilles et les tiges de douce-amère, a été isolée des germes de pommes de terre, par le docteur Otto, au moyen d'un procédé assez simple : il traite les germes par de l'eau acidulée sulfurique, et il précipite en même temps de la liqueur la matière extractive, l'acide sulfurique et l'acide phosphorique par l'acétate de plomb; il sursature ensuite la liqueur par un lait de chaux, et il fait bouillir le précipité avec de l'alcool à 80° centésimaux. Il purifie par des dissolutions alcooliques à plusieurs reprises.

La solanine est un alcali très-faible; ses sels se dessèchent pour la plupart en une masse gommeuse. Le sulfate seul s'effleurit en excroissances qui ressemblent à des choux-fleurs.

La solanine est pulvérulente, brillante, nacrée. Elle ramène au bleu le papier de tournesol rougi par les acides.

La solanine paraît être très-différente des autres alcalis des solanées. Elle ne dilate pas la pupille; elle agit comme un narcotique puissant, et elle manifeste une action paralysante énergique sur les membres postérieurs.

Mein a donné pour préparer l'atropine, le procédé suivant : on épuise la poudre de racine de belladone par des digestions à chaud dans l'alcool à 86 ou 90 p. 100. On mêle les teintures avec de l'hydraté de chaux, et agite souvent pendant vingt-quatre heures. On sépare le dépôt, et on ajoute goutte à goutte de l'acide sulfurique pour séparer la chaux qui s'est dissoute. On distille à moitié, ou même un peu plus; on ajoute de l'eau pure, et l'on fait chauffer dans une capsule jusqu'à ce que tout l'alcool soit dissipé. Le liquide est filtré et évaporé aux deux tiers. Quand il est refroidi, on ajoute par gouttes une solution de carbonate de potasse jusqu'à ce que la liqueur se trouble, et on laisse en repos pendant quelques heures : c'est pour séparer une résine jaunâtre, qui met un grand obstacle à la cristallisation de l'atropine. La liqueur se prend d'elle-même en masse gélatineuse. On sépare les eaux-mères, et l'on ajoute encore du carbonate de potasse, et ainsi de suite jusqu'à ce qu'elles ne se troublent plus.

On fait sécher l'atropine impure et on l'humecte avec de l'eau, de manière à en former une pâte, et on enlève promptement l'eau de lavage par la compression entre des feuilles de papier, et l'on fait de nouveau sécher le résidu. On le fait dis-

soudre dans cinq parties d'alcool ; on ajoute huit fois son volume d'eau, et on évapore pour dissiper tout l'alcool. Au bout
de douze à vingt-quatre heures, l'atropine se dépose en cristaux d'un jaune clair ; on la lave avec quelques gouttes d'eau,
et on la purifie par un nouveau traitement pareil à celui que
l'on a fait subir à l'atropine impure.

Simes a donné un procédé beaucoup plus simple pour l'extraction de la daturine : il traite les graines pulvérisées par l'alcool
faible à la chaleur de l'ébullition ; puis il fait digérer les liqueurs
avec 4 gros de magnésie caustique pour chaque livre de semences ; il filtre, et il traite par le charbon animal. La liqueur
réduite à moitié, et abandonnée jusqu'au lendemain, laisse déposer une foule de petits cristaux blancs. En continuant une
évaporation spontanée, il se dépose de nouveaux cristaux, et
il reste au fond de la terrine de l'huile et une matière résineuse.

Depuis ces recherches, M. Henry a conseillé de préparer
les alcalis des Solanées en précipitant l'infusion de ces plantes
par l'infusion de tan, recueillant le précipité et le broyant encore humide avec de la chaux ; il en résulte du tannate de chaux,
et l'alcali est mis en liberté. En reprenant le tout par l'alcool,
le tannate de chaux reste insoluble, et l'alcali entre en dissolution. On l'obtient par évaporation spontanée. M. Henry a
promis de nouvelles expériences sur ce procédé, qu'il n'a appliqué encore qu'à de très-petites quantités de matières.

Je dois dire que malgré tous ces travaux, l'entrée de la
science de toutes ces matières alcalines est encore contestée.
Plusieurs chimistes n'ont pu obtenir les résultats annoncés.
Quelques conditions essentielles de succès ont-elles été omises
dans la description des procédés de fabrication ? Tant d'observateurs s'accordent à dire qu'ils ont obtenu ces produits, qu'on
ne peut guère douter de leur existence ; mais de nouvelles recherches sont indispensables pour nous mettre à même de les
obtenir à volonté. Je tiens de M. Brandes qu'une des conditions
indispensables de succès est de ne laisser l'alcali végétal en
contact avec l'alcali minéral qui le précipite, que pendant
quelques instants, sinon il est détruit.

En outre de la matière fixe, quelle qu'elle soit, les Solanées
contiennent un principe volatil qui a surtout été étudié dans

le tabac, sous le nom de nicotine; toutes les Solanées donnent par des distillations répétées une eau qui a tout-à-fait l'odeur du tabac, mais qui paraît avoir peu d'action sur l'économie animale. Il y a quelques années, qu'ayant fait, par de nombreuses cohobations, une eau distillée de belladone très-concentrée, M. Velpeau, que j'ai prié de l'examiner, n'a pu en tirer aucun effet médical; en particulier, l'effet ordinaire sur la pupille ne se montra pas.

Les Solanées employées en médecine ayant des propriétés communes, nous en ferons une histoire générale, en prenant pour type les préparations de la belladone, qui est, dans nos climats, l'espèce la plus active, et celle dont on fait le plus habituellement usage. A l'intérieur, ces plantes sont données sous forme de poudre, d'infusion, d'extrait, de teinture alcoolique, de teinture éthérée; on emploie à l'extérieur les extraits, les huiles, les pommades et les emplâtres dont elles sont la base. C'est principalement pour combattre les affections nerveuses que l'on y a recours; on commence par de petites doses que l'on peut élever successivement beaucoup plus haut.

## POUDRE DE BELLADONE.

On prend la feuille de belladone séchée avec soin, on la pulvérise par contusion dans un mortier en arrêtant l'opération quand les 4/5e de la feuille ont été pulvérisés. Quand la plante a été séchée avec soin, la poudre de belladone est un médicament actif sur les effets duquel on peut compter entièrement; mais il faut n'en préparer que de très-petites quantités à la fois, car la belladone, comme les autres Solanées, s'altère très-rapidement sous cette forme. On prépare de même les poudres de feuilles de

 Jusquiame,

 Morelle,

 Nicotiane,

 Stramonium.

 Et racine de belladone.

## POUDRE DE WETZLER.

Pr. : Poudre de racine de belladone............ 1 scrupule.
Sucre ..................................... 4

Diviser en 96 prises. On en donne de deux à six prises par jour dans la coqueluche des enfans.

## SUC DE BELLADONE.

Pr. : Belladone fraîche et mondée................ Q. V.

On pile la plante dans un mortier et l'on exprime le suc. Il est rarement employé seul ; il sert pour d'autres préparations; on l'emploie tantôt dépuré et tantôt non dépuré. Il en est de même des sucs de

Jusquiame,
Morelle,
Nicotiane,
Stramonium.

## HYDROLÉ DE BELLADONE.

Pr. : Feuilles de belladone................. 1 à 10 grains.
Eau bouillante ..................... 4 à 16 onces.

F. S. A.

L'eau se charge très-bien par infusion des principes actifs des Solanées, et la forme d'infusion devrait être plus souvent employée, car elle fournit les parties médicamenteuses de ces plantes dans un excellent état ; elle évite les altérations qui ne résultent que trop souvent de l'évaporation des liqueurs.

## POTION SÉDATIVE.

Pr. : Semences de jusquiame ................. 20 grains.
Amandes douces...................... 2 gros.
Eau ................................ 4 onces.

On réduit les semences de jusquiame en poudre fine par trituration dans un mortier de marbre ; on ajoute les amandes et on fait une émulsion à la manière ordinaire. ( P. Batave. )

### FUMIGATION DE BELLADONE.

Pr. : Infusion de sauge.................... 1 litre.
Poudre de belladone................... 1 gros.

On mêle ces matières dans un flacon à fumigations et l'on opère à la manière ordinaire à une température de 40 à 50° ( *Voyez* tome I, page 353 ). On augmente toutes les 24 heures la dose de belladone de 1/2 gros à 1 gros. Ces fumigations sont recommandées par le docteur Furster pour combattre la coqueluche ; on les a conseillées également aux phtisiques.

### EXTRAIT DE BELLADONE.

On prépare avec la belladone plusieurs sortes d'extraits dont la valeur comparative n'a pas été bien établie. Nous manquons et d'expériences chimiques, et d'observations thérapeutiques pour apprécier la valeur relative de ces diverses préparations.

#### 1° EXTRAIT DE BELLADONE AVEC LE SUC DÉPURÉ.

On contuse la plante, on en exprime le suc, on pile de nouveau le marc et on le soumet à la presse. On porte alors le suc dans une bassine et on le chauffe à la chaleur du bain-marie ; quand il est coagulé on le passe à travers une étoffe de laine et on l'évapore en consistance d'extrait à la chaleur du bain-marie. Cet extrait ne contient ni l'albumine végétale, ni la chlorophylle, ni aucun des principes insolubles que la belladone peut renfermer. Il est possible que l'albumine, en se coagulant, entraîne quelques-uns des principes actifs.

#### 2° EXTRAIT DE BELLADONE AVEC LE SUC NON DÉPURÉ.

On pile la belladone dans un mortier, on en exprime le suc avec les mains ; on pile de nouveau le résidu, on exprime encore entre les mains ; puis on le met à la presse. Le but de ces manipulations est de conserver dans le suc la plus grande quantité possible des parties insolubles ; quand on met immédiatement la plante pilée à la presse, une grande partie de ces matières reste emprisonnée dans le marc. On passe le suc trouble à travers un linge, seulement pour retenir les dé-

bris de plante qui ont été entraînés, puis on le partage en
couches minces sur des assiettes et on les fait sécher à l'étuve,
à une chaleur de 35 à 40°; quand le suc est tout-à-fait desséché, on le tire de l'étuve, et quand il a attiré assez d'humidité atmosphérique pour être ramolli, on l'enlève avec un
couteau à lame tronquée et on le conserve dans des pots où
dans des flacons que l'on bouche exactement.

Cet extrait a l'avantage d'avoir été concentré à une basse
chaleur, qui ne coagule pas l'albumine, et qui ne peut pas avoir
altéré sensiblement les parties médicamenteuses du suc; mais il
contient toute l'albumine inerte et toute la chlorophylle qui n'a
pas plus de propriétés. L'augmentation de masse qui en résulte
est-elle compensée par la meilleure conservation du suc, ou bien
encore y a-t-il dans la partie insoluble de la plante quelques
portions de principes actifs. Je suis peu disposé à le croire, car
M. Martin, selon ma demande, ayant bien voulu faire quelques
essais à ce sujet, a trouvé que les propriétés du coagulum du
suc de belladone étaient à peu près nulles.

On prépare encore cet extrait en coagulant le suc par la
chaleur, passant à travers une toile, évaporant la liqueur en
consistance d'extrait mou, y ajoutant le coagulum et continuant l'évaporation en consistance d'extrait; mais l'évaporation à l'étuve sans coagulation est préférable, car la coagulation
de l'albumine ne peut rien ajouter aux qualités de l'extrait,
tandis qu'elle peut les diminuer.

### 3°. EXTRAIT DE BELLADONE PAR L'EAU.

On réduit la belladone en poudre demi-fine, on l'humecte
avec la moitié de son poids d'eau froide, et on la traite par
déplacement avec de l'eau à 20°, avec la précaution de cesser
de recevoir les liqueurs aussitôt qu'elles paraissent peu chargées; on les évapore promptement à la température du bain-
marie. L'expérience a appris que la matière active de la belladone se retrouve dans la liqueur aqueuse, et comme la belladone
se prête bien à la lixiviation et que les produits sont assez con-
centrés pour ne pas rester long-temps sur le feu; l'extrait de
belladone préparé de cette manière doit être efficace; il est rarement demandé.

### 4ᵉ EXTRAIT ALCOOLIQUE DE BELLADONE.

On traite la belladone par lixiviation avec de l'alcool à 22°. On distille les liqueurs pour en retirer l'alcool et on les évapore au bain-marie en consistance d'extrait. Cet extrait ne contient pas l'albumine, car elle a été coagulée par l'alcool; mais il contient la chlorophylle, et bien certainement la partie active de la plante. M. Fouquier a prouvé que cet extrait est actif, mais il ne l'a pas essayé comparativement avec les autres extraits.

On prépare de la même manière les extraits de

    Jusquiame,
    Morelle,
    Nicotiane,
    Stramonium.

### ROB DE BELLADONE.

On prend les baies de belladone à maturité, on en extrait le suc, on le chauffe à la chaleur du bain-marie, on le passe et on l'évapore en consistance d'extrait. On prépare de même un extrait avec les capsules vertes du *datura stramonium*.

### EXTRAIT DE SEMENCES DE STRAMONIUM.

Pr. : Semences de stramonium............. Q. V.
    Alcool à 22 degrés .................... S. Q.

On passe les semences au moulin et on les traite par l'alcool à chaud, à plusieurs reprises, les liqueurs refroidies et filtrées sont évaporées en consistance d'extrait; on redissout l'extrait dans une petite quantité d'eau; on filtre et l'on évapore de nouveau en consistance d'extrait. Une livre de semences m'a fourni 9 gros d'extrait.

Le produit est huileux, mais beaucoup moins que celui que l'on obtient par la décoction aqueuse, suivant la méthode du docteur Marcet. En faisant bouillir les semences dans l'eau, le liquide est trouble et il s'en sépare beaucoup d'huile, surtout pendant la concentration; malgré le soin que l'on peut mettre

à la séparer, l'extrait est encore très-huileux et n'a pas d'homo-
généité. Une livre de semences traitée par cette méthode m'a
donné 2 onces 1/4 d'extrait.

### TEINTURE ALCOOLIQUE DE BELLADONE.

Pr. : Belladone sèche.. ........................ 1 partie.
Alcool à 22 degrés...................... 4

F. S. A.

L'alcool faible dissout très-bien les parties médicamenteuses
de la belladone. On prépare de même les teintures de

Jusquiame,
Morelle,
Nicotiane,
Stramonium.

### ALCOOLATURE DE BELLADONE.

Pr. : Belladone fraîche........................ $\Big\}$ ana P. E.
Alcool à 36 degrés .....................

On contuse la plante, on verse dessus l'alcool et, après quelques jours de macération, on passe avec expression et l'on filtre.
( *Ph.* de Saxe. )

Ce genre de préparation conserve parfaitement toutes les
propriétés des Solanées fraîches. On prépare de même que l'al-
coolature de belladone ceux de

Jusquiame,
Morelle,
Nicotiane,
Stramonium.

### VIN DE SEMENCES DE STRAMONIUM.

Pr. : Semences de stramonium.............. 2 onces.
Alcool rectifié....................... 1
Vin de Malaga........................ 8

F. S. A. ( *Pharmacopée batave.* )

C'est une bonne préparation.

### TEINTURE ÉTHÉRÉE DE BELLADONE.

Pr. : Belladone sèche ........................ 1 partie.
Éther sulfurique...................... 4

On réduit la belladone en poudre demi-fine, on l'introduit
dans l'appareil à lixiviation de M. Robiquet et l'on traite par
l'éther ; quand celui-ci a épuisé son action, on déplace par l'eau
la portion de liqueur éthérée qui a été retenue par la poudre.

Suivant les observations de Ranque, la teinture éthérée de
belladone doit être active.

On prépare de même les teintures éthérées de

Jusquiame ,
Morelle ,
Nicotiane ,
Stramonium ,
Semences de stramonium ,
———— jusquiame.

### HUILE DE BELLADONE.

Pr. : Feuilles fraîches de belladone ............ 1 partie.
Huile d'olives...................... 2

On contuse la plante, on la fait bouillir sur un feu doux
jusqu'à ce que toute l'eau de végétation soit dissipée ; on laisse
digérer quelques heures encore ; on passe avec forte expression et l'on clarifie par le repos ou par le filtre. L'huile dissout-
elle le principe narcotique des Solanées ?

On prépare de même les huiles de

Jusquiame ,
Morelle ,
Nicotiane ,
Stramonium.

### BAUME TRANQUILLE.

Pr. : Feuilles récentes de stramonium........ ⎫
—              morelle ........... ⎪
—              belladone ........ ⎬ ana 4 onces.
—              nicotiane.......... ⎪
—              jusquiame noire. ⎪
—              pavot blanc....... ⎭
Sommités fraîches de romarin......... ⎫
—              sauge ........... ⎪
—              rue ............ ⎪
—              absynthe........ ⎪
—              hysope.......... ⎬ ana 1 once.
—              lavande ........ ⎪
—              thym........... ⎪
—              marjolaine...... ⎪
—              menthe coq..... ⎪
—              — aquatique. ⎪
Fleurs de sureau................... ⎪
—        hypericum. ............. ⎭
Huile d'olives ..................... 6 livres.

On contuse les plantes fraîches dans un mortier, on les met avec l'huile d'olives dans une bassine de cuivre, et on les fait cuire sur un feu ménagé jusqu'à ce que l'eau de végétation soit dissipée; on passe avec forte expression et l'on verse l'huile encore chaude, sur les plantes sèches incisées; après 15 jours de macération, on passe de nouveau avec expression et l'on clarifie par le repos.

Le baume tranquille est une dissolution dans l'huile des principes narcotiques des Solanées et de l'huile essentielle des plantes aromatiques. On l'emploie en frictions contre les douleurs rhumatismales.

Le baume tranquille prend souvent une apparence caillebotée, quelque temps après qu'il a été préparé, parce qu'une partie de la matière colorante verte des plantes se précipite; cette substance se redissout à une légère chaleur pour se précipiter de nouveau par le refroidissement.

On doit conserver le baume tranquille à l'abri de la lumière, autrement, suivant l'observation de M. Saye, il prendrait une couleur jaunâtre.

### POMMADE DE BELLADONE.

Pr. : Belladone fraîche......................  1 partie.
       Axonge ............................  2

On opère de même que pour l'huile de belladone; seulement on exprime à chaud, et l'on sépare les fèces après le refroidissement de la pommade. On prépare de même les pommades de

       Jusquiame,
       Morelle,
       Nicotiane,
       Stramonium.

La pommade de nicotiane portait autrefois le nom de baume vert.

### EMPLATRE DE BELLADONE.

Pr. : Extrait alcoolique de belladone........  9 parties.
       Résine élemi........................  2
       Cire blanche........................  1.

On fait liquéfier la cire et la résine, on y ajoute l'extrait que l'on incorpore facilement. Cette formule est fort bonne ; elle a été donnée par M. Planche, et elle s'applique à la préparation de tous les emplâtres avec les extraits alcooliques des autres Solanées.

## TABAC.
### (Nicotiana tabacum.)

Posselt et Reimann ont trouvé dans les feuilles de tabac :

       Nicotine,
       Nicotianine,
       Extractif,
       Gomme,
       Chlorophylle,
       Albumine végétale,
       Gluten,
       Amidon,
       Acide malique,
       Sels.

La nicotine est une base alcaline végétale qui paraît exister en même temps dans les feuilles et dans les graines du tabac. Elle est liquide, incolore ; son odeur rappelle celle du tabac ; sa saveur est âcre et brûlante. Elle ramène au bleu le papier rougi de tournesol ; elle se volatilise à chaud , mais à la température où elle entre en fusion, elle se décompose en grande partie ; l'air la colore et la décompose peu à peu à la température ordinaire. Elle est soluble dans l'eau, dans l'alcool et dans l'éther ; elle se dissout aussi dans les huiles fixes ; elle se combine aux acides et forme avec plusieurs d'entre eux des sels cristallisables. La nicotine est un poison très-violent.

La nicotine, suivant Reimann et Posselt, n'entre que pour 1/000 dans la composition des feuilles de tabac ; Buchner n'en a retiré que 1/5000 des graines de la même plante.

Plusieurs procédés ont été donnés pour obtenir cette base , ils consistent généralement à traiter les feuilles ou les graines de tabac avec de l'eau aiguisée d'acide sulfurique, à concentrer les liqueurs et à les distiller avec de la chaux ou de la magnésie. Le produit de la distillation est une dissolution d'ammoniaque et de nicotine. On enlève la nicotine par l'éther ou bien on sature la liqueur par l'acide sulfurique ; on évapore à siccité ; puis on traite par l'alcool absolu, qui dissout le sel de nicotine et qui laisse le sel ammoniacal ; le sulfate de nicotine est décomposé par l'hydrate de baryte, et la nicotine est obtenue par évaporation spontanée. Pour avoir la nicotine pure, il faut la distiller au bain d'huile à une température de 140°.

La nicotianine est une espèce d'huile volatile à laquelle le tabac doit son odeur caractéristique, et qui probablement existe, à peu près identique, dans beaucoup d'autres Solanées.

La nicotianine est solide, d'une odeur de tabac, d'une saveur amère. Elle est volatile ; elle est insoluble dans l'eau, mais elle se dissout très-bien dans l'alcool et dans l'éther. On l'obtient en distillant à plusieurs reprises de l'eau avec du tabac. La nicotianine vient nager à la surface de la liqueur distillée.

On emploie en médecine le tabac qui a subi une fermentation. C'est un médicament extrêmement âcre, qui peut même agir à la manière des substances corrosives ; en poudre on l'emploie comme sternutatoire ; on l'ordonne en fumigations dans le rectum chez les noyés ; on l'administre en lavemens à la dose de 1/2 gros à 1 gros dans la paralysie, la léthargie ; à l'extérieur c'est un remède populaire pour guérir la gale et les dartres.

## DOUCE AMÈRE.
### (Solanum dulcamara.)

La douce-amère doit son nom à sa saveur en même temps amère et sucrée. On l'emploie dans les maladies de la peau, les douleurs rhumatismales, la syphilis ; elle paraît augmenter la transpiration. Ceux qui font un usage continué de cette plante, éprouvent souvent de légers mouvemens convulsifs, des éblouissemens qui obligent d'en suspendre l'emploi. Ces effets sont dus sans doute à la solanine que M. Desfosses a trouvée dans les tiges et dans les feuilles de la plante.

La matière sucrée de la douce-amère a reçu de Pfaff le nom de picroglycion. Elle se présente sous la forme de petits cristaux isolés, d'une saveur en même temps douce et amère ; ils sont parfaitement fusibles. L'eau, l'alcool et l'éther acétique les dissolvent facilement ; ils sont moins solubles dans l'éther sulfurique ; ils ne sont précipités de leur dissolution ni par les sels métalliques, ni par la noix de galle. Pour obtenir cette matière sucrée, il faut épuiser par l'alcool, l'extrait aqueux de douce amère, distiller, dissoudre le résidu dans l'eau, précipiter la disolution par l'acétate basique de plomb, séparer l'excès de plomb par l'hydrogène sulfuré, et évaporer à siccité. Le produit traité par l'éther acétique donne une solution, dont le picroglycion se dépose en cristaux par l'évaporation spontanée.

La douce-amère n'est guère employée que sous forme de tisane ou d'extrait. Elle cède très-bien à l'eau par infusion ses principes solubles. L'extrait peut être obtenu par la méthode de déplacement, car la poudre de douce-amère se laisse aisément traverser par l'eau tiède.

### SIROP DE DOUCE AMÈRE.

Pr. : Douce amère ............................... 6 onces.
Sirop de sucre.............................. 3 livres.

On fait infuser la douce amère dans 1 livre d'eau ; on passe
sans expression ; on fait une seconde infusion que l'on mêle au
sirop , et l'on évapore jusqu'à ce que toute cette première infusion soit évaporée et que le sirop ait perdu en outre un poids
égal à celui de la première liqueur de douce amère ; on ajoute
alors brusquement cette première liqueur, et l'on passe le sirop
à travers un blanchet.

# SCROPHULARINÉES.

Les Scrophularinées sont des plantes dont il faut se méfier : 
elles présentent toutefois de grandes différences dans leurs propriétés.

L'espèce la plus importante de la famille est la Digitale pourprée , l'un des médicamens les plus précieux que possède la
matière médicale. On retrouve le même genre d'action dans le
*Digitalis grandiflora* d'Italie et dans les *D. epiglottis et lutea.*

L'Haimarada de la Guyane (*Vandillia diffusa* ) est employée
contre la dysenterie. Elle paraît être émétique. On l'a employée
avec succès aussi contre les maladies du foie et les maladies vénériennes.

Les Scrophularinées passent aussi pour être purgatives et vomitives. On en dit autant des *Antirrhinum elatine et linaria.* Les
propriétés purgatives sont très-développées dans la Gratiole
qui sert de purgatif aux paysans. M. Vauquelin a trouvé que la
partie active de cette plante est une espèce de résine d'une saveur excessivement amère qui se dissout au moins en partie
dans le suc de la plante à la faveur des autres principes.

La Pédiculaire des marais (*Pedicularis palustris*), la Crête de
coq (*Rhinanthus crista galli*) , les *Orobanche* sont des plantes
amères et âcres dont les propriétés sont mal connues. L'*Ægi-
netia indica* est employée comme masticatoire mêlé au sucre et
à la muscade.

Certaines Scrophularinées sont tout-à-fait inertes ; telle est
l'Euphraise, qui jouit d'une réputation populaire pour les maladies des yeux ; les Véroniques, dont une espèce, la Véronique
officinale , passe pour un bon stomachique. Une espèce aqua-

·tique, le Beccabunga, *V. beccabunga*, est amère, piquante, et est employée comme un bon stomachique. Le *Mimulus luteus* sert comme plante potagère au Pérou.

On mange les fruits rouges acidules de la *Besleria incarnata* d'Aublet. Les semences du *Melampyrum arvense* sont, dit-on, vénéneuses mêlées au pain, opinion qui est contredite par Rozier et par M. Teissier.

## DIGITALE.

### ( Digitalis purpurea. )

La Digitale est l'un des médicamens les plus précieux de la matière médicale. C'est le diurétique le plus sûr connu, et sous ce rapport, la Digitale rend les plus grands services dans le traitement de l'hydropisie. La Digitale a aussi une action très-marquée sur la circulation. Elle ralentit les mouvemens du cœur d'une manière remarquable, et produit des effets précieux pour diminuer la violence des mouvemens de cet organe.

La Digitale a été déjà soumise à l'analyse par plusieurs chimistes ; mais nous n'avons pas encore de travail satisfaisant sur sa composition. Welding a trouvé dans cette plante :

Huile volatile,
Matière concrète, floconneuse, volatile,
— grasse,
Digitaline,
Extractif,
Acide gallique,
Matière colorante rouge, soluble dans l'eau,
Gluten (albumine ?),
Chlorophylle,
Sucre,
Mucilage.

Le principe désigné sous le nom de digitaline aurait, suivant Welding, des propriétés alcalines. Il serait soluble dans l'alcool et dans l'éther ; mais il faut convenir que les expériences de Welding ne sont pas concluantes. Déjà M. Leroyer de Genève avait cru découvrir le principe actif de la Digitale ; Rein et Haase, Planavia et Dulong d'Astafort s'en étaient également occupés ; mais toutes leurs expériences sont si contradictoires que l'analyse de cette plante importante est entièrement à faire. Rein et Haase, Planavia et M. Leroyer s'accordent à considérer l'éther comme un moyen de dissoudre le principe actif que les premiers observateurs désignent sous le nom de résine gluante ; M. Dulong croit au contraire que l'éther ne peut le dissoudre, et qu'il se rapproche des matières extractives par ses propriétés.

### POUDRE DE DIGITALE.

Pour la poudre de digitale, comme pour toutes les préparations dont cette plante est la base, il faut choisir la plante qui est venue dans un terrain sec et qui n'a pas été cultivée. L'on a quelque raison de penser qu'elle perd peu à peu par l'âge ses propriétés médicales, et il faut la renouveler souvent. La forme de poudre est une de celles sous lesquelles on emploie la Digitale avec le plus de succès. La dose peut en être portée jusqu'à 15 à 20 grains. On retire à la pulvérisation environ les 4/5 de la digitale que l'on emploie ; on jette le résidu comme inutile.

### TISANE DE DIGITALE.

Pr. : Feuilles sèches de digitale............ 1/2 gros.
  Eau bouillante........................ 1 litre.

**F. S. A.**

D'après les expériences faites dans le service de M. Andral et rapportées par M. Joret, l'infusion serait l'un des modes les plus sûrs d'administrer la digitale.

### TEINTURE ALCOOLIQUE DE DIGITALE.

Pr. : Feuilles de digitale pourprée.......... 1 partie.
  Alcool à 32 degrés .................... 4

**F. S. A.**

### ALCOOLATURE DE DIGITALE.

Pr. : Digitale fraîche ...................... 10 parties.
  Alcool à 36 degrés.................... 8

On pile la digitale, on ajoute l'alcool, et après quelques jours de macération on passe avec expression et l'on filtre.

Ces doses répondent sensiblement à celle de 1 plante sèche, 8 véhicule. Il est douteux que ce médicament soit préférable à la teinture obtenue avec la plante sèche.

### TEINTURE ÉTHÉRÉE DE DIGITALE.

Pr. : Feuilles de digitale pourprée............ 1 partie.
Ether sulfurique..................:...... 4

**F. S. A.**

Cette teinture qui est considérée généralement comme fort efficace, est regardée au contraire comme inerte par quelques praticiens.

### EXTRAIT DE DIGITALE.

Pr. : Feuilles sèches de digitale........... Q. V.

On traite la plante réduite en poudre demi-fine par la méthode de lixiviation ou par le procédé de Cadet, et l'on évapore suivant l'art.

Suivant M. Joret l'extrait aqueux de digitale serait un fort bon médicament. Il le considère comme bien préférable à l'extrait alcoolique qu'il accuse d'être infidèle.

La *Pharmacopée* de Hanovre prescrit de faire cet extrait avec le suc non clarifié de la plante. Cette pratique est parfaitement d'accord avec une observation rapportée par M. Berzélius, et d'après laquelle la fécule verte de la plante serait très-active; mais ceci serait en contradiction manifeste avec l'opinion de M. Joret sur l'extrait alcoolique. Ici comme dans toute l'histoire thérapeutique de la Digitale, l'expérience devra prononcer.

### SIROP DE DIGITALE.

Pr. : Feuilles de digitale ................... 3 onces.
Eau bouillante........................ 1 livre.
Sucre blanc ........................: S. Q.

On fait infuser la plante, on passe avec expression et l'on clarifie la liqueur par le repos ou la filtration; on y fait fondre

le double de son poids de sucre. Chaque once de sirop contient
la substance soluble de 1/2 gros de digitale.

### OXISACCHARUM DE DIGITALE.

Pr. : Digitale sèche...................... 1 partie.
Vinaigre distillé...................... 8

Faites digérer à une douce chaleur, passez avec expression,
ajoutez

Sucre........................... 10

Faites fondre le sucre et filtrez.

Ce médicament a été vanté par Martius dans le traitement de
la phthisie pulmonaire.

### ONGUENT DE DIGITALE.

Pr. : Digitale fraiche...................... 1 partie.
Axonge...................... 2

Faites cuire à un feu doux jusqu'à consomption de l'humidité.

## LABIÉES.

Les Labiées sont remarquables par l'extrême analogie de
leurs caractères botaniques ; elles le sont autant par la simi-
litude de leurs propriétés médicales.

Le principe qui domine dans les Labiées, est l'huile volatile ; elle se rencontre dans presque toutes les espèces, mais en
des proportions fort différentes. Il en est même, comme les
*Ajuga* et quelques *Teucrium*, qui en sont tout-à-fait privées.
En même temps que l'huile essentielle, on trouve dans les Labiées un principe amer fixe, dont la nature nous est mal connue.
Il paraît se dissoudre dans l'eau à la manière de la substance
extractive, bien que peut-être il ne soit soluble qu'à la faveur
des autres principes qui l'accompagnent dans la plante.

Les Labiées dans lesquelles le principe amer n'est pas accompagné d'huile essentielle sont employées comme toniques
et fébrifuges.

Ex. Bugle, *Ajuga reptans*,

    Chamædrys ou petit chêne, *Teucrium chamædrys*,
    Scordium, *Teucrium scordium*,

Quand l'huile essentielle abonde, elle communique aux plantes des propriétés excitantes fort énergiques et les rend propres à servir d'aromates ; par exemple :

    Les menthes, *Mentha piperita, crispa, pulegium, etc.*,
    La lavande, *Lavandula spica et latifolia*,
    La sauge, *Salvia officinalis*,
    Le romarin, *Rosmarinus officinalis*,
    Le thym, *Thymus vulgaris*;
    Le serpolet, *Thymus serpillum*,
    Le calament, *Melissa calamintha*,
    L'origan et la marjolaine, *Origanum vulgare et majorana*,
    Le dictame de crête, *Origanum dictamnus*,
    Le patchouly des îles de l'Austrasie, *Plectranthus gra-veolens..*

Quelques espèces moins aromatiques sont employées pour produire une excitation spéciale du système pulmonaire, qui facilite l'expectoration à la fin des catarrhes chroniques, par exemple :

    L'hysope, *Hyssopus officinalis*,
    Le stœchas, *Lavandula stœchas*,
    Le marrube, *Marrubium vulgare*,
    Le lierre terrestre, *Glechoma hederacea*.

## PRÉPARATIONS PHARMACEUTIQUES.

### SUC.

Les Labiées sont généralement des plantes peu succulentes ; après les avoir pilées, on est obligé d'y ajouter de l'eau pour augmenter la proportion du suc, et pouvoir en extraire par la pression. On clarifie celui-ci par simple filtration ou en le chauffant dans un matras. Ce genre de préparation est peu usité.

### EAU DISTILLÉE DE MÉLISSE.

Pr. : Mélisse fraîche ou toute autre Labiée... 1 partie.
Eau.................................... S. Q.

Distillez de préférence à la vapeur, pour retirer deux parties de produit ( Codex. )

On prépare de même les eaux distillées avec les autres plantes de la même famille.

### EAU VULNÉRAIRE COMPOSÉE.

Pr. : Espèces vulnéraires ................... 1 partie.
Eau commune...................... S. Q.

Retirez 4 parties d'eau à la distillation.

### HUILE VOLATILE.

Les Labiées fournissent une assez grande quantité d'huile volatile, par la distillation de leurs sommités fleuries, au moyen du procédé ordinaire. Plusieurs de ces huiles laissent déposer avec le temps un stéaroptène, que Proust avait pris pour du camphre, mais qui paraît être différent dans chaque huile essentielle. Un petit nombre seulement de ces stéaroptènes ont été étudiés.

### TABLEAU DES QUANTITÉS D'HUILES VOLATILES FOURNIES PAR 100 LIVRES DES PLANTES SUIVANTES.

| Plante. | Localité. | Époque. | Quantité d'huile. | |
|---|---|---|---|---|
| Lavande. | Provence. | juillet. | 9 onces. | |
| id. | Paris. | août. | 7 | |
| Aspic. | Paris. | juillet. | 7 | |
| id. | Grasse. | juin. | 12 | 1 gros. |
| Marjolaine. | Paris. | août. | 4 | 3 |
| Mélisse. | Paris. | juillet. | 2 | » |
| Menthe poivrée. | Provence. | juillet. | 6 | 2 |
| id. | Paris. | juillet. | 3 | 3 |
| Romarin. | Provence. | mars. | 5 | » |
| id. | Paris. | avril. | 3 | 4 |
| Grande sauge. | Provence. | mars. | 4 | » |
| id. | Paris. | juin. | 3 | » |
| Petite sauge. | Provence. | mars. | 6 | « |
| id. | Paris. | juin. | 2 | 5 |
| Serpolet. | Provence. | août. | 5 | » |
| id. | Paris. | juillet. | » | 7 |
| Thym. | Provence. | avril. | 5 | 4 |
| id. | Paris. | juillet. | 3 | 6 |

### TISANE DE LIERRE TERRESTRE.

Pr. : Feuilles sèches de lierre terrestre ou
toute autre.......................... 1 pincée.
Eau bouillante......................... 1 livre.

**F. S. A.**

On traite les Labiées par infusion en vases clos pour ne pas dissiper l'huile essentielle.

### EAU VULNÉRAIRE ROUGE.

Pr. : Sommités sèches de calament........

    — hysope ...........

    — lavande ..........

    — marjolaine........

    — menthe poivrée...

    — origan ...........

    — sauge............    de chaque 1 once.

    — thym.............

    — absinthe ........

    — tanaisie .........

    — angélique .......

    — fenouil..........

    — fleurs de camomille romaine........

Alcool à 22 degrés................... 12 livres.

Faites macérer pendant 5 à 6 jours, passez avec expression et filtrez. Cette teinture est brune et non pas rouge, comme l'indique son nom. Elle contient l'huile volatile et les principes fixes et solubles des plantes; on la remplace quelquefois, mais à tort, par de l'alcoolat vulnéraire que l'on colore en rouge par de la cochenille.

### ALCOOLAT SIMPLE DE MÉLISSE.

Pr. : Sommités récentes de mélisse........ 1 partie.
Alcool à 32 degrés................. 3

Retirez 2 parties 1/2 à la distillation.

On prépare de même tous les alcoolats simples des Labiées.

### ALCOOLAT VULNÉRAIRE.
#### (Eau vulnéraire.)

Pr. : Espèces vulnéraires comme pour l'eau  
    rouge............................ 13 onces.  
    Alcool à 22 degrés.................. 12 livres.  
    Eau commune...................... 2 livres 6 onces.

Retirez à la distillation 10 parties d'alcoolat. Il marque 28°.

Au lieu d'employer les plantes sèches, si l'on se sert des plantes fraîches, il faut en augmenter la quantité dans le rapport de 5 : 1.

### VIN AROMATIQUE.

Pr. : Espèces aromatiques ................. 4 onces.  
    Vin rouge......................... 1 litre.

Faites macérer, passez avec expression et filtrez. MM. Henry et Guibourt font ajouter 1 once d'eau vulnéraire spiritueuse, ce qui ne peut qu'ajouter à l'efficacité de ce médicament.

### EXTRAIT DE CHAMÆDRIS.

Pr. : Sommités sèches de chamædris......... Q. V.  
    Eau froide........................ S. Q.

On traite la poudre demi-fine de chamædris par lixiviation, et l'on évapore au bain-marie jusqu'en consistance d'extrait.

On prépare de même les extraits de sauge, de marrube, etc.

Ces médicamens sont dépouillés en grande partie par l'évaporation de l'huile essentielle. Aussi la forme d'extrait ne s'emploie guère que pour les Labiées simplement amères.

### SIROP D'HYSOPE.

Pr. : Eau distillée d'hysope ............... 2 livres.  
    Sommités sèches d'hysope ........... 1 once.

On fait digérer pendant 2 heures au bain-marie fermé ; on passe sans expression la liqueur refroidie ; on y ajoute le double de son poids de sucre ; et l'on fait un sirop par simple solution au bain-marie couvert.

On prépare de même les sirops

> De Menthe,
> Marrube,
> Scordium,
> Stœchas;
> Dictame. ( Codex. )

### SIROP DE MENTHE.

    Pr. : Eau de menthe...................... 1 partie.
          Sucre très-blanc...................... 2

Faites dissoudre à froid et filtrez. Cette formule, qui donne un sirop parfaitement incolore, est plus usitée que la précédente.

### MELLITE DE ROMARIN.

#### ( Miel anthosat. )

    Pr. : Fleurs récentes de romarin............ 8 onces.
          Feuilles récentes de romarin.......... 4 onces.
          Miel blanc............................ 1 livre 8 onces.

On ajoute au miel 6 onces d'eau ; on fait jeter quelques bouillons ; on écume, on verse sur le romarin, et après 24 heures on passe.

### PASTILLES DE MENTHE.

    Pr. : Eau de menthe poivrée................ S. Q.
          Sucre blanc......................... 4 onces.
          Essence de menthe...... ............ 24 grains.

F. S. A. ( *Voyez* tome I, page 274. )

### PASTILLES DE MENTHE ANGLAISES.

    Pr. : Sucre blanc ........................ 1 livre.
          Essence de menthe.................... 1 gros.
          Gomme adragante .................... 2 gros.
           —      arabique .................... 2 gros.
          Eau de mélisse ...................... 2 onces.

F. S. A. des pastilles de 12 grains environ.

ESPÈCES VULNÉRAIRES.

Pr. : Feuilles sèches de sauge ...............  
—       thym ...............  
—       serpolet .............  
—       hysope..............     } anâ P. E.  
—       menthe ..............  
—       origan ............  
—       absinthe............  

Mêlez.

# POLYGONÉES.

Dans les racines des Polygonées on observe deux propriétés bien distinctes, la propriété purgative et la propriété tonique ou astringente. La rhubarbe, qui est sans contredit la plus importante de toutes les espèces, agit comme tonique à faible dose, et devient en même temps purgative, quand elle est administrée à des doses plus élevées: Bien que l'on attribue plus spécialement la rhubarbe du commerce au *Rheum australe*, on sait cependant que l'on a cru long-temps, à cause de l'analogie de caractères, qu'elle était produite par les *R. palmatum, undulatum, compactum et hybridum*, qui, peut-être bien, fournissent une partie des racines du commerce. On retrouve les mêmes propriétés dans le *Rheum rhaponticum*. Elles existent encore, quoique moins prononcées, dans le *Rheum ribes* de Perse, et dans le *R. alpinus* ou rhubarbe des moines. La racine de patience elle-même, et l'on emploie sous ce nom une foule de Rumex, est purgative à haute dose ; sa saveur astringente la rapproche d'ailleurs de la rhubarbe. Dans la bistorte, au contraire, la partie astringente est si prédominante, que le principe purgatif y est ou y paraît être tout-à-fait nul.

La rhubarbe contient du tannin et en outre une combinaison d'une matière colorante jaune avec une résine purgative. La racine de patience nous montre quelque chose d'analogue ; son extrait alcoolique laisse, comme celui de rhubarbe, une sorte de matière résineuse, insoluble dans l'eau qui possède à un degré très-élevé, l'odeur et la saveur de la racine. Au reste, les travaux qui ont été faits sur ce sujet et sur la rhubarbe elle-même, présentent encore trop de vague pour qu'ils puissent servir à établir une comparaison.

Quelques racines des Polygonées sont moins sapides et sont employées comme apéritives ; par exemple, la racine d'oseille ; d'autres, charnues et peu sapides servent d'aliment : le *Polygonum multiflorum* du Japon ; le *P. sibiricum* de Sibérie.

Les feuilles des Polygonées sont très-différentes entre elles ; le plus grand nombre est faiblement astringent. Cette propriété est au contraire très-prononcée dans le *Coccoloba uvifera*, qui donne par incision un suc astringent que l'on avait pris pour le Kino. Dans les jeunes feuilles l'astriction est peu développée, et elles peuvent servir d'aliment ; ainsi on mange dans le Dauphiné les feuilles du *Rumex alpinus* et en Islande toutes les espèces qui y croissent. D'autres Polygonées sont acides et contiennent de l'oxalate acide de potasse. Elles fournissent un aliment acidule, rafraîchissant et agréable. Telles sont les feuilles des Rumex qui n'ont pas de tubercules sur les segmens du périgone, l'oseille ( *Rumex acetosa* ), la petite oseille ( *Rumex acetosella* ), l'oseille ronde ( *R. scutatus* ), l'oseille d'Amérique ( *R. vesiculosus* ), les feuilles des Rheum ; on mange en Perse celles du *Rheum ribes*. On vend sur les marchés de Londres les pétioles du *Rheum australe* sous le nom d'Emodi. Ceux des autres grosses espèces : *R. undulatum, hybridum, compactum* et *palmatum* peuvent recevoir le même emploi.

Certaines feuilles de *Polygonum* peuvent fournir de l'indigo. On en tire à la Chine du *P. chinense* ; les *P. barbatum* et *aviculare* et peut-être d'autres peuvent en fournir également. Certaines Polygonées ont des feuilles très-âcres ; le *Polygonum hydropiper*, ou poivre d'eau, peut rubéfier la peau ; le *P. persicaria* et d'autres espèces ont aussi de l'âcreté. On emploie comme condiment le *P. odoratum*.

Le fruit des Polygonées est ordinairement un cariopse sec, dont la graine est munie d'un périsperme farineux ; aussi les graines peuvent-elles être employées comme aliment, et le seraient-elles presque toutes, si la plupart n'étaient pas très-petites. On emploie sous le nom de blé noir ou de sarrazin, les fruits des *Polygonum fagopyrum et tataricum*. Ceux du *P.*

*emarginatum* sont aussi alimentaires ; on dit que les semences du *P. aviculare* sont vomitives ; le fait est douteux, car les oiseaux les mangent sans inconvéniens. Le sarrazin a été analysé par Zenneck, qui l'a trouvé composé de : amidon, 52,29 ; gluten, 10,05 ; albumine, 0,22 ; extractif insoluble, 2,53 ; gomme, 2,80 ; extractif et sucre, 3,06 ; ligneux, 26,94 ; perte, 0,33.

Les Coccoloba, dont le péricarpe est charnu, donnent des fruits aigrelets, astringens, que l'on mange ; principalement ceux des *C. nivea et pubescens*.

## RHUBARBE.

### (Rheum australe et autres.)

La rhubarbe du commerce paraît être la racine du *Rheum australe* de la Tartarie. Elle possède une propriété tonique en même temps qu'elle est purgative. A petites doses on l'emploie surtout à cause de la première propriété ; comme purgative elle doit être administrée à plus forte dose. C'est un purgatif qui convient aux personnes délicates. Suivant l'analyse d'Hornemann, la rhubarbe a la composition suivante :

|  | R. de Chine. | R. d'Angleterre. | Rapontic. |
|---|---|---|---|
| Amer de rhubarbe, | 16,042 | 24,475 | 10,156 |
| Matière colorante jaune, | 9,582 | 9,166 | 2,187 |
| Extrait avec tannin, | 14,687 | 16,458 | 10,416 |
| Apothème de tannin, | 1,458 | 1,249 | 0,833 |
| Matière extraite par la potasse, | 28,333 | 30,416 | 40,29 |
| Acide oxalique, | 1,042 | 0,833 | » |
| Fibre, | 13,583 | 15,416 | 8,542 |
| Humidité, | 3,333 | 3,125 | 6,043 |
| Raponticine, | » | » | 1,043 |
| Amidon, | » | » | 14,583 |
| Perte, | ,939 | ,629 | 1,447 |

La matière désignée sous le nom d'amer de rhubarbe est la même qui a été désignée par les auteurs sous le nom de caphopicrite, et par Pfaff sous le nom de rhabarbarine. On l'obtient en traitant la rhubarbe par l'eau, évaporant à siccité, reprenant par l'eau, filtrant, évaporant de nouveau, puis traitait le résidu par l'alcool absolu et évaporant encore. C'est une matière brune, d'une saveur amère, âcre et désagréable, soluble dans l'eau, dans l'alcool et dans l'éther.

MM. Caventou et Peretti considérent cette matière comme un composé de la matière colorante et d'une substance brune insoluble dans l'eau, soluble dans l'alcool, que Peretti désigne sous le nom de résine, et à laquelle le docteur Tagliabo a reconnu une action purgative bien prononcée à la dose de 10 à 12 grains.

La combinaison de ces deux matières est soluble dans l'eau, bien que la résine seule s'y dissolve mal et que la matière colorante y soit elle-même peu soluble.

La matière colorante de la rhubarbe ( rhabarbarin ou rheïne) est cristallisable, d'une couleur jaune. Elle se vaporise en partie au feu en vapeurs jaunes odorantes; sa saveur est âpre et amère.

Elle est peu soluble dans l'eau froide, plus soluble dans l'eau chaude ; elle se dissout bien dans l'alcool et dans l'éther.

Elle donne avec les alcalis des dissolutions d'une belle couleur rouge dont les acides la précipitent. Elle forme avec tous les acides un composé jaune. Elle est précipitée en jaune par un grand nombre de sels métalliques. La gélatine la sépare en un précipité coriace. L'acide nitrique l'attaque difficilement.

Pour l'obtenir, suivant M. Henry, on prend 85 parties de résine de rhubarbe et 22 parties 1/2 d'acide nitrique à 35° étendu de 255 parties d'eau. On chauffe légèrement ; l'extrait de rhubarbe se sépare en deux parties, dont l'une, de couleur orangée, est la matière colorante. On la purifie par des lavages à l'eau.

L'histoire de la caphopicrite et du rhabarbarin demande de nouvelles expériences qui fassent connaître leur nature et leurs propriétés d'une manière plus précise.

En outre des élémens que nous avons indiqués, il faut admettre dans la rhubarbe un peu d'huile volatile odorante qui est la cause de son odeur, et, suivant M. Peretti, du sucre. Elle paraît contenir également un peu d'une huile fixe, soluble dans l'alcool et dans l'éther.

Dans la rhubarbe de Chine, l'oxalate de chaux forme le

tiers du poids de la racine. La rhubarbe de Moscovie en contient un peu moins. La rhubarbe de France contient tout au plus 10 p. 100 de ce sel.

La raponticine que Hornemann a trouvée dans le rapontic est cristallisée en paillettes jaunes. Elle est insipide et inodore. L'eau froide ne la dissout pas. Elle est insoluble dans l'éther et dans les huiles volatiles.

### POUDRE DE RHUBARBE.

On pulvérise la rhubarbe sans laisser de résidu. La poudre est d'un beau jaune; on l'emploie à la dose de 8 à 12 grains comme tonique dans les faiblesses d'estomac avec digestions difficiles. Quand on veut qu'elle purge, on porte la dose de 1/2 gros à 1 gros.

### RHUBARBE TORRÉFIÉE.

Pr. : Rhubarbe en poudre.................. Q. V.

On met la poudre de rhubarbe dans une bassine plate en argent; on expose à un feu modéré, et l'on remue continuellement avec une spatule, jusqu'à ce que la poudre ait acquis une couleur brune.

On dit que la rhubarbe perd, par la torréfaction, ses propriétés purgatives, et qu'elle reste seulement tonique. Cette opération est rarement pratiquée maintenant.

### HYDROLÉ DE RHUBARBE.

Quand on traite la rhubarbe par l'eau froide, on obtient une liqueur transparente; quand on a recours à l'infusion, la liqueur est transparente encore; mais quand on fait bouillir la rhubarbe dans l'eau, la liqueur est trouble, ou elle se trouble par le refroidissement.

Quand on évapore l'une ou l'autre de ces liqueurs de rhubarbe en consistance d'extrait, et qu'on reprend celui-ci par l'eau, il reste une matière d'apparence résineuse qui ne s'est pas dissoute dans l'eau, mais qui se dissout très-bien dans l'alcool : c'est ce que M. Henry a nommé la résine de la rhubarbe.

C'est une matière brune, qui possède à un haut degré l'odeur et la saveur de la rhubarbe ; bouillie avec de l'eau , elle se dissout en partie , et la liqueur se trouble par le refroidissement ; si l'on filtre , on a une liqueur qui ressemble à l'infusion simple de rhubarbe ; de nouvelles décoctions dans l'eau donnent le même résultat , avec cette différence que la proportion de matière qui se dissout est toujours de plus en plus petite. M. Henry a fort bien vu que ceci tenait à ce que l'eau n'opère pas un départ exact de cette matière résinoïde ; qu'elle retient une partie des parties solubles de la rhubarbe , qu'elle perd peu à peu dans les traitemens par l'eau. La première liqueur obtenue par l'action directe de l'eau sur la racine de rhubarbe contient une partie de cette matière résineuse en dissolution.

Ainsi , quand on traite de la racine de rhubarbe par la macération ou par l'infusion , une partie de la matière résineuse se dissout à la faveur des autres principes , constituant l'amer de rhubarbe ou la caphopicrite ; par la concentration des liqueurs, une partie de cette matière résineuse , retenant un peu des principes solubles , se sépare formant une combinaison plus riche en résine que la partie soluble, et que l'eau bouillante peut décomposer peu à peu , ainsi que nous l'avons vu. La racine de rhubarbe qui a été épuisée par l'eau froide retient de ce même composé résineux , que l'on peut en extraire par l'alcool.

Quand on traite la racine de rhubarbe par décoction , une plus grande quantité de cette résine est entraînée. C'est elle qui reste en suspension dans la liqueur et qui la trouble. On attribue encore le trouble des décoctions de rhubarbe à ce que la matière tannante de la racine formerait une combinaison insoluble avec l'amidon ; mais les auteurs qui se sont occupés de l'analyse de la rhubarbe depuis M. Henry, n'ont pas trouvé de fécule amylacée, et les expériences de M. Henry laissent même fort douteux que ce qu'il a désigné sous le nom d'amidon en fût réellement.

L'hydrolé de rhubarbe s'emploie comme tonique et comme purgatif. Dans le premier cas , on emploie 18 à 30 grains de rhubarbe ; dans le second , il faut porter la dose de 2 à 3 gros.

Quelquefois, l'on ajoute du carbonate de potasse à l'hydrolé de rhubarbe ; la liqueur prend alors une couleur d'un rouge

brun par l'action de la matière alcaline sur les parties colorantes
de la racine. Tantôt, on ajoute l'alcali dans la liqueur de rhubarbe toute préparée ; alors, l'action de l'alcali s'ajoute à celle
de la rhubarbe ; d'autres fois, on fait bouillir la rhubarbe dans
la dissolution alcaline : l'effet est alors plus marqué ; à la faveur du carbonate de potasse, la portion de matière résineuse
qui serait restée dans le résidu se dissout, de sorte que la liqueur est réellement plus chargée des principes solubles de la
rhubarbe.

TEINTURE DE RHUBARBE.

Pr. : Racine de rhubarbe................ 1
     Alcool à 22 degrés .............. 4

**F. S. A.**

L'alcool dissout toutes les parties actives de la rhubarbe.
Proportion gardée, la teinture alcoolique contient plus de parties résinoïdes que les liqueurs aqueuses.

EXTRAIT DE RHUBARBE.

Pr. : Rhubarbe ....................... 1 partie.
     Eau froide...................... 3 parties.

On déchire la rhubarbe en morceaux avec des tenailles, et
on la fait macérer pendant 12 heures dans l'eau ; on passe dans
un linge avec forte expression ; on clarifie la liqueur en la passant à la chausse, ou mieux au filtre de papier, et l'on évapore
en consistance d'extrait.

Nous avons vu quelle était l'action de l'eau sur la rhubarbe,
et pourquoi on employait l'eau froide de préférence à la décoction. 100 parties de rhubarbe de Chine donnent environ la moitié de leur poids d'extrait. Celui-ci, repris par l'eau, laisse séparer un peu de matière résineuse.

J'ai obtenu un excellent résultat en lessivant de la rhubarbe
qui avait été réduite en poudre très-grossière au moulin, et
qui avait été humectée 24 heures à l'avance avec la moitié de
son poids d'eau froide ; mais la viscosité de la rhubarbe rend
l'opération si difficile pour les personnes qui n'ont pas une

grande habitude de ces manipulations, que je n'ai pas osé
conseiller ce procédé.

### EXTRAIT ALCOOLIQUE DE RHUBARBE.

Pr. : Rhubarbe ....................................... 1
    Alcool à 22 degrés....................... S. Q.

F. S. A.

400 parties de rhubarbe traitées par l'alcool donnent à peu
près la même quantité d'extrait que par l'eau. L'extrait alcoolique, repris par l'eau, laisse plus de principes résineux indissous, ainsi que l'on devait s'y attendre.

### VIN DE RHUBARBE.

Pr. : Rhubarbe........................... 1 once.
    Canelle .............................. 1 gros.
    Vin de Malaga........................ 1 litre.

F. S. A.

Le vin, en raison de l'alcool qu'il contient, épuise mieux la
rhubarbe que l'eau ne peut le faire.

### TEINTURE DE DAREL.

Pr. : Rhubarbe ........................... 2 gros.
    Ecorces d'oranges amères............. 1/2
    Petit cardamone...................... 1/4
    Racine d'aunée ...................... 1
    Vin de Madère....................... 4 onces.

F. S. A.

### SIROP DE RHUBARBE SIMPLE.

Pr. : Rhubarbe..... ................... 3 onces.
    Eau................................. 1 livre.
    Sucre............................... S. Q.

On fait macérer la rhubarbe dans l'eau pendant 12 heures;
on passe avec expression; on filtre, on ajoute à la liqueur le
double de son poids de sucre, et l'on fait un sirop par solution,
au bain-marie. Chaque once de sirop contient les parties solubles de 1/2 gros de rhubarbe.

On peut plus économiquement ajouter la liqueur de rhubarbe à trois fois son poids de sirop de sucre et évaporer en sirop ; ou mieux encore faire deux traitemens de la rhubarbe par l'eau ; faire évaporer avec 3 livres de sirop la liqueur la plus concentrée, et décuire le sirop avec la liqueur la plus forte.

**SIROP DE CHICORÉE COMPOSÉ.**

| | | | |
|---|---|---|---|
| Pr. : Rhubarbe | » | 3 onces. | |
| Racine de chicorée sèche | » | 3 | |
| Feuilles sèches de chicorée | » | 4 | 4 gros. |
| — fumeterre | » | 1 | 4 |
| — scolopendre | » | 1 | 4 |
| Baies d'alkekenge | » | 1 | 4 |
| Canelle | » | » | 2 |
| Santal citrin | » | » | 2 |
| Sirop de sucre | 4 liv. 8 | » | |

On verse sur la rhubarbe, cassée par fragmens, une livre d'eau chaude ; on laisse infuser 12 à 15 heures ; on passe avec expression dans un linge, et l'on conserve la liqueur dans un lieu frais.

Alors on met dans un bain-marie le résidu de rhubarbe, avec la racine de chicorée incisée, les feuilles coupées, et les baies d'alkekenge ouvertes ; on verse sur le tout cinq livres d'eau bouillante ; après 24 heures, on passe à travers une toile, et l'on soumet le marc à la presse.

On met alors le sirop de sucre sur le feu pour le concentrer ; on y ajoute l'infusion des racines et feuilles tirée à clair, et l'on continue la concentration jusqu'à ce que le sirop ait un poids égal à son poids primitif ( 4 livres 8 onces ), moins le poids de l'infusion simple de rhubarbe ; alors, on le décuit, en y versant brusquement cette infusion, et l'on passe le sirop à la chausse au-dessus d'un bain-marie dans lequel on a mis, dans un nouet en toile claire, la canelle concassée et le santal citrin râpé, et dépouillés de toute partie fine de poudre ; on couvre le bain-marie : au bout de 24 heures, on retire le nouet, et l'on met le sirop en bouteilles.

La manipulation précédente donne un sirop fort clair et fort aromatique ; la plus grande partie des principes de la rhubarbe, ne sont pas soumis à l'évaporation, et ne peuvent s'altérer. Les proportions d'eau que j'indique sont les plus petites qu'il faille employer en agissant sur les doses de la formule ci-dessus ;

quand on opère sur des masses plus considérables, on peut les diminuer encore un peu.

### TABLETTES DE RHUBARBE.

Pr. : Rhubarbe pulvérisée................. 1 once.
     Sucre blanc......................... 11 onces.
     Gomme adragante.................... 60 grains.
     Eau de cannelle..................... 6 gros.

F. S. A. des tablettes de 12 grains.

### REMARQUE GÉNÉRALE.

M. Béral a proposé une réforme de toutes les préparations de rhubarbe, qui consiste à prendre l'extrait alcoolique pour base de toutes les préparations. Comme on sait que la rhubarbe de Chine donne sensiblement la moitié de son poids d'extrait, on aurait facilement des formules dans ce sens, en remplaçant la rhubarbe dans toutes les préparations par la moitié de son poids d'extrait ; mais cette proposition ne nous paraît pas devoir être adoptée ; l'extrait de rhubarbe donne, avec l'eau, l'alcool et le vin, des liqueurs qui ont moins le parfum naturel de la racine, que celles qui sont obtenues par une action directe. D'un autre côté, nous ne savons pas si les véhicules qui agissent sur l'extrait donnent des liqueurs semblables en tout à celles que l'on obtiendrait avec la racine ; nous savons même très-positivement pour l'eau qu'il n'en est pas ainsi, puisque l'extrait aqueux repris par l'eau laisse un dépôt de matière résineuse. L'évaporation, que l'on est obligé d'employer pour la préparation de l'extrait, modifie donc le mode de combinaison des élémens, et leurs proportions.

## PATIENCE.

( Rumex patientia. )

La racine de patience est employée comme diurétique et dépurative. Elle a surtout une grande réputation dans le traitement des maladies de la peau.

Sa composition est mal connue. On sait toutefois qu'elle renferme beaucoup d'amidon. Il est probable que ses parties

colorantes se rapprochent par leur nature de celles de la rhubarbe. On sait, en effet, que la racine de patience est, comme
la rhubarbe, un peu astringente, et l'on a remarqué qu'à de
fortes doses elle tient le ventre libre. En outre l'extrait aqueux
de patience se redissout presque complétement dans l'eau,
tandis que l'extrait alcoolique, comme celui de rhubarbe, laisse
un résidu très-abondant d'une saveur et d'une odeur de racine
de patience très prononcées.

### TISANE DE PATIENCE.

Pr. : Racine de patience concassée............ 1 à 2 onces.
Eau ............................................. 1 litre.
F. S. A.

Si l'on faisait bouillir, la tisane serait épaissie par l'amidon,
et serait peu agréable pour le malade. Est-il bien vrai que la
décoction doive être rejetée ? A sa faveur l'eau ne dissoudrait-
elle pas une plus grande partie des principes résinoïdes de la racine, et la tisane ne serait-elle pas plus active ?

### PULPE DE PATIENCE.

Pr. : Racines fraîches de patience.......... Q. V.

Réduisez-les en pulpe au moyen de la râpe. Cette pulpe est
conseillée en application et en frictions contre la gale.

### EXTRAIT DE PATIENCE.

Pr. : Racines de patience................... Q. V.
Eau tiède..................................... Q. S.

On traite la poudre de patience par lixiviation. Quand les
liqueurs cessent de passer chargées, on évapore en extrait.

On obtient encore un excellent extrait, lorsqu'après avoir
préparé un extrait alcoolique de patience, on le dissout dans
l'eau froide, on filtre, et l'on évapore de nouveau. L'extrait
ainsi préparé est très-odorant et complétement soluble dans l'eau.

La racine de patience fournit à peu près le quart de son
poids d'extrait par l'eau froide; par infusion, le produit est
plus faible.

POMMADE ANTIPSORIQUE.

```
Pr. : Fleurs de soufre........................  1 gros.
      Pulpe de racine de patience..........  8
      Axonge..................................  16
      Suc de citrons........................  8
```

Mêlez.

## BISTORTE.

( Polygonum bistorta. )

On emploie la racine de bistorte comme astringente. Elle contient du tannin ; de l'acide gallique et de l'amidon. C'est un tonique et un astringent puissant, dont l'usage est cependant fort restreint de nos jours.

On emploie surtout la bistorte en tisane, en injections ou en extrait. Il faut la traiter par l'eau tiède pour ne pas dissoudre l'amidon, qui serait ensuite précipité en combinaison insoluble avec le tannin.

## OSEILLE.

( Rumex acetosa. )

L'oseille fournit à la médecine ses racines qui forment un médicament peu efficace employé encore quelquefois comme diurétique, et ses feuilles, chargées d'oxalate acide de potasse, que l'on emploie comme rafraîchissantes et légèrement laxatives.

L'oseille forme la base du bouillon d'herbes, dont la préparation est connue de toutes les ménagères.

Elle entre souvent dans la composition des sucs d'herbes.

BOUILLON D'HERBES.

```
Pr. : Oseille.................................  4 onces.
      Cerfeuil...............................  1/2
      Eau....................................  2 livres.
      Sel commun............................  3 gros.
      Beurre frais..........................  1/2 once.
```

On fait cuire les plantes avec une petite quantité d'eau en, remuant continuellement pour empêcher la matière de s'attacher au fond ; quand elles sont cuites, on y ajoute le reste de l'eau, le sel et le beurre, et l'on porte à l'ébullition.

## LAURINÉES.

Les Laurinées sont des plantes aromatiques qui ont toutes une extrême analogie de composition. Toutes leurs parties sont chargées d'huile essentielle qui leur donne une propriété tonique et excitante. On emploie plusieurs de leurs écorces dont les principales sont : la canelle de Ceylan ( *L. cinnamomum* ). la canelle de Chine ( *L. cassia?* ), le cassia lignea ( *L. cassia* ou *malabathrum.* ), le culilaban ( *L. culilaban* ), le bois de canelle de l'Ile-de-France ( *L. cupularis* ), le bois de canelle du Pérou ( *L. quixos* ), l'écorce de Massoy ( *L. Massoy* ). le *L. myrrha* de la Cochinchine et l'*Ocotea amara* du Brésil.

On emploie la racine et la tige du sassafras ( *L. sassafras* ), et ceux de l'*Ocotea cymbalaria* ( sassafras de l'Orénoque ).

On se sert comme aromate et comme condiment des feuilles du laurier commun ( *Laurus nobilis* ), du *Laurus cubeba* de la Cochinchine, du *L. parvifolia* des Antilles, du *L. cinnamomum* et de celles du *L. malabathrum* sous le nom de *malabathrum.*

Les fruits des Laurinées sont aussi chargés d'huile essentielle ; mais leur pulpe renferme une proportion assez considérable d'huile grasse. Dans l'avocatier, l'huile essentielle est peu abondante, et la chair du fruit est grasse, butyreuse, fondante et d'une saveur agréable. Au Japon on extrait du *Laurus glauca* une graisse qui sert à faire de la chandelle ; à la Cochinchine le *L. myrrha* fournit une huile rouge employée comme vermifuge ; les baies de notre laurier commun donnent une huile demi-fluide, verte, qui est employée en frictions excitantes contre les douleurs rhumatismales.

Les cotylédons des Laurinées contiennent aussi des matières huileuses fixes et de l'huile volatile. On emploie comme excitans ceux de l'*Ocotea cujumary* et de l'*Ocotea puchury*. Ce dernier, suivant Martius, fournit les véritables fèves pechurim ; les semences du *L. sassafras*, connues sous le nom de noix de sassafras, ont des propriétés semblables. On prétend que les semences des *Hernandia guyanensis* et *sonora* sont purgatives.

Le camphre qui est fourni par le *Laurus camphora* ne fait pas une exception dans la famille, car il a toutes les propriétés générales des huiles essentielles. Il n'en serait pas de même du *Laurus caustica* du Chili, s'il est vrai que son suc soit caustique et que ses exhalaisons suffisent même pour faire naître des pustules sur la peau.

## CANELLE.

### (Laurus cinnamomum.)

La canelle est la seconde écorce du *Laurus cinnamomum*. Elle contient une abondante quantité d'une huile volatile qui la fait rechercher comme aromate et comme condiment. En médecine on emploie la canelle comme tonique, excitante et cordiale.

M. Vauquelin, qui a fait l'analyse de l'écorce de canelle, y a trouvé :

Huile volatile,

Tannin,

Mucilage,

Matière colorante,

Acide benzoïque,

Amidon. ( d'après M. Planche. )

L'huile volatile de canelle est d'un jaune clair ; elle devient brunâtre avec le temps ; sa densité est un peu plus grande que celle de l'eau. Elle se solidifie à zéro et se liquéfie à + 5°. Son odeur est aromatique et particulière. Elle distille à une température élevée, mais une partie s'altère toujours pendant l'opération. Elle est très-soluble dans l'alcool.

L'huile de canelle, suivant MM. Dumas et Péligot est composée de

18 proportions carbone,

8    —    hydrogène,

2    —    oxigène.

On peut, dans une théorie semblable à celle que MM. Liebig et Woehler ont adoptée pour l'huile d'amandes amères, la considérer comme un composé de 1 proportion d'hydrogène et 1 proportion d'un radical (*Cynnamyle*) formé lui-même de carbone 18 proportions, hydrogène 7 proportions, oxigène 2 proportions.

L'huile de canelle exposée à l'air absorbe l'oxigène; l'hydrogène constituant l'hydrure est brûlé; il se fait de l'eau en même temps qu'une proportion d'oxigène se combine au radical. Il en résulte de l'acide cynnamique qui est formé d'une proportion de cynnamyle et de 1 proportion oxigène. Cet acide à l'état isolé contient 1 proportion d'eau : il ressemble beaucoup à l'acide benzoïque; il s'en distingue en ce que l'acide nitrique forme avec lui, en se désoxigénant, d'abord de l'huile d'amandes amères, plus tard de l'acide benzoïque; en ce que le chlorure de chaux le change en benzoate de chaux.

L'acide nitrique, à la température ordinaire, se combine à l'huile de canelle; à chaud il la décompose en produisant de l'huile d'amandes amères. L'acide hydrochlorique, l'ammoniaque forment avec l'huile de canelle des composés cristallisables; avec le chlorure de chaux il se forme du benzoate de chaux; le chlore lui enlève de l'hydrogène et forme un chlorure de cynnamyle; la potasse en dissolution est sans action sur elle; l'hydrate de potasse forme à chaud de l'hydrogène et un corps qui paraît être du cynnamate de potasse.

On voit qu'en effet il y a beaucoup d'analogie entre l'huile de canelle et celle d'amandes amères; mais tandis que le benzoïle passe sans altération dans toutes les combinaisons, le cynnamyle est moins stable et il se change souvent, par un arrangement moléculaire différent, en radical benzoïque.

Le tannin de la canelle paraît exister dans cette écorce, suivant M. Vauquelin, combiné, au moins en partie, à une matière animale. Cette combinaison, insoluble par elle-même, se retrouve cependant dans les infusions de canelle, où elle paraît avoir été dissoute à la faveur de la matière acide.

POUDRE DE CANELLE.

On pulvérise la canelle sans laisser de résidu, sa poudre est employée comme tonique à la dose de quelques grains; à une dose plus forte, c'est un excitant actif.

### POUDRE DIGESTIVE SIMPLE.
#### (Poudre de Duc.)

Pr. : Canelle........................... 1 partie.
Sucre ............................ 16

Mêlez.

Cette poudre est employée comme stomachique, tonique et excitante à la dose de 2 à 3 gros.

### EAU DISTILLÉE DE CANELLE.

Pr. : Canelle de Ceylan................. 1 livre.
Eau ................................ 8

Concassez la canelle, mettez-la dans la cucurbite d'un alambic avec l'eau, laissez macérer 2 jours et distillez avec la précaution de ne pas rafraîchir entièrement le serpentin; retirez 4 livres de produit.

On obtient une eau distillée qui est laiteuse par l'huile qui est tenue en suspension. Celle-ci ne se dépose que fort lentement parce que sa densité est peu différente de celle de l'eau; elle finit cependant par se déposer, et en même temps il se forme des cristaux d'acide cynnamique.

### EAU DE CANELLE ALCOOLISÉE.

Pr. : Canelle.......................... 3 livres.
Alcool à 35 degrés ................. 1
Eau................................ 24

On laisse macérer 3 jours et l'on retire 12 livres du produit.

En opérant sur 2 livres de canelle et en fractionnant les produits, j'ai obtenu, 1° 2 litres d'une eau très-laiteuse, au fond de laquelle était beaucoup d'huile; 2° 2 litres moins laiteux, mais contenant beaucoup d'huile précipitée; 3° 1 litre, d'où il s'était encore séparé de l'huile essentielle; 4° 1 litre peu laiteux dont il s'était à peine séparé de l'huile; 5° 2 litres peu laiteux et sans huile.

En distillant l'eau sur la canelle sans ajouter d'alcool, j'ai obtenu 2 litres d'un liquide très laiteux , et dont il se séparait de l'huile ; 2 autres litres très-peu laiteux, et enfin deux derniers litres qui ne l'étaient plus.

Il avait certainement passé beaucoup plus d'huile dans les produits alcooliques, ce qui prouve que la présence de l'alcool favorise la séparation de l'essence et que l'eau alcoolique doit être plus active que l'eau ordinaire, non-seulement par l'alcool qu'elle contient ; mais encore parce qu'elle est chargée d'une plus forte proportion d'essence.

Cette préparation est destinée à remplacer l'eau de canelle orgée et l'eau de canelle vineuse des anciennes pharmacopées. La première s'obtenait en versant sur la canelle une forte décoction d'orge , laissant en contact pendant 3 jours et distillant. L'orge, par la fermentation fournissait, un peu d'alcool, qui ne suffisait pas à dissoudre l'huile volatile ; aussi le produit était encore laiteux.

L'eau de canelle vineuse s'obtenait en distillant du vin blanc sur de la canelle. Les doses variaient avec chaque pharmacopée , et le produit lui-même ne contenait pas toujours la même quantité d'alcool.

### ALCOOLAT DE CANELLE.

| | |
|---|---|
| Canelle fine......................... | 1 partie. |
| Alcool à 33 degrés.................... | 8 |
| Eau de canelle........................ | 1 |

Après quelques jours de macération, distillez pour retirer 8 parties de produit.

### TEINTURE DE CANELLE.

| | |
|---|---|
| Pr. : Canelle fine......................... | 1 partie. |
| Alcool à 32 degrés..................... | 4 |

F. S. A.

L'alcool dissout très-bien toutes les parties actives de la canelle.

## VIN DE CANELLE.

Pr. : Canelle.............................. 1 once.
. Alcool.............................. 4
Vin rouge.............................. 4 litres,

**F. S. A.**

Sous le nom d'Hypocras, on désigne un vin de canelle dans lequel on fait entrer du sucre et souvent aussi d'autres aromates, comme le musc, l'ambre gris, etc.

## ÉLÆOSACCHARUM DE CANELLE.

Pr. : Huile essentielle de canelle............ 1 goutte.
. Sucre.............................. 1 gros.

**Mêlez.**

## SIROP DE CANELLE.

Eau distillée de canelle.................. 1
Sucre très-blanc.................. 2

Faites un sirop par simple solution à froid et filtrez au papier. Cette formule est celle du Codex, elle donne un sirop très-blanc et fort agréable. C'est le sirop alexandrin des anciens.

Il existe un autre sirop de canelle dans lequel on fait entrer la partie tonique de l'écorce. On le prépare de la manière suivante :

Pr. : Canelle.............................. 4 onces.
. Eau distillée de canelle.............. 4 livres.
Sucre.............................. S. Q.

On fait digérer la canelle en vases clos dans l'eau distillée, on passe; on ajoute à la liqueur le double de son poids de sucre, que l'on fait dissoudre dans un bain-marie fermé. On passe le sirop quand il est refroidi.

## SIROP DE CANELLE VINEUX.

Pr. : Vin de canelle.................. 1 livre.
Sucre blanc.................. 80 onces.

Faites un sirop par solution à froid; filtrez.

# SASSAFRAS.

### ( Laurus sassafras. )

Le sassafras médicinal est une racine d'une odeur aromatique prononcée qui agit à la manière des stimulans , et qui est surtout vantée comme sudorifique.

Le sassafras n'a pas été analysé , mais on sait qu'il doit ses propriétés à de l'huile essentielle. Celle-ci est incolore; mais elle se colore avec le temps ; sa densité est presque la même que celle de l'eau ( 1,094 ). Quand on l'agite avec de l'eau, elle, se sépare en deux produits, l'un plus léger, qui surnage ; l'autre plus lourd, qui se précipite. A la longue elle laisse déposer un stéaroptène cristallisé en prismes à 4 ou 6 pans. Il est si fusible que la chaleur de la main suffit pour le fondre. L'huile de sassafras prend une couleur nacarat, quand on la traite par l'acide nitrique.

Le sassafras ne s'emploie guère en médecine que sous forme de boisson. On le traite par infusion. La dose est de 2 gros à 1 once pour une pinte d'eau. Quand on destine le sassafras à cet usage , on doit le séparer en copeaux des racines du commerce au moment de son emploi. S'il a été réduit à l'avance en parties minces , il a perdu par le temps la plus grande partie de son huile essentielle. Le sassafras divisé du commerce est fort souvent mêlé de bois étrangers.

# LAURIER.

### ( Laurus nobilis. )

Les feuilles et les fruits du laurier sont employés en médecine. Ils contiennent tous deux de l'huile volatile qui les rend aromatiques et excitans.

Le fruit du laurier a été analysé par M. Bonastre qui y a trouvé :

 Huile volatile ,
 Laurine,
 Huile grasse de couleur verte,
 Cire ,
 Huile liquide,

Résine,
Fécule,
Extrait gommeux,
Bassorine,
Substance acide,
Sucre incristallisable,
Albumine.

La laurine est sans importance sous le rapport médical. C'est une substance blanche d'une saveur amère, cristallisable en aiguilles octaédriques. Elle est très-facilement fusible. Elle est insoluble dans l'eau froide, mais elle donne à l'eau bouillante une saveur amère. Elle ne se dissout que dans l'alcool chaud. Elle est soluble dans l'éther. Les alcalis sont sans action sur elle. On l'obtient en traitant directement les baies du laurier par l'alcool très-rectifié.

HUILE DE LAURIER.

Pour obtenir de l'huile de laurier on réduit les baies de laurier séchées en poudre ; on les expose à l'action de la vapeur d'eau assez long-temps pour les bien pénétrer ; et l'on met promptement à la presse dans une toile de coutil entre des plaques métalliques chauffées ; on exprime fortement ; on filtre à chaud si la température de l'atmosphère est basse. L'huile de laurier finit par laisser déposer un sédiment cristallin et par prendre une consistance analogue à celle de l'huile d'olives demi-figée. Deux livres de baies fournissent à peine 3 onces d'huile. Toutes les pharmacopées prescrivent de se servir de baies fraîches, de les faire bouillir dans l'eau et de recueillir l'huile qui vient nager à la surface ; M. Menigault a fort bien reconnu que, par cette méthode, on ne pouvait obtenir l'huile des baies fraîches, et je me suis assuré à plusieurs reprises qu'il en était de même avec les baies sèches.

J'ai décrit ici la préparation de l'huile de laurier avec les fruits secs, parce que, dans nos climats, ce sont les seuls que l'on puisse se procurer. Les pharmaciens du Midi, qui sont mieux placés, extrairont ce produit des baies récentes.

## ONGUENT DE LAURIER.

Pr. : Feuilles de laurier récentes et contuses..  1 partie.
Baies de laurier sèches concassées...  1
Axonge ...........................  2

On fait digérer à une douce chaleur pour que l'eau de végétation des feuilles soit dissipée ; on laisse encore quelques heures sur un feu doux ; on passe avec expression ; on laisse refroidir et on sépare les fèces.

Cette pommade est employée en frictions stimulantes. Elle est surtout en usage dans la médecine vétérinaire. On la substitue à l'huile de laurier, qui est cependant plus active.

## CAMPHRE.

Le camphre est fourni par le *Laurus camphora*. C'est une espèce d'huile volatile solide (stéaroptène) dont on fait un usage fréquent en médecine. C'est un excitant énergique qui réussit contre un grand nombre d'affections nerveuses. On l'emploie à l'extérieur contre les douleurs rhumatismales ; on le considère aussi comme antiseptique.

Le camphre est composé, suivant M. Dumas, de

5 proportions carbone,   79,28
8     —     hydrogène,   10,36
1/2     —     oxigène,   10,36

Le camphre est blanc, cristallin ; son odeur est très-forte ; sa saveur est amère et aromatique. Il est plus léger que l'eau. Il entre en fusion à 175°, et il bout à 204°, suivant M. Thénard. Il est si volatil qu'il disparaît bientôt complétement quand on l'expose à l'air libre. Il est très-combustible. L'eau n'en dissout qu'une petite quantité. Il est très-soluble dans l'alcool, dans l'éther et dans les huiles grasses et les huiles essentielles. Il se dissout dans l'acide nitrique. Cette dissolution portait autrefois le nom d'huile de camphre. A chaud l'acide nitrique le transforme en acide camphorique par une action remarquable. Il lui fournit 2 proportions d'oxigène sans lui enlever aucune partie d'hydrogène et de carbone. L'acide hydrochlorique se combine au camphre et forme un composé dans lequel chacun des élémens entre pour un volume égal.

## POUDRE DE CAMPHRE.

On verse de l'alcool sur le camphre de manière à l'en pénétrer; et on le pulvérise par trituration dans un mortier en marbre.

L'emploi de l'alcool est nécessaire pour détruire une sorte d'élasticité que possède le camphre, qui rendrait la pulvérisation presque impossible à effectuer et qui est détruite par l'alcool.

## EAU CAMPHRÉE.

```
Pr. : Camphre........................... 16 grains
      Eau froide........................ 1 livre.
```

Laissez en contact en agitant de temps en temps et filtrez. ( Codex. )

On emploie à cette préparation du camphre qui a été précipité de la dissolution alcoolique par l'eau, afin qu'il soit mieux divisé et qu'il se dissolve plus facilement. Mais cette précaution est inutile, car en mettant avec de l'eau un excès de camphre qui a été pulvérisé par l'intermède de l'alcool, chaque livre d'eau en peut dissoudre environ 27 grains.

## EAU ÉTHÉRÉE CAMPHRÉE.

```
Pr. : Camphre............................   1/2 once.
      Éther sulfurique...................   1 once.
      Eau distillée......................   1 livre 14 onces.
```

On met dans un flacon de cristal qui porte un robinet à sa partie latérale et inférieure le camphre et l'éther, et on l'agite pour aider la solution; on ajoute alors l'eau distillée et on agite vivement. Quand on veut se servir de cette composition, on en tire la quantité voulue par le moyen du robinet inférieur. Chaque once d'eau contient environ 8 grains de camphre et 18 à 20 grains d'éther. ( Planche. )

### ALCOOL CAMPHRÉ.

Pr. : Camphre...................................... 1
Alcool rectifié.................................. 7

F. S. A.

### EAU-DE-VIE CAMPHRÉE.

Pr. : Camphre...................................... 1
Alcool à 22 degrés............................. 50

F. S. A.

### ETHER CAMPHRÉ.

Pr. : Camphre...................................... 1
Ether sulfurique............................... 4

F. S. A.

### VINAIGRE CAMPHRÉ.

Pr. : Camphre en poudre.......................... 1
Vinaigre fort................................. 10

F. S. A.

### HUILE CAMPHRÉE.

Pr. : Camphre...................................... 1
Huiles d'olives................................ 7

F. S. A.

On l'emploie en frictions.

### LAVEMENT CAMPHRÉ.

Pr. : Décoction de graine de lin............. 1 livre.
Camphre............................... 1 gros.

Divisez le camphre au moyen d'un peu de jaune d'œuf, et délayez dans la décoction de lin.

### EMPLATRE CAMPHRÉ.

On introduit le camphre dans quelques compositions emplastiques. Il est bon d'observer qu'il agit sur les résines et qu'il les ramollit. Quand on introduit le camphre dans une préparation, cataplasme, onguent, emplâtre, il faut avoir le soin d'attendre qu'elle soit en partie refroidie, pour éviter de le volatiliser.

## MYRISTICÉES.

La famille des Myristicées ne comprend que deux genres, dont un seul, le genre *Myristica* nous intéresse. Le *M. moschata* fournit la muscade, et le *M. tomentosa* la muscade sauvage ; la muscade du Brésil, *M. officinalis* a les mêmes propriétés. La semence du *M. sebifera* fournit une huile épaisse employée sous le nom de suif de muscade. Il contient une graisse non saponifiable ( Sebacine de Bonastre ).

## MUSCADE.
### ( Myristica moschata. )

Le fruit du muscadier fournit à la médecine sa semence qui est connue sous le nom de noix muscade ou de muscade, et l'arille ou macis qui enveloppe sa coque osseuse.

Ce sont deux substances qui doivent toutes leurs propriétés à l'huile volatile, et qui sont employées dans la vie ordinaire comme aromates et condimens, et dans la médecine comme des excitans très-énergiques.

D'après une analyse de M. Bonastre, la muscade contient :

Stéarine,
Élaïne,
Huile volatile,
Acide indéterminé,
Fécule,
Gomme...

M. Henry a trouvé dans le macis :
Huile volatile,
— fixe, jaune, insoluble dans l'alcool,
— — rouge, soluble dans l'alcool.
Matière gommeuse se rapprochant de l'amidon et de la gomme.

L'huile volatile de muscade est incolore. Sa consistance est visqueuse. Sa densité est de 0,948, un peu moindre que

celle de l'eau. En l'agitant avec de l'eau elle se sépare comme
l'huile de sassafras en 2 huiles, l'une fluide, qui vient nager à
la surface de l'eau; l'autre, de consistance butyreuse, qui va
au fond. Elle laisse déposer avec le temps un stéaroptène
(Myristicine) fusible au-dessus de 100°, volatil, soluble dans
l'alcool et dans l'éther, et remarquable par la propriété qu'il
possède de se dissoudre dans l'eau bouillante et de cristalliser
par le refroidissement.

## BEURRE DE MUSCADE.

On pile les muscades dans un mortier, on les passe à travers un crible assez fin ; on les expose à la vapeur de l'eau bouillante pour ramollir les corps gras, et on les exprime entre des
plaques de fer chauffées ; on laisse refroidir pour séparer l'humidité ; on fait fondre le beurre et on le filtre dans un appareil
échauffé par l'eau bouillante.

Un autre procédé moins bon consiste à réduire les muscades
en pâte, en les contusant dans un mortier chauffé ; à ajouter à
cette pâte 1/5 d'eau bouillante et à exprimer entre des plaques
chauffées.

Le beurre de muscade est quelquefois employé seul en frictions excitantes; plus souvent on l'associe à d'autres médicamens.

# DAPHNÉES.

Tout le monde connaît l'âcreté du garou et l'usage que l'on
en fait comme épispastique. Les écorces de toutes les espèces
de *Daphne* jouissent de la même propriété; on la retrouve
dans l'écorce du *Dirca palustris* et probablement dans toutes
les espèces de ce genre. L'écorce des *Daphnées* n'est pas la seule
partie qui ait de l'âcreté, bien qu'elle soit la plus employée. Les
racines, les feuilles paraissent participer à la même action.
Ainsi leurs feuilles sont purgatives et dangereuses ; la racine
du *D. cannabina* de la Cochinchine est purgative, sialo-
gogue et d'un emploi peu sûr. Les fruits du *D. laureola* sont
âcres et purgatifs ; ceux du *D. gnidium* sont mangés par les
paysans du Dauphiné et par les paysans russes quand ils veu-

lent se purger. Les fruits du garou ont été employés dans la
matière médicale sous le nom de *Coccognidium.* Celinski a
trouvé dans leurs graines une huile grasse très-âcre.

Les Daphnées sont remarquables par la ténacité des fibres
du liber, caractère qui peut être facilement observé par les
pharmaciens sur le garou des boutiques ; on emploie plusieurs
espèces à faire des fils et des tissus. C'est à cette famille qu'appartient le bois de dentelle. C'est à elle qu'appartient encore le
bois de cuir, qui a reçu ce nom à cause de son extrême sou-
plesse.

## GAROU.

### (Daphne gnidium et mezereum. )

L'écorce de garou a une âcreté très-prononcée qui la fait
rechercher comme épispastique.

D'après une analyse de Gmélin et de Bar, l'écorce du *Daphne
mezereum* contient :

> Cire,
> Résine âcre,
> Daphnine,
> Matière colorante jaune,
> Extractif sucré,
>    —   non sucré,
> Gomme.

Ces chimistes obtiennent la résine en traitant le garou par
l'alcool et reprenant l'extrait alcoolique par l'eau qui laisse
la résine. Celle-ci est d'un vert si foncé qu'elle paraît noire.
Elle est sèche et cassante ; sa saveur est âcre, et ne se développe pas tout de suite dans la bouche. Elle est insoluble dans
l'eau. Elle se dissout dans l'alcool et dans l'éther.

Elle est altérée par les acides hydrochlorique et nitrique.
Sa dissolution alcoolique est précipitée par l'acétate de plomb,
qui y forme un précipité vert. Si on sépare l'excès de plomb de
la liqueur par l'hydrogène sulfuré, elle fournit à l'évaporation
une huile d'un jaune d'or, d'une saveur brûlante, qui fait venir
des vessies sur la peau, et qui contient du phosphore au nom-

bre de ses élémens. Le précipité formé par l'acétate de plomb peut à son tour fournir par un traitement convenable une huile incolore, et une matière résineuse.

Il résulte évidemment de ces expériences que la résine du garou est un composé de plusieurs matières différentes, et elles laissent soupçonner que l'huile jaune est le principe vésicant de l'écorce.

Les expériences de M. Dublanc l'ont amené à des résultats différens; il a retiré de l'écorce du *Daphne mezereum* :

Une matière cristalline,
— résinoïde sans âcreté,
Une sous-résine insipide;
Une matière verte demi-fluide très-âcre.

La matière cristalline se dépose du liquide aqueux qui reste après la distillation de la teinture alcoolique de garou. C'est une matière sans âcreté, qui est soluble dans l'eau et dans l'alcool, et que l'éther ne dissout pas.

La résine et la sous-résine sont également sans influence sur les propriétés du garou. La première est soluble dans l'alcool froid et insoluble dans l'éther; la seconde ne se dissout que dans l'alcool bouillant.

Quant à la matière verte, elle est composée de chlorophylle et de la matière active que M. Dublanc n'a pas isolée. Elle forme une matière demi-fluide, verte, d'une âcreté extrême, vésicante; que l'eau ne dissout pas, mais qui est facilement soluble dans l'éther, l'alcool et les huiles. Cette matière a été également examinée par M. Coldefy.

Il peut paraître probable que la résine de MM. Gmelin et Bar n'est qu'un mélange de cette matière mollasse avec les différens produits de nature résineuse que l'écorce renferme en même temps.

Pour obtenir la matière âcre, M. Dublanc traite le garou par l'alcool à 36°, et distille les liqueurs alcooliques. Il obtient un liquide et au fond de ce liquide un dépôt. Ce dépôt est repris par l'éther, qui laisse la résine; l'éther évaporé laisse un résidu grenu. En le délayant dans un peu d'éther, on en sépare facilement la sous-résine, et par l'évaporation on obtient la matière âcre.

Le procédé de M. Coldéfy pour obtenir cette résine molle diffère à peine du précédent ; seulement il ne peut séparer la sous-résine de la matière verte. M. Dublanc en fait autant quand il destine cette matière à l'usage médical.

Pour compléter l'histoire chimique du garou, il faut ajouter que M. Vauquelin, en distillant le garou avec de la chaux ou de la magnésie, a trouvé qu'il passait à la distillation un priii-cipe très-âcre, toujours mêlé d'ammoniaque ; mais ce principe ne se dissipe pas par la seule action de la chaleur, suivant M. Dublanc : il faut en conclure qu'il fait partie de quelque combinaison dans la résine molle de garou, et qu'il ne peut distiller qu'autant qu'il en a été séparé par un alcali. Cependant, M. Vauquelin dit positivement qu'on en obtient en dis-tillant l'écorce seule. On voit que l'histoire chimique du garou est à refaire. Elle promet d'heureux résultats.

Quant à la daphnine qui figure dans l'analyse, elle a été découverte par M. Vauquelin. Elle est en cristaux incolorés. Sa saveur est amère et astringente. Elle est peu soluble dans l'eau froide ; elle est très-soluble dans l'eau bouillante, dans l'al-cool et dans l'éther. Quand on la chauffe, elle se vaporise en vapeurs très-âcres. Elle n'est ni acide ni alcaline. Elle est sans influence dans les propriétés vésicantes du garou. On l'obtient en reprenant l'extrait alcoolique de garou par l'eau, précipi-tant la liqueur par l'acétate de plomb, filtrant et faisant éva-porer ; la daphnine cristallise.

En appliquant un morceau d'écorce de garou sur la peau, il agit avec lenteur ; l'épiderme seule est attaquée, et la place où elle a été détruite laisse suinter d'abondantes sérosités. On renouvelle l'écorce matin et soir pendant les premiers jours. Plus tard, on la change plus rarement.

Comme il est ordinairement difficile de se procurer du garou frais, on coupe un morceau d'écorce sèche de la grandeur voulue, et on la fait tremper pendant quelques heures dans de l'eau froide ou dans du vinaigre pour la ramollir.

POUDRE DE GAROU.

On en fait bien rarement usage. Pour l'obtenir il faut couper transversalement le garou en lanières bien étroites pour en diviser les fibres, le faire sécher et le piler jusqu'à ce qu'il ne reste plus que la matière cotonneuse. Il faut avoir grand soin de recouvrir le mortier pendant l'opération, pour éviter les accidens que peut faire naître l'écorce pulvérisée.

Quand le garou est destiné à subir l'action de quelque véhicule, il faut le diviser par une méthode que nous devons à M. Coldefy. On hache l'écorce de garou, ou on la coupe au couteau, et on la pile dans un mortier de fer en l'humectant avec de l'alcool, jusqu'à ce qu'elle présente une masse fibreuse sans aucune apparence d'écorce. L'emploi de l'alcool empêche aucune partie de s'élever en dehors du mortier, et le garou peut ainsi être parfaitement divisé sans aucun danger pour l'opérateur.

### TISANE DE GAROU.

Pr. : Ecorce de garou .............................. 2 gros.
      Eau bouillante ............................... 3 livres.

Ramenez par l'ébullition à 2 livres, et passez.

Cette boisson est employée dans les affections rebelles syphilitiques.

L'eau se charge de daphnine, de gomme et de matières extractives. Elle enlève aussi, à la faveur des autres substances, une partie de la matière huileuse âcre qui n'est pas soluble dans son état d'isolement.

### HUILE DE GAROU.

Pr. : Ecorce de garou ............................. 1 livre.
      Huile d'olives ............................... 2

On prépare l'écorce suivant la méthode de M. Coldefy, et on la fait digérer dans l'huile. On passe avec forte expression.

M. Lartigue a cru que l'eau était nécessaire au développement parfait de la matière âcre ; et il a donné une formule dans laquelle, après avoir fait bouillir l'écorce divisée dans l'eau, on ajoute l'huile, et l'on fait cuire jusqu'à consomption de l'humidité. Les divers travaux analytiques sur le garou ont cependant montré que la matière âcre pouvait s'obtenir sans le secours de l'eau, et dans ces derniers temps, M. Mouchon, en augmentant d'un tiers la proportion de l'écorce, a obtenu par simple digestion, une huile assez active pour produire des vésicules sur la peau en quelques heures.

### POMMADE AU GAROU.

Pr. : Axonge......................... 10 onces.
     Cire blanche....................... 1
     Ecorce de garou................... 4

On divise l'écorce de garou par le procédé de M. Coldefy ; on la met dans un bain-marie, et l'on fait digérer pendant 12 heures ; on passe avec une forte expression, et on laisse déposer tranquillement la pommade. Quand elle est refroidie, on la râcle pour séparer les fèces. On la fait fondre avec la cire, et l'on agite jusqu'à refroidissement pour éviter qu'il ne se fasse des grumeaux. C'est le meilleur procédé.

M. Coldefy a donné le procédé suivant :

Pr. : Axonge......................... 10 onces.
     Cire blanche....................... 1
     Résine verte de garou.............. 1 gros.

On fait fondre la cire et l'axonge, et l'on ajoute la résine verte.

M. Dublanc avait proposé un procédé semblable.

M. Guibourt avait cru qu'on pouvait remplacer la matière verte par l'extrait alcoolique ; mais il a dit depuis s'être assuré que l'on avait par là une pommade bien moins active. Le but de toutes ces manipulations est d'éviter la perte qui résulte nécessairement de la quantité de matière grasse qui reste engagée dans l'écorce du garou.

### PAPIER ET TAFFETAS VÉSICANT.

N° 1. Pr. : Cire blanche................ 18  ⎫
        Huile d'olives................ 9  ⎬ 48
        Galipot....................... 21 ⎭
        Extrait alcoolique de garou... 1
        Alcool à 32 degrés............ 6

On fait fondre la cire et l'huile ; on ajoute la solution alcoolique d'extrait. On fait évaporer l'alcool à une douce chaleur ; on ajoute le galipot ; on passe à travers un linge de laine.

On imprègne de ce mélange du papier, de la toile ou du taffetas sur une ou sur deux faces ; le papier au moyen du sparadrapier, la toile et le taffetas par le procédé appliqué à la préparation de la toile de mai.

On obtient le papier n° 2, qui est plus actif, en faisant usage de la formule ci-dessous :

```
N° 2.   Pr. : Excipient ci-dessus ................  32
              Extrait de garou...................   1
              Alcool à 33 degrés.................   6
```

F. S. A.

Ces formules sont de M. Béral.

## ARISTOLOCHES.

Les plantes qui composent la famille des Aristoloches sont peu nombreuses, et elles n'ont pas entre elles une grande analogie botanique ; elles ont également peu de rapports de genres à genres dans leurs propriétés.

La racine est la partie la plus active, et à peu près la seule employée des Aristoloches. Elle est toujours plus ou moins amère et excitante ; son emploi le plus ordinaire est comme emménagogue ; on emploie comme telles dans nos pays les racines des *Aristolochia longa, rotunda, clematitis, pistolochia* ; aux Antilles, l'*A. bilobata* ; dans l'Inde, l'*A. indica*. M. Orfila a observé dans l'Aristoloche clématite une action stupéfiante sur le système nerveux, qui très-probablement appartient aussi aux autres racines. Elle est très-développée dans l'*A. anguicida*, dont le suc engourdit les serpens. En Arabie, on emploie avec grand avantage, dit-on, le suc de la racine de l'*A. simpervirens*. La racine de l'*A. grandiflora* du Brésil est un poison très-actif, suivant M. de Tussac, mais seulement à l'état de fraîcheur. Sèche, on l'administre à la dose de 10 à 12 grains contre la paralysie et comme emménagogue.

L'*Aristolochia ringens* et l'*A. serpentaria*, la serpentaire de Virginie, ont des racines fort odorantes, et sont employées comme des excitans actifs.

Les racines dés *Asarum europœum et canadense* ( Cabaret, oreille d'homme ), sont vomitives.

## CABARET.

(Asarum europæum. ):

C'est la racine que l'on emploie. Elle est vomitive, et, d'après le témoignage de Cullen ; de MM. Coste et Willemet, et de M. Loiseleur-Deslonchamp, elle peut remplacer l'ipécacuanha comme vomitif, à la dose de 20 à 40 grains. On l'emploie plutôt comme sternutatoire ; elle entre dans la poudre de Saint-Ange. MM. Feneulle et Lassaigne, qui ont analysé le Cabaret, y ont trouvé une huile volatile ; une huile grasse très-âcre ; une matière jaune analogue à la cytisine ; de la fécule, du muqueux, de l'acide citrique et quelques sels.

La distillation de la racine d'*Asarum* avec de l'eau donne trois produits différens : de l'huile volatile, de l'asarite et du camphre d'*Asarum*. L'huile volatile est liquide ; l'asarite cristallise en petites aiguilles soyeuses, inodores, insipides ; d'une densité de 0,95, fusible à +70, volatilisable sans décomposition en donnant une vapeur irritante ; soluble dans l'alcool, l'éther et les huiles essentielles.

Le camphre d'*Asarum* est blanc transparent ; il cristallise en prismes à 6 pans. Il fond à +40, et se solidifie à + 27 ; il bout à 280. Le thermomètre ne tarde pas à monter à 300, température à laquelle le camphre est décomposé. Il est composé de carbone 4 pp., hydrogène 5 1/2 pp., oxigène 2 pp. L'huile essentielle d'*Asarum* contient carbone 4 pp., hydrogène 4 1/2 pp., oxigène 1 ; de sorte que le camphre d'*Asarum* peut être regardé comme un hydrate de l'huile.

Pour obtenir les trois corps précédens, il faut distiller la racine d'*Asarum* avec de l'eau ; on obtient une liqueur laiteuse, aromatique, d'une saveur âcre. A la surface nagent des gouttelettes jaunâtres qui se transforment peu à peu en cristaux aiguillés ; ces cristaux, dissous dans l'alcool et la dissolution précipitée par l'eau, donnent une masse blanchâtre et cristalline qui flotte dans le liquide, tandis qu'une matière laiteuse se dépose au fond ; celle-ci peut être isolée des cristaux par décantation. Les cristaux sont de l'asarite pur. La masse coagulée est un mélange d'huile volatile et de camphre d'*Asarum*. On en sépare l'huile volatile par la chaleur ; le camphre reste.

## SERPENTAIRE DE VIRGINIE.

### ( Aristolochia serpentaria. )

La racine de serpentaire de Virginie a été analysée par M. Chevalier et par Bucholz. Elle contient :

Huile volatile,
Résine molle,
Extractif amer,
— gommeux,
Albumine,
Amidon,
Sels.

M. Chevalier attribue à la matière extractive amère les propriétés de cette racine ; mais elles sont bien évidemment dues encore à l'huile volatile et à la résine.

La serpentaire de Virginie est un excitant et un tonique très-actif, dont l'action est générale. On s'en sert surtout dans les fièvres adynamiques quand les symptômes inflammatoires ont disparu. Elle entre dans l'eau générale, l'eau thériacale, l'orviétan, etc.

C'est sous forme de boisson que l'on admininistre ordinairement la serpentaire. La dose est d'une demi-once à deux onces en infusion ; sous forme de boisson et de tisane. On en fait peu d'usage maintenant.

## EUPHORBIACÉES.

Les euphorbiacées sont des plantes dangereuses : à l'extérieur, elles agissent à la manière des substances âcres ; à l'intérieur, ce sont des poisons violens, ou, à plus petites doses, des purgatifs et des éméto-cathartiques. Quelques observations peuvent faire croire à la volatilité du principe actif de ces

plantes ; mais d'autres nous montrent, au contraire, que ce
principe est fixe ; nous allons bientôt voir que la matière
âcre n'est pas de la même nature dans toutes ces plantes.

Le suc des euphorbiacées a, dans le plus grand nombre de
ces plantes, beaucoup d'âcreté. C'est un poison violent dans
les *Euphorbia antiquorum, canariensis, officinalis*, qui fournissent l'euphorbe du commerce ; dans l'*E. tirucalli* d'Afrique ;
dans l'*E. myrtifolia* des Antilles ; les *Excæcaria*, l'*Hura crepitans* ; le *Tragia volubilis*, ou liane brûlante ; dans l'*Adenia
venenata* d'Arabie ; le *Sapium aucuparium* ; l'*Hippomane bi-
glandulosa*, ou mancenillier, etc. Le suc de ces plantes, appliqué sur la peau, y fait naître des vésications pustuleuses ;
plusieurs espèces, et particulièrement nos Euphorbes indigènes, sont employées comme caustiques pour détruire les verrues. A l'intérieur, le suc des Euphorbiacées est un poison très-
âcre ; mais à petites doses, on l'emploie quelquefois comme
purgatif. C'est ainsi qu'au Chili on se purge avec quelques
gouttes du suc de l'*Euphorbia portulacoïdes*, et que dans l'Inde
on purge les enfans en leur frottant la langue avec l'*Acalypha
indica*.

Les observations de M. Ricord sur le Mancenillier ne laissent pas douter que la partie âcre et vénéneuse de cet arbre
ne soit volatile. Il s'est assuré que son infusion est inerte, mais
que les vapeurs qui s'exhalent de la décoction de cette plante
sont âcres et brûlantes ; il a vu encore que toute âcreté se per-
dait par la dessiccation. M. Letellier a conclu de ses expériences
sur l'*Euphorbia cyparissias*, que la partie active de cette
plante était volatile. MM. Boussingault et Riveiro, qui ont
analysé le suc de l'*Hura crepitans*, y ont trouvé une sorte
d'huile essentielle vésicante et un principe âcre cristallisable
qui peut être un alcali.

M. Ricord, qui a analysé le suc du Pantouflier (*euphorbia
myrtifolia*), n'y a pas trouvé de matière volatile, mais une
espèce d'huile épaisse, brune, d'une extrême âcreté, qu'il a
nommée *euphorbine*. De l'Euphorbe du commerce, on retire
aussi une résine sèche, très-âcre et non volatile.

La lactescence du suc des Euphorbiacées est due à des principes très-différens, c'est le caoutchouc dans le *Jatropha elastica*

et d'autres espèces. Il a été retrouvé par John dans l'*Euphorbia cyparissias*. C'est de la résine, de la cire, de l'huile âcre, suivant M. Ricord, dans le suc du Pantouflier.

Le suc de toutes les Euphorbiacées n'a pas l'âcreté que nous venons de signaler dans un grand nombre d'espèces. Celui de l'*Acalypha betulina*, de l'Inde, est employé comme stomachique; celui du *Tragia chamælœa* et de l'*Euphorbia hypericifolia* est astringent; cette saveur astringente se retrouve dans le suc du *Jatropha curcas* qui contient, suivant mon analyse, du tannin, de l'acide gallique, et une combinaison insoluble d'albumine et de tannin. Le *Maprounœa brasiliensis* est employé comme émollient sous le nom de *Marmeleiro di campo*; l'*Euphorbia edulis* est mangé à la Cochinchine.

Les feuilles des Euphorbiacées ont des propriétés analogues à celles de la tige. Ainsi, l'*Andrachne cadischaw*, de l'Inde, est un poison violent. On applique comme caustique, sur les morsures des serpens venimeux, l'*Euphorbia hirta*. On se purge, en Provence et en Italie, avec l'*E. spinosa*; la Mercuriale officinale a des propriétés semblables. Quelques feuilles d'euphorbiacées sont employées comme antisyphilitiques (*Croton antisyphiliticum, Euphorbia anacampseros, E. myrtifolia*); mais ce sont des médicamens âcres et peu sûrs dans leur emploi.

Le *Croton tinctorium* donne un suc blanc dans lequel on trempe des chiffons qui deviennent bleus par l'exposition à des vapeurs ammoniacales. La matière bleue qui se développe en cette circonstance n'a pas été étudiée.

Les racines du Mancenillier et celles du Manioc sont des poisons fort actifs dans leur état de fraîcheur; mais elles perdent toute action par la dessiccation ou par la chaleur, parce que les principes actifs qui y sont contenus sont volatils; dans le Manioc, c'est de l'acide hydrocyanique qui y a été reconnu par MM. Boutron et Henry. Un assez grand nombre de racines d'Euphorbiacées sont employées comme purgatives : à Ceylan, le *Ricinus mappa*; au Brésil, le *Jatropha opifera*, le *Croton campestre*; au Malabar, le *Croton sylvestris*; les racines de nos Euphorbes indigènes ont des propriétés analogues, et M. Loiseleur de Lonchamps a proposé de les employer pour remplacer l'ipécacuanha. D'autres racines d'Euphorbiacées sont employées comme antisyphilitiques ; mais cette propriété paraît se confondre avec l'âcreté propre, à ces plantes, puisque les *E. ti-rucalli* et *myrtifolia* sont vantés pour le même usage.

Les Crotons se distinguent, parmi les Euphorbiacées, par le caractère aromatique d'un assez grand nombre d'espèces. La cascarille du commerce est fournie par les *C. cascarilla* et *eluteria* ; le *copalchi* paraît provenir du *Croton suberosum*; l'écorce du *C. coriacum* est encore employée comme aromatique. Le *C. balzamifera*, de la Martinique, fournit une résine appelée petit baume ; le *C. thuriferum*, du pays des Amazones, fournit également une résine balsamique ; les *C. sanguineum* et *hibiscifolium* donnent un suc rouge résineux qui ressemble au sang-dragon.

Les fruits des Euphorbiacées sont généralement secs et sans emploi. On mange ceux du *Cicca*, de l'Inde. Ceux du Mancenillier, connus sous le nom de noix d'enfer, sont au contraire fort dangereux; ils ressemblent à une pomme d'api ; leur saveur paraît fade au premier abord, mais il se développe bientôt une âcreté des plus violentes. Le *Croton sebiferum*, à la Chine, a ses fruits entourés d'une matière cireuse que l'on emploie pour l'éclairage.

Les semences des Euphorbiacées sont généralement purgatives. On possède des renseignemens exacts sur un assez grand nombre d'entre elles ; je citerai : graines de tilly (*Croton ti-glium*), pignon d'Inde (*Jatropha curcas*), noisette purgative (*J. multifida*), ricins (*Ricinus communis*), épurge (*Euphorbia lathyris*), sablier élastique (*Hura crepitans*), etc., etc. Cependant les semences des *Omphalea triandra* et *diandra* sont comestibles.

Les semences des Euphorbiacées sont purgatives et éméto-carthartiques à des degrés différens, et dans celles qui ont été analysées, la composition chimique offre une assez grande analogie. MM. Pelletier et Caventou, qui ont analysé les semences du *Croton tiglium*, y ont reconnu la présence d'un acide volatil que Brandes y a retrouvé depuis: c'est l'acide crotonique, corps d'une extrême âcreté et très-volatil ; Brandes a reconnu en même temps dans ces semences une matière résinoïde fixe, qui concourt à leurs propriétés. J'ai fait quelques. recherches comparatives, il y a quelques années, sur les semences des *Jatropha curcas* et *multifida*, de l'*Euphorbia lathyris*, du *Ricinus communis*. Je n'ai pu y découvrir aucune trace de principe âcre volatil ; mais j'ai trouvé dans toutes ces graines une espèce de résine âcre, mollasse, se présentant partout avec des caractères à peu près semblables. J'ai reconnu depuis, pour l'euphorbe et le ricin, que cette résine était un composé de plusieurs matières différentes ; mais il n'en reste pas moins établi que ces diverses semences purgatives ne contiennent aucun principe volatil, et que chez elles, c'est dans quelque matière fixe qu'il faut rechercher leurs propriétés purgatives.

Les huiles d'Euphorbiacées sont acides. La présence de l'acide crotonique explique cette propriété dans l'huile de Croton. J'ai reconnu qu'il y avait une petite quantité d'acide gras développés dans les autres. Dans les Jatrophas, ce paraît être les acides oléique et margarique ; dans les ricins, ce sont les acides élaïodique et ricinique. Ceux-ci, par leur âcreté, concourent singulièrement à augmenter les propriétés purgatives de l'huile de ricin.

Les semences d'euphorbe sont plus purgatives que celles du Jatropha, et celles-ci plus que les ricins. Le docteur Bally, qui a fait des expériences thérapeutiques comparées sur ces huiles, a trouvé que l'on produisait des effets presque semblables avec une goutte d'huile de Croton, huit gouttes d'huile d'Épurge et un demi-gros d'huile de Jatropha.

Les huiles des semences d'Euphorbiacées présentent entre elles une différence bien remarquable : c'est que les huiles de Croton et de Ricins sont très-solubles dans l'alcool, tandis que les autres espèces ne le sont pas plus que toutes les huiles grasses ordinaires. Les partisans des analogies botaniques ne trouveront dans ce fait rien qui contrarie leur théorie, car on ne peut s'attendre à trouver identité, mais seulement analogie, dans des végétaux voisins ; on peut s'attendre à y rencontrer toutes les variétés d'un même type.

En résumé, on voit que les Euphorbiacées sont des plantes dangereuses, et dont on ne doit user qu'avec beaucoup de circonspection. Les expériences chimiques que nous possédons sur cette famille, nous amènent à penser que le principe âcre que contiennent ces plantes est fort éloigné d'être toujours de même nature.

## BUIS.

### (Buxus simpervirens.)

Le buis ne fournit à la médecine que son écorce, qui encore est rarement employée. Cette écorce, analysée par M. Fauré, lui a donné :

Buxine ( à l'état de malate ),
Chlorophylle,
Matière particulière rousse,
Cire,
Matière grasse,
Résine,
Extractif,
Gomme,

La buxine est cristallisable. Elle est presque inodore, très-amère sans être âcre. Elle est soluble dans l'eau, dans l'alcool; l'éther en dissout moins ; les alcalis ne la dissolvent pas. Elle sature les acides et forme avec eux des sels difficilement cristallisables, qui sont très-solubles dans l'eau et dans l'alcool. Cette matière, qui a encore été imparfaitement étudiée, s'obtient en faisant un extrait alcoolique d'écorce de buis; le reprenant par l'eau et précipitant par l'acétate de plomb, et dépouillant de l'excès de plomb la liqueur aqueuse au moyen de l'hydrogène sulfuré. La liqueur ayant été chauffée à ébullition avec de la magnésie, le précipité magnésien, repris par de l'alcool, fournit la buxine. On transforme celle-ci en sulfate en acidifiant la liqueur alcoolique et on ajoute à cette combinaison, suivant le conseil de M. Couerbe, de l'acide nitrique qui en sépare la matière résineuse restante. On précipite la buxine par un alcali.

D'après M. Fauré, la buxine existe également dans les autres parties du buis, mais en plus faibles proportions ; depuis, M. Bley l'a retirée des feuilles de cet arbrisseau.

La matière rousse s'extrait de l'écorce de buis par l'éther ; elle s'y trouve en très-faible quantité, et elle a à peine été étudiée.

L'écorce de buis s'emploie en médecine comme sudorifique. On la soumet à la décoction dans l'eau. Si la matière résineuse ne concourt pas aux propriétés médicales du buis, l'infusion serait préférable. C'est à l'expérience à prononcer.

L'écorce de buis s'emploie à la dose de 1 à 2 onces.

## MERCURIALE.

(Mercurialis annua.)

La Mercuriale ou foirole est un purgatif populaire. Il ne faut pas lui substituer la Mercuriale bisannuelle (*M. Perennis*) qui est beaucoup plus active. La mercuriale a été analysée par M. Feneulle qui y a trouvé :

> Un principe amer,
> Du mucilage,
> De l'albumine,
> Une matière grasse incolore,
> Une faible quantité d'huile volatile,
> De la pectine,
> Quelques sels.

Le principe amer a une couleur jaunâtre et sans doute il est incolore à l'état de pureté. Sa saveur est amère et très-prononcée. Il purge avec peu d'activité. Il est soluble dans l'eau et dans l'alcool. Il est précipité par le sous-acétate de plomb, le sublimé corrosif et l'infusion de noix de galle.

MIEL DE MERCURIALE.

Pr. : Suc de mercuriale non dépuré........ } ana P. E.
Miel................................................

On fait cuire en sirop. La chaleur coagule l'albumine du suc, qui sert ainsi à la clarification de sirop.

## GRAINE DE TILLY.

### (Croton tiglium. )

La graine de Tilly des Moluques a porté mal à propos le nom de pignon d'Inde, et il faut se garder de la confondre avec le véritable pignon d'Inde (ou semences du jatropha curcas), qui est bien moins actif.

La semence de croton tiglium a été analysée par MM. Pelletier et Caventou, qui y ont découvert un acide volatil très-âcre ; elle a été depuis soumise à un examen plus étendu par Brandes, elle contient :

Acide crotonique,
Huile brunâtre,
Résine,
Matière graisseuse blanche,
— brunâtre,
— gélatineuse,
Crotonine,
Gomme,
Albumine végétale.

L'acide crotonique est volatil, extrêmement âcre. Il est une des parties actives de l'huile ; cependant, d'après MM. Pelletier et Caventou, il n'est pas assez énergique pour qu'on puisse croire qu'il soit le seul principe actif de l'huile. Il se volatilise à quelques degrés au-dessus de zéro en répandant une vapeur très-âcre. Cet acide existe déjà dans la graine, mais il paraît qu'il s'en produit une nouvelle quantité quand on saponifie l'huile de croton. Brandes est disposé à croire qu'il existe dans la graine une espèce d'huile éthérée extrêmement âcre qui, par l'action de l'eau et de l'air, peut se changer en acide crotonique ; il se fonde sur ce que la liqueur que l'on obtient en distillant des semences de croton est bien plus acide le lendemain que le jour même ; sur ce que les vapeurs, quand on les reçoit dans de la potasse, la traversent au moins en partie et viennent se répandre dans le laboratoire, ce qui ne saurait avoir lieu si ces vapeurs étaient acides.

L'huile brunâtre des semences de croton contient de l'acide crotonique; il est probable que sa composition est assez compliquée.

La matière graisseuse blanche est une espèce de stéarine molle.

La matière brunâtre est soluble dans l'eau et dans l'alcool; elle donne de l'acide crotonique par les acides, et elle est sans doute un mélange de diverses matières.

La matière gélatineuse paraît avoir la plus grande analogie avec la gliadine ou gélatine végétale que l'on retire du gluten.

La résine des semences de croton est d'un brun clair, d'une consistance molle; elle a une odeur désagréable, sans doute à cause de l'huile qu'elle retient; elle est soluble dans l'alcool, insoluble dans l'éther et dans l'eau. Les alcalis la dissolvent en en séparant une matière blanchâtre. Elle concourt sans doute aux propriétés purgatives de l'huile de croton.

Quant à la crotonine, que Brandes croit être un alcali végétal, elle me paraît être une combinaison de magnésie avec un acide gras.

Les semences de *croton tiglium* sont d'une excessive âcreté. On ne doit les manier qu'avec beaucoup de précautions. Quand on prépare une quantité un peu grande de leur huile, il est bien difficile, malgré toutes précautions, de se soustraire à l'âcreté de leurs émanations. Elles occasionnent sur la peau une affection érysypélateuse plus ou moins grave.

### HUILE DE CROTON.

L'huile de croton a une couleur brune, une odeur extrêmement désagréable et une excessive âcreté; à la dose de 1 goutte à 2 gouttes, c'est un purgatif des plus violens.

On passe les semences de *croton tiglium* au moulin, sans se donner la peine de les monder de leur enveloppe; on pourrait le faire pour obtenir une quantité d'huile un peu plus considérable; mais les semences de croton sont si âcres qu'il faut éviter de les manier autant qu'il est possible. La poudre de croton est renfermée dans une toile de coutil, et elle est soumise à la la presse entre deux plaques de fer échauffées. On filtre l'huile qui s'est écoulée, après l'avoir laissé déposer pendant une quinzaine de jours. On broie la substance qui forme le résidu de cette première opération et on la met dans un bain-marie fermé avec deux fois son poids d'alcool rectifié ; on fait chauffer au bain-marie jusqu'à 50 ou 60°, et l'on verse sur une toile pour soumettre de suite à la presse ; dans cette partie de l'opération, surtout, il faut chercher à se garantir des vapeurs âcres. Il est bien rare, du reste, que, dans la préparation de cette huile, quand on opère sur des masses assez considérables, on ne soit pas atteint d'une irritation sur quelques parties du corps, lors même que l'on n'a recours qu'à l'expression à froid ; aussi ne saurait-on trop recommander de précautions pour se mettre à l'abri des accidens.

La liqueur alcoolique qui s'est écoulée à la presse, est distillée au bain-marie, pour en séparer l'alcool, que l'on conserve pour une nouvelle opération. Le produit est une huile épaisse que l'on abandonne à elle-même pendant une quinzaine de jours ; au bout de ce temps on la sépare du dépôt qui s'est formé, on la filtre à la chaleur de l'étuve, et on la mélange au produit de l'expression.

On pourrait ne faire qu'une opération et traiter immédiatement la poudre des semences par l'alcool ; mais alors il en faudrait une plus grande quantité ; la quantité de matière que l'on aurait à manier serait plus considérable, et les chances d'accidens plus nombreuses.

On conçoit du reste que le traitement du marc par l'alcool est d'autant plus avantageux que l'on a à sa disposition une presse moins forte ; celles que possèdent la plupart des pharmaciens ont peu de puissance, et ils trouveront alors une grande économie dans l'épuisement du marc par l'alcool.

1 kilogramme de semences de croton m'a fourni 270 gram. d'huile dont 146 ont été obtenus par la pression et 124 par l'alcool.

Ordinairement on se contente de mettre les semences à la presse. L'huile est épaisse et ne coule que lentement ; il en reste une assez grande quantité dans le marc. C'est une perte, à laquelle le prix assez élevé des semences de croton doit faire chercher les moyens de se soustraire. Un procédé se présentait tout naturellement, c'était l'emploi de l'alcool, qui se mêle en toute proportion à la matière huileuse et qui donne ainsi une liqueur peu visqueuse qui s'écoule à la presse sans difficulté ; mais après avoir obtenu ce mélange d'huile et d'alcool, il faut nécessairement chasser celui-ci par la chaleur, ce qui doit entraîner une perte d'acide crotonique. Les vapeurs âcres qui s'exhalent pendant l'opération ne confirment que trop bien la vérité de cet effet. D'un autre côté l'huile obtenue par l'alcool, doit, comme toutes celles des Euphorbiacées préparées par son intermède, être plus chargée de parties résineuses ; de sorte que, théoriquement, le procédé entraîne inévitablement une diminution dans les propriétés médicales de l'huile, par la perte de l'acide crotonique, et au contraire un accroissement de ces mêmes propriétés par l'introduction d'une plus forte proportion de matière résineuse. Des expériences médicales faites comparativement sur ces deux espèces d'huile, par M. Piédagnel, ont prouvé que leur effet médical était le même.

### TEINTURE ALCOOLIQUE DE CROTON.

Pr. : Huile de croton........................ 1 goutte.
Alcool rectifié........................ 1/2 gros.

Pope fait faire cette teinture avec semences mondées 1 partie, alcool 12 parties. La teinture contient alors à très-peu de chose près 1|12 de son poids d'huile, ce qui est beaucoup trop fort.

### SACCHAROLÉ D'HUILE DE CROTON.

Pr. : Huile de croton........................ 1 goutte.
Olæosaccharum de canelle........................ 1 gros.
Mêlez.

### PASTILLES D'HUILE DE CROTON.

Pr. : Chocolat à la vanille........................ 2 gros.
Sucre........................ 1 gros.
Amidon........................ 1 scrupule.
Huile de croton........................ 5 gouttes.

On divise l'huile au moyen du sucre et de l'amidon ; on incorpore le tout au chocolat, et l'on fait avec la masse 30 pilules que l'on aplatit en pastilles sur une plaque de fer blanc chauffée. Chaque pastille contient encore 1/6 de goutte d'huile de croton.

### POTION D'HUILE DE CROTON.

#### 1. Potion du docteur Cory.

Pr. : Huile de croton.................... 2 gouttes.
      Sucre blanc....................... 2 gros.
      Gomme arabique ................... 1/2 gros.
      Teinture de petit cardamome ...... 1/2 gros.
      Eau distillée..................... 1 once.

On donne cette potion par cuillerée à café toutes les 3 à 4 heures ; on s'arrête quand on a obtenu des évacuations abondantes. Les malades prennent cette potion sans aucune répugnance.

#### 2. Potion de Tuller.

Pr. : Teinture de croton................ 12 grains.
      Gomme adragante .................. 10
      Eau distillée..................... 1 once.

#### 3. Potion huileuse purgative.

3. Pr. : Huile de croton............... 1 goutte.
         Huile d'amandes douces........ 1 once.
      M.

### PILULES D'HUILE DE CROTON.

Pr. : Huile de croton.................. 1 goutte.
      Conserve de roses................ 2 grains.
      Poudre de guimauve............... S. Q.

F. S. A. 1 pilule.

### SAVON D'HUILE DE CROTON.

Pr. : Huile de croton.................. 2 parties.
      Lessive des savonniers........... 1

On mélange les deux corps ; bientôt ce mélange a pris assez
de consistance pour pouvoir être roulé en pilules. Chaque pilule contient le tiers de son poids d'huile. ( Caventou. )

## ÉPURGE.

### (Euphorbia lathyris.)

Les semences d'Epurge ou Catapuce m'ont fourni :

> Une huile fixe jaune,
> Stéarine,
> Une huile brune âcre,
> Une matière cristalline,
> Une résine brune,
> Une matière colorante extractive,
> De l'albumine végétale,

La stéarine est blanche et insipide ; l'huile jaune est purgative ; mais elle doit certainement cette propriété à des matières
qu'elle tient en dissolution, et qui sont étrangères à sa nature.
L'huile brune âcre en paraît être le principe actif ; elle a une
odeur et une saveur désagréables, qui la rapprochent beaucoup
de l'huile de croton ; elle se dissout très-facilement dans l'alcool et dans l'éther. La matière cristalline est à peine étudiée ;
elle est sans saveur et sans odeur ; elle cristallise en aiguilles ;
elle se dissout facilement dans l'alcool et dans l'éther. La résine brune est une matière brune presque noire, insipide,
fusible, insoluble dans l'eau et dans l'alcool même bouillant ;
un peu soluble dans l'éther, et dont les huiles sont le véritable
dissolvant. C'est un mélange de ces diverses matières que
j'avais désigné précédemment sous le nom de résine ; ce sujet
appelle de nouveaux travaux.

Les semences d'Epurge ne sont utilisées que pour l'extraction de leur huile purgative. On prépare l'huile d'Epurge,
1° par expression ; 2° par l'alcool ; 3° par l'éther.

Pour obtenir l'huile par expression, on divise les graines par
la contusion, et mieux encore par le moulin, et on les exprime
dans une toile de coutil. On soumet le produit à la filtration,
et l'on obtient une huile d'un jaune clair et très-fluide, d'une

saveur âcre. Elle n'est pas, comme l'huile de croton, soluble dans l'alcool.

Le second procédé consiste à moudre les semences, à les mêler avec deux fois leur poids d'alcool, et à chauffer au bain-marie à 50 ou 60 degrés, en remuant de temps en temps ; on passe chaud avec expression sous la presse ; on distille le produit. On filtre l'huile après quelques jours de repos. Le liquide qui s'écoule de la presse forme deux couches ; l'une supérieure, est une dissolution alcoolique d'huile et de résine ; l'autre, inférieure, est de l'huile que l'alcool n'a pu dissoudre, et qui se mêle avec les matières solubles dans l'alcool, après que celui-ci a été retiré par la distillation.

Le produit est une huile colorée d'un brun jaunâtre, plus épaisse que celle que l'on obtient par simple expression. Elle laisse déposer au bout de quelques jours, une matière épaisse ; alors on la filtre ; mais elle reste encore plus épaisse et plus colorée que l'huile fournie par simple expression. Elle est aussi plus active. A la même dose (un scrupule à 1/2 gros) elle produit plus de nausées et de coliques, et des évacuations plus abondantes.

Pour extraire l'huile d'Epurge par l'éther, on réduit les semences en poudre ; on les introduit dans l'entonnoir de M. Robiquet, et on y fait passer de l'éther ; on chasse les dernières parties d'éther au moyen de l'eau. On distille les liqueurs éthérées. Elles laissent un résidu d'huile, que l'on filtre après quelques jours de repos. Cette huile est plus épaisse et plus colorée que celle qui est fournie par l'expression ; mais elle est moins colorée que celle donnée par l'alcool.

M. Martin Solon a reconnu qu'elle purge comme l'huile obtenue par l'alcool, mais qu'elle ne donne pas autant de nausées ; à une dose beaucoup plus forte ( 1 gros 1/2 ) seulement, elle est émétocathartique et hydragogue.

L'huile d'Epurge s'administre facilement seule, ou incorporée dans une potion gommeuse.

**TABLETTES D'EUPHORBIA LATHYRIS.**

Pr. : Chocolat à la vanille............... 2 gros.
     Sucre.......................... 1 gros.
     Amidon........................ 1 scrupule.
     Poudre de canelle............. 10 grains.
     Huile d'épurge ............... 30 gouttes.

On broye l'huile avec le sucre et l'amidon, et on incorpore le tout au chocolat fondu; on divise en 30 pilules, que l'on aplatit en tablettes sur une feuille de fer-blanc chauffée. Chaque pastille contient une goutte d'huile d'Epurge.

## RICINS.
### ( Ricinus communis. )

Les semences de ricin contiennent une huile fort remarquable par ses propriétés chimiques. Elle est blanche, visqueuse; elle a une odeur et une saveur faibles, désagréables; elle est soluble en toutes proportions dans l'alcool à 40°; l'alcool à 36° en dissout les 3/5 de son poids. Elle fournit à la saponification, suivant les observations de MM. Bussy et Lecanu, trois acides différens; les acides ricinique, élaïodique et margaratique. Ce dernier offre peu d'intérêt, mais les deux autres sont remarquables par leur excessive âcreté. L'acide ricinique est solide; l'acide élaïodique est liquide. Tous deux sont très-solubles dans l'alcool et dans l'éther. Plusieurs des sels qu'ils peuvent former avec les bases sont solubles dans l'alcool.

La composition chimique de l'huile de ricin est mal connue. Quelques personnes croient qu'elle est purgative par elle-même, s'appuyant sur ce que cette huile, si différente des autres par ses caractères chimiques, peut bien en différer par ses propriétés médicales; mais s'il est vrai que l'huile de ricin soit composée pour la presque totalité de la matière huileuse qui se convertit en acide élaïodique et margaritique, il n'est pas moins vrai que sa composition, pour être mal connue, n'en est pas moins plus composée. J'en avais retiré il y a quelques années, par un procédé fort long et peu susceptible d'une grande exactitude, une matière que j'avais considérée comme une sorte d'huile résineuse molle, analogue à la résine de l'huile d'épurge ; mais c'était évidemment un produit complexe. M. Boutron a observé, il y a quelques années, dans l'huile de ricin, une espèce de stéarine. Depuis, en traitant une dissolution alcoolique d'huile de ricin par une dissolution alcoolique d'acétate de plomb, et abandonnant au repos, j'ai obtenu un dépôt qui, lavé à plusieurs reprises par l'alcool bouillant et décomposé au milieu de l'alcool par un courant d'hydrogène sulfuré, m'a donné par évaporation un mélange d'une matière solide, facilement fusible, avec une autre matière beaucoup plus soluble dans l'alcool, et ayant à un haut degré l'odeur et la saveur caractéristique de l'huile de ricin. J'ai retiré aussi d'un dépôt formé par l'huile de ricin, et à l'aide de dissolutions multipliées dans l'alcool, une matière blanche solide, un peu poisseuse, qui n'entre en fusion qu'à une température supérieure à 100 degrés. La petite quantité de ces produits m'a empêché de les étudier davantage ; mais ils suffisent pour montrer que l'huile de ricin est un mélange de plusieurs substances différentes. C'est un sujet de recherches qui n'est pas sans intérêt, mais qui ne donnera des résultats un peu positifs qu'autant que l'on aura pu opérer sur de très-grandes masses.

### PRÉPARATION DE L'HUILE DE RICINS.

On monde les ricins des corps étrangers qui peuvent y être mêlés ; on les réduit en poudre pâteuse en les passant au moulin, et on les soumet à la presse dans des toiles de coutil. L'essentiel est d'exprimer avec beaucoup de lenteur, parce que l'huile est très-visqueuse, qu'elle ne peut s'écouler que lentement, et qu'en voulant aller vite l'on crèverait immanquablement les toiles. L'huile qui s'écoule n'est pas transparente ; on la filtre au papier à la chaleur de l'étuve, qui diminue la viscosité de l'huile, et qui lui permet de filtrer.

Quand on pulvérise les ricins avec leur enveloppe, on obtient de l'huile qui a une couleur légèrement citrine. On peut l'avoir tout-à-fait blanche en mondant les graines, une à une, de l'enveloppe testacée qui les recouvre.

L'expression des semences de ricin à froid est la seule méthode d'extraction que l'on doive employer. On a proposé d'en extraire l'huile par l'ébullition dans l'eau (procédé américain, procédé de Charlard), par l'intermède de l'alcool (procédé de Faguer); mais dans tous les procédés où l'on est obligé d'avoir recours à la chaleur, il se fait une certaine quantité des acides gras du ricin, qui communiquent à l'huile une âcreté qu'il est important d'éviter. L'expression à froid est sans contredit le meilleur procédé dont on puisse faire usage. Il n'a d'autre inconvénient que de demander beaucoup de temps, inconvénient qui ne peut être mis en balance avec l'avantage d'avoir un produit de bonne qualité.

L'huile de ricin est moins purgative que les semences qui l'ont fourni; c'est que l'huile qui s'écoule sous la presse entraîne comparativement moins de résine qu'il n'en reste dans le marc. Cette observation paraît être commune aux semences du ricin, de *Jatropha*, et de l'*Euphorbia lathyris*.

L'huile de ricin s'emploie comme un purgatif doux à la dose de 1 à 2 onces. On l'administre dans du bouillon aux herbes ou dans du bouillon de viande chaud qui a été dégraissé. Quelquefois on la réduit en émulsion. Il faut alors donner la préférence au jaune d'œuf sur la gomme, parce qu'il n'augmente pas autant la consistance de la potion.

**POTION PURGATIVE.**

Pr.: Huile de ricin......................... 1 once.
    Eau de menthe........................ 1
    Eau commune......................... 2
    Jaune d'œufs......................... N° 1.

**F. S. A.**

## EUPHORBE.

L'Euphorbe est le suc propre épaissi des *Euphorbia antiquorum, canariensis et officinarum.* C'est une matière extrêmement âcre, qui n'est guère employée qu'à l'extérieur et comme rubéfiant et épispastique. A l'intérieur, l'Euphorbe produit une inflammation locale très-vive qui peut déterminer la mort.

L'Euphorbe a été analysé par M. Braconnot, M. Pelletier et M. Brandes. Il est formé de

Résine,
Cire,
Malate de chaux,
— de potasse,
Ligneux,
Bassorine,
Huile volatile.

Il ne contient pas de gomme soluble dans l'eau.

La résine d'Euphorbe est d'un brun rougeâtre. Elle a une très-faible odeur ; sa saveur est brûlante. Elle est fusible ; elle est soluble dans l'alcool et dans les huiles grasses. Elle se dissout mal dans les alcalis, et se dissout au contraire assez bien dans les acides sulfurique et nitrique. Quand on traite par l'alcool froid de la résine d'Euphorbe obtenue à chaud, il reste un résidu d'une résine qui n'est soluble que dans l'alcool chaud, et qui cristallise par le refroidissement. Elle a à peine de l'âcreté.

## POUDRE D'EUPHORBE.

On obtient cette substance par trituration ; mais il faut prendre toutes espèces de précautions pour se garantir du contact de la poudre, qui, par son âcreté, peut donner lieu aux accidens les plus graves.

## TEINTURE D'EUPHORBE.

Pr. : Euphorbe .............................. 1 partie.
Alcool à 32 degrés.................. 4

F. S. A.

## HUILE D'EUPHORBE.

Pr. : Euphorbe.............................. 1 partie.
Huile d'olives.......................... 10

Dissolvez l'Euphorbe dans l'huile par digestion à une douce chaleur, et filtrez à chaud.

### EMPLATRE D'EUPHORBE.

Pr. : Poix blanche...................... 4 onces.
    Térébenthine ...................... 6 gros.
    Euphorbe en poudre................ 1 once.

On fait liquéfier la poix blanche; on ajoute la térébenthine; on passe le mélange s'il contient des impuretés, et l'on ajoute peu à peu l'Euphorbe en poudre. On agite jusqu'à refroidis—sement.

## TAPIOKA, MOUSSACHE.

Le Tapioka et la Moussache sont la fécule de la racine du *Jatropha manihot*. Le suc de la plante laisse déposer une fécule blanche, fine, qui, après avoir été bien lavée et séchée, constitue la moussache. Elle est formée de grains arrondis qui présentent à leur centre un point noir, quand on les examine au microscope. Les grains sont d'une égalité de volume remarquable. La densité de la moussache est à celle de l'arrowroot comme 14 : 16.

Quand on fait sécher la moussache sur des plaques chaudes, une partie des grains se crèvent, et la fécule s'agglomère en petites masses irrégulières. Elle prend alors le nom de Tapioka.

On emploie le Tapioka et la Moussache comme analeptique, à la manière des autres fécules.

## URTICÉES.

Les Urticées proprement dites sont en général des plantes amères; cependant quelques espèces sont à peu près inertes, comme notre pariétaire (*Parietaria officinalis*) et le *Forskalea angustifolia* de Ténériffe, qui est employé aux mêmes usages.

Les houblons et les chanvres paraissent empreints d'un principe narcotique, très-prononcé dans le houblon et dans le chanvre des pays chauds. On fait usage dans l'Inde du *Cannabis indica* pour se procurer des rêves agréables; les nègres du

Brésil et les Hottentots en font le même usage; il est la base de la composition enivrante nommée Haschisch. Notre chanvre ordinaire a une action analogue suivant M. Ratier, et le danger qu'il y a, dit-on, à s'endormir dans les champs plantés de chanvre ne paraît pas être sans fondement. Cette action sur le système nerveux est bien développée dans le houblon, où l'on a reconnu qu'elle est due à une sorte d'huile essentielle.

Les orties sont remarquables par les piqûres douloureuses qu'elles causent à la peau, caractère qui paraît appartenir à toutes les espèces, et qui est surtout à redouter dans les orties des pays chauds. Il en est une espèce non décrite, de Timor, qui y porte le nom de *Daoun setan*, qui peut même causer la mort, si les piqûres sont nombreuses; cependant on mange les orties encore jeunes dans les pays du Nord, et en France on administre leur suc comme diurétique à la dose de plusieurs onces. M. Fiard a rapporté l'exemple d'un empoisonnement remarquable par l'infusion d'ortie, dans lequel la malade fut en proie à des douleurs très-vives, à une enflure remarquable de la moitié supérieure du corps, pendant laquelle les urines furent suspendues, tandis que la sécrétion du lait fut établie.

Les Urticées sont remarquables par la ténacité de leurs fibres; on connaît l'usage du chanvre pour cet objet; toutes les espèces d'ortie partagent cette propriété et elles pourraient être utilisées sous ce rapport. L'*Urtica tenacissima* de l'Inde fournit une filasse encore plus tenace que celle du chanvre.

Les semences des Urticées sont émulsives, on emploie celle du chanvre (chenevis) en émulsions adoucissantes. En Egypte on retire de l'huile des graines de l'*Urtica dioica*. Au Japon on emploie au même usage celles de l'*U. nivea*, dont l'écorce textile sert aussi à fabriquer des tissus.

## HOUBLON.

( Humulus lupulus. )

Le houblon fournit à la médecine ses racines, qui sont un diurétique peu usité, et ses cônes dont la médecine et surtout les arts consomment d'énormes quantités.

On emploie les derniers comme fondans et dépuratifs dans le traitement de la cachexie, des scrophules, du rachitisme.

Les cônes du houblon sont formés par la réunion de bractées qui, à leurs aisselles, portent les fleurs femelles. Ces-fleurs et la base des bractées sont chargées d'une multitude de petites glandes sous la forme de points jaunes d'une odeur alliacée, qui ont été nommés lupulin. Les bractées elles-mêmes contiennent une petite quantité de matière astringente âpre, une matière colorante inerte, de la chlorophylle, de la gomme et quelques sels. Elles ont à peine des propriétés médicales.

Le lupulin, suivant l'analyse de MM. Payen et Chevallier, contient :

> Huile volatile,
> Lupuline,
> Résine,
> Gomme ;
> Matière extractive,
> Osmazome-(traces),
> Matière grasse,
> Acide malique,
> Malate de chaux,
> Sels.

L'huile volatile de houblon a une couleur jaunâtre, son odeur est alliacée ; sa saveur est âcre et elle prend à la gorge. Elle est assez soluble dans l'eau et se dissout mieux dans l'alcool et l'éther. Le lupulin en contient environ 2 p. 100, mais, à mesure qu'il vieillit, la proportion d'huile y diminue. Elle agit sur l'économie animale à la manière des narcotiques. Le houblon doit à cette matière une propriété sédative qui ne se manifeste que lorsqu'on l'emploie à haute dose. Les médecins anglais combattent quelquefois l'insomnie avec succès en faisant coucher les malades sur un oreiller rempli de houblon odorant.

La lupuline est incristallisable, sa couleur est le blanc-jaunâtre ; sa saveur est très-amère. Elle n'a rien des propriétés narcotiques de l'huile volatile ; mais elle paraît diminuer beaucoup les facultés digestives.

La lupuline est peu soluble dans l'eau, qui en dissout 5 p. 100

de son poids ; la liqueur a la couleur de la bière et elle mousse par l'agitation ; la dissolution n'est précipitée ni par la noix de galle, ni par l'acétate neutre ou l'acétate tribasique de plomb. Quand on la chauffe pour l'évaporer, elle se couvre d'une pellicule qui se ramasse en une masse, laquelle, portée par le mouvement du liquide sur les bords des vases, y fond et y coule comme une résine fondue.

La lupuline est très-soluble dans l'alcool et peu soluble dans l'éther ; elle ne contient pas d'azote.

On l'obtient en traitant par de l'alcool l'extrait aqueux de lupulin, qui a été mêlé à un peu de chaux. On évapore l'alcool à siccité et on reprend par l'eau ; on évapore la solution aqueuse à siccité ; le produit lavé avec de l'éther est la lupuline.

La résine de houblon est d'un jaune d'or ; elle passe au jaune orangé par son exposition à l'air.

TISANE DE HOUBLON.

<pre>
Pr. : Houblon........................... 1/2 once.
      Eau bouillante....................... 1 litre.
</pre>

L'infusion de houblon est limpide ; elle contient de la lupuline et de l'huile volatile ; elle est en même temps amère et aromatique.

Si l'on avait recours à la décoction, la liqueur serait trouble, parce qu'une portion de résine serait entraînée en suspension.

TEINTURE ALCOOLIQUE DE HOUBLON.

<pre>
Pr. : Fleurs de houblon. .................. 1 partie.
      Alcool à 22 degrés.................... 8
</pre>

F. S. A. ( Pharm. Edimbourg. )

Cette teinture contient la lupuline, l'huile volatile et la ré-sine. On l'emploie comme narcotique.

EAU DISTILLÉE DE HOUBLON.

<pre>
Pr. : Houblon ............................. 4
      Alcool .............................. 1/2
      Eau .......................... ....... S. Q.
</pre>

Retirez 6 parties d'eau distillée.

### EXTRAIT DE HOUBLON.

Pr. : Fleurs de houblon........................... Q. V.
     Alcool à 22 degrés........................... S. Q.

On sèche le houblon et on le réduit en poudre grossière, en le frottant sur un crible de fer; on humecte cette poudre avec la moitié de son poids d'alcool à 22°; douze heures après on la tasse fortement dans l'appareil à lixiviation et on la traite par de l'alcool à 22°; on distille les liqueurs et on les évapore en consistance d'extrait.

### POMMADE DE HOUBLON.

Pr. : Houblon très-odorant................... 1 partie.
     Axonge............................... 10

Faites digérer et passez avec expression. Cette pommade a été employée pour calmer les douleurs lancinantes du cancer. ( Swediaur. ) Il faut lui préférer la pommade de lupulin.

### LUPULIN.

On l'obtient en froissant dans un tamis de crin les cônes de houblon. Le lupulin se sépare des bractées et passe à travers le tamis; on le vanne pour le purifier. On l'emploie dans les maladies nerveuses. Il diminue la fréquence du pouls; à haute dose il cause des nausées, de la céphalalgie, des étourdisse-mens; M. Magendie a donné les formules suivantes pour son emploi médical.

### POUDRE DE LUPULIN.

Pr. : Lupulin........................... 1 partie.
     Sucre............................... 2

Mêlez. ( Magendie. )

### TEINTURE DE LUPULIN.

Pr. : Lupulin........................... 1 partie.
     Alcool à 36 degrés................... 4 parties.

F. S. A. ( Magendie. )

SIROP DE LUPULIN.

Pr. : Teinture alcoolique de lupulin......... 1 partie.
  Sirop de sucre..................... 1

Mêlez. ( Magendie. )

POMMADE DE LUPULIN DE FREAKE.

Pr. : Lupulin ............................. 1 gros.
  Axonge............................ 3

Faites digérer à une douce chaleur et passez.

# ARTOCARPÉES.

Dans les Artocarpées les fruits sont souvent petits et secs ; quelquefois cependant ils deviennent charnus ; ils sont portés sur un réceptacle commun de forme très-variable, qui grossit beaucoup et devient succulent après la floraison, et qui masque complètement la structure véritable du fruit. Dans l'arbre à pain ( *Artocarpus incisa*), la partie alimentaire est formée par le réceptacle, qui prend le volume de la tête d'un enfant, et qui enveloppe les graines. Il forme la principale nourriture des habitans de plusieurs archipels de la mer du sud. Dans une variété cultivée, les fruits avortent même entièrement et le réceptacle reste seul. On mange aussi les fruits du Jaquier ( *A. integrifolia* ) et des *A. hirsuta* et *brasiliensis*. A la Jamaïque on mange bouillis ou rôtis les fruits du *Brosimum alicastrum*, noix-pain ou *Bread'nutz* des Anglais.

Dans les figuiers proprement dits, c'est encore le réceptacle du fruit dont on fait usage comme aliment ; on mange celui de plusiéurs espèces ; dans les mûriers, c'est le fruit lui-même qui est charnu : il est formé par la réunion sur un réceptacle peu développé, de plusieurs petits fruits charnus, à pulpe acidule et sucrée, et qui se sont soudés entre eux.

Il y a parmi les Artocarpées des arbres à suc laiteux plus ou moins âcre ou caustique ; ce suc laiteux se rencontre dans toutes les espèces de figuier et dans le figuier commun ; cette âcreté le fait employer pour détruire les verrues ; suivant une analyse de MM. Geiger et Reimann, ce suc contient 2 résines solubles dans l'alcool et l'éther, une résine soluble dans l'éther seulement, de l'albumine, de la gomme, de l'extractif. On admet également le caoutchouc dans ce suc, et il a été retrouvé dans le suc d'un grand nombre d'espèces, dans l'arbre à pain, le *Brosimum alicastrum*, etc. Cette âcreté est surtout développée à un haut degré dans l'*Anthiaris toxicaria*, *Upas antiar* de Java, qui agit à la manière des *narcotico-âcres.* MM. Pelletier et Caventou, qui ont fait quelques recherches à ce sujet, y ont trouvé une résine élastique, une gomme peu soluble et une matière amère qu'ils n'ont pu étudier, mais qu'ils soupçonnent appartenir à la série des alcalis végétaux.

Par une exception bien remarquable, le *Galactodendron utile* fournit un suc blanc laiteux, sans âcreté et qui sert d'aliment. Il en a reçu le nom d'arbre de la vache. M. Boussingault y a trouvé beaucoup de cire et une sorte de matière fibrineuse.

La racine des Artocarpées est toujours plus ou moins âcre et excitante. On emploie comme stimulante celle de plusieurs espèces de *Dorstenia* sous le nom de contrayerva, savoir : *D. contrayerva, drakena, houstoni, brasiliensis, opifera.* Leur saveur est âcre et aromatique, leur odeur est analogue à celle des feuilles du figuier.

## FIGUES.
### ( Ficus carica. )

La figue ou fruit du figuier, est formée de petits fruits secs réunis en grand nombre sur un réceptacle qui devient charnu et succulent et qui est la partie utile du fruit. La figue est sucrée et mucilagineuse. Elle compte au nombre des fruits pectoraux. On en fait par décoction une boisson employée contre les rhumes ; souvent on l'associe aux jujubes, aux dattes et aux raisins secs.

### PATE DE FIGUES.

Pr. : Figues.............................. Q. V.

Réduisez les fruits en pulpe, sans coction, en les pilant

dans un mortier et en les pulpant à travers un tamis de crin.
Mêlez cette pulpe avec 4 fois son poids de sucre et faites une
pâte que vous étendrez avec un rouleau jusqu'à ce qu'elle ait
5 à 6 millimètres d'épaisseur. Exposez cette tablette de pâte
à l'étuve pendant 24 heures, et coupez-la avec des ciseaux en
carrés ou en lozanges.

On peut, si l'on veut, recouvrir cette pâte de candi. ( Cadet
Gassicourt. )

## MURES.
### ( Morus nigra. )

Les mûres sont les fruits du mûrier. Ils contiennent des
acides, de la pectine, du sucre. On ne s'en sert en médecine
que sous la forme de sirop. C'est un léger excitant mucilagineux, que l'on emploie en gargarismes contre les angines muqueuses.

### SIROP DE MURES.

Pr. : Mûres un peu avant leur maturité ....  } ana P. E.
Sucre blanc........................  }

On met dans une bassine de cuivre les mûres et le sucre
cassé par morceaux, on place le tout sur un feu doux ; la chaleur fait crever les mûres dont le suc s'écoule et dissout le
sucre. Quand le sirop bouillant marque 30° à l'aréomètre, on
le verse sur un blanchet où on laisse égoutter les fruits.

Le sirop de mûres dépose à la longue une grande quantité
de flocons. Si on le décante alors ou qu'on le passe au blanchet, il a pris une couleur lie de vin en même temps qu'il a
perdu presque toute son acidité. L'altération est plus prompte
si le fruit dont on s'est servi est plus mûr. M. Magnes a proposé la formule suivante, qui obvie à ces inconvéniens :

Pr. : Mûres du morus nigra avant leur ma- }
turité........................  } ana P. E.
Mûres des rubus un peu plus avancées.  }

Ecrasez légèrement celles-ci dans un mortier de marbre,
mêlez avec les premières non écrasées ; mettez le tout dans

une bassine d'argent avec 1/50 d'eau ; faites bouillir quelques
instans ; passez sans expression au travers d'un tamis ; laissez
déposer pendant deux ou trois jours ; décantez et versez dans
des bouteilles où l'on aura mis à l'avance des mûres noires entières , en maturité parfaite , environ le 1/10 en poids du suc.
Bouchez exactement , et traitez par le procédé d'Appert :

Pr. : Suc dépuré et filtré..................... 1 livre.
Sucre ............................... 1   12 onces.

Faites un sirop par solution.

Suivant M. Magnes, ce sirop reste toujours limpide et transparent. Il est d'une belle couleur rouge.

Je n'ai pas répété le procédé de M. Magnes ; mais on arrive
d'une manière plus commode au même résultat en écrasant les
mûres avec les mains, les laissant fermenter en cet état pendant
2 à 3 jours, et mettant à la presse pour obtenir le suc. On conserve celui-ci pour faire le sirop au moment du besoin, ou
bien on le convertit de suite en sirop, en y faisant dissoudre le
double de son poids de sucre.

## AMENTACÉES.

Les écorces des Amentacées sont la partie la plus importante
de ces plantes sous le point de vue médical. Elles sont en général chargées de tannin , qui les fait employer comme astringentes, et de principes amers qui les fait rechercher comme
fébrifuges. On sait l'énorme consommation qui se fait, sous le
nom de tan , de l'écorce du chêne commun et de beaucoup
d'autres espèces ; pour tanner les cuirs. On l'emploie aussi en
médecine comme un astringent énergique. Aux États-Unis on
se sert au même usage de l'écorce du *Comptonia aspleniifolia* ;
celles du bouleau et de l'aune ont des propriétés pareilles.

Les écorces des saules et des peupliers sont plutôt fébrifuges
qu'astringentes. Elles ont été étudiées par plusieurs chimistes,
et il résulte de leurs expériences que ces écorces contiennent
souvent et peut-être toujours une matière amère cristallisable

qui a pris le nom de salicine, du nom de l'écorce qui la première
en a fourni. (*Voyez* pour ses propriétés SAULE, p. 124.).

Elle a été trouvée dans les

| | |
|---|---|
| *Salix Alba,* | *Populus Tremula,* |
| *Hastata,* | *Tremuloides,* |
| *Precox,* | *Græca,* |
| *Monandra,* | *Alba.* |
| *Incana,* | |
| *Vitellina,* | |
| *Fissa,* | |
| *Amygdalina,* | |
| *Helix.* | |

Il est très-présumable qu'elle existe dans beaucoup d'autres
espèces ; mais on a vainement tenté de l'extraire de plusieurs
d'entre elles. Peut-être est-elle engagée dans quelque combinaison particulière, ou plutôt est-elle noyée au milieu d'une
masse d'autres principes qui rendent son extraction plus difficile. Ce qui le ferait croire, c'est que quelques chimistes,
par des procédés particuliers, en ont retiré d'écorces qui en
d'autres mains avaient refusé d'en fournir.

M. Braconnot a retiré de l'écorce et des feuilles de plusieurs peupliers une matière qui a beaucoup d'analogie avec
la salicine, mais qui en diffère par plusieurs caractères. Il l'a
nommée Populine. Il l'obtient en versant, dans la décoction, du
sous-acétate de plomb qui forme un précipité jaune. Il filtre
et évapore le sirop. La Populine cristallise. Il la purifie en la
faisant dissoudre dans l'eau bouillante, et blanchissant la liqueur
par le charbon.

Cette matière est d'un blanc de neige ; sa saveur est sucrée
et comparable à celle de la réglisse. Il faut au moins 2000 parties d'eau froide pour la dissoudre. Elle est soluble dans 70 parties d'eau bouillante ; l'alcool la dissout mieux. Elle donne à
la distillation une huile qui laisse déposer de l'acide benzoïque. Elle se rapproche de la salicine par les caractères suivans. Les acides minéraux les transforment toutes deux en une
poudre blanche, résineuse ; l'acide sulfurique concentré les
change en rutiline ; l'acide nitrique à chaud les convertit en
acide carbazotique.

Les écorces des Saules et des Peupliers sont amères. Elles contiennent encore du tannin, de l'acide pectique, de la gomme, une matière grasse, et sans doute quelque matière colorante extractive.

C'est dans ces écorces que M. Braconnot a découvert une matière qui paraît être commune à presque toutes les écorces ligneuses des végétaux, et que pour cette raison il a appelé Corticine. Elle a la plus grande analogie avec le rouge cincho- nique, qui paraît en être une variété, modifiée peut-être par une matière colorante étrangère.

La corticine a une couleur fauve ; elle n'a ni odeur ni saveur. Elle est à peine soluble dans l'eau, qu'elle colore en jaune rou- geâtre. L'alcool la dissout parfaitement, et la dissolution n'est pas précipitée par l'eau. Elle est également très-soluble dans l'acide acétique concentré ; mais l'eau la précipite de cette dis- solution.

Elle se dissout parfaitement dans les alcalis ; mais elle ne les sature pas. Les carbonates alcalins sont sans action sur elle. L'eau de chaux et l'eau de baryte à l'ébullition forment un composé insoluble que les alcalis caustiques ne dissolvent pas. L'acide sulfurique la dissout sans l'altérer. Elle est préci- pitée par un grand nombre de sels métalliques.

Le fruit des Amentacées est sec ; mais les semences ont des cotylédons charnus, huileux ou amylacés. Quelques-uns con- tiennent en même temps un principe amer et astringent qui leur donne une saveur désagréable ; mais on observe des passages entre toutes ces espèces. On sait que le gland du chêne a mau- vais goût, tandis que ceux des *Quercus suberosa, ilex, bal- lota,* sont bons à manger. Les fruits du châtaignier ( *Castanea vesca* ) forment la base de l'alimentation dans plusieurs pays ; ils sont doux, sucrés et pleins de fécule ; on mange également les fruits des autres espèces du genre ; les noisettes ( *Corylus avellana* ), les faînes du hêtre ( *Fagus sylvatica* ), contiennent au contraire une abondante quantité d'huile douce que l'on en extrait avec avantage.

Dans le genre *Myrica,* les fruits sont couverts d'une espèce de cire que l'on exploite ; à la Louisiane, c'est le *M. Cerifera ;* au Cap, le *M. Cordifolia ;* au Brésil, une autre espèce encore.

La famille des Amentacées fournit quelques produits résineux. L'écorce du bouleau en particulier est très-chargée
d'une couche résineuse pulvérulente. On la sépare en chauffant l'écorce, jusqu'à ce qu'elle prenne une couleur brune ; il
se volatilise une sorte de résine (*Betuline* de Lowitz) en végétations lanugineuses, soluble dans l'alcool, plus à chaud qu'à
froid, soluble également dans l'éther et dans les huiles, mais
qui ne se dissout pas dans les liqueurs alcalines.

La famille des Amentacées fournit le Liquidambar, qui découle du *Liquidambar styraciflua* du Mexique. Le *L. orientale*
fournit également un baume résineux. Le *Populus balsami-
fera* donne une qualité inférieure de Tacamaque.

## SAULE.

Les écorces de différentes espèces de Saules sont employées
comme fébrifuge. On les administre sous forme d'extrait ou
sous forme de poudre.

Fontana, et depuis Buchner, ont donné le nom de *Salicin*
à une matière amère qu'ils ont retirée de l'écorce de saule.
M. Leroux, pharmacien à Vitry-le-Français, est parvenu le
premier à l'obtenir à l'état de pureté. Il l'a appelée Salicine.

L'écorce de Saule contient, d'après l'analyse de Bartholdi
et celle de MM. Pelletier et Cayentou :

> Matière grasse verte,
> Matière colorante jaune amère,
> Tannin ;
> Extrait résineux,
> Matière gommeuse,
> Sel magnésique à acide organique.

C'est dans la matière jaune amère que réside les propriétés
du Saule. Elle est de nature extractive, et contient la salicine
à l'état de mélange ou de combinaison. L'extrait résineux paraît
être la même substance que M. Braconnot à nommée corticine.

La salicine est formée de petites lames rectangulaires dont
les bords paraissent taillés en biseau. Si les cristaux se sont
formés plus vite, ils sont plus petits et leur aspect est nacré.

La salicine pure est inodore ; sa saveur est très-amère. Elle fond à quelques degrés au-dessus de $+100°$, sans perdre d'eau, et elle se prend par le refroidissement en une masse cristalline.

L'eau à $+17$ dissout environ 6 p. 100 de salicine. L'eau bouillante la dissout en toutes proportions. L'alcool en dissout à peu près autant. Elle est insoluble dans l'éther et dans les huiles volatiles. L'acide hydrochlorique la dissout et la laisse par évaporation. L'acide nitrique la dissout mieux que l'eau, et si l'on sature l'acide, on retrouve la salicine non altérée ; mais à chaud, l'acide nitrique la change en acide benzoïque et en acide carbazotique.

La salicine cristallise dans l'acide sulfurique faible en gros prismes tétraèdres qui croque sous la dent. Si l'acide est plus fort, la salicine se change en une poudre blanche insoluble dans l'eau, mais soluble dans l'alcool. L'acide sulfurique concentré et froid donne une liqueur rouge, qui laisse déposer, lorsqu'on l'étend d'eau, un sédiment rouge ( Rutiline de Braconnot ), insoluble dans l'alcool, dont la couleur devient d'un rouge vif par les acides, et d'un violet foncé par les alcalis. Les alcalis lui rendent sa couleur rouge.

L'acide acétique dissout la salicine ; l'eau rend le mélange lactiforme. La salicine est précipitée de ses dissolutions par l'acétate de plomb ; mais ni la noix de galle ni les sels de platine et d'argent n'ont d'action sur elle. Les sels de mercure troublent à peine sa dissolution.

La salicine appartient à la classe des substances neutres. MM. Pelouze et J. Gay-Lussac l'ont trouvé composée de 2 prop. de carbone, 2 prop. d'hydrogène, et 1 prop. d'oxigène.

Suivant M. Berzélius, le meilleur procédé pour obtenir la salicine est celui de Néis d'Eseinbeck. Il fait bouillir l'écorce ( de préférence celle du *Salix helix* ) dans l'eau ; il ajoute à la liqueur de l'hydrate de chaux qui précipite le tannin à l'état de sous-sel calcaire ; il filtre la liqueur et l'évapore en sirop ; il ajoute assez d'alcool pour précipiter la gomme, et par l'évaporation il obtient de la salicine impure. L'eau-mère donne par évaporation une nouvelle quantité de salicine. La dernière eau-mère brune qui reste à la fin est précipitée par le sous-acétate de plomb, et la liqueur fournit une nouvelle quantité de produit.

Toutes ces salicines impures sont dissoutes dans l'eau bouillante ; on ajoute du charbon animal ; on filtre bouillant, et l'on fait cristalliser.

La salicine retient ordinairement la saveur aromatique des saules ; en cet état, MM. Herberger et Buchner la considèrent comme une combinaison saline formée de salicine et d'un acide volatil odorant. Ces expériences ont besoin d'être reprises.

La salicine est employée en médecine comme fébrifuge, avec des succès divers, à la dose de 15 à 30 grains.

Quelques personnes pensent que l'extrait de saule est plus efficace, et que les matières qui s'y trouvent associés à la salicine augmentent ses effets.

## PEUPLIER.

### ( Populus nigra. )

Les bourgeons du peuplier sont employés à cause de la matière résineuse qui y est contenue. M. Pellerin, qui les a analysés, y a trouvé :

Huile essentielle odorante,
Résine jaune verdâtre, d'une saveur forte,
Extraits gommeux,
Acide gallique,
— malique ;
Matière grasse, ayant beaucoup de rapport avec la cire.
Albumine,
Acétate et hydrochlorate d'ammoniaque.

TEINTURE ALCOOLIQUE DE BOURGEONS DE PEUPLIER.

Pr. : Bourgeons de peupliers frais............ 1
        Alcool à 33 degrés...................... 6

**F. S. A. ( Van Mons. )**

## POMMADE DE BOURGEONS DE PEUPLIER.

    Pr. : Bourgeons secs de peuplier..............  1
    Axonge ..................................  4

Faites digérer au bain-marie ou sur un feu doux; passez avec expression, et séparez les fèces.

## ONGUENT POPULÉUM.

    Pr. : Bourgeons frais de peuplier............  1 livre.

Faites digérer pendant vingt-quatre heures dans :

    Axonge fondu ......................... 3 livres.

Conservez jusqu'à ce que l'on puisse se procurer les plantes suivantes :

    Feuilles récentes de pavot...........
    —        de belladone........
    —        de jusquiame ........ } ana 8 onces.
    —        de morelle...........

Pilez ces plantes; mêlez-les à la graisse et aux bourgeons de peuplier; faites cuire jusqu'à consomption de l'humidité; passez avec expression; laissez déposer et refroidir, et grattez la pommade par couches pour séparer les fèces.

Ce procédé, donné par le Codex, a été signalé comme vicieux depuis fort long-temps. Les bourgeons de peuplier moisissent dans la graisse, et la font rancir avant que les autres plantes ne soient suffisamment développées.

M. Henry faisait chauffer les bourgeons dans la graisse pour dissiper leur eau de végétation, et il les conservait en cet état jusqu'au moment où il pouvait se procurer les plantes néces-saires pour terminer la pommade.

M. Boullay fait une première pommade avec les bourgeons, et il s'en sert comme d'excipient pour dissoudre les parties médicamenteuses des plantes narcotiques.

Il est préférable, suivant le procédé de M. Dumesnil, de se servir des bourgeons secs; on les emploie à la dose de 6 onces;

on les concasse, et on les ajoute quand l'eau des plantes a été évaporée; on laisse digérer pendant vingt-quatre heures. La dessiccation ne fait pas perdre aux bourgeons leur principe odorant balsamique, et la pommade est fort odorante.

# CHÊNE.

### ( Quercus robur. )

L'écorce de chêne est fort astringente, et elle paraît devoir ses principales propriétés au tannin qu'elle contient; on l'emploie surtout comme astringente et styptique, soit à l'intérieur, soit en injections. Elle a eu aussi des succès comme fébrifuge, et elle a paru plus efficace quand on l'a associée à quelque autre amer aromatique, comme la petite centaurée ou la racine de gentiane.

D'après les essais de M. Braconnot, l'écorce de chêne contient :

> Tannin,
> Acide gallique,
> Sucre incristallisable,
> Pectine,
> Tannate de chaux,
>    — de magnésie,
>    — de potasse, etc.

Le tannin de l'écorce de chêne n'a pas été examiné à l'état de pureté. Il paraît être uni, en outre de l'acide gallique, à quelques autres matières en un état de combinaison inexaminé. M. Braconnot a fait remarquer que l'écorce de chêne ne dépose pas d'apothème par des évaporations et dissolutions successives; ce qui ne manque pas d'arriver avec le tannin de la noix de galle. Ce chimiste n'a pas non plus trouvé de corticine dans l'écorce du chêne.

### POUDRE D'ÉCORCE DE CHÊNE.

On écorce pour le besoin des arts les branches du chêne qui ont douze à quinze ans. On sèche les écorces, et on les réduit en poudre grossière au moulin. Cette poudre porte le nom de tan. Elle peut servir directement à faire des infusions ou des décoctions ; mais quand on la destine à servir sous la forme de poudre, on doit achever de la pulvériser et la passer à travers un tamis de soie. En cet état elle porte quelquefois le nom de fleur de tan.

### INJECTION DE TAN.

    Pr. : Tan en poudre grossière................... 1/2 once à 1 once.
          Eau bouillante........................... 6 livres.

Faites infuser.

### GLANDS DE CHÊNE.

Une analyse de Lœwig a fait reconnaître dans les glands de chêne :

|  |  |
|---|---|
| Huile grasse, | 43 |
| Résine, | 52 |
| Gomme, | 64 |
| Tannin, | 90 |
| Extractif amer, | 52 |
| Amidon, | 385 |
| Ligneux, | 319 |
| Sels de potasse et de chaux. | » |

On les a employés en décoction contre les diarrhées muqueuses, et l'association naturelle de l'amidon avec une substance tonique doit en effet leur assurer souvent des succès ; mais on fait plus d'usage des glands torréfiés. Ce médicament, à la dose de 1 gros à 2 gros par tasse d'infusion, a donné de bons résultats, employé comme stomachique et tonique. On s'en est servi surtout avec succès contre le rachitisme, la consomption, le marasme, les obstructions du mésentère.

Suivant M. Bourlet, on emploie en Turquie les glands comme analeptiques ; on les laisse enfouis dans la terre pendant quelque temps pour leur faire perdre leur amertume ; puis on les sèche et on les torréfie. Leur poudre, mêlée à du sucre et des aromates, constitue le palamoud des Turcs et le racahout des Arabes. C'est un aliment d'une facile digestion ; on lui substitue habituellement un mélange dans lequel le gland de chêne est remplacé par du cacao et des fécules.

## STYRAX LIQUIDE.

L'origine du Styrax liquide n'est pas bien connue.

Il paraît être constitué par un mélange de matières résineuses. Son odeur est tout-à-fait pareille à celle du Liquidambar; mais le Styrax liquide a une origine différente. Sa dissolution alcoolique, faite à chaud, laisse déposer des aiguilles que M. Bonastre a appelées Styracine. Celle-ci est insoluble dans l'eau et dans l'alcool froid; mais elle se dissout bien dans l'alcool bouillant, qui la laisse cristalliser par le refroidissement. Elle appartient à la classe des résines cristallisables.

Le Styrax liquide offre, selon M. L'héritier, les mêmes avantages que le baume de copahu dans le traitement de la blennorrhée et de la leucorrhée, et il ne dégoûte pas autant les malades. Aussi propose-t-il de combattre, par les préparations suivantes, les maladies dans lesquelles le baume de copahu est indiqué.

#### PILULES DE STYRAX.

Pr. : Styrax liquide purifié................... 1 once.
     Poudre de réglisse.................... Q. S.

Pour des bols de 6 à 8 grains : six par jour, trois le matin et trois le soir; on augmente jusqu'à douze.

#### SIROP DE STYRAX.

Pr. : Styrax liquide..................... 2 onces.
     Eau simple..................... 2 livres.
     Sucre..................... 4 livres.

Pour un sirop que l'on prépare comme celui de tolu. Six cuillerées par jour.

ONGUENT DE STYRAX.

Pr. : Colophane ............................ 16
. Résine élémi........................ 8
Cire jaune......................... 8
Styrax liquide..................... 8
Huile de noix...................... 12

On met la colophane, la résine élémi et la cire dans une bassine ; et on les fait fondre sur un feu doux ; on ajoute alors le Styrax liquide, mais avec précaution, pour éviter les effets du bouillonnement trop fort que produirait la vaporisation de l'eau du Styrax, si le mélange résineux était trop chaud. Quand le Styrax est fondu, on ajoute l'huile de noix ; on passe à travers une toile, et l'on remue l'onguent jusqu'à ce qu'il soit presque refroidi.

Il se fait à la surface de l'onguent de Styrax une espèce de croûte qui est due à l'épaississement de l'huile de noix dans les couches superficielles, à raison de la propriété siccative de cette huile. On sépare cette couche quand on veut se servir de l'onguent.

# CONIFÈRES.

La famille des Conifères est très-naturelle, et les plantes qui la composent présentent une extrême analogie dans leurs propriétés. Les Conifères sont chargées dans toutes leurs parties d'huile volatile et de résine, mais en des proportions qui varient et avec l'espèce et avec les organes qui les contiennent.

Les Conifères fournissent naturellement, ou par des incisions faites à leur tronc, une grande quantité de produits résineux ; ces produits contiennent des proportions variables d'huile essentielle et de résine ; si la résine abonde, l'huile volatile se dissipe presque totalement au contact de l'air, et l'on a des résines sèches comme la sandaraque et l'encens des thuya. Si la quantité d'huile essentielle est plus grande, la déperdition qui s'en fait à l'air ne suffit pas pour donner au produit de la solidité, et l'on a des térébenthines molles : d'autres fois l'huile essentielle est en plus grande quantité que la résine, par exemple, dans les genévriers.

Les produits résineux les plus importans qui découlent des Conifères sont :

La térébenthine de Bordeaux, des *Pinus maritima et sylvestris.*

de Strasbourg, du *Pinus picea (Abies taxifolia).*

de Venise, du *Pinus Larix (Larix europæa).*

de Boston, du *Pinus australis.*

d'Amérique, du *Pinus strobus.*

de Hongrie, du *Pinus mughos.*

des monts Carpathes, du *Pinus cimbra.*

Le baume du Canada, de l'*Abies balsamea.*

La résine de Dammar, du *Pinus dammara (Dammara alba).*

La poix blanche, du *Pinus abies (Abies excelsa).*

La sandaraque, du *Thuya articulata.*

L'encens d'Afrique, du *Juniperus lycia.*

Le galipot, des divers pins et sapins.

Comme produits secondaires, les pins fournissent :

L'essence de térébenthine,

La colophane,

La résine de pin,

La poix noire,

Le brai,

Le goudron,

Les feuilles du pin sont chargées de principe résineux comme la tige ; on emploie les bourgeons de plusieurs espèces comme excitans, diurétiques et anti-scorbutiques. On se sert principalement de ceux des sapins *Abies excelsa* et *taxifolia*, et de ceux de l'*Abies alba*, ou sapinette blanche du Canada.

Deux plantes sont connues, et d'autres peut-être sont dans le même cas, qui ont des propriétés spéciales opposées à celles du reste de la famille : ce sont l'If (*Taxus baccata*), dont les feuilles sont narcotiques et donnent des nausées, et la Sabine

(*Juniperus sabina*), qui a une extrême âcreté, qui produit
une action sur le système nerveux et une excitation généra-
rale, d'où résultent de graves accidens si on ne l'emploie avec
prudence.

Les fruits des Conifères sont des cônes secs. Ceux des géné-
vriers sont charnus; ils ont une saveur sucrée et résineuse. On
mange, bien que peu agréables, les fruits charnus de l'*Ephé-
dra distachia*, ou raisin de mer; de l'*E. Monostachia*, et de
quelques autres espèces. Les fruits de l'If sont adoucissans et
laxatifs. Ils contiennent une matière sucrée, incristallisable,
et de l'acide malique. Ils ne sont pas vénéneux comme on l'a
prétendu. On mange les semences du *Pinus pinea*, sous le
nom de Pignon doux. Elles sont émulsives, et elles ont une
saveur agréable.

## BAIES DE GENIÈVRE.
### ( Juniperus communis. )

Les baies, ou, pour parler plus exactement, les cônes charnus
du genévrier contiennent :

> Huile volatile,
> Cire,
> Résine,
> Matière extractive,
> — sucrée,
> Gomme,
> Sels de chaux et de potasse.

La matière sucrée, suivant Trommsdorf est cristallisable et
analogue au sucre de raisin. Elle est de la nature de la mélasse
suivant M. Nicolet. Ce chimiste a trouvé la résine cristallisée.
A cet effet, il a repris l'extrait aqueux de genièvre par l'alcool
bouillant, qui a laissé déposer de la cire par le refroidissement.
La liqueur alcoolique évaporée, a fourni un extrait qui, après
avoir été étendu d'un peu d'alcool, laisse précipiter la résine
après quelques jours.

L'huile essentielle de genièvre est incolore; sa densité est de 0,011 ; elle est peu soluble dans l'alcool. Elle est isomérique avec l'essence de térébenthine, suivant M. Dumas.

Trommsdorf a observé que l'huile volatile domine dans les baies avant leur maturité ; que, dans les baies parfaitement mûres et qui ont pris une couleur bleue foncée, déjà une partie de cette huile a été changée en résine, et que la conversion est complète dans les baies plus mûres , qui ont pris une couleur noire ; et en même temps le sucre a presque tout-à-fait disparu.

C'est en raison de l'huile volatile et de la résine qui s'y trouvent que les baies de genièvre sont employées en fumigations excitantes ; souvent on les met dans une bassinoire garnie de feu dont on se sert pour chauffer le lit des malades.

### TISANE DE GENIÈVRE.

Pr. : Baies de genièvre...................... 1/2 once à 1 once.
      Eau bouillante......................... 1 litre.

Cette tisane est donnée aux hydropiques, elle agit comme un excitant de tout le système et en même temps comme un diurétique efficace.

### EXTRAIT DE GENIÈVRE.

Pr. : Baies de genièvre légèrement concassées  Q. V.
      Eau tiède ...............................  S. Q.

On laisse l'eau et les baies de genièvre pendant 48 heures, on passe et on évapore en consistance d'extrait. Le Codex conseille de laisser les baies entières, mais on aurait tort de le faire ; on obtient beaucoup plus d'extrait avec les baies concassées, et je me suis assuré qu'il n'était nullement inférieur à l'extrait obtenu avec les baies entières. Il en serait tout autrement si l'on opérait à l'ébullition : il se dissoudrait une assez grande quantité de résine qui donnerait au produit de l'âcreté.

# SABINE.

### ( Juniperus sabina. )

La Sabine contient beaucoup de résine et beaucoup d'huile volatile. C'est une plante extrêmement âcre, qui peut produire une inflammation sur la peau, et qui, pour cette raison, est quelquefois appliquée sur les plaies pour ronger des productions charnues ou pour déterger de vieux ulcères. A l'intérieur elle peut déterminer un empoisonnement, par inflammation de l'estomac ; à une dose ménagée, c'est un excitant fort énergique. Il porte son action sur la matrice et détermine l'apparition des règles quand elles ont manqué par l'état d'atonie des tissus. On l'emploie à la dose de 12 à 15 grains en poudre ou de 1 gros en infusion.

L'huile essentielle de sabine, d'après l'analyse de M. Dumas, a la même composition que celles de genièvre et de térébenthine.

### TEINTURE DE SABINE.

Pr. : Feuilles de sabine...................... 1
Alcool à 32 degrés..................... 4

**F. S. A.**

### POTION DE SABINE.

Pr. : Huile essentielle de sabine............. 1 à 6 gouttes.
Sirop d'armoise......................... 1 once.
Eau de fleurs d'oranger................. 4

**F. S. A.**

### CÉRAT DE SABINE.

Pr. : Poudre de sabine...................... 4 onces.
Cérat sans eau......................... 3

**Mêlez.**

## TÉRÉBENTHINE.

Lés espèces de térébenthine commerciales en France sont les suivantes :

| Térébenthine de Bordeaux. | | Venise. | Strasbourg. | Vosges: |
|---|---|---|---|---|
| ( Pinus sylvestris et maritima. ) | | Larix Europea. | Abies pectinata. | Abies excelsa. |
| Huile volatile | 12 | 18 à 25 | 33, 5 | 32 |
| Acide succinique et matière | | | | |
| extráctive | « | « | 0,85 | 1,22 |
| Acide pinique | « | « | } 46,39 | 45,37 |
| — sylvique | « | « | | |
| Résine indifférente | « | « | 6,20 | 7,42 |
| Abiétine | 0 | 0 | 10,85 | 11,47 |
| Perte portant surtout sur | | | | |
| l'huile | « | « | 2,21 | 2,5 |
| | | Unverdorben. | Unverdorben. Caillot. | Caillot. |

L'acide pinique ressemble à la colophane. Il appartient aux résines médiocrement électro-négatives. Il est soluble en toutes proportions dans l'alcool, l'éther et les huiles de térébenthine et de pétrole. Il se combine très-bien aux bases. Les pinates de potasse et de soude s'obtiennent directement, et les pinates terreux et métalliques qui sont insolubles, par double décomposition. L'acide pinique est composé, suivant l'analyse de M. Rose, de

40 proportions carbone,
32 — hydrogène,
4 — oxigène.

Dans les pinates, l'oxigène de la base est le 1/4 de l'oxigène de l'acide.

L'acide sylvique cristallise en prismes quadrilatères, qui sont ordinairement si larges qu'ils ressemblent à des tables. Il ne fond qu'au-dessus de + 100. Il est soluble dans l'alcool anhydre et dans l'éther. L'alcool à 27 Cartier ne le dissout qu'à l'ébullition. Il se dépose presque en totalité par le refroidissement. Il est également soluble dans les huiles grasses et dans les huiles volatiles et l'huile de pétrole; mais il n'y cristallise pas.

Les combinaisons de l'acide sylvique avec les bases ressem—

blent beaucoup aux pinates, mais les sylvates sont plus solubles dans l'éther. Le sylvate de magnésie est même soluble en toutes proportions dans l'alcool à 27°, ce qui donne le moyen d'extraire séparément l'acide pinique et l'acide sylvique. Ce dernier a absolument la même composition et la même capacité de saturation non-seulement que l'acide pinique, mais encore que la résine de copahu ; on peut se les représenter comme des oxides d'essence de térébenthine.

La résine indifférente du pin s'y trouve en petite quantité. Elle est insoluble dans l'alcool froid et dans l'huile de pétrole. Elle ne se combine pas aux bases.

L'abiétine, qui a été découverte par M. Caillot, est, suivant lui, particulière aux térébenthines fournies par les abiès. C'est une résine cristallisée en prismes allongés presque rectangulaires. Elle est inodore et presque insipide. Elle est si fusible qu'elle se ramollit déjà aux rayons du soleil; fondue, elle est incolore, limpide et de consistance d'huile grasse. Elle est soluble en toutes proportions à l'ébullition dans l'alcool à 27–28 Cartier. Elle est soluble dans l'éther, l'huile de pétrole et l'acide acétique concentré. Elle ne se combine pas aux alcalis.

En outre de ces résines, la térébenthine qui est restée exposée à l'air, contient d'autres résines qui paraissent provenir de l'altération de l'huile volatile ou de celle des résines précédentes.

#### EAU TÉRÉBENTHINÉE.

Pr. : Térébenthine de Venise................ 1 partie.
Eau de rivière........................ 6

Triturez dans un mortier pendant une demi-heure et laissez déposer.

Cette eau est employée dans les maladies des voies urinaires et respiratoires, et dans quelques affections de la peau.

ALCOOLAT DE TÉRÉBENTHINE COMPOSÉ.

(Baume de Fioraventi.)

| | | |
|---|---|---|
| Pr. : Térébenthine | | 1 livre. |
| Résine élémi | | |
| Tacamahaca | | |
| Succin | | ana 3 onces. |
| Galbanum | | |
| Myrrhe | | |
| Styrax liquide | | 2 onces. |
| Aloès | | 1 once. |
| Baies de laurier | | 4 onces. |
| Galanga | | |
| Zédoaire | | |
| Gingembre | | |
| Canelle | | ana 1 once 1/2 |
| Girofles | | |
| Noix muscades | | |
| Feuilles d'origan | | 1 |
| Alcool à 32 degrés | | 6 livres. |

Pour 5 livres d'alcoolat.

Le résidu, distillé dans une cornue au bain de sable, donne
un produit de couleur citrine qui ne contient pas d'alcool, mais
des huiles volatiles un peu épaisses. On le nommait baume de
Fioraventi huileux. En poussant davantage le feu, on obtenait
une liqueur noire contenant de l'eau et de l'huile brune. Celle-
ci était le baume de Fioraventi noir. Il n'est plus d'usage, non
plus que le baume huileux. Ce dernier est formé d'huiles volatiles déjà altérées ; l'autre est presque entièrement composé
d'huile empyreumatique.

Cet alcoolat est surtout employé à l'extérieur en frictions
excitantes contre les douleurs rhumatismales. On s'en sert aussi
en en versant un peu dans la main que l'on tient rapprochée des
yeux, pour faire une sorte de fumigation fortifiante.

PILULES DE TÉRÉBENTHINE.

Les pilules de térébenthine sont de plusieurs espèces ; les
pilules qui contiennent la résine privée d'huile volatile, ou
pilules de térébenthine cuite ; et les pilules contenant de l'essence, qui peuvent être officinales ou magistrales.

### PILULES DE TÉRÉBENTHINE CUITE.

On prend une quantité voulue de térébenthine de Venise; on la met dans une bassine avec de l'eau que l'on entretient bouillante, jusqu'à ce qu'en versant un peu de cette résine dans l'eau froide elle y prenne une consistance solide. Alors on retire la térébenthine ; on la malaxe en la tirant dans les mains en tous les sens, et on finit par la diviser en pilules de quatre grains que l'on conserve dans l'eau froide. Pour mettre facilement en pilules la térébenthine cuite, on la tient dans l'eau tiède, qui l'entretient dans un état de mollesse suffisant.

La coction que l'on fait éprouver à la térébenthine a pour objet d'en séparer l'huile volatile, et de ne conserver que la résine : elle retient cependant un peu d'huile essentielle.

La nature de la matière résineuse est aussi changée. Il se fait une proportion assez considérable d'une résine très-acide qu'Unverdorben a nommée acide colopholique.

### PILULES DE TÉRÉBENTHINE OFFICINALES.

Pr. : Térébenthine de Bordeaux............... 14 gros.
     Magnésie calcinée...................... 1/2

On fait le mélange, et au bout de 12 heures la masse a acquis une consistance pilulaire. On fait les pilules pendant que la masse a encore assez de mollesse et on les conserve dans du lycopode. Si on tarde de diviser en pilules, il faut ramollir la masse avec de l'eau chaude pour la diviser, et alors les pilules ont moins de transparence.

Cette formule est de M. Fauré, de Bordeaux. Elle ne réussit pas avec les térébenthines de Strasbourg ou de Venise, ce qu'il faut attribuer à ce qu'elles contiennent plus d'huile essentielle. Il y a en effet combinaison de la magnésie avec les résines acides et les sels qui se forment peuvent absorber plus d'huile volatile que la résine elle-même, de là la solidification ; mais si la quantité de résine est par trop considérable, la solidification ne peut pas avoir lieu ; la forte proportion de résine neutre que contient la térébenthine de Bordeaux peut concourir encore à ce résultat.

### PILULES DE TÉRÉBENTHINE MAGISTRALES.

    Pr. : Térébenthine de Venise.............. 1 once.
          Magnésie blanche..................... 1

## F. S. A.

Cette formule a été donnée par M. Mouchon fils , qui a reconnu que la magnésie blanche donnait instantanément plus de solidité à la térébenthine que la magnésie calcinée. Il faudrait trois fois autant de cette dernière pour produire le même effet.

Si on se sert de la térébenthine de Bordeaux, 6 gros ou 6 gros 1/2 de magnésie suffisent à la solidification.

Je dois faire remarquer que ces doses ne peuvent jamais être déterminées avec une rigoureuse exactitude, parce que les térébenthines, même quand elles proviennent du même arbre, ne sont jamais absolument semblables à elles-mêmes , et qu'elles changent encore avec le temps; mais les proportions que j'ai données réussissent presque constamment.

### DIGESTIF.

    Pr. : Térébenthine........................ 2 onces.
          Jaunes d'œufs N° 2.................. 1 once.
          Huile d'hypericum.................. S. Q.

On mêle la térébenthine et les jaunes d'œufs et l'on ajoute l'huile d'hypericum pour faire un onguent à moitié liquide.

### DIGESTIF ANIMÉ.

    Pr. : Digestif simple...................... 1
          Styrax liquide ..................... 1

## Mêlez.

**DIGESTIF OPIACÉ.**

Pr. : Digestif simple.................... 1 once.
Laudanum liquide :.................. 1 gros.

Mêlez.

# ESSENCE DE TÉRÉBENTHINE.

L'essence de térébenthine est liquide et incolore. Elle bout à 156,8. Elle contient un stéaroptène qui se dépose par un froid de — 17°. Elle est peu soluble dans l'alcool aqueux; 100 parties d'alcool à 35° ne dissolvent, à la température de 22°, que 13,5 parties d'essence de térébenthine.

Elle est composée de carbone et d'hydrogène dans les rapports de

|     |           |           |       |
| --- | --------- | --------- | ----- |
| 20  | proportions | carbone, | 88,5  |
| 16  | —         | hydrogène, | 11,5  |

MM. Blanchet et Sell la considèrent comme un mélange de deux huiles volatiles peu différentes, et qui ont une même composition chimique, le dadyl et le peucyl. Le dadyl bout à 145 ; il forme avec l'acide hydrochlorique une combinaison solide ( camphre artificiel.) ; le peucyl bout à 134 et il forme avec le même acide un composé liquide. Comme ces deux huiles ont un terme d'ébullition plus faible que l'essence de térébenthine, elles sont évidemment un produit d'altération.

Quand on refroidit l'essence de térébenthine à — 27 , elle laisse déposer un stéaroptène qui se liquéfie à —7.

Quand l'huile essentielle est vieille et a été distillée avec de l'eau, elle donne en outre une matière cristalline qui a été observée pour la première fois par M. Tingry. Il est représenté dans sa composition par 1 proportion d'essence et 6 proportions d'eau.

L'essence de térébenthine du commerce a besoin d'être rectifiée , car elle contient une portion d'acide et de résine qui tache les étoffes. A cet effet on la redistille avec de l'eau ; si l'on voulait l'avoir chimiquement pure, il faudrait la distiller une première fois sur de la chaux, et une seconde fois sur du chlorure de calcium.

L'essence de térébenthine est employée en médecine comme un puissant excitant. On l'emploie à forte dose pour expulser le ténia sans qu'il en résulte d'accidens ; parce que les intestins qui ne peuvent la supporter la rejettent au bout d'une demi-heure ou d'une heure. C'est également à forte dose qu'elle est administrée contre les névralgies. On l'emploie encore sous forme de pommades ou d'injections pour ranimer les ulcères indolens.

### ALCOOLAT D'ESSENCE DE TÉRÉBENTHINE.
#### (Esprit antihictérique.)

Pr. : Essence de térébenthine................ 1 once 1/2
     Alcool rectifié........................ 8

Distillez et séparez la liqueur alcoolique de l'huile qu'elle surnage.

### ÉTHER TÉRÉBENTHINÉ.

Pr. : Essence de térébenthine............... 2 gros
     Ether sulfurique....................... 3 gros

C'est la mixture de Durande pour expulser les calculs biliaires.

### HUILE ANTHELMINTIQUE.

Pr. : Huile de térébenthine................. 4 parties.
  — de corne de cerf ................. 1

Mêlez.

On a employé ce médicament avec succès contre le ténia. La dose est de 1 à 2 cuillerées à café matin et soir, ou de 2 cuillerées à café en lavemens.

### MIEL TÉRÉBENTHINÉ.

Pr. : Miel blanc........................... 1 once.
     Essence de térébenthine.............. 2 gros.

Mêlez.

Ce médicament a été recommandé par Home dans le lombago et par M. Récamier dans les névralgies.

### GARGARISME DE GEDDINGS.

Pr. : Huile volatile de térébenthine ......... 2 gros.
Mucilage de gomme adragante ........ 8 onces.

Mêlez.

Il est conseillé pour arrêter la salivation mercurielle.

### POTION CONTRE LE TÉNIA.

Pr. : Essence de térébenthine............... 3 onces.
Miel...................................... 6 gros.
Eau de menthe............................. S. Q.

À prendre en 3 fois.

### POTION VERMIFUGE.

Pr. : Essence de térébenthine. ............. 2 à 5 gros.
Huile de noix............................. 2 à 3 onces.

Mêlez.

À prendre en une fois, contre le ténia.

### LOOCH TÉRÉBENTHINÉ.

Pr. : Essence de térébenthine............... 3 gros.
Jaunes d'œufs ............................ N° 2.
Sirop de menthe........................... 2 onces.
— de fleurs d'oranger............ 1
— d'éther........................ 1
Teinture de canelle....................... 1/2 gros.

Cette potion a été recommandée par M. Récamier contre les névralgies, à la dose de 3 cuillerées par jour.

### LAVEMENT TÉRÉBENTHINÉ.

Pr. : Essence de térébenthine .............. 1 once.
Jaune] d'œuf........................ N° 1.
Eau.................................. 1 livre.

**F. S. A.**

Employé par Cross contre les ascarides vermiculaires, et par
Recamier contre les névralgies lombaires.

### SAVON DE STARKEY.

Pr. : Carbonate de potasse bien sec........ ⎫
Huile volatile de térébenthine........ ⎬ ana P. E.
Térébenthine de Venise............. ⎭

On triture le carbonate de potasse bien sec dans un mortier
de marbre, avec un pilon de verre, on y mêle d'abord peu à
peu l'essence et ensuite la térébenthine ; on broie le mélange
sur un porphyre jusqu'à ce qu'il ait acquis la consistance d'un
miel épais, et on le conserve dans un pot de faïence. On obtient
ainsi un tout homogène qui ne se sépare pas avec le temps.

## PIPÉRITÉES.

Toutes les parties des pipéritées et surtout le fruit ont une
saveur âcre, piquante et aromatique. Ce sont des excitans
plus ou moins énergiques qui peuvent avoir assez d'âcreté pour
rubéfier la peau ; mais qui, à l'intérieur et à des doses convenables, agissent comme excitant, stomachique ou sudorifique.

Plusieurs racines de Pipéritées sont employées comme sia-
logogues ; au Brésil les *Piper reticulatum* et *nodosum* ; aux
Antilles le *P. aduncum* ; à Bourbon le *P. caudatum*. On se
sert au Pérou comme fébrifuge des racines du *P. dichotomum* ;
au Brésil celle du *P. umbellatum* est employée comme diurétique sous le nom de Pariparobo. Les insulaires de la mer du
Sud préparent avec la racine d'ava *P. methysticum* une boisson enivrante qui agit peut-être et par l'âcreté propre à la racine et par un peu d'alcool que la fermentation doit y produire.

On emploie comme stomachique au Pérou les feuilles des *P. heterophyllum* et *dichotomum;* au Brésil on se sert comme fébrifuge du *P. betle;* les Indous mâchent continuellement les feuilles de cette plante pour soutenir les forces digestives contre l'action débilitante de la chaleur humide de leur pays. Le *P. peltatum,* ou herbe à collier, est un diurétique assez efficace qui sert dans les Antilles au traitement de la gonorrhée; le *P. caudatum* de Bourbon, a le même usage.

C'est surtout par leurs fruits que les poivres sont intéressans. Les espèces employées le plus habituellement sont le poivre blanc, le poivre noir, le poivre à queue et le poivre long. On fait usage au Cap du *P. capense;* au Pérou des *P. carponya* et *peperonica;* à Bourbon du *P. caudatum,* et en Afrique du *P. guineense.* Tous ces fruits sont remarquables par leur âcreté. Ils contiennent de l'huile essentielle, mais ils doivent leur saveur mordicante à une espèce de résine mollasse qui n'est pas volatile.

# POIVRE.

### ( Piper nigrum. )

Le poivre noir est un fruit aromatique, et surtout trèsâcre, dont on fait une énorme consommation comme condiment. Il convient surtout aux personnes d'un tempérament mou et lymphatique, et dont l'estomac est lent et paresseux. Comme médicament, c'est un excitant et un stomachique puissant; son âcreté est telle qu'à l'extérieur il agit comme rubéfiant.

Le poivre noir a été analysé par M. Pelletier, qui y a trouvé :

Piperin,
Huile concrète âcre,
  — volatile balsamique,
Matière gommeuse,
  — extractive,
Acide malique,
  — tartrique,
Amidon,
Bassorine.

Le piperin, suivant l'analyse de M. Liebig, est composé de : 40 proportions carbone, 20 pp. hydrogène, 8 pp. oxigène, 1 pp. azote. Il cristallise en prismes à 4 pans, transparens ; il n'a pas de saveur ; il fond vers 100° ; il est insoluble dans l'eau froide ; l'eau bouillante en dissout un peu ; il est très-soluble dans l'acool, surtout à chaud, et il se sépare en partie par le refroidissement ; il est peu soluble dans l'éther et se dissout très-bien dans l'acide acétique. Le piperin n'est pas azoté ; il ne se combine ni aux acides ni aux alcalis. Quand on veut se le procurer, le meilleur procédé à suivre est celui de M. Poutet. On fait un extrait de poivre par l'alcool et on le reprend par une dissolution de potasse caustique à 20°. On étend d'eau et on filtre. La matière restée sur le filtre est lavée avec soin. On la reprend par l'alcool chaud pour avoir le piperin cristallisé.

Le piperin a été vanté comme un bon fébrifuge à la dose de 6 à 12 grains ; mais l'expérience n'a pas confirmé cette propriété.

La matière concrète âcre du poivre se solidifie à une température voisine de zéro ; elle se liquéfie, au contraire, à une douce chaleur ; sa saveur est extrêmement âcre et piquante ; elle se dissout très-bien dans l'éther et dans l'alcool ; elle s'unit facilement à tous les corps gras. C'est en elle que réside toute l'âcreté du poivre.

Quant à l'huile volatile du poivre, elle est peu abondante, et elle est plutôt balsamique qu'elle n'a de l'âcreté.

### POUDRE DE POIVRE.

Le poivre se pulvérise sans qu'on laisse de résidu. Il faut se garantir de l'action de la poudre qui est fort âcre et qui fait violemment éternuer.

### TEINTURE DE POIVRE.

Pr. : Poivre noir........................... 1 partie.
    Alcool à 33 degrés..................... 8

F. S. A.

### POMMADE DE POIVRE.

Pr. : Poivre noir en poudre fine............ 1 partie.
Axonge .......................... 4

Mêlez.

Cette pommade est employée comme rubéfiante.

### CATAPLASME RUBÉFIANT.

Pr. : Orge légèrement torréfié et pulvérisé... 4 onces.
Vinaigre ........................ 1 once.
Blancs d'œufs................... N° 3
Eau. ........................... S. Q.

Faites à froid une pâte que vous étendrez sur de la toile et que vous saupoudrerez avec

Poudre de poivre ...................  
— de fenouil ................. } ana 1/2 once.

( Codex. )

## POIVRE LONG.

Le poivre long est le chaton du *Piper longum*, recueilli avant la maturité des fruits ; ses propriétés sont celles du poivre noir, mais il est plus rarement employé. Il entre dans quelques formules composées anciennes. M. Dulong, qui l'a analysé, y a trouvé :

Pipérin,
Matière grasse concrète très-âcre,
Un peu d'huile volatile,
Matière extractive,
Amidon,
Bassorine.

On voit par là que sa composition est tout-à-fait analogue à celle du poivre noir, sauf les acides malique et tartrique, qui se forment dans le poivre noir, à mesure que le péricarpe mûrit.

## POIVRE CUBEBE.

### (Piper cubeba.)

Le poivre cubèbe, ou poivre à queue, a, par sa composition, la plus grande analogie avec les poivres précédens. M. Vauquelin y avait trouvé une huile presque concrète ; des résines et de la matière extractive. Ce travail a été repris par M. Monheim qui y a reconnu les corps suivans :

Huile volatile,  
Cubebin,  
Résine balsamique molle et âcre,  
Extractif.

Le cubebin paraît être identique avec le piperin.

L'huile volatile est épaisse et trouble ; 8 livres de cubèbes en ont fourni 10 onces. M. Muller, a vu qu'en la laissant abandonnée à elle-même, elle laissait déposer une matière blanche cristalline, qui cristallise parfaitement par l'évaporation spontanée de sa dissolution alcoolique. M. Winkler a repris depuis l'examen de ce stéaroptène, sous le nom de camphre de cubèbe. Il est en cristaux rhomboïdaux, incolores, brillans, presque transparens ; son odeur est extrêmement faible et paraît être due à ce qu'il retient un peu d'huile volatile verte ; sa saveur, qui rappelle celle des cubèbes, peut-être, par la même raison, finit par être fraîche. Le camphre de cubèbe fond de 55 à 56° ; il est insoluble dans l'eau ; il est soluble dans l'alcool, l'éther, dans les huiles fixes et volatiles. Il est volatil assez difficilement ; quand on veut le distiller avec de l'eau, il ne passe pas à la distillation. Peut-être est-il un produit d'altération.

### POUDRE DE CUBÉBE.

On pulvérise le poivre cubèbe sans laisser de résidu.

La poudre de cubèbe est employée dans le traitement de la gonorrhée. On la donne à la dose de 2 gros à 1 once par jour et plus, divisée en plusieurs prises.

### INJECTION DE CUBÈBE.
#### Du Docteur Will.

Pr. : Cubèbe concassé...................... 1 once.
    Eau bouillante........................ 1 livre.

Faites infuser. Dans les gonorrhées douloureuses, le docteur Will ajoute un scrupule d'extrait de belladone.

### LAVEMENT DE CUBÈBE.

Pr. : Poudre de cubèbe..................... 1 à 2 gros.
    Décoction mucilagineuse.............. 8 onces.

Mêlez.

### EXTRAIT OLEO RÉSINEUX DE CUBÈBE.

On distille 6 livres de poivre cubèbe avec 12 litres d'eau, de manière à retirer 6 livres de produit; on sépare l'huile volatile qui s'est formée, et on remet l'eau distillée dans la cucurbite; on ajoute 6 autres livres de cubèbe et on fait une nouvelle distillation. L'huile obtenue est ajoutée à la première.

Le marc resté dans la cucurbite est fortement exprimé, et il est épuisé par l'alcool; on distille les teintures alcooliques et on évapore le résidu en consistance de miel; on en obtient 12 onces que l'on mélange avec l'huile volatile.

C'est ce mélange qui a été nommé par M. Dublanc extrait oléo-résineux de cubèbe. Son odeur est aromatique et agréable, sa saveur est chaude; il laisse dans la bouche un sentiment de fraîcheur pareil à celui que produit la menthe poivrée; il contient tous les principes actifs du cubèbe et il est d'une administration plus facile. On le prend enveloppé dans un morceau de pain azime ou réduit en pilules.

### ESSENCE CONCENTRÉE DE CUBÈBE.

Pr. : Alcool à 33 degrés..................... 12 onces.
    Extrait oléo-résineux de cubèbe........ 4

M. S. A.

### MIXTURE OU ÉMULSION DE CUBÈBE.

Pr. : Essence concentrée de cubèbe........... 4 onces.
Mucilage de gomme arabique.......... 4  .

**Mêlez.**

Cette mixture se mêle bien à l'eau et peut se garder plusieurs jours. On en prend une cuillerée à café 3 à 4 fois par jour, mêlée avec quelques cuillerées d'eau.

## ORCHIDEES.

Le famille des Orchidées est remarquable par les tubercules charnus d'un grand nombre de ses espèces, qui peuvent indifféremment servir à la préparation du salep. Ils doivent leur propriété à une espèce de mucilage insoluble ; on y trouve aussi quelquefois un peu d'amidon ; mais il paraît qu'il n'y existe pas à toutes les époques de la végétation.

Quelques Orchidées sont odorantes ; à l'île Bourbon on se sert comme stomachique et sudorifique des feuilles de faam ou faham ( *Angræcum fragrans* ).

La vanille est le fruit d'une espèce de la famille, qui vit sur les arbres au Mexique. Il paraît que d'autres espèces du même genre sont analogues par leurs propriétés.

## SALEP.
### ( Orchis mascula. )

Le salep est le bulbe de l'*Orchis mascula*, mais un grand nombre d'autres espèces peuvent lui être substituées. Le salep du commerce vient de l'Asie mineure et de la Turquie ; mais les pharmaciens, qui sont placés convenablement, peuvent le remplacer par les bulbes des orchis qui croissent dans les prés de leurs environs. L'époque la plus favorable pour les recueillir, suivant M. Mathieu de Dombasle, est le moment où la végétation extérieure de l'année cesse. Le bulbe ancien est alors presque entièrement flétri ; mais l'autre bulbe est dans le meilleur état de succulence, et il est le seul que l'on récolte. On

monde les bulbes de leurs petites racines, on les lave et on les
enfile en forme de chapelets; l'on fait bouillir ces chapelets à
grande eau jusqu'à ce que l'on s'aperçoive que quelques bulbes commencent à se résoudre en pâte mucilagineuse; on les
retire du feu; on les fait sécher au soleil ou à l'étuve. La décoction a pour objet de rendre les bulbes diaphanes, et de leur
faire perdre leur odeur.

Le salep, d'après l'analyse qu'en a faite M. Cavéntou, est
composé de

> Beaucoup de bassorine,
> Un peu d'amidon,
> Un peu d'une gomme soluble,
> Du sel marin,
> Du phosphate de chaux.

De cette composition, il résulte que le salep se gonfle et se
divise dans l'eau bien plutôt qu'il ne s'y dissout. La partie
mucilagineuse du salep de Perse est encore plus insoluble que
celle du salep de nos climats......

Le salep est employé comme un analeptique léger. On en met
24 ou 30 grains dans un bouillon ou dans du lait; on l'emploie encore comme mucilagineux contre la diarrhée, la dyssenterie, les toux sèches et inflammatoires, etc.

### POUDRE DE SALEP.

On fait tremper le salep dans l'eau froide pendant 12 heures,
on l'essuie dans un linge rude, et on le pile dans un mortier de
fer de manière à le concasser; on le fait alors sécher à l'étuve
et on achève de le pulvériser par contusion; on passe à travers
un tamis très-fin.

L'eau, en pénétrant le salep, détruit son état d'agrégation
et la pulvérisation se fait un peu plus facilement; on peut cependant, sans grand inconvénient, supprimer cette manipulation; mais alors il faut mettre à part la première portion de
poudre qui passe et qui est un peu colorée.

### TISANE DE SALEP.

```
Pr. : Salep pulvérisé ....................... 1 gros.
      Eau ................................... 1 livre.
```

Faites bouillir pendant quelques minutes ; passez avec expression.

Cette boisson est employée contre les affections inflammatoires des intestins.

### GELÉE DE SALEP.

```
Pr. : Salep en poudre...................... 4 gros.
      Eau.................................. S. Q.
      Sucre ............................... 4 onces.
```

F. S. A. une livre de gelée que vous aromatiserez à volonté.

### CHOCOLAT AU SALEP.

```
Pr. : Chocolat de santé.................... 1 livre.
      Salep en poudre fine................. 1/2 once.
```

On ramollit le chocolat dans un mortier de fer chauffé ; on incorpore la poudre de salep, et on remet en moule à la manière ordinaire.

## VANILLE.

### ( Vanilla aromatica. *Swartz.* )

La vanille est un fruit employé comme un tonique et un excitant énergique, mais dont on se sert plutôt comme aromate que comme médicament. La vanille contient, suivant Bucholz :

> Huile grasse,
> Résine molle,
> Extrait un peu amer,
> Extractif particulier,
> Apothème,
> Sucre,
> Substance amyloïde,
> Acide benzoïque.
> Fibre.

L'huile grasse de la vanille a une saveur rance et une odeur désagréable ; la résine est molle et elle répand , quand on la chauffe , une faible odeur de vanille. L'extractif particulier se rapproche beaucoup du tannin. Il précipite les sels de fer en vert ; il trouble l'émétique, mais il ne précipite pas la gélatine. Quant à l'acide benzoïque, les cristaux que l'on considère comme tel ne sont pas acides.

Bucholz dit que la vanille ne donne pas d'huile volatile à la distillation ; il est certain toutefois qu'elle en contient.

### POUDRE DE VANILLE.

Pr. : Vanille............................................ 1
      Sucre............................................ 4

Triturez et passez au tamis de soie.

Cette poudre est commode pour aromatiser à la vanille différentes préparations culinaires ou médicamenteuses.

### TEINTURE DE VANILLE.

Pr. : Vanille............................................ 1
      Alcool à 33 degrés............................... 8

F. S. A.

### ALCOOLAT DE VANILLE.

Pr. : Vanille........................................ 1 partie.
      Carbonate de potasse.......................... 1/4
      Alcool rectifié ................................ 16
      Eau.............................................. 16

On fait macérer pendant 24 heures la vanille avec le carbonate de potasse et l'alcool ; on ajoute l'eau et l'on retire 15 parties de liqueur à la distillation. ( Ph. Batave. )

### TABLETTES DE VANILLE.

Pr. : Vanille........................................ 1 once.
      Sucre............................................ 7 onces.
      Gomme adragante ............................ 1/2 gros.
      Eau commune................................ S. Q.

Faites selon l'art des pastilles de 8 grains ; chaque pastille contient 1 grain de vanille.

## AMOMÉES.

La famille des Amomées est remarquable par l'analogie de propriétés que l'on observe entre les différentes plantes qui la composent. Les tiges souterraines et les fruits sont toutefois les seules parties bien connues et qui soient employées.

Parmi les tiges souterraines, improprement appelées racines, plusieurs ont été soumises à l'analyse, et on leur a trouvé à toutes une composition presque semblable. Elles ont une odeur aromatique et une saveur extrêmement âcre. L'analyse y a fait reconnaître une résine âcre, de l'huile volatile, de la gomme, une matière azotée, de l'amidon et une matière extractive. Ce sont au moins les résultats qui ont été obtenus par l'analyse du gingembre, du *Canarium commune* des Moluques, du Galanga (*Amomum galanga*), de la Zédoaire (*Amomum zedoaria et kœmpferia rotunda*); les caractères physiques des autres racines ne laissent pas douter que leur composition soit la même. Les racines des balisiers (*Canna*) sont, de toutes, les moins âcres et les moins aromatiques; celle de *Curcuma* contient une matière colorante jaune particulière, dont la saveur est âcre, dont les caractères se rapprochent beaucoup de ceux des résines et qui a beaucoup d'analogie avec la résine molle des autres racines d'Amomées.

L'amidon est assez abondant dans ces racines pour qu'elles puissent être exploitées avec avantage. On retire la fécule connue sous le nom d'arrow-root, du *Maranta arundinacea*, du *Maranta indica*, du *Curcuma angustifolia*, et sans doute d'autres espèces.

Les capsules des Amomées sont sèches et peu odorantes, mais les semences qu'elles renferment sont extrêmement âcres et aromatiques. Elles sont chargées d'huile essentielle mêlée à de l'huile grasse qui paraît s'opposer en partie à sa déperdition. On emploie, en médecine et comme aromates, les semences de l'amome en grappes, des grand, petit et moyen cardamomes et la graine de paradis..................

# GINGEMBRE.

### (Zinziber officinale.)

Le gingembre est le rhyzôme du *Zinziber officinale* de l'Inde. C'est une racine très-âcre et très-excitante. MM. Morin et Bucholz y ont trouvé :

Résine molle,
Sous-résine,
Huile volatile,
Matière extractive,
Gomme,
Amidon,
Matière azotée.

La résine molle est la partie active de la racine. On l'obtient en traitant celle-ci par l'éther. On a pour produit une matière molle, d'une odeur de gingembre, d'une saveur mordicante, que M. Béral a proposé d'appeler pipéroïde de gingembre, et il en a fait, sous ce nom, la base de plusieurs préparations pharmaceutiques, qui ne sont pas employées.

### TEINTURE DE GINGEMBRE.

Pr. : Racine de gingembre...................... 1 partie.
Alcool à 33 degrés...................... 8

F. S. A.

### SIROP DE GINGEMBRE.

Pr. : Gingembre........................... 3 onces.
Eau bouillante........................ 3 livres.
Sucre............................... S. Q.

On fait infuser le gingembre dans l'eau, on passe ; on ajoute à la liqueur le double de son poids de sucre et l'on fait un sirop par simple solution.

### PASTILLES DE GINGEMBRE.

Pr. : Gingembre en poudre ................... 2 parties.
      Sucre blanc .......................... 15.
      Mucilage de gomme adragante ......... S. Q.

Faites selon l'art des tablettes de 16 grains.

Chaque pastille contient 2 grains de gingembre.

On obtiendrait des préparations pareilles avec les racines de galanga, de zédoaire et de curcuma. Cette dernière racine est quelquefois employée à cause de sa matière colorante jaune. On obtient celle-ci en épuisant d'abord la racine par l'eau, traitant le marc par l'alcool ; et l'extrait alcoolique par l'éther qui ne dissout que la matière colorante. Suivant MM. Pelletier et Vogel, elle a les caractères suivans : couleur brune-rougeâtre en masse, et jaune quand elle est divisée ; saveur d'abord nulle, puis âcre ; fusibilité à $+ 40°$ ; peu soluble dans l'eau froide ; très-soluble dans l'alcool, dans l'éther et dans les huiles ; soluble dans les alcalis qui font passer sa couleur au rouge-brun ; précipitable par plusieurs sels en combinaisons jaunes ou rougeâtres ; se combinant aux tissus, mais en donnant une teinture sans solidité.

## CARDAMOME.

On emploie en médecine les capsules de

L'amome en grappes, attribué à l'*Amomum racemosum*,
Le grand cardamome
Le moyen cardamome  qui proviennent d'espèces d'*Amomum* mal déterminées.
Le petit cardamome

Les grains de paradis ou maniguette, fournis par l'*Amomum grana paradisii*.

La plupart de ces matières ne sont employées qu'associées à d'autres substances, dans des médicamens composés. Quand on se sert des fruits capsulaires, on rejette les valves sèches du fruit comme inutiles ; et l'on vanne les semences pour en séparer les cloisons minces qui y restent mêlées.

Trommsdorf a analysé le petit cardamome, il y a trouvé :

Huile volatile,
— grasse,
Fécule,
Matière colorante,
Mucilage et matière azotée.

La graine fournit 4,5 pour 100 d'huile volatile. Celle-ci est incolore, d'une odeur agréable pénétrante ; sa saveur est brûlante ; elle est plus légère que l'eau ; elle se dissout très-bien dans l'alcool, l'éther, les huiles et l'acide acétique ; elle est insoluble dans la potasse ; elle perd à la longue de son odeur et de sa saveur, en même temps elle s'épaissit ; elle laisse déposer à la longue un stéaroptène cristallisé, qui a la même composition que l'hydrate d'essence de térébenthine.

L'huile grasse du petit cardamome est jaune et peu épaisse ; sa saveur est légèrement amère ; elle est très-soluble dans l'alcool, l'éther et les huiles ; elle se dissout dans la potasse et elle en est séparée par les acides ; elle n'est pas acide elle-même.

### TEINTURE DE PETIT CARDAMOME.

Pr. : Petit cardamome...................... 1 partie.
Alcool à 33 degrés ....................... 8

F. S. A.

## ARROW-ROOT.

L'arrow-root est une fécule fournie par plusieurs espèces de racines de la famille des Amomées, et dans l'Inde, principalement par le *Curcuma angustifolia*. L'arrow-root a tous les caractères généraux des fécules, mais il a quelques caractères spéciaux qui semblent varier en lui, sans doute parce que les plantes diverses qui le produisent ne le donnent pas absolument identique, souvent aussi, peut-être, parce qu'il est mêlé frauduleusement à d'autres fécules.

L'arrow-root est moins blanc que l'amidon ; mais il est plus fin et plus doux au toucher ; il conserve l'impression des doigts quand on le tasse ; il est formé de grains transparens, nacrés, beaucoup plus éclatans que ceux de l'amidon ; ils sont plus gros que ceux du blé.

Suivant MM. Guibourt et Pfaff, l'arrow-root donne un mucilage plus clair que celui des autres fécules. MM. Buntren et Stonly, Walsh, disent qu'il est plus épais, et ils attribuent la formation d'un mucilage plus clair, quand il se fait, à un mélange de l'arrow-root avec de la fécule de manioc.

## IRIDEES.

L'organe des Iridées le plus remarquable par ses propriétés médicales est le rhyzome, ou tige souterraine, que l'on désigne habituellement sous le nom de racine. On emploie dans la médecine européenne la racine de l'iris de Florence, celle de l'*Iris fœtidissima*, de l'*Iris pseudoacorus*, de l'*Iris germanica*, du *gladiolus communis*; aux États-Unis d'Amérique on se sert des *I. verna* et *versicolor*; au Brésil des *Ferraria purgans* et *cathartica*, du *Sisyrinchium galaxioïdes*; à la Chine de l'*ixia chinensis*.

Toutes ces racines sont âcres et la plupart sont employées comme purgatives; celles de l'*Iris germanica* et l'*Iris pseudoacorus* sont employées par les paysans comme purgatives; l'une ou l'autre entre dans la préparation du mellite purgatif, de mercuriale composé; M. Récamier a obtenu des succès dans l'hydropisie de l'emploi de l'*Iris fœtida* et l'iris de Florence, quoique plus faible, a des propriétés analogues.

Nous connaissons assez mal la nature du principe âcre auquel il faut rapporter les propriétés des racines d'iris de Florence; Vogel y a observé deux matières qui toutes deux peuvent concourir à son action médicale; une matière extractive amère, et une espèce d'huile âcre, dont il est disposé à admettre la présence dans tous les iris; M. Lecanu a retiré aussi de la racine de l'iris fétide une matière résineuse âcre et une substance amère soluble dans l'eau. Il croit cependant ( à tort je pense ) que c'est l'huile volatile âcre qui les accompagne, qui est le principe actif.

Dans la racine d'*iris pseudoacorus*, il n'y a pas d'huile volatile, mais de la résine.

Les fleurs de la plupart des Iridées sont sans emploi; mais les stigmates du *crocus sativus,* constituent la matière aromatique et colorante si estimée sous le nom de safran.

# IRIS DE FLORENCE.
### ( Iris florentina. )

L'iris de Florence est composé, suivant Vogel, de

Huile grasse très-âcre et très-amère,
Huile volatile,
Matière âcre jaune soluble dans l'eau,
Gomme,
Amidon.

L'huile volatile d'iris est solide, nacrée, lamelleuse, d'odeur de violette ; elle est composée, suivant **M.** Dumas, de : 4 proportions carbone, 8 pp. hydrogène, 1 pp. oxigène.

Le carbone et l'oxigène y sont dans les mêmes proportions que dans le gaz hydrogène carboné.

L'iris de Florence, à cause de son odeur de violette, entre dans plusieurs préparations à titre de parfum. A cause de son âcreté il sert à la préparation de pois sphériques destinés à faciliter la suppuration dans les cautères ; on s'en sert aussi comme matière médicamenteuse à l'intérieur ; à haute dose il serait vomitif ; mais, à la dose de quelques grains, il agit comme un léger stimulant sur le poumon, et il facilite l'expectoration à la fin des catarrhes chroniques.

### TEINTURE D'IRIS.
### ( Eau de violettes. )

Pr. : Iris de Florence pulvérisé.............. 1 partie;
Alcool à 3 degrés...................... 86

Faites macérer 12 à 15 jours et filtrez.

Cette teinture est employée comme parfum ; elle perdrait de son odeur par la distillation.

## POUDRE D'IRIS COMPOSÉE.

Pr. : Iris de Florence pulvérisé............. 1 partie.
     Sucre......................................... 4

Mêlez.

## RÉSINOIDE D'IRIS.

Pr. : Poudre d'iris de Florence ............. 1 partie.
     Éther sulfurique............................. S. Q.

On traite par la lixiviation et l'on évapore spontanément
la liqueur éthérée. On obtient par once de poudre d'iris un
scrupule d'une matière blanchâtre, de consistance de miel, que
l'on emploie comme aromate ; une partie représente pour l'effet 24 parties de poudre d'iris.

## TABLETTES D'IRIS.

Pr. : Poudre d'iris........................... 1
     Sucre blanc............................... 17
     Mucilage de gomme adragante........ S. Q.

F. S. A. des pastilles de 18 grains.

# SAFRAN.

Le safran est formé par les stigmates du *Crocus sativus*.
C'est un médicament précieux, que l'on emploie comme tonique et stomachique à la dose de quelques grains ; à plus haute
dose c'est un excitant énergique ; il paraît avoir une action très-
marquée sur le système nerveux, aussi est-il employé dans
le traitement de quelques affections des nerfs.

Le safran contient de l'huile volatile, une matière colorante
particulière, beaucoup de mucilage et de l'albumine végétale.
L'huile volatile paraît être le véritable principe auquel il faut
rapporter son action médicinale. La matière colorante a reçu
de MM. Bouillon Lagrange et Vogel le nom de polychroïte.
Quand elle est en poudre, sa couleur est le rouge-écarlate ; sa
saveur est amère ; elle colore la salive en jaune ; elle est très-

peu soluble dans l'eau froide, et bien plus soluble dans l'eau chaude ; l'alcool et les huiles fixes ou volatiles la dissolvent bien ; elle est moins soluble dans l'éther, l'acide sulfurique fait passer sa couleur au bleu, puis au lilas ; l'acide nitrique la colore en vert-pré ; ces colorations disparaissent si l'on étend les dissolutions.

### POUDRE DE SAFRAN.

On fait sécher le safran à l'étuve et on le pulvérise sans laisser de résidu.

### INFUSION DE SAFRAN.

Pr. : Safran .......................................... 18 grains.
     Eau ............................................ 1 litre.

F. S. A.

L'eau se charge très-bien des parties colorantes et odorantes du safran.

### TEINTURE DE SAFRAN.

Pr. : Safran ..................................... 1 partie.
     Alcool à 32 degrés..................... 4

( Codex. )

On emploie de l'alcool fort à la préparation de cette teinture, bien que l'alcool plus faible épuise également le safran ; mais on a remarqué que la couleur était plus stable quand la liqueur était plus spiritueuse. A la longue la matière colorante se dépose toujours en partie.

### ALCOOLAT DE SAFRAN.

Pr. : Safran ..................................... 1 partie.
     Alcool à 35 degrés..................... 16
     Eau commune........................ 4

On fait infuser le safran dans l'alcool ; on ajoute l'eau, et l'on retire à la distillation 16 parties d'alcoolat.

2. 11

EXTRAIT DE SAFRAN.

Pr. : Safran ................................. Q. V.
    Alcool à 22 degrés................... Q. S.

F. S. A.

SIROP DE SAFRAN.

Pr. : Safran ............................... 1 partie.
    Vin de Malaga........................ 16
    Sucre................................. 20

On fait macérer le safran dans le vin ; on passe avec expression, l'on filtre et l'on fait fondre le sucre au bain-marie couvert. ( Codex. )

# AMARYLLIDÉES.

Les Amaryllidées sont des plantes recherchées, pour la plupart, dans nos parterres à cause de la beauté de leurs fleurs ; mais leurs propriétés médicales sont mal connues , le narcisse des prés étant la seule espèce dont on fasse usage en médecine. On sait pourtant que les bulbes des *Pancratium* sont amers et vomitifs ; on leur attribue des propriétés diurétiques analogues à celle de la scille.

Il en est de même de ceux du *Galanthus nivalis*, du *Crinum asiaticum*, de l'*Hœmanthus coccineus*. L'oignon de l'*Amaryllis punicea* des Antilles est âcre et vénéneux ; les Hottentots empoisonnent leurs flèches en les trempant dans le suc de l'*Amaryllis disticha* : la plante porte le nom de Poison enragé, et les feuilles elles-mêmes sont vénéneuses pour les bestiaux.

Les fleurs de plusieurs Amaryllidées ont une odeur suave et pénétrante ; elle est due à une huile volatile que l'on ne peut en extraire par la distillation. M. Robiquet est parvenu à la retirer de la Jonquille au moyen de l'éther.

## NARCISSE DES PRÉS.

( Narcissus pseudo narcissus. )

Le narcisse des prés fournit à la médecine ses fleurs, ses

feuilles et ses racines; ordinairement les premières seules sont employées. Elles contiennent, suivant M. Charpentier :

> Acide gallique,
> Mucilage,
> Tannin,
> Extractif,
> Résine,
> Muriate de chaux.

M. Caventou a étudié leur matière colorante, qui est jaune, odorante et de la nature des corps gras.

Le narcisse des prés en poudre a été employé avec succès par M. Delongchamps pour combattre des diarrhées; il employait 1 à 2 gros de poudre délayée dans 6 à 8 onces d'une eau aromatique.

### EXTRAIT DE NARCISSE.

On fait un extrait en faisant infuser les fleurs fraîches dans l'eau et faisant évaporer en consistance d'extrait. Cet extrait est vanté comme antispasmodique; on l'a vanté surtout contre la coqueluche. Il fait vomir sans fatiguer et calme les quintes de la toux.

### SIROP DE NARCISSE DES PRÉS.

> Pr. : Fleurs récentes de narcisse des prés... 1
> Eau bouillante...................... 2
> Sucre............................ S. Q.

On fait infuser les fleurs, on ajoute à l'infusion le double de son poids de sucre et on fait un sirop par simple solution. Ce sirop est employé contre la coqueluche des enfans.

### VINAIGRE DE NARCISSE DES PRÉS.

> Pr. : Fleurs fraîches de narcisse des prés... 1
> Vinaigre blanc...................... 8

F. S. A.

Pr. : Vinaigre de narcisse .................... 1 partie.
Miel blanc ........................ 4

F. S. A. ( Van Mons. )

## ASPARAGINÉES.

La salsepareille est la racine de plusieurs espèces du genre Smilax, et on leur attribue à toutes des propriétés sudorifiques importantes ; les mêmes propriétés sont accordées aux racines des *Smilax china* ( squine des boutiques ) et *glauca*, aux *Herreria stellata* du Pérou, et *Salsaparilla* du Brésil, au *Lapageria rosea* du Pérou. Cependant la vertu sudorifique et antivénérienne de la salsepareille est révoquée en doute par plusieurs auteurs.

Les racines d'asperges passent pour un bon diurétique ; celles du petit houx ( *Ruscus aculeatus* ) ont la même réputation. On dit que celles du sceau de Salomon ( *Convallaria polygonatum* ) sont émétiques ; on en dit autant du tamier ( *Tamus communis* ) et de la parisette ( *Paris quadrifolia*).

Les propriétés des feuilles des Asparaginées ne sont pas connues. On sait que l'on fait usage, comme aliment, des jeunes pousses de l'asperge et du tamier. Les premières sont un diurétique fort employé ; on leur attribue même la propriété de modérer les mouvemens du cœur.

Les fleurs de muguet sont émétiques et purgatives à l'intérieur ; on ne les emploie jamais que comme sternutatoire.

Les propriétés des fruits ne sont pas connues, les baies d'asperges sont fades ; on mange au Pérou celles du *Lapagaria rosea*.

## SALSEPAREILLE.

( *Smilax salsaparilla.* )

La salsepareille est la racine du *Smilax salsaparilla* et sans doute d'autres espèces voisines. Elle a été étudiée successivement par plusieurs chimistes, Canobio, Pallota et Folchi en Italie ; MM. Thubœuf et Poggiale en France. Cette racine contient :

       Huile volatile,
       Salséparine,
       Résine âcre amère,
       Matière huileuse,
       — extractive,
       Amidon,
       Albumine.

L'huile volatile n'existe qu'en petite quantité dans la racine.

La salséparine a été obtenue pour la première fois par Pallota, qui lui donna le nom de parigline ; Folchi l'obtint par un autre procédé ; il la crut différente et la nomma smilacine. M. Batka la prit pour un acide et l'appela acide parillinique ; enfin, M. Thubœuf le premier, puis M. Poggiale, ont prouvé que ces trois corps sont une seule et même substance obtenue par des méthodes différentes, et lui ont donné le nom de salséparine.

La salséparine est solide, inodore et incolore. Elle est cristallisable et ses cristaux se groupent en assemblages rayonnés. La salséparine est neutre ; elle ne s'unit ni aux acides ni aux alcalis.

Quand elle est sèche, elle a à peine de la saveur ; mais quand elle est en dissolution, sa saveur est âcre et un peu amère.

La salséparine est un peu soluble dans l'eau froide, elle est plus soluble dans l'eau chaude ; sa dissolution jouit à un haut degré de la propriété de mousser par l'agitation. C'est à sa présence que les infusions de salsepareille doivent le même caractère.

L'alcool la dissout bien ; elle y est plus soluble à chaud et elle cristallise par le refroidissement de la liqueur.

Elle est insoluble dans l'éther. L'iode donne à sa dissolution aqueuse une couleur safranée.

M. Thubœuf, qui a donné le premier un bon procédé pour extraire cette substance fait une teinture alcoolique de salsepareille avec l'alcool à 33°, et il la distille aux 7/8. Le 8ᵉ restant est porté à l'ébullition avec du charbon et filtré ; au bout de 24 à 48 heures, il se dépose une assez grande quantité de salseparine ; quelquefois même tout le liquide est pris en masse ; on fait égoutter et on purifie par des dissolutions dans l'alcool et par l'emploi du charbon. Les eaux-mères évaporées au bain-marie sont reprises par l'eau qui laisse des matières grasses et résineuses. On évapore à siccité et l'on reprend par l'alcool.

Le défaut de ce procédé est qu'il fait perdre une bonne portion de salseparine qui reste dans les eaux-mères. J'ai obtenu un peu plus de cette substance, et plus commodément, en opérant ainsi qu'il suit : je versais dans la teinture de salsepareille de l'acétate de plomb jusqu'à ce qu'il cessât de se faire un précipité ; s'il y avait un excès de plomb, je le précipitais par quelques gouttes d'acide sulfurique ; alors je filtrais et je distillais. Les liqueurs, en grande partie décolorées par la précipitation, laissaient une liqueur moins visqueuse, dont la salseparine se déposait avec plus de facilité ; mais ici encore il y avait une déperdition de cette substance qui restait dans les dernières eaux-mères ; on pouvait en précipiter une partie, mais non la totalité, en saturant les dernières liqueurs avec du sel marin.

La salsepareille est, comme l'on sait, un médicament qui jouit d'une grande réputation pour le traitement des maladies vénériennes, réputation du reste assez contestée. Le Dr Hancock, qui en a fait usage sur les lieux, lui attribue la propriété spéciale de restaurer les malades, de refaire, en quelque sorte, leur constitution. Il assure qu'à haute dose elle donne des nausées, qu'elle ralentit le pouls et qu'elle met le malade dans un état de faiblesse passagère ; il rapporte qu'un nègre à qui il en avait administré une forte dose montrait la plus grande répugnance à se lever, disant qu'il était faible comme un mort et rompu dans tous les os. Il est remarquable que Pallota attribue absolument la même action à la salséparine.

Quand on veut traiter la salsepareille par un véhicule, on est dans l'habitude de la fendre ; à cet effet on la met à la cave pendant 24 heures ; elle s'y gonfle un peu et elle peut alors se fendre dans sa longueur au moyen d'un couteau, avec la plus grande facilité; on la coupe ensuite en petits tronçons avec le couteau à racine, et on la fait sécher si elle doit être conservée en cet état.

Il est bon encore, au moment de l'employer, de la contuser avec un pilon de bois, car le corps-ligneux est compacte; l'eau le pénètre difficilement, et cependant il contient de la salseparine, bien qu'en plus petite proportion que la partie corticale; mais le meilleur moyen de diviser la salsepareille est la meule, ou même le moulin à noix, qui la divise en une espèce de filasse, que les véhicules pénètrent facilement.

POUDRE DE SALSEPAREILLE.

On divise la salsepareille ainsi que nous venons de le dire, on la sèche à l'étuve et on la pile dans un mortier de fer par contusion, sans laisser de résidu.

HYDROLÉ DE SALSEPAREILLE.

On prend de la salsepareille divisée par le moulin ou qui a été pulvérisée et on la traite par l'eau à 40°, qui l'épuise à peu près complètement de tous ses principes solubles; cependant il faut employer, pour y parvenir, des quantités d'eau assez considérables.

C'est la meilleure manière de traiter cette racine quand on peut l'obtenir ainsi divisée; autrement, l'eau ne la pénètre pas bien, et après plusieurs traitemens, elle retient encore des matières solubles qui ont échappé à l'action du véhicule.

Quand on se sert de salsepareille en poudre, l'infusion faite à 100° n'est pas nécessaire pour le traitement; elle dissoudrait d'ailleurs une assez forte quantité d'amidon; mais quand la salsepareille est mal divisée, l'infusion donne plus de produit que la macération ne peut le faire, parce que l'eau chaude pénètre plus facilement la racine; il y a toujours une partie d'amidon dissoute, et la liqueur n'est pas claire.

La décoction de la salsepareille dans l'eau, quand cette

racine est très-divisée, ne saurait être employée; l'amidon se dissoudrait tout entier, et l'on aurait pour produit un liquide, visqueux d'un détestable emploi.

La décoction est vivement recommandée par quelques praticiens recommandables dont je ne saurais cependant partager l'opinion en cette circonstance. La meilleure raison qu'ils puissent en donner, c'est que la salsepareille a toujours été employée de cette manière, et que la méthode doit être bonne puisque ce médicament a pu fonder sa réputation médicale, quand on y avait exclusivement recours; ce qui prouve seulement que la décoction de la salsepareille a des propriétés utiles, et nullement que l'infusion ou la macération de la même racine n'en ait pas davantage.

L'infusion de salsepareille, qui est odorante et sapide, perd son odeur et sa saveur quand on l'a fait bouillir pendant quelques instans; ces changemens parlent peu en faveur de la décoction, et on sait, d'autre part, que les parties fibreuses des végétaux donnent toujours moins de matières solubles à l'eau quand on les traite par la décoction, et si on ajoute que la salsepareille est complètement épuisée par l'eau chaude, je ne vois pas trop quels avantages pourraient rester à la décoction sur les autres méthodes.

On n'éprouve pas de difficultés à épuiser la salsepareille quand elle est soumise à l'action d'une grande quantité d'eau, comme dans la préparation de la tisane de salsepareille; mais lorsque l'on veut avoir des solutions aqueuses concentrées, il n'est pas alors indifférent de se servir de l'une ou de l'autre méthode. Quand on traite la salsepareille par l'eau, on la dépouille aisément de toutes ses parties extractives, et bientôt, si l'on s'en rapportait à la coloration des liqueurs, la racine serait jugée épuisée; mais à cette époque elle fournit encore des solutions très-savonneuses, parce qu'elle a retenu de la salseparine, qui ne s'est pas dissoute aussi vite que les autres principes; cette circonstance fait que, pour épuiser la salsepareille, on est forcé d'employer des quantités assez considérables de liquide; aussi la méthode de déplacement ne présente-t-elle pas d'avantages pour le traitement de la salsepareille; et, lorsque l'on veut avoir des solutions concentrées, faut-il avoir recours à l'emploi de l'eau chaude, qui dissout la salseparine beaucoup mieux que l'eau froide. Dans ce cas, j'adopte tout-à-fait l'avis de M. Guibourt, de traiter la racine par digestion au bain-marie.

TISANE DE SALSEPAREILLE.

Pr. : Salsepareille ............................... 2 onces.
Eau................................................ 2 livres.

Si l'on a à sa disposition de la salsepareille bien divisée, il faut verser l'eau tiède sur la racine et passer après quelques heures. En été, surtout, il ne faut pas trop prolonger le contact, car, en raison de l'amidon que contient la racine, la fermentation se mettrait bientôt dans la masse. La salsepareille divisée cède d'ailleurs très-facilement à l'eau ses principes solubles.

Quand on n'a pas de salsepareille divisée, il faut couper la salsepareille par tronçons, la concasser dans un mortier, et la traiter par infusion.

M. Béral a donné la formule suivante :

Pr. : Extrait alcoolique de salsepareille....... 1 gros.
Eau................................................ 1 livre.

Faites dissoudre et filtrez. Un gros d'extrait équivaut à une once de racine. La saveur de cette liqueur est bien plus âcre et désagréable que celle de l'infusion de salsepareille.

TISANE SUDORIFIQUE.

Pr. : Bois de gaïac râpé........................ 1 once.
Racine de salsepareille...................... 1 once.
— de sassafras .......................... 1 gros 1/2
— de réglisse........................... 3 gros.
Eau................................................ S. Q.

On fait bouillir le gaïac pendant une heure ; on ajoute la salsepareille, et l'on fait jeter encore quelques bouillons,

de manière à ce qu'il reste environ deux livres de liquide.
On ajoute le sassafras et la racine de réglisse, et l'on fait
infuser ; on passe, on laisse déposer ét l'on décante.

### TISANE SUDORIFIQUE LAXATIVE.

> Pr. : Tisane sudorifique.................... 1 livre.
> Séné............................ 1/2 once.

Faites infuser.

Cette tisane est employée dans le traitement de la colique
saturnine.

### TISANE DE FELTZ.

> Pr. : Salsepareille........................ 3 onces.
> Colle de poisson..................... 4 gros 1/2
> Sulfure d'antimoine pulvérisé......... 4 onces.
> Eau................................ 12 livres.

On incise la salsepareille, on enferme le sulfure d'antimoine
dans un nouet, on ajoute la colle de poisson, et l'on fait
cuire à petit feu, jusqu'à réduction de six livres. Feltz faisait
l'opération dans un pot de terre, et la cuisson durait dix
heures.

L'effet chimique que peut avoir le sulfure d'antimoine dans
cette préparation ne me paraît pas avoir été suffisamment étudié. Quand il est chargé de sulfure d'arsenic, celui-ci, suivant
les expériences de M. Guibourt, décompose l'eau, dégage de
l'hydrogène sulfuré, et laisse dans la liqueur de l'acide arsénieux. La quantité en est très-variable, parce que le sulfure
d'antimoine n'est pas toujours arsenical, et ensuite parce que
l'action de l'eau ne s'exerçant qu'à la surface, il n'y en a
jamais qu'une petite partie d'attaquée. Je ne suis pas convaincu que ce soit là le seul rôle du sulfure d'antimoine. Ne
se pourrait-il pas que quelques sels alcalins ou acides donnas-
sent lieu à sa décomposition et à la dissolution de quelques
parties antimoniales ?

### TISANE DE VINACHE.

Pr. : Salsepareille coupée.................... 1 once 1/2
    Squine............................... 1     1/2
    Gaïac .............................. 1     1/2
    Sulfure d'antimoine................ 1     1/2
    Eau................................ 3 livres.

On fait macérer pendant douze heures, puis on fait réduire à moitié par la décoction; on ajoute alors :

    Sassafras............................ 1/2 once.
    Feuilles de séné..................... 1/2

On laisse infuser, et l'on passe.

### TEINTURE ALCOOLIQUE DE SALSEPAREILLE.

Pr. : Salsepareille divisée................ 1 partie.
    Alcool à 22 degrés .................. 2

**F. S. A.**

### VIN DE SALSEPAREILLE.

Pr. : Vin d'Espagne...................... 15 parties.
    Extrait alcoolique de salsepareille...... 1

Chaque once de vin représente une demi-once de racine. (Béral.)

### TISANE PORTATIVE

Pr. : Extrait alcoolique de salsepareille....... 1 partie.
    Vin généreux........................ 3

**F. S. A.**

On délaie ce vin dans l'eau pour faire extemporanément une tisane de salsepareille. Chaque once de vin représente deux onces de racines. ( Béral.)

### ESSENCE CONCENTRÉE DE SALSEPAREILLE.

Pr. : Salsepareille.......................... 1 livre.
.Squine............................ 1/4 liv.
Réglisse........................... 1/4
Gaïac.............................. 1/4
Sassafras ......................... 1/4
Alcool à 22 degrés ................ 16 livres.

Faites un extrait selon l'art. Son poids est ordinairement de quatre onces.

On prend :

Extrait précédent....................... 4 onces.
Vin généreux....................... 1 livre 12 onces.
Essence de sassafras................ 16 gouttes.

On fait dissoudre et on filtre. ( Béral. )

Les espèces qui entrent dans cette préparation portent le nom du docteur Smith qui les a composées.

### EXTRAIT DE SALSEPAREILLE.

Pr. : Salsepareille divisée.................. Q. V.
Eau tiède.............................. S. Q.

Opérez par lixiviation ; l'extrait ne contient pas toute la salseparine de la racine ; pour arriver à ce résultat, il faudrait employer beaucoup d'eau ; il faut préférer alors l'extrait alcoolique.

### EXTRAIT ALCOOLIQUE DE SALSEPAREILLE.

Pr. : Salsepareille divisée.................. 1
Alcool à 22 degrés .................... S. Q.

F. S. A. Huit parties de racine donnent sensiblement une partie d'extrait.

### SIROP DE SALSEPAREILLE.

Pr. : Salsepareille........................ 3 livres.
Sucre.............................. 8

On fend la salsepareille, on la coupe par tronçons, et on la contuse dans un mortier de fer ; on la met dans le bain-marie d'un alambic avec douze litres d'eau pure, et l'on entrétient pendant six heures à la chaleur de l'ébullition. On passe sur un linge clair, et l'on soumet la salsepareille à trois nouveaux traitemens pareils. Toutes les liqueurs sont décantées avec soin et évaporées jusqu'à ce qu'il n'en reste que quatre à cinq litres. On les laisse refroidir, on les décante, et on les passe à travers un molleton de laine. On ajoute le sucre; quand il est fondu, on verse le sirop sur une chausse; on le remet sur le feu, et on le fait cuire jusqu'à ce qu'il marque 31° bouillant.

Le mode de préparation que je viens de décrire a été donné par M. Guibourt. La digestion est ici nécessaire pour épuiser la liqueur avec la moindre quantité d'eau. La clarification du sirop, avant sa parfaite cuisson, est aussi nécessaire pour qu'il puisse passer à travers la chausse; car la grande quantité de salséparine qu'il contient, lui donne une viscosité qui s'opposerait à ce qu'il filtrât lorsqu'il serait plus concentré.

Ce procédé a cependant un défaut assez grave, mais qui est inhérent à la grande quantité de salsepareille qui entre dans le sirop, et à la difficulté d'épuiser complètement cette racine. C'est que pendant la concentration des liqueurs abondantes que l'on obtient, celles-ci s'altèrent nécessairement. M. Béral a donné un procédé qui pare à ce grave inconvénient.

Pr. : Extrait alcoolique de salsepareille...... 6 onces.  
Eau................................. 4 livres.  
Sucre blanc...................... 8

On fait dissoudre l'extrait dans l'eau au bain-marie; on filtre la liqueur bouillante, on ajoute le sucre, et l'on fait un sirop par solution. Ce sirop est beaucoup plus sapide que le sirop ordinaire, et il lui est certainement préférable; cependant, précisément à cause de sa plus grande activité, il ne peut lui être substitué que sur une prescription spéciale. Je me suis assuré que la dissolution de l'extrait de salsepareille faite à chaud ne laisse pas de salséparine indissoute, mais seulement un peu des matières huileuses et résineuses de la racine. Cette solution, faite dans les proportions indiquées ci-dessus, abandonne au bout de 24 heures de la salseparine qui se dépose ; mais ce dépôt n'est pas à craindre dans le sirop ; il s'y fait cependant, à la longue, suivant M. Guibourt.

M. Béral fait entrer dans son sirop de salsepareille 1/24 de son poids d'extrait. La formule précédente donne un sirop moins fort ; elle est en harmonie avec la quantité de salsepareille qui entre dans le sirop de salsepareille ordinaire.

### SIROP DE SALSEPAREILLE COMPOSÉ.
#### (Sirop de Cuisinier.)

| | |
|---|---|
| Pr. : Salsepareille......................... | 2 livres. |
| Fleurs de bourrache ................... | |
| — de rose-blanche................... | ana 2 onces. |
| Feuilles de séné ...................... | |
| Anis......................... | |
| Miel blanc......................... | 2 livres. |
| Sucre............................. | 2 |

On fait digérer la salsepareille à trois reprises dans huit litres d'eau, en opérant, ainsi qu'il a été-dit, pour le sirop de salsepareille simple. La deuxième et la troisième liqueur sont portées à l'ébullition, et elles servent à faire infuser les autres ingrédiens du sirop ; on laisse déposer toutes les liqueurs, on les passe à travers une étoffe de laine, on les concentre ; on y ajoute le sucre et le miel ; on clarifie le sirop avec le blanc d'œufs ; quand il marque 24°, on le passe, et on achève de le cuire jusqu'à 32° bouillant.

## ASPERGE.
### (Asparagus officinalis.)

L'Asperge fournit à la médecine ses racines et ses jeunes pousses. Celles-ci, comme on le sait, sont un aliment fort usité.

Le suc des jeunes pousses de l'asperge contient, suivant l'analyse qu'en a faite M. Robiquet ;

Chlorophylle,

Asparagine,
Albumine végétale,
Résine visqueuse de saveur âcre,
Substance amyliforme,
Extractif,
Matière colorante,
Acétate et phosphate de potasse,
Phosphate de chaux.

L'asparagine est une matière qui a été retrouvée depuis dans d'autres plantes. Elle contient beaucoup d'azote; elle est incolore et inodore; elle a une saveur fraîche et nauséabonde; elle cristallise en prismes et en octaèdres. L'eau ne la dissout que médiocrement; l'alcool ne la dissout pas; elle n'est ni acide ni alcaline. A l'ébullition dans l'eau pure ou sous l'influence des matières alcalines, elle se change en ammoniaque et en un acide particulier ( acide aspartique ). L'asparagine ne paraît pas avoir d'influence sur les propriétés du suc d'asperges.

### EXTRAIT DE POINTES D'ASPERGES.

Pr. : Suc d'asperges clarifié à chaud.......... Q. V;

Evaporez à une douce chaleur. Le suc d'asperges fournit de 4 à 5 p. 100 de son poids d'extrait.

### SIROP DE POINTES D'ASPERGES.

Pr. : Pointes d'asperges...................... Q. V.
      Sucre blanc............................ S. Q.

On enlève et on rejette toute la partie blanche des asperges; on pile la partie verte et on en exprime le suc; on chauffe celui-ci pour coaguler l'albumine et le clarifier; on passe à la chausse; on ajoute à ce suc le double de son poids de sucre et l'on fait un sirop par simple solution.

On peut, si l'on veut, traiter le suc d'asperges par le procédé d'Appert. Il se garde bien, et alors on ne prépare le sirop qu'à mesure du besoin.

## RACINE D'ASPERGES.

Elle est employée en tisane comme diurétique ; on la traite par infusion ; elle fait partie des cinq racines apéritives.

M. Dulong d'Astafort a trouvé dans la racine d'asperge :

Albumine végétale,
Matière gommeuse,
Résine,
Matière sucrée,
Malate acide
Hydrochlorate
Acétate
Phosphate
Matière amère extractive.

de potasse et de chaux,

## EXTRAIT DE RACINES D'ASPERGES.

Pr. : Griffes d'asperge fraîches.............. Q. V.

On monde les griffes d'asperge, et on les lave avec soin. On les pile et on y ajoute assez d'eau pour les bien immerger ; on exprime, on passe à la chausse et on fait évaporer à l'étuve sur des assiettes.

J'ai rapporté ce procédé tel qu'il a été donné par M. Vaudin, parce que M. Gendrin, qui s'est servi de cet extrait, l'a trouvé fort efficace comme diurétique ; M. Vaudin assuré que si l'on n'a pas le soin de délayer dans l'eau les racines pilées, l'ex— trait contient de l'acide nitreux. Je ne sais pas jusqu'à quel point cette opinion est fondée.

Dix livres de griffes fraîches d'asperges m'ont fourni 13 on- ces d'extrait de consistance pilulaire.

## ASPHODÉLÉES.

Les Asphodélées renferment une série de végétaux actifs. Considérée dans son ensemble, cette famille dément la théorie des analogies médicales , car les produits les plus différens sont fournis par des plantes de cette famille ; mais en ne comparant entre elles que les espéces d'un même genre , cette analogie se retrouve d'une manière très-prononcée.

Les ails se ressemblent tous ; toutes leurs parties ont une odeur forte et analogue. Elle se trouve dans les tiges et les feuilles, et, sous ce rapport, plusieurs servent de condiment : telle est la civette ( *Allium schœnoprasum* ), le poireau ( *A. porrum* ); mais ce sont surtout les bulbes dont on fait usage. Ils sont charnus, sucrés, féculens, mucilagineux ; ils contiennent tous, en outre, une huile volatile fort âcre, qui présente des variétés d'odeur suivant les espèces, mais qui ne s'écarte jamais d'un type commun. Quelquefois cette huile est assez abondante pour donner au bulbe une propriété rubéfiante marquée ; toujours elle lui communique une propriété excitante. On emploie l'ail (*A. sativum* ), l'oignon ( *A. cepa* ), la ciboule ( *A. fistulosum*), l'échalotte ( *A. ascalonicum* ), la roçambole ( *A. scorodoprasum*); on fait usage des bulbilles que portent les fleurs de cette dernière espèce.

Les scilles , et surtout la scille maritime , sont des médicamens excitans comme les ails. Elles contiennent aussi un principe volatil ; mais il s'y trouve une matière fixe, amère, encore mal étudiée, qui fait de la scille un des agens les plus précieux de la matière médicale. C'est comme diurétique que l'on s'en sert de préférence ; mais on l'utilise encore comme incisif; à plus forte dose elle ferait vomir. L'âcreté des scilles se retrouve dans la tubéreuse ( *Polyanthes tuberosa* ), et dans l'*anthericum bicolor* de Gascogne, qui servent comme purgatifs. L'*Aletris farinosa* de l'Amérique septentrionale n'est plus employée que comme béchique, et, dans les Asphodèles, l'âcreté est si faible que leurs bulbes comptaient au nombre des alimens des anciens.

Les aloës contiennent tous un suc amer purgatif. L'aloës du commerce est produit par plusieurs espèces différentes , parmi lesquels on compte l'*Aloe soccotorina* de l'île de Soccotora ; l'*A. spicata* et l'*A. dichotoma* du Cap; l'*A. perfoliata* de la Jamaïque; l'*A. vulgaris* de la Barbade.

## SCILLE.

La scille est le bulbe du *Scilla maritima*. Elle a été analysée par M. Vogel et par M. Tilloy. Elle contient :

Matière volatile,
Scillitine,
Résine,
Gomme,
Tannin,
Citrate de chaux ( tartrate ),
Matière sucrée.
—    grasse.

La matière volatile de la scille n'a pas été étudiée, mais on la connaît bien par ses effets ; quand on monde les oignons de la scille, elle fait naître des démangeaisons très-vives aux mains et à toutes les parties du corps qui peuvent être atteintes par le suc de la plante.

La scillitine est incristallisable, sa saveur est âcre et amère. Elle est soluble dans l'alcool ; son action sur les animaux est très-grande : un grain suffit pour donner la mort à un chien.

Pour obtenir la scillitine, suivant M. Tilloy, on fait une teinture de scille avec de l'alcool à 33°, on la distille et l'on évapore à consistance d'extrait mou ; on délaie cet extrait dans de l'alcool à 35° ; il se sépare une matière d'apparence extractive et de saveur sucrée ; on évapore l'alcool pour amener en consistance d'extrait et l'on reprend par l'éther, qui enlève une matière grasse d'un jaune foncé et d'une saveur amère.

Le résidu insoluble dans l'éther est traité par l'eau, qui sépare beaucoup de résine amère sous forme de poudre jaune claire que l'on reçoit sur un filtre.

La liqueur aqueuse, concentrée, dissoute dans l'alcool et mêlée avec l'éther, donne un dépôt de matière sucrée et une dissolution de scillitine dans l'alcool éthéré.

La scille est un excitant qui a une action spéciale sur les reins et sur les poumons. C'est un excellent diurétique ; aussi jouit-elle d'une réputation méritée pour combattre les infiltrations cellulaires et diverses hydropisies. On l'emploie également avec succès dans l'asthme et contre les catarrhes chroniques ; elle facilite l'expectoration.

### DESSICCATION.

On prend de préférence les oignons de scille rouge ; on rejette toutes les squammes extérieures qui sont en partie desséchées et altérées ; on rejette également toutes celles du centre dont les sucs ne sont pas suffisamment élaborés ; les squammes intermédiaires sont coupées par tranches minces, en long ou en travers, on les étale sur des claies et on les fait sécher à l'étuve. Elles perdent plus des 4/5 de leur poids par la dessiccation.

On doit se garantir autant que possible de l'action de la matière âcre, et se garder, surtout, de porter au visage les mains qui ont touché la scille.

### POUDRE DE SCILLE.

On fait sécher la scille à l'étuve et on la pulvérise sans résidu.

La poudre de scille attire fortement l'humidité de l'air. Elle doit être conservée dans des vases bien fermés. On ne peut éviter qu'au bout de quelque temps elle se prenne en masse ; aussi faut-il n'en préparer que peu à la fois.

### POUDRE DE SCILLE COMPOSÉE.
#### ( Poudre incisive. )

Pr. : Poudre de scille............................ 1 partie.
    Soufre lavé................................. 2
    Sucre..................................... 3

Cette poudre est employée contre l'asthme à la dose de 18 à 30 grains.

### TEINTURE DE SCILLE.

Pr. : Scille sèche.............................. 1 partie.
    Alcool à 22 degrés......................... 4

F. S. A.

### VIN SCILLITIQUE.

Pr. : Scille sèche........................ 1 partie
  Vin de Malaga....................... 16

**F. S. A.**

Il faut employer du vin de liqueur pour la préparation du vin scillitique. Quand il est fait avec le vin ordinaire il ne se conserve pas.

### VINAIGRE SCILLITIQUE.

Pr. : Scille sèche ........................ 1 partie.
  Vinaigre fort ........................ 12

**F. S. A.**

### EXTRAIT DE SCILLE.

Pr. : Scille sèche........................ Q. V.
  Alcool à 22 degrés ................... S. Q.

**F. S. A.**

### MIEL SCILLITIQUE.

Pr. : Scille sèche ........................ 1
  Eau bouillante..................... 16
  Miel blanc........................ 12

On fait infuser la scille, on passe, on ajoute le miel et l'on fait cuire en consistance de sirop.

### OXIMEL SCILLITIQUE.

Pr. : Vinaigre scillitique ................. 1 partie.
  Miel............................. 2.

Faites cuire en consistance de sirop.

### PILULES SCILLITIQUES.

Pr. : Poudre de scille..................... 3 parties.
  Gomme ammoniaque................ 1
  Oximel scillitique.................. S. Q.

**F. S. A.** des pilules de 4 grains.

# AIL.
### (Allium sativum.)

L'ail contient :

> Huile volatile âcre,
> Fécule,
> Albumine,
> Matière sucrée.

L'huile volatile d'ail est très-âcre, elle produit une douleur vive quand on l'applique sur la peau ; elle a une couleur jaune ; son odeur est très-pénétrante ; elle est plus dense que l'eau ; elle est très-soluble dans l'alcool. Elle contient du soufre, aussi, en brûlant, elle forme de l'acide sulfureux. Suivant Cadet, 20 livres d'ail donnent 6 gros d'huile essentielle.

L'ail, à l'intérieur, agit comme excitant ; on l'a employé comme vermifuge. A l'extérieur il produit une rubéfaction sur la peau ; il peut même produire une vésication.

### PULPE D'AIL.

On pile les bulbes d'ail dans un mortier. On mêle cette pulpe aux sinapismes pour en augmenter l'activité. On pourrait l'employer seule ; mais la moutarde est préférable, parce que l'ail forme des ulcérations souvent difficiles à guérir.

### VINAIGRE D'AIL.

Pr. : Ail.......................................... 1 partie.
Vinaigre fort............................ 12

F. S. A.

### OXIMEL D'AIL.

Pr. : Vinaigre d'ail........................ 1
Miel blanc................................ 2

Faites cuire en consistance de sirop.

Pr. : Ail............................ 1 partie.
   Eau bouillante .................... 8
   Sucre blanc........................ 16

On fait infuser l'ail, on passe et on fait un sirop par solution
au bain-marie. Ce sirop est employé comme vermifuge.

## OIGNON.

( Allium cepa. )

L'oignon contient , suivant Fourcroy et Vauquelin :

   Huile volatile,
   Sucre incristallisable,
   Gomme,
   Matière animale,
   Acide phosphorique et acétique,
   Phosphate de chaux,
   Citrate calcaire.

L'huile volatile est âcre et piquante ; elle contient du soufre
comme celle de l'ail, mais elle n'est pas colorée.

Le suc d'oignon est incolore , il se colore en rose à l'air ;
abandonné à lui-même il n'éprouve pas la fermentation alcoolique ; il se fait de l'acide acétique et de la mannite.

L'oignon a une propriété excitante diurétique prononcée,
et on retrouve cette propriété dans toutes les préparations qui
n'ont pas été chauffées. Ex. apozème, vin. Quand l'oignon
a été soumis à la coction, l'huile volatile est dissipée et il
n'est plus excitant, par exemple dans la pulpe cuite et dans
le sirop d'oignon.



On fait cuire les oignons par décoction dans l'eau ou par
exposition à la vapeur, et on les pulpe quand ils sont ramollis.

Cette pulpe est employée en cataplasmes maturatifs. On y
associe souvent d'autres plantes ou des farines émollientes.

### APOZÈME DIURÉTIQUE.

```
Pr. : Oignon .............................  N° 1.
       Cresson...............................  1 pincée.
       Petit lait clarifié....................  20 onces.
```

Versez le petit-lait bouillant sur l'oignon coupé par tranches et sur le cresson incisé ; laissez infuser et passez.

### VIN DIURÉTIQUE.

```
Pr. : Oignons.............................  N° 2.
       Vin blanc...........................  1 litre.
```

Faites macérer et passez. C'est un remède populaire qui est employé avec succès comme diurétique.

### BAUME ACOUSTIQUE.

```
Pr. : Suc d'oignons........................  1 partie.
       Baume tranquille....................  1
        —    du Pérou noir..................  1/2.
```

On dissout le baume du Pérou dans le baume tranquille ; on ajoute le suc d'oignon ; on agite le mélange au moment de s'en servir. Il y a d'autres formules beaucoup plus compliquées ; mais ce médicament, comme tous ceux vantés contre la surdité, est peu usité maintenant.

### SIROP D'OIGNONS.

```
Pr. : Oignons.............................  N° 12.
       Sucre...............................  2 livres.
```

On fait cuire les oignons dans l'eau et l'on fait avec la décoction et le sucre un sirop par coction et clarification. On peut, si l'on veut, mêler la décoction d'oignon à du sirop de sucre et faire cuire en consistance convenable. Ce sirop est visqueux, et on l'emploie comme adoucissant contre les rhumes ; peut-être doit-il une partie de son action à quelque principe fixe analogue à la scillitine.

## ALOÈS.

L'Aloès est un suc végétal fourni par plusieurs espèces du genre *Aloe* ; on l'attribue principalement aux *A. perfoliata, elongata* et *spicata.*

On en distingue plusieurs variétés dans le commerce, mais l'aloès succotrin est le seul employé en médecine.

MM. Bouillon – Lagrange et Vogel ont considéré l'aloès comme un mélange de résine et de matière extractive ; M. Braconnot l'a regardé comme un principe particulier. Il est pourtant certain que l'aloès est un mélange ou une combinaison de plusieurs principes. Pour connaître sa nature chimique, il est nécessaire de le soumettre à de nouvelles recherches. Cette analyse est du reste plus importante sous le rapport chimique que pour la médecine, car l'aloès est une substance assez énergique par elle-même pour que l'on ait peu d'intérêt à chercher à concentrer davantage sa partie active.

L'aloès se dissout bien dans l'alcool ; il se dissout aussi entièrement dans l'eau bouillante, mais par le refroidissement il s'en précipite une partie. La partie précipitée peut être transformée, par plusieurs ébullitions successives, en une matière tout-à-fait insoluble dans l'eau.

L'aloès est un médicament important ; à petite dose il agit comme stomachique ; à une dose plus forte il purge. Il détermine une action spéciale sur le rectum, et, pour cette raison, il est préféré aux autres purgatifs quand il s'agit de produire une dérivation long-temps continuée.

### POUDRE D'ALOÈS.

On pulvérise l'aloès par trituration ; sa poudre est d'un jaune d'or. Elle est presque inusitée à cause de son excessive amertume ; mais elle est la base de beaucoup d'autres préparations aloétiques. Il faut en préparer peu à la fois.

### VIN D'ALOÈS.

(Teinture sacrée.)

```
Pr. : Aloès.............................. 1 once.
      Petit cardamome................... 1 gros.
      Gingembre......................... 1 gros.
      Vin d'Espagne..................... 2 livres.
```

Les formules de ce vin varient à l'infini, et pour les proportions de vin et pour la nature et la quantité des aromates. Chaque once de la teinture précédente contient 18 grains d'aloès.

### TEINTURE D'ALOÈS.

```
Pr. : Aloès............................. 1 partie.
      Alcool à 22 degrés................ 8
```

F. S. A.

### ÉLIXIR DE LONGUE VIE.

```
Pr. : Aloès............................. 9 gros.
      Agaric blanc...................... 1
      Racine de gentiane................ 1
        —    de rhubarbe................ 1
      Safran............................ 1
      Canelle........................... 1
      Zédoaire.......................... 1
      Thériaque......................... 1
      Sucre............................. 1 once.
      Alcool à 22 degrés................ 4 livres.
```

On prépare une teinture par macération ; on ajoute plus tard l'aloès, puis la thériaque et le sucre.

Le rapport de l'aloès au véhicule est de 1 : 56. Les formules varient un peu quant aux proportions, mais en général elles sont peu différentes entre elles. Cet élixir est employé comme stomachique et légèrement purgatif, à la dose de 2 gros à une once.

### ÉLIXIR DE PROPRIÉTÉ DE PARACELSE.

```
Pr. : Teinture de myrrhe................ 4 parties.
        —    de safran.................. 3
        —    d'aloès................... 3
```

M.

C'est la formule généralement employée. Paracelse, qui est l'inventeur de cette composition, y faisait entrer l'esprit de soufre. L'on est arrivé à distinguer plusieurs élixirs de propriété; l'élixir ordinaire, dont nous venons de donner la formule, et l'élixir acide; c'était celui de Paracelse; mais on y a remplacé l'esprit de soufre par l'acide sulfurique, à des doses très-variées; Boerhaave employait le vinaigre; enfin on en a fait un élixir alcalin en remplaçant l'acide par du carbonate de potasse. Toutes ces préparations sont inusitées.

### ÉLIXIR DE GARUS.

| | | |
|---|---|---|
| Pr. : Aloès succotrin........................ | » onces | 3 gros. |
| Myrrhe................................. | » | 3 |
| Safran................................. | 2 | » |
| Canelle................................. | 1 | 4 |
| Girofles................................ | » | 6 |
| Noix muscades........................... | » | 6 |
| Alcool à 32°............................ | 20 livres. | |

On fait macérer les matières dans l'alcool pendant quelques jours, et on distille au bain-marie pour retirer tout l'alcool.

On fait, d'autre part, infuser 8 onces de capillaire de Canada dans 16 livres d'eau; on passe avec une légère expression; on ajoute :

| | |
|---|---|
| Eau de fleurs d'oranger............... | 2 livres. |
| Sucre blanc......................... | 24 |

On fait dissoudre à froid; on ajoute l'alcoolat, et l'on filtre après quelques jours.

Cet élixir forme un liquide agréable que l'on emploie comme stomachique. On le colore avec un peu de teinture de safran.

### EXTRAIT D'ALOÈS.

| | |
|---|---|
| pr. : Aloès........................... | Q. V. |
| Eau bouillante...................... | Q. S. |

On fait une solution au bain-marie; on passe la liqueur; on laisse déposer les fèces, et on décante; on évapore au bain-marie jusqu'à siccité (Codex).

### PILULES D'ALOÈS.

Pr. : Aloès............................ 1 gros.
    Miel blanc...................... S. Q.

Faites des pilules de 2 grains.

La forme pilulaire est la plus favorable à l'administration de l'aloès, en ce qu'elle évite au malade le dégoût qui accompagne nécessairement l'administration d'une matière d'une aussi forte amertume.

Les anciens ont employé un grand nombre de formules de pilules composées, dont l'aloès était la base, ou du moins l'un des agens les plus énergiques. Quelques-unes de ces préparations sont restées dans le domaine de la médecine ; et elles sont encore prescrites avec succès par les praticiens ; telles sont les pilules antécibum, les pilules d'Anderson, les pilules angéliques, les grains de santé : ceux-ci, dont la formule est secrète, paraissent consister en un mélange de suc de réglisse et d'aloès dissous par l'eau, et évaporés en consistance convenable.

### PILULES ANTÉCIBUM.

Pr. : Aloès............................ 6 parties.
    Extrait de quinquina................ 3
    Canelle............................ 1
    Sirop d'absinthe.................... S. Q.

Faites des pilules de 4 grains ( Codex ).

Ces pilules sont employées comme toniques et digestives.

### PILULES D'ANDERSON ;
#### ou écossaises.

Pr. : Aloès............................ 1 livre.
    Jalap ............................. ⎫
    Fleur de soufre.................... ⎬ ana 2 onces.
    Ivoire brûlé....................... ⎪
    Racine de réglisse................. ⎭
    Huile d'anis....................... 1 gros.
    Gomme gutte........................ 4 onces.
    Savon.............................. 2 gros.
    Sirop de nerprun................... S. Q.

F. S. A. des pilules de 4 grains. Leur usage est le même que celui des précédentes.

### ÉLECTUAIRE D'ALOÈS.

#### ( Hiera picra. )

Pr. : Aloès............................................ 12 onces.
     Canelle.......................................... 6 gros.
     Macis............................................ 6
     Racine de cabaret.............................. 6
     Safran........................................... 6
     Mastic........................................... 6
     Miel............................................. 3 livres.

M.

### LAVEMENT D'ALOÈS.

Pr. : Aloès............................................ 1/2 gros à 2 gros.
     Jaune d'œuf..................................... N° 1.
     Eau tiède........................................ 1 livre.

F. S. A.

### COLLYRE DE BRUN.

Pr. : Aloès............................................ 1 gros.
     Eau de roses....................................  } ana 1 once 1/2.
     Vin blanc.......................................
     Teinture de safran.............................. 30 gouttes.

Ce collyre est employé pour déterger les petits ulcères des paupières.

### INJECTION D'ALOÈS DE BORIES.

Pr. : Aloès............................................ 10 grains.
     Sel ammoniac................................... 4
     Miel rosat....................................... 1 once.
     Eau de Fenouil................................. 6 livres.

F. S. A.

Employé contre les écoulemens chroniques de l'urètre.

### POMMADE D'ALOÈS.

Pr. : Aloès............................................ 2 gros.
     Axonge......................................... 1 once.

M.

Employée en frictions comme vermifuge.

### PILULES HYDRAGOGUES DE BONTIUS.

Pr. : Aloès..................................  
    Gomme gutte.......................... } de chaque 1 partie.  
    Gomme ammoniaque..................  
    Vinaigre fort.......................... 6 parties.

Divisez les sucs dans le vinaigre à chaud ; passez ; faites évaporer en consistance convenable. Divisez, à mesure du besoin, en pilules de 4 grains.

### PILULES D'ALOÈS ET DE SAVON.

Pr. : Aloès.................................. 4 gros.  
    Savon médicinal........................ 6 gros.  
    Huile volatile d'anis................... 8 gouttes.  
    Sirop de Nerprun...................... S. Q.

F. S. A. (Codex.)

### PILULES DE RUFUS.

Pr. : Aloès ............................... 2 onces.  
    Myrrhe................................. 1  
    Safran ................................ 1/2  
    Sirop d'absinthe...................... S. Q.

Divisez en pilules de 4 grains.

# COLCHICACÉES.

Les plantes de la famille des colchicacées sont généralement dangereuses. MM. Pelletier et Caventou, qui ont analysé les bulbes de colchique et l'ellébore blanc, ont trouvé que leurs propriétés âcres et vomitives provenaient de la présence dans l'un et dans l'autre d'une base alcaline végétale fort vénéneuse, la vératrine. Le *Veratrum nigrum* a les mêmes propriétés que l'ellébore blanc, et sans doute aussi la même composition. La racine du *V. luteum* des Etats-Unis paraît être moins active; suivant le D<sup>r</sup> Dana, elle y sert de vomitif ordinaire. Les *Erythronium americanum et indicum* ont aussi des bulbes émétiques; mais on ne sait rien sur leur composition. Pallas assure qu'en Sibérie on mange les bulbes de l'*E. dens canis.*

La vératrine a été retrouvée dans les semences du *V. Sabadilla*, par MM. Pelletier et Caventou, et elles ont en effet les mêmes propriétés que l'ellébore blanc et que les bulbes de colchique; dans les semences de colchique, l'alcali végétal qui s'y trouve est différent de la vératrine.

Les feuilles des colchicacées, au moins celles du colchique, participent de l'âcreté des autres parties, car elles sont dangereuses pour les bestiaux. Les fleurs du colchique ont une propriété analogue aux bulbes; et elles leur ont été préférées par quelques médecins comme étant d'un effet plus doux.

## VÉRATRINE.

La Vératrine a été découverte par MM. Pelletier et Caventou. Elle est composée, suivant l'analyse qu'en a faite M. Couerbe, de carbone 34 pp. (71,25), azote 1 pp. (4,85), hydrogène 21,5 pp. (7,51); oxigène 6 pp. (16,39); elle a l'apparence résineuse; elle est blanche, pulvérulente et incristallisable. Sa saveur est d'une excessive âcreté. La plus petite quantité portée sur les membranes nazales provoque des éternuemens violens. A très-petite dose à l'intérieur, elle provoque d'affreux vomissemens.

La Vératrine fond 0+115° Elle n'est pas volatile. L'eau, même bouillante, en dissout très-peu. Elle est extrêmement soluble dans l'alcool; l'éther la dissout un peu moins bien. Elle sature les acides, et elle forme des sels cristallisables, au moins avec les acides hydrochlorique et sulfurique.

Pour obtenir la Vératrine, on prend de préférence la Cévadille; on la pulvérise grossièrement, et on la traite à trois reprises à chaud par de l'alcool à 36°. On distille les teintures pour enlever l'alcool, et l'on achève d'évaporer à la chaleur du bain-marie en consistance d'extrait. On fait bouillir l'extrait alcoolique dans l'eau, et l'on passe à travers une étamine. On fait une seconde décoction avec l'eau pure, puis une troisième et une quatrième décoction avec de l'eau acidulée. Toutes les liqueurs réunies sont chauffées avec du charbon animal; on les filtre et on les fait évaporer. On les traite à froid par de la magnésie caustique, qui précipite la vératrine. Le précipité est recueilli et exprimé. Les eaux-mères sont concentrées de nouveau et traitées encore par la magnésie. On réunit le second précipité magnésien au premier.

Le précipité magnésien est séché, puis épuisé par de l'alcool. La liqueur alcoolique est évaporée à siccité ; on fait bouillir l'extrait qui en résulte avec de l'eau acidulée ; on ajoute du charbon animal et l'on filtre ; enfin, on concentre et on précipite les liqueurs concentrées par de l'ammoniaque.

La Vératrine ainsi obtenue n'est pas pure ; c'est la Vératrine médicinale. Elle contient une matière noire poisseuse ; un alcali cristallisable, insoluble dans l'eau et soluble dans l'éther ( la Sabadilline ); une espèce de résine brune insoluble dans l'éther, ayant quelques propriétés alcalines ( vératrin ) et une autre substance soluble dans l'eau, solide, incristallisable, alcaline aussi ( résino-gomme de Sabadilline), *Voyez* le mémoire de M. Couerbe, *Journ. de Pharm.*, t. 19, p. 527.

### TEINTURE ALCOOLIQUE DE VÉRATRINE.

Pr. : Vératrine...................................... 1 grain.
    Alcool à 36.................................. 1 once.

F. S. A. ( Magendie ).

Proposée pour remplacer la teinture alcoolique de colchique, à la dose de quelques gouttes.

### PILULES DE VÉRATRINE.

Pr. : Vératrine................................. 1/2 grain.
    Gomme arabique........................ } S. Q.
    Sirop de gomme......................... }

F. S. A. 6 pilules. ( Magendie. )

Proposées comme purgatives à la dose de trois pilules par jour.

Pr. : Sulfate de vératrine................... 1 grain.
     Eau distillée........................... 2 onces.
F. S. A.

Proposée pour remplacer l'eau de Husson ; à prendre par cuillerées à café.



Pr. : Vératrine en poudre................... 4 grains.
     Axonge............................... 1 once.
Mêlez.

Cette pommade a été recommandée en frictions par M. Magendie contre l'anasarque et la goutte.

# COLCHIQUE.
### (Colchicum autumnale.)

Les bulbes de colchique ont fourni à l'analyse de MM. Pelletier et Caventou :

Matière grasse,
Acide volatil,
Gallate de vératrine,
Gomme,
Amidon,
Inuline,
Ligneux.

C'est un médicament actif qui est usité contre l'hydropisie, et contre la goutte.

### RÉCOLTE.

Les bulbes de colchique sont différens d'énergie, suivant l'époque à laquelle ils ont été récoltés, et leur récolte dans le moment le plus favorable est presque impossible à effectuer : au mois d'août le bulbe est en pleine vigueur ; alors il naît sur le côté un petit bulbe qui prend de l'accroissement jusqu'à l'automne, époque à laquelle il donne les fleurs et les graines. Ce petit bulbe vit aux dépens de l'ancien, qui perd de sa succulence à mesure que le jeune bulbe prend du développement; au printemps le bulbe nouveau porte les feuilles, et à cette époque le vieux bulbe achève de s'épuiser complètement. On voit que, du moment où le jeune bulbe naît, la végétation se fait, par son intermédiaire, aux dépens du vieux bulbe, qui s'épuise de plus en plus. L'époque la plus favorable à la récolte du colchique serait donc le mois d'août, quand le jeune bulbe ne fait que de naître; mais il n'y a alors extérieurement aucun signe qui puisse faire reconnaître sa présence : le bulbe est profondément enfoncé dans la terre, et il n'y a ni feuilles ni fleurs à la surface. Ne pouvant faire la récolte à ce moment, force est d'attendre celui où les fleurs apparaissent; le bulbe a déjà perdu, par la nourriture qu'il a dû fournir pour le développement du jeune bulbe et des fleurs; mais il est encore très-charnu. Plus tard, le développement des fruits et des graines l'appauvrirait davantage. Au printemps le bulbe nouveau n'a pas encore acquis tout son développement; il a besoin, pour y arriver des changemens qui résultent pour lui de la végétation des feuilles. Les différences qui ont été observées dans l'emploi médical des bulbes de colchique tiennent certainement à ce qu'il n'est pas récolté dans le moment convenable; les pharmaciens des grandes villes ne peuvent songer à le récolter eux-mêmes; le commerce le leur fournit à l'état sec, et l'on peut croire qu'une bien grande attention n'est pas apportée dans le choix de l'époque où la récolte en est faite.

### TEINTURE DE COLCHIQUE.

Pr. : Bulbes secs de colchique........ 1 once.  
Alcool à 22°........................ 4

## F. S. A. (Codex.)

L'eau médicinale de Husson, célèbre contre la goutte, est faite avec 1 partie de bulbe frais et 2 parties d'alcool à 36°. La dose est de 5 à 6 gouttes dans une cuillerée d'eau.

2. 13

## VIN DE COLCHIQUE.

```
Pr. : Bulbes secs........................... 1 once.
      Vin de Malaga........................ 1 livre.
```

F. S. A. (Codex.) Niemann, dans la *Pharmacopée Batave*, prescrit : 2 onces bulbe frais, 4 onces vin de Malaga.

La formule du docteur Locher Balber, de Suisse, s'en rapproche beaucoup ; elle doit donner un médicament bien plus puissant, le voici :

```
Pr. : Bulbes de colchique frais............   24
      Vin....................................   12
      Alcool.................................    2
```

Faites macérer 8 jours.

Il est de la plus grande importance que ces médicamens ne soient pas substitués les uns aux autres. Le médecin doit spécifier avec grand soin la formule dont il entend faire emploi.

## VINAIGRE COLCHIQUE.

```
Pr. : Colchique sec....................... 1 once.
      Vinaigre-fort....................... 12
```

C'est la formule calquée sur celle de l'oximel scillitique du Codex.

```
Pr. : Bulbes récens....................... 1 once.
      Vinaigre fort....................... 12
```

F. S. A.

C'est la formule de Storck.

## OXIMEL COLCHIQUE.

```
Pr. : Vinaigre colchique.................. 1
      Miel................................ 2
```

Faites cuire en consistance de sirop. (Codex.)

## SEMENCES DE COLCHIQUE.

Les semences de colchique sont préférées aux bulbes par quelques personnes, et la constance de leurs effets leur mérite sans doute cette préférence. Il est de fait qu'elles peuvent être récoltées facilement en temps convenable et que l'on ne doit observer en elles que ces variations entre des limites peu étendues de plus ou de moins, qui se retrouvent dans tous les végétaux. On s'accorde à leur attribuer des effets tout-à-fait analogues à ceux des bulbes; cependant, des observations publiées récemment par MM. Geiger et Hesse, nous feraient penser que leur partie active est de nature différente. Elle se distingue de la vératrine par des caractères assez tranchés.

La colchicine de MM. Geiger et Hesse est une substance qui possède les propriétés générales des alcalis végétaux. Elle cristallise en aiguilles déliées et inodores. Sa saveur est âpre et amère, mais elle est loin de ressembler à l'âcreté de la vératrine; elle ne possède pas non plus cette action si vive sur la membrane pituitaire, que quelques parcelles de vératrine manifestent avec tant de violence.

La colchicine se dissout un peu dans l'eau, tandis que la vératrine y est insoluble; elle se dissout aussi dans l'alcool; elle sature les acides et forme avec eux des sels cristallisables, dont la saveur est âpre et amère.

La colchicine est très-vénéneuse. Elle cause une inflammation violente de l'estomac et des intestins, mais elle paraît être moins active que la vératrine.

### VIN DE SEMENCES DE COLCHIQUE.

Pr. : Semences de colchique................ 2 onces.
Vin de Malaga......................... 2 livres.

F. S. A.

Les effets du vin de semences de colchique sont, dit-on, plus doux et plus sûrs que ceux du vin de bulbes. On en donne matin et soir 8 à 10 gouttes dans une tasse de thé; on augmente successivement la dose.

# ELLÉBORE BLANC.

## ( Veratrum album. )

L'ellébore blanc est la souche radicale du *Veratrum album*. MM. Pelletier et Caventou, qui l'ont analysé, y ont trouvé les mêmes matières que dans les bulbes de colchique. Il a les mêmes propriétés.

### TEINTURE D'ELLÉBORE BLANC.

Pr. : Racine sèche d'ellébore blanc............ 1
    Alcool à 22 degrés.................... 4

F. S. A.

### VIN D'ELLÉBORE BLANC.

Pr. : Ellébore blanc...................... 1 once.
    Vin blanc ........................ 15

F. S. A.

### LOTION D'ELLÉBORE.

Pr. : Ellébore blanc..................... 12 onces.
    Eau bouillante..................... 20 onces.

Faites infuser et passez. Recommandée par Swediaur contre le prurigo, la teigne.

### POMMADE D'ELLÉBORE BLANC.

Pr. : Poudre d'ellébore blanc.............. 1 once.
    Axonge........................ 8
    Essence de citrons .................. 20 gouttes.

Mêlez.

Cette pommade a été employée par M. Biett contre quelques maladies cutanées.

# CÉVADILLE.

### (Veratrum sabadilla.)

La cévadille est le fruit du *veratrum sabadilla* du Mexique.
Suivant MM. Pelletier et Caventou elle contient :

    Matière grasse,
    Acide cévadique,
    Cire,
    Gallate acide de vératrine,
    Matière colorante jaune,
    Gomme.

L'acide cévadique est blanc, il cristallise en aiguilles nacrées;
il a une odeur faible; il fond à 20°; il est volatil.

## POUDRE DE CÉVADILLE.

Il faut prendre beaucoup de précautions pendant la pulvérisation de la cévadille. En raison de la vératrine qu'elle contient,
les plus petites quantités causent des éternuemens violens. Sa
poudre est connue sous le nom de poudre des capucins. Elle
sert à faire périr les pous.

## LAVEMENT DE CÉVADILLE.

Pr. : Cévadille........................... 2 gros.
    Eau................................ 10 onces.
    Lait ............................... 8 onces.

On fait bouillir la cévadille dans l'eau de manière à obtenir
7 onces de colature. On passe; on ajoute le lait.
Ce lavement est employé pour faire périr les ascarides.

# PALMIERS.

Les palmiers appartiennent aux régions les plus chaudes du
globe ; aussi, les renseignemens que nous avons sur leurs produits sont encore incomplets.
Les fruits se présentent avec des propriétés différentes. Il en

est qui sont comestibles comme la datte ( *Phœnix dactylifera*), les fruits du *Chamærops humilis*, de l'*Elaïs butyracea* d'Amérique , du *Corypha pumios* du Mexique , des *Areca humilis* et *lutescens*.

La pulpe du fruit est remplie de matière grasse , dans l'*Elaïs guineensis* , qui habite toute la côte ouest d'Afrique ; l'*Areca oleracea* donne un produit analogue ; l'*Alfonsia oleifera* de la Nouvelle-Grenade fournit une huile liquide qui sert pour l'éclairage.

La pulpe du fruit est astringente dans le *Cycas circinnalis*, dans le latanier (*Latania borbonica*), dans les *Calamus rotang* et *Zalaca*. Elle est si âcre dans le *Caryota urens* de l'Inde, qu'elle corrode les lèvres.

Les semences ne présentent pas moins de différences que le fruit ; elles sont oléagineuses et comestibles dans le coco (*Cocos nucifera* ), dans le *Mauritia flexuosa* des bords de l'Orénoque, dans le *Lodoicea sechellarum* ou coco des Maldives ; dans les *Elaïs butyracea* et *guineensis*. Les graines de ce dernier palmier fournissent l'huile de Palme par ébullition dans l'eau. Dans le *Calamus draco*, le fruit est chargé d'une matière résineuse, qui fournit, à ce que l'on croit, une partie du sang-dragon du commerce.

Dans la noix d'arec il y a du tannin et de l'acide gallique ; les Indiens la mâchent comme tonique après l'avoir mêlée au betel ; dans le *Cycas circinnalis* et dans le latanier les semences sont amères et purgatives.

La plupart des tiges de palmiers fournissent par incision une sève sucrée qui fournit une liqueur vineuse par la fermentation; beaucoup aussi, dans leur vieillesse, se chargent d'amidon. On sait que le sagou est fourni par un grand nombre d'espèces, le *Sagus farinifera*, et surtout le *S. genuina* en fournissent le plus. On fabrique une espèce de pain avec la moelle des *Cycas cafra* et *circinnalis*. Contrairement aux faits précédens , le *Ceroxylon andicola* des Andes , et le *Corypha cerifera* de Martius exsudent une matière résineuse. Dans le *Corypha umbraculifera*, la spathe coupée laisse écouler une liqueur vomitive dont les négresses se servent, dit-on, pour se faire avorter.

La sommité des palmiers présente un bourgeon tendre et mucilagineux, que l'on mange sous le nom de chou palmiste; mais il faut sacrifier l'arbre. L'*Areca cleracea* est le palmier qui fournit le plus gros chou.

## DATTES.

( Phœnix dactylifera.)

Les dattes sont les fruits du palmier. D'après l'analyse qu'en a faite M. Bonastre elles contiennent :

Mucilage,
Gomme analogue à celle de la gomme arabique,
Sucre cristallisable,
— incristallisable,
Albumine,
Parenchyme.

L'abondance des matières gommeuses et sucrées fait employer les dattes avec succès comme béchiques et adoucissantes. Elles sont comptées au nombre des fruits pectoraux.

### PULPE DE DATTES.

Pr. : Dattes .................................. Q. V.

Faites cuire les dattes à la vapeur, enlevez les noyaux et pulpez.

### PATE DE DATTES.

Pr. : Dattes sans les noyaux.............. 1 livre 8 onces.
Gomme de Sénégal blanche........... 6 »
Sucre blanc....................... 5 »
Eau de fleurs d'oranger............. » 8

On coupe les dattes, on enlève les noyaux et on les fait cuire dans 5 livres d'eau; on passe avec expression; on ajoute le sucre et quelques blancs d'œufs; on chauffe, on écume et on passe à travers un molleton de laine.

D'autre part on lave la gomme, et on la fait dissoudre à

froid dans 8 livres d'eau froide; on passe sans expression à travers une étoffe de laine.

On fait cuire la décoction sucrée de dattes en consistance de sirop ; on ajoute la solution de gomme et l'on continue à faire cuire, en menant l'opération comme pour la préparation de la pâte de jujubes. A la fin on aromatise avec de l'eau de fleurs d'oranger.

## SAGOU.

Le sagou est une fécule fournie par plusieurs espèces de palmiers, entre autres par les *Sagus rumphii*, *farinifera* et *genuina*.

Le sagou est une fécule qui a été chauffée et qui est composée de grains entiers mêlés de grains qui ont laissé exsuder leur matière gommeuse. Celle-ci sert de lien à la masse et elle peut être dissoute par la seule action de l'eau froide.

On emploie le sagou comme analeptique. On le fait cuire dans du lait ou du bouillon. Il conserve sa forme, mais il augmente de volume. On reconnaît qu'il est cuit à ce qu'il est devenu transparent.

GELÉE DE SAGOU.

Pr. : Sagou en poudre...................... 4 gros.  
Sucre.............................. 1 once 1/2.  
Eau.............................. S. Q.

Faites cuire en consistance requise, pour 8 onces de gelée.

## GRAMINÉES.

Les Graminées forment l'une des plus nombreuses et des plus utiles familles du règne végétal. Leurs semences contiennent un périsperme farineux qui forme la principale nourriture de l'homme. En Europe et dans une partie de l'Afrique et de l'Asie, c'est le blé dont il fait usage. Dans l'Asie, l'Afrique méridionale et une partie de l'Amérique on se sert du riz et du maïs.

Les différences que présentent entre elles les semences des diverses Graminées proviennent des différentes quantités d'amidon qui s'y trouvent, de la quantité et de la nature du gluten qui l'accompagne. Quand le gluten est abondant, la semence peut être convertie en pain ; elle ne le peut être quand ce principe n'existe qu'en petite quantité. Les différences que nous présentent, sous le rapport de la panification, les diverses espèces de Graminées, s'expliquent par les différences que le gluten lui-même nous offre dans sa composition, et par la variété que l'on observe même dans les élémens qui le composent.

Le gluten peut être séparé par l'alcool en deux matières différentes ; l'une soluble dans l'acool, c'est la gélatine végétale ( gliadine de Taddey ) ; l'autre est l'albumine végétale ( glutine ou zimome ). Ces deux matières semblent être combinées plus ou moins intimement dans le gluten, et elles ne sont pas toujours isolées parfaitement l'une de l'autre dans les procédés d'analyses.

Le gluten, suivant l'observation de Raspail, constitue les cellules du périsperme. Ces cellules, dans leur état entier, ne se collent pas entre elles ; mais, si on les déchire, les bords des lambeaux se soudent à la manière du caoutchouc. C'est le but que l'on doit atteindre dans l'extraction du gluten. Le meilleur moyen de rapprocher les cellules élastiques est de rouler la pâte de farine sur elle-même.

Les cellules du froment ne sont pas élastiques avant la maturité ; or, puisque l'élasticité varie avec l'âge, et probablement aussi sous l'influence du climat et de la culture (1), le gluten pourra se présenter avec un assez grand nombre de variations, même dans une seule espèce de grain.

L'analyse du froment y a fait reconnaître :

| | |
|---|---|
| Amidon, | 57 à 65 |
| Gluten, | 7 à 14 |
| Matière gommo-glutineuse, | 3 à 5 |
| — sucrée, | 4 à 5 |
| Gomme ( celle de la fécule ), | » |
| Résine jaune, | » |
| Acide acétique, | » |
| — phosphorique, | » |
| Phosphate de chaux, | » |
| ———— potasse. | » |

La matière gommo-glutineuse est du gluten qui se dissout dans l'eau froide à la faveur des acides ; quand on chauffe, il se fait un coagulum. Peut-être ce gluten diffère-t-il du gluten insoluble par une plus forte proportion de matière albumineuse. Il se trouve mêlé, dans les eaux de lavage de la farine, avec la matière sucrée, la gomme et des phosphates.

L'expérience n'y a pas indiqué la gélatine végétale ; mais il est évident qu'on l'y trouverait par une manipulation pareille à celle qu'Einhof a employée pour le seigle, puisque cette gélatine existe dans le gluten de blé.

Einhof, analysant la farine de seigle, y a trouvé :

| | |
|---|---|
| Amidon, | 61,09 |
| Sucre, | 3,27 |
| Mucilage, | 11,09 |
| Gluten non séché, | 9,48 |
| Albumine, | 3,27 |
| Enveloppes, | 6,38 |
| Perte, | 5,42 |
| | 100 |

---

1 Le blé d'Odessa donne plus de gluten que le blé de France, et le blé dur plus que le blé tendre.

L'amidon est ici un peu moins abondant que dans le blé.

Einhof a trouvé l'albumine et la gliadine dans la liqueur aqueuse, 1° par coagulation; 2° par l'alcool qui dissout le sucre et la gliadine, et qui laisse la gomme. L'alcool étant distillé, la gliadine se dépose mêlée d'albumine.

Le sucre du seigle est un extrait jaune soluble dans l'eau, dans l'alcool et dans l'éther.

Le mucilage est sans doute de la gomme soluble d'amidon.

La petite proportion de gluten est ce qu'il faut observer principalement dans cette semence, en outre que ce gluten est moins tenace et plus soluble, car il est presque tout entier dissous à la faveur du principe gommeux, dit Einhof, mais plutôt, je crois, à la faveur des acides. Ceci nous explique pourquoi le pain de seigle est moins levé et plus visqueux. Cela tient sans doute et à la nature plus molle du gluten, et à ce qu'il est ramolli plus que celui du blé par l'acide acétique que développe la fermentation.

La farine d'orge est formée :

|  | Einhof. | Proust. |
|---|---|---|
| Amidon, | 60 | 32 |
| Sucre, | 5 | 5 |
| Gomme, | « | 4 |
| Gluten sec, | 3,5 | 3 |
| Albumine, | 1 | » |
| Enveloppe, | 19,3 | hordéine 55 |
| Eau, | 11,2 | résine jaune 1 |

Le sucre, l'albumine et la gliadine sont démontrés comme pour le seigle.

La matière âcre huileuse a été observée également par Thomson.

Il y a de l'acide acétique et des phosphates, et une partie de gluten se dissout dans l'eau froide, comme cela a lieu pour toutes les céréales.

Il est évident que l'amidon d'Einhof contient, à l'état de mélange, l'hordéine de Proust. Cette hordéine est formée principalement par les cellules non élastiques et les débris des enveloppes. Raspail a observé que, dans l'orge, les cellules du pourtour ne sont pas élastiques, mais seulement celles du centre ; d'une autre part, l'enveloppe de l'orge formée par la soudure du spermoderme et du péricarpe est très-friable. Elle ne se détache pas en lames minces comme celle du blé, mais elle se pulvérise sous la meule et se mélange à la farine.

L'orge contient donc moins d'amidon que le blé ; quant au gluten, le rapport entre lui et l'amidon est le même que dans le blé : c'est donc à l'hordéine que l'orge doit ses qualités inférieures.

La farine d'avoine est composée, suivant Vogel, de

| | |
|---|---|
| Amidon, | 59 |
| Principe amer et sucré, | 8,25 |
| Gomme, | 2,5 |
| Matière plus voisine de l'albumine et du gluten, | 4,3 |
| Huile grasse jaune verdâtre, | 2 |
| Perte et humidité, | 23,75 |

La matière désignée par Vogel sous le nom d'albumine n'est ni membraneuse, ni élastique, ni transparente comme le gluten ; il l'a séparée en délayant la farine d'avoine dans l'eau. L'amidon se dépose le premier, et, par la lévigation, on obtient la matière animalisée.

Cette matière est un gluten de fort mauvaise qualité, et, d'autre part, elle est, proportionnellement à l'amidon en plus faible proportion que le gluten dans le blé.

L'enveloppe de l'avoine contient un principe odorant qui sent la vanille ; il a été trouvé par M. Journet. On peut s'en servir pour aromatiser des liqueurs. Ce n'est pas une exception, car la base persistante du péricarpe de l'orge contient une matière âcre extractive, et sans doute on retrouverait les analogues dans le péricarpe des autres céréales.

Le riz est composé, suivant l'analyse de Braconnot, de

| | |
|---|---|
| Eau, | 5 |
| Amidon, | 85 |
| Parenchyme, | 4,8 |
| Matière végéto-animale, | 3,6 |
| Sucre incristallisable, | 2,90 |
| Gomme, | 0,71 |

Huile,                                0,13
Sels,                                  »
Soufre.                                »

Le riz se fait remarquer par l'énorme proportion de matière amylacée qu'il contient. Le gluten y est en fort petite proportion.

Les eaux du lavage à froid du riz paraissent analogues à celles des autres farines ; elles sont acides. M. Braconnot a observé que la matière gommeuse qui s'y trouve a tous les caractères de la matière soluble de l'amidon , et sans doute il en est de même pour toutes les farines.

En chauffant à l'ébullition avec de l'acide sulfurique affaibli la farine de riz épuisée par l'eau, la liqueur filtrée laissa le parenchyme sur la toile., et laissa déposer une matière sous la forme de gelée demi-transparente. Cette matière séchée était transparente et cornée ; elle contenait du soufre, car, chauffée avec de la potasse dans un vase d'argent, elle le noircissait. Elle était moins chargée d'âcreté que le gluten et l'albumine, mais évidemment ce n'était pas une matière pure.

Le riz paraît être analogue aux autres céréales. Il ne peut être transformé en pain à cause de la petite proportion de matière animale. La quantité indiquée par M. Braconnot est très-faible, et elle n'a été obtenue que mélangée avec beaucoup de matière étrangère.

Le maïs est formé :

|  | Lespis. | Gorham. |  | Bizio. |
|---|---|---|---|---|
| Humidité, | 12 | 9 |  | » |
| Matière sucrée , | 4,5 | 1,45 |  | » |
| — mucilag., | 2,5 | 1,75 |  | 2,283 |
| Albumine, | 3 | 2,05 | zumine | 0,945 |
| Son , | 3,25 | » |  | » |
| Fécule , | 75,35 | 77 |  | 80,920 |
| Perle , | 2,10 | » |  | » |
| Zéine , | » | » |  | 5,758 |
| Matière extractive, |  | 0,8 |  | 1,092 |
| Épiderme et fibre , |  | 03 | hordéine | 7,710 |

La zéine paraît être un mélange d'un principe résineux particulier avec une matière animalisée. Il y a d'ailleurs fort peu de cette dernière substance. C'est de l'albumine suivant Lespès et Gorham, de la zumine suivant Bizio ; évidemment c'est une modification du gluten.

Un fait remarquable, c'est que Parmentier n'a trouvé qu'une once de fécule par livre de maïs ; la raison en est que, dans cette graine, les grains de fécule étant très comprimés, beaucoup d'entre eux ont été déchirés pendant la végétation même, ou se déchiirent sous la meule. L'eau dissout la matière gommeuse et les tégumens seuls restent suspendus. ( Raspail. )

On peut signaler dans les semences des Graminées quelques exceptions à l'analogie qu'elles présentent entre elles. La plus remarquable est fournie par l'ivraie, qui exerce sur le système nerveux une action remarquable, qui se manifeste par des vertiges, et surtout par un tremblement général du corps. Cette action qui avait été révoquée en doute, se trouve parfaitement confirmée par les expériences de Sieger. On en dit autant de la graine du *festuca quadridentata* du Pérou.

Les tiges des Graminées contiennent du sucre quand on les prend avant la maturation des graines ; il disparaît ensuite petit à petit. Il est surtout abondant dans les sorghos, dans le maïs, mais dans aucune autre espèce, autant que dans la canne à sucre *Saccharum officinale.* Ces tiges de Graminées sont généralement inodores ; quelques-unes se font cependant remarquer par leurs propriétés aromatiques ; par exemple, le jonc odorant des boutiques ou schénante ( *Andrópogon schœnanthus*), l'*Anthoxantum odoratum*, les *A. nardus et citratus.* M. Vogel a retiré de l'acide benzoïque de l'*Holcus odoratus* et de l'*Anthoxantum odoratum*, et il pense que les Graminées aromatiques pourraient bien être l'origine de l'acide benzoïque, que l'on retrouve dans les urines des herbivores. L'odeur de ces plantes n'est pas due toutefois à l'acide benzoïque, qui est inodore, mais à quelque huile essentielle, qui lui est associée dans la plante.

Une exception plus remarquable est celle que nous présentent le *Saccharum fatuum* d'Otahiti et le *Bromus catharticus* du Pérou, dont les sommités sont employées à enivrer le poisson.

Les racines des Graminées sont employées quelquefois en médecine. La plupart sont inodores, et elles ne fournissent à l'eau qu'un peu de sucre et de principe gommeux. Ex. : le chiendent (*Triticum repens* et *Panicum dactylon*), la racine de canne (*Arundo donax*). Le sucre de chiendent, suivant Pfaff, se rapprocherait du sucre de canne par sa solubilité dans l'eau et sa solubilité bornée dans l'alcool. Il en différerait en ce qu'il cristalliserait en aiguilles flexibles.

Quelques racines de Graminées sont aromatiques : telle est celle du vétiver (*V. odorata*), dans laquelle M. Henry a trouvé une résine d'odeur de myrrhe, qui contient bien certainement de l'huile volatile dans un état d'union intime. La racine du *Vetiveria alliacea* du Brésil, y est employée comme un sudorifique puissant.

## EMPLOI MÉDICAL DES GRAMINÉES.

Les semences de Graminées fournissent à la décoction dans l'eau une boisson mucilagineuse, par la dissolution de l'amidon ; pour que cet effet se produise, il faut continuer l'ébullition des semences jusqu'à ce qu'elles soient crevées, c'est-à-dire jusqu'à ce que tout le tissu ait été déchiré ; c'est une preuve que l'eau a pénétré toute la graine et a pu se charger des principes solubles de l'intérieur. En outre de l'amidon, la décoction des graines de céréales contient le sucre, et la partie du gluten qui se dissout à la faveur des acides acétique et phosphorique. On emploie à la préparation des tisanes le riz, le gruau d'avoine, l'orge perlé ou mondé, et l'orge entière suivant la formule suivante :

> Pr. : Orge perlé.......................... 1/2 once.
> Eau.............................. S. Q.

Pour un litre de tisane ; si l'on se sert de l'orge entière, on la soumet à une première décoction légère, pour séparer la matière extractive âcre qui se trouve dans les enveloppes extérieures.

La racine de canne et le chiendent servent à la préparation de boissons rafraîchissantes.

> Pr. : Racine de chiendent...................... 1 once.
>     Eau.................................... S. Q.

On enlève les écailles du chiendent, on le lave à l'eau froide, on le contuse dans un mortier de marbre et on le fait bouillir pendant un quart d'heure pour obtenir un litre de tisane.

L'amidon est aussi la base d'un petit nombre de préparations.

### LAVEMENT D'AMIDON.

> Pr. : Amidon ..................................... 1 once.
>     Infusion de têtes de pavot................. 1 livre.

On délaie l'amidon dans l'infusion chaude, mais on ne le fait pas cuire ; une partie des grains de fécule crèvent et fournissent de la matière gommeuse ; les autres, en plus grand nombre, sont seulement tenus en suspension.

Si l'on voulait faire cuire l'amidon, il faudrait n'en employer que 2 gros ; on aurait alors un liquide mucilagineux analogue à tous les autres.

### GLUTEN.

Le gluten de blé entre comme excipient dans les pilules avec le sublimé corrosif. Pour l'obtenir, on fait avec de la farine de blé et de l'eau froide une pâte que l'on roule et que l'on pétrit bien sur elle-même. On la pétrit ensuite dans les mains sous un filet d'eau froide, mais avec la précaution de ne pas faire tomber directement l'eau sur la pâte ; vers la fin de l'opération, quand la matière a pris plus de ténacité, elle ne risque plus de se délayer dans l'eau et on peut la laver directement.

Le gluten ainsi obtenu forme une pâte grise, élastique, collante ; par la dessiccation il devient cassant, les alcalis le dissolvent sensiblement. Il en est de même de l'acide acétique, des acides phosphorique et hydrochlorique. Il se putréfie quand il est humide, en développant de l'acide ; en même temps il se réduit en une pâte filante sans odeur infecte, et il se dégage de l'acide carbonique et de l'hydrogène pur. Plus tard il se fait des produits fétides analogues à ceux que fournit la putréfaction de la matière caséeuse.

Le gluten est insoluble dans l'eau ; l'alcool bouillant le partage en deux principes différens , l'un que l'alcool ne dissout
pas , c'est la glutine ou albumine végétale, le zimôme de
Taddei ; l'autre, que l'on obtient par l'évaporation de l'alcool,
c'est la gliadine ou gélatine végétale. La gliadine est une matière jaune transparente , d'une saveur douçâtre et d'une odeur
particulière, qui se rapproche de celle des rayons de miel ; elle
est visqueuse et très-élastique ; l'eau la ramollit ; elle est un
peu soluble dans l'eau chaude et elle se précipite par le refroidissement ; elle est soluble dans l'alcool chaud ; elle se dissout
dans l'acide acétique et l'acide tartrique ; elle forme avec les
acides minéraux, de même que l'albumine, des combinaisons
avec excès d'acide, qui sont insolubles et qui acquièrent de la
solubilité par le lavage à l'eau, qui entraîne l'excès d'acide. Elle
se combine aux alcalis caustiques et fournit des dissolutions qui
n'ont plus la saveur alcaline.

Le gluten décompose le sublimé corrosif ; il le convertit en
protochlorure de mercure, qui reste combiné avec la matière
animale. Cette combinaison est insoluble dans l'eau , mais elle
se dissout dans un excès d'albumine ; elle n'a pas l'âcreté cor-
rosive du sublimé ; mais elle est plus efficace que le mercure
doux ; sans doute parce que la nouvelle combinaison est plus
facilement absorbée et plus soluble dans les liquides animaux à
cause de l'albumine qu'ils contiennent.

## PAIN.

Lorsque, pour fabriquer du pain, on mêle de la levure de
bière ou de la pâte ancienne ( levain ) à la pâte de farine, la
fermentation s'établit promptement. Le ferment détermine la
décomposition du sucre de la farine ; de là de l'alcool et de l'acide
carbonique. Le gluten transforme l'amidon en matière sucrée
que le ferment change à mesure en alcool et en acide carbonique ; mais au milieu de cette masse chargée de ferment ,
une partie de l'alcool passe bientôt à l'état d'acide acétique.
Le gluten de la pâte forme une sorte de réseau élastique
qui est distendu par le gaz. Cet effet se trouve augmenté
par le travail du boulanger qui introduit de l'air dans la pâte
pendant le pétrissage, et par la dilatation que tous ces gaz
éprouvent par la chaleur du four. Celle-ci arrête la fermenta-

tion en même temps qu'elle détermine la rupture d'une partie
des cellules amylaires, de sorte que le pain est beaucoup plus
soluble dans l'eau froide que la farine. Cet effet est plus marqué
dans la croûte, qui a subi une torréfaction plus forte. Le pain
pèse plus que la farine qui a servi à le former, parce qu'il retient de l'eau. Il est acide parce que la fermentation y développe
de l'acide acétique.

Le pain de froment, suivant l'analyse de Vogel, contient du
sucre, de la fécule torréfiée, de la fécule intacte, du gluten, de
l'acide carbonique, des sels ; il faut ajouter, de l'acide acétique,
un peu d'acétate d'ammoniaque, suivant Proust. Quand on traite
le pain par l'eau froide, on dissout le sucre, la fécule soluble,
les sels et sans doute du gluten à la faveur de l'acide acétique.
L'eau bouillante dissout en outre la fécule que l'eau froide eut
laissée intacte.

EAU PANÉE.

<pre>
    Pr. : Pain de froment..................... 2 onces.
          Eau.................................. S. Q.
</pre>

Faites bouillir pendant une heure ; passez avec une légère
expression à travers une étamine claire, pour avoir 1 litre de
tisane.

CATAPLASME DE MIE DE PAIN.

<pre>
    Pr. : Mie de pain........................ Q. V.
          Eau................................. S. Q.
</pre>

Faites cuire en remuant continuellement pour empêcher la
matière de brûler au fond des vases.

On se sert souvent du lait pour la préparation de ce cataplasme ; on emploie 1 partie de pain et 3 parties de lait. On
émiette la mie entre les mains, on l'ajoute au lait et l'on fait
cuire en consistance de cataplasme.

Il arrive presque toujours que le lait tourne pendant la préparation, effet qui est produit par les acides du pain, et qui,
du reste, ne change pas les propriétés émollientes du cataplasme. On a conseillé de cuire d'abord le pain avec de l'eau
pour chasser l'acide acétique du pain ; mais cette précaution

ne suffit pas. Si on veut empêcher le lait de tourner, il faut y ajouter, avant de mettre le pain, quelques grains de bi-carbonate de potasse ou de soude, qui saturent les acides du pain, et les empêchent de se porter sur la matière caséeuse.

## FOUGÈRES.

Le feuillage de plusieurs espèces de fougère est employé comme pectoral. Il contient généralement du mucilage, un principe légèrement astringent et une matière aromatique. Les espèces dont on se sert ordinairement sont : le capillaire du Canada (*Adianthum pedatum*), celui de Montpellier (*Adianthum capillus veneris*), le capillaire noir (*Asplenium adianthum nigrum*), le capillaire politric (*Asplenium trichomanes*), la sauve-vie, ou rue des murailles (*Asplenium ruta muraria*), et la scolopendre (*Scolopendrium officinale*). Au cap de Bonne-Espérance, on emploie aux mêmes usages l'*Adianthum œthiopicum*.

La doradille (*Ceterach officinarum*) est employée dans les maladies des voies urinaires, dans les coliques néphrétiques et les rétentions d'urine. On fait une infusion d'une once de feuilles sèches dans un litre d'eau bouillante. Le *Polypodium suspensum* des Etats-Unis est vanté contre les maladies du foie; l'*Aspidium fragrans* de Sibérie est employé contre la goutte.

Le rhyzôme des fougères contient de l'amidon, et c'est à ce principe que le *Pteris esculenta* doit d'être employé comme alimentaire par les habitans de la Nouvelle-Zélande et de la Nouvelle-Galle du sud. Dans la plupart des fougères se trouvent, alliées à ce principe, une huile grasse et une huile volatile qui leur donnent des propriétés vermifuges. On y trouve également du tannin, qui abonde surtout dans la racine du Calaguala (*Polypodium calaguala* Rniz). Il a été trouvé dans la fougère mâle; il existe certainement dans l'agneau de Scythie (*Aspidium barometz*), dans les *Polypodium repandum et simile* de Chine qui sont employés comme astringens, et probablement dans toutes les autres espèces de la famille. Le *Polypodium vulgare* contient une matière sucrée qui a quelque analogie avec le sucre de réglisse, mais qui en diffère, suivant M. Berzélius, en ce qu'elle est singulièrement altérable. On peut bien la précipiter par différens agens ; mais quand on cherche à la retirer de ces nouvelles combinaisons, on ne l'obtient plus qu'altérée. L'analyse a fait reconnaître une matière sucrée dans la fougère mâle, dans la racine de calaguala ; nous ne savons pas si elle est analogue au sucre du polypode.

La fougère royale ( *Osmunda regalis* ) a une racine qui est recommandée pour son action sur les viscères du bas-ventre. Elle purge doucement, augmente la sécrétion de la bile et les forces digestives; elle a été proposée par le docteur Aubert, de Genève, dans le traitement du carreau.

## CAPILLAIRE.

On emploie ordinairement le capillaire de Montpellier et le capillaire du Canada. Celui-ci est préféré parce qu'il a une odeur aromatique agréable. On les emploie en infusions réputées pectorales ; on en prépare un sirop.

### SIROP DE CAPILLAIRE.

```
Pr. : Capillaire de Canada................... 6 onces.
      Eau....................................  6 livres.
      Sucre .................................  2 livres.
```

On fait une infusion de 4 onces de capillaire ; on la passe ; on ajoute le sucre et l'on fait par coction et clarification un sirop que l'on verse bouillant sur les deux onces de capillaire restantes. On laisse en contact quelques heures et l'on passe.

On est assez dans l'usage d'aromatiser ce sirop avec 1 once d'eau de fleurs d'oranger.

Le procédé que nous venons de décrire et qui est celui du Codex donne un sirop qui a à un degré bien prononcé la saveur et l'odeur du capillaire. Il doit être adopté de préférence. On n'arrive même pas à un résultat aussi avantageux en faisant une infusion concentrée de capillaire et en la faisant servir à décuire du sirop de sucre concentré par l'évaporation.

## FOUGÈRE MALE.
### ( Aspidium filis mas. )

La fougère mâle fournit à la médecine son rhyzôme souterrain et quelquefois ses bourgeons.

Suivant l'analyse qu'en a faite M. Morin, la racine de fougère mâle contient :

      Huile volatile,

      Matière grasse,

      Acides gallique et acétique,

      Sucre incristallisable,

      Tannin,

      Amidon,

      Matière gélatineuse insoluble dans l'eau et l'alcool,

      Ligneux.

Cette souche de fougère a une propriété vermifuge bien constatée, qu'elle paraît devoir surtout à l'huile grasse chargée d'huile essentielle ; on l'emploie contre le ténia. Elle chasse le botryocéphale à anneaux longs ; mais le plus souvent elle échoue contre le botryocéphale à anneaux courts.

Les bourgeons de fougère, suivant l'analyse de M. Peschier de Genève, contiennent :

      Huile volatile,

      Résine brune,

      Huile grasse,

      Matière grasse solide,

      Principe colorant vert,

      —— brun rougeâtre,

      Extractif.

Ici encore c'est le mélange des corps gras et de la résine avec l'huile volatile, qui peuvent être considérés comme possédant la propriété vermifuge.

### RÉCOLTE.

La racine de fougère mâle doit être récoltée en hiver. On reconnaît sa bonne qualité à sa couleur verte ; celle qui a une teinte pâle, suivant le docteur Mayor, a peu d'effet ; il faut, du reste, la renouveler souvent ; dans les vieilles racines, l'huile volatile a disparu. On assure que la racine de fougère fraîche est plus active qu'après avoir été desséchée.

Les bourgeons de fougère doivent être récoltés au printemps, au moment même où ils commencent à se dérouler.

### POUDRE DE FOUGÈRE MALE.

On coupe la souche de fougère par tranches, on la secoue dans un van de manière à séparer les écailles foliacées, on la fait sécher à l'étuve, et on pulvérise sans laisser de résidu.

La poudre de fougère est donnée contre le ténia à la dose de 3 à 4 gros. On en administre une dose le soir et l'autre le lendemain matin ; on fait prendre ensuite au malade de l'huile de ricins.

### TISANE DE FOUGÈRE MALE.

```
Pr. : Fougère mâle.........................  1 once.
      Eau bouillante........................  1 livre.
```

On soumet la fougère à la décoction en vases clos. La liqueur que l'on obtient est peu odorante et peu sapide, mais l'infusion l'est encore moins.

### EXTRAIT DE FOUGÈRE.

```
Pr. : Souches sèches de fougères.........  Q. V.
      Alcool à 33 degrés.................  Q. S.
```
F. S. A.

Le docteur Ebers vante l'emploie de cet extrait, comme un des moyens les plus sûrs contre le ténia.

### HUILE DE FOUGÈRE.

```
Pr. : Souches de fougère mâle...........  Q. V.
```

On réduit les souches en poudre demi-fine et on les épuise par l'éther dans l'entonnoir de M. Robiquet ; on chasse par l'eau la portion d'éther qui reste dans le marc. On distille les liquéurs éthérées.

Une livre de fougère mâle m'a fourni 1 once 1/2 d'huile

épaisse, noire, d'une odeur aromatique de fougère. On l'administre à la dose de 1/2 gros à 1 gros ; une heure après, on donne 1 once à 1 once 1/2 d'huile de ricins.

M. Peschier recommande de préparer cette huile de fougère avec les bourgeons, il pense qu'elle est plus active ; il la désigne sous le nom d'oléo-résine de fougère. On l'administre sous forme d'électuaire, d'émulsion ou de pilules ; mais dans ce dernier cas elle est moins active. Il faut donner un purgatif quelque temps après l'huile de fougère.

TEINTURE DE BOURGEONS DE FOUGÈRE.

Pr. : Bourgeons de fougère.............. 1 partie.
Ether sulfurique...................... 8

F. S. A. ( Peschier. )

## LICHENS.

On distingue dans les Lichens deux grands ordres de propriétés, les propriétés tinctoriales et les propriétés médicinales. Les premières n'appartiennent pas à tous les lichens. Elles sont mises à profit dans l'orseille que l'on prépare aux Canaries avec le *Roccella tinctoria*, dans l'orseille d'Auvergne ou Parelle qui provient du *Canoreàparella*, dans le tournesol, qui résulte d'une préparation que l'on fait subir à la même plante.

Les propriétés médicales des Lichens sont les seules dont nous devions nous occuper. Elles résident surtout dans un principe qui se rapproche beaucoup de la fécule par ses propriétés et qui n'a encore été bien étudié que dans le lichen d'Islande. Les mêmes propriétés paraissent se retrouver plus ou moins développées dans tous les lichens foliacés, qui sont aussi les seuls dont on se serve en médecine, et telle est l'analogie de leur composition que l'on pourrait, sans grand inconvénient, les employer tous au même usage. On s'est servi du lichen pulmonaire (*Lobaria pulmonaria*), du lichen de Rennes (*Cladonia rangiferina*), du lichen des chiens (*Peltigera canina*), du lichen pixidé (*Scyphophorus pixidatus*), etc. Dans les pays pauvres du nord, les lichens sont employés comme matière alimentaire.

## LICHEN D'ISLANDE.
### ( Cetraria islandica. )

Le lichen d'Islande est employé avec succès dans les affections de poitrine, les catarrhes, l'hæmoptisie, à la fin des dysenteries et des diarrhées chroniques.

M. Berzélius, qui l'a analysé, y a trouvé :

> Amidon particulier,
> Matière amère ( cetrarine ),
> Sucre incristallisable,
> Gomme,
> Cire verte;
> Matière colorante extractive ( apothème ),
> Squelette amylacé,
> Tartrate et lichenate de potasse,
> Tartrate, phosphate et lichenate de chaux.

La matière amère ou cetrarine a été étudiée par M. Berzélius, et depuis par M. Herberger. Elle est solide, incristallisée, inodore et incolore; elle est excessivement amère; elle entre facilement en fusion; elle est un peu soluble dans l'eau froide; elle se dissout mieux dans l'eau bouillante. Quand on évapore la dissolution à une douce chaleur, elle n'éprouve pas d'altération; mais à l'ébullition elle est détruite; il se produit une matière brune insoluble ( apothème ). La cetrarine est plus soluble dans l'alcool que dans l'eau; l'évaporation à l'ébullition l'altère. La cetrarine est insoluble dans l'éther; son meilleur dissolvant est les carbonates alcalins; la dissolution est verte; si on la porte à l'ébullition, l'amer est détruit.

L'amidon du lichen a une couleur brune, par la matière extractive qui y reste mêlée. Il est insipide; il a une légère odeur de lichen. Dans l'eau froide il se gonfle, mais il se dissout à peine; il se dissout dans l'eau bouillante et la liqueur se prend en gelée si elle est assez concentrée. Il perd cette propriété par une ébullition trop prolongée. D'après M. Berzélius 1 partie d'amidon sec dissoute dans 23 parties d'eau donne une gelée consistante.

L'amidon du lichen est insoluble dans l'alcool et dans l'é-
ther. L'iode, le colore en brun verdâtre. Les acides étendus
lui font perdre la propriété de se prendre en gelée. En pro-
longeant l'ébullition, il se fait d'abord de la gomme, puis du
sucre ; il ne donne pas d'acide mucique avec l'acide nitrique ;
il se dissout dans la potasse.

Le squelette du lichen jouit à peu près des mêmes propriétés que le tissu cellulaire ; il se dissout par ébullition dans
l'acide acétique ; il est même soluble dans l'eau, si on opère
dans la machine à papin.

POUDRE DE LICHEN.

On monde le lichen des matières étrangères, on le fait sécher
dans une étuve et on le pile dans un mortier en fer. La poudre
est difficile à obtenir, à cause de la ténacité membraneuse du
lichen.

Avant de pulvériser le lichen on le prive ordinairement de
son principe amer, en le faisant macérer dans de l'eau que l'on
renouvelle à plusieurs reprises.

HYDROLÉ DE LICHEN.

Quand on traite le lichen d'Islande par infusion dans l'eau,
on obtient une liqueur amère qui peut être employée comme
tonique fébrifuge, mais dans laquelle il ne se trouve pas sensiblement de principe gélatineux.

Quand on soumet le lichen à la décoction, on dissout en
même temps la cetrarine, le principe amylacé, et l'on obtient
une liqueur mucilagineuse en même temps qu'amère, qui peut
être employée de préférence dans certains cas, comme, par
exemple, vers la fin des diarrhées chroniques. Cette décoction
n'est pas cependant aussi amère que l'infusion du lichen, parce
l'amertume est en partie masquée par le mucilage et parce
qu'une partie du principe amer a été détruite par la décoction.

Quand on veut n'avoir en dissolution que le principe mucilagineux du lichen, on commence par débarrasser celui-ci de
son principe amer, et l'on y parvient par l'une des trois méthodes suivantes :

### 1° Procédé de M. Berzélius.

On hache le lichen et on le met tremper, pour chaque livre, dans 18 livres d'eau froide auxquelles on ajoute 1 once de potasse du commerce. Au bout de 24 heures l'alcali a dissous le principe amer ; l'on verse sur un linge pour faire égoutter ; on lave le lichen par macération à plusieurs reprises tant que l'eau paraît amère et alcaline. Il ne faut pas exprimer le lichen, ni l'agiter fortement dans l'eau ; car une assez grande quantité de lichen se séparerait en petits grumeaux transparens et serait entraînée. Le lichen, par cette méthode, est entièrement dépouillé de principe amer ; il a été attendri et il se dissout dans l'eau bouillante avec une grande facilité.

### 2° Procédé de M. Robinet.

On met le lichen détremper dans l'eau froide, et toutes les six heures on la renouvelle en continuant ainsi pendant trois jours.

### 3° Procédé de M. Coldefi Dorly.

On met le lichen dans une bassine avec de l'eau froide et l'on chauffe à 60°. On verse sur un tamis et l'on fait encore deux et même trois opérations pareilles...

Les deux derniers procédés sont également bons. Le temps dont on peut disposer pourrait seul faire donner la préférence à l'un sur l'autre. Ils ne dépouillent pas le lichen du principe amer aussi parfaitement que par la méthode de M. Berzélius ; mais pour l'usage médical, cette séparation parfaite de la cetrarine n'est pas nécessaire. Le lichen n'est pas non plus si attendri que par l'action de l'eau alcaline : aussi je regarde le procédé de M. Berzélius comme préférable, quand le lichen est destiné à l'usage alimentaire.

### EXTRAIT DE LICHEN.

Pr. : Lichen d'Islande haché...............Q. V.
    Alcool à 32 degrés ...................... S. Q.

F. S. A.

Cet extrait est amer. Il a été employé comme tonique et fébrifuge.

### GÉLATINE SÈCHE DE LICHEN.

#### Procédé de M. Berzélius.

On prend du lichen dépouillé du principe amer par l'eau alcaline; on le fait bouillir dans 9 fois son poids d'eau jusqu'à réduction d'un tiers; on passe avec expression. La liqueur filtrée finit par se prendre en gelée. On la met alors sur une toile; le liquide s'écoule et la matière gélatineuse reste seule; on la fait sécher; elle devient noire et cassante.

#### Procédé de M. Coldefi.

On épuise du lichen préparé, dépouillé de matière amère, par deux décoctions d'une heure chacune; on passe avec expression et l'on fait évaporer, en remuant continuellement, jusqu'à ce que la liqueur soit assez concentrée pour se prendre en gelée.

On prend 6 à 8 onces de cette gelée, on la met dans une bassine plate, on l'épaissit un peu et l'on fait tourner la bassine sur le fourneau, en l'inclinant en sens divers de manière à étaler la gelée en couches minces. Quand elle est sèche on l'enlève et on achève la dessiccation à l'étuve. On se sert de deux bassines, et, tandis que l'on rafraîchit l'une en la tenant plongée, le fond dans l'eau, on évapore de la gelée dans l'autre.

#### Procédé de M. Zier.

On fait bouillir dans l'eau du lichen dépouillé de matière amère, à deux ou trois reprises, et l'on passe sans expression. On évapore à grand feu, de manière à ce qu'il ne reste de liqueur que 5 à 6 fois le poids du lichen; on laisse refroidir un peu, mais pas assez pour que la matière puisse se prendre en gelée, et alors on ajoute de l'alcool, jusqu'à ce qu'il cesse de faire naître un précipité; on laisse égoutter, l'on exprime et l'on fait sécher.

Le procédé de M. Berzélius donne le principe gélatineux presque pur, parce que la gomme et le sucre de lichen qui sont en dissolution s'écoulent en même temps que le liquide. Dans le procédé de M. Zier la gomme est précipitée en même temps que la matière gommeuse. Ce procédé n'est pas économique à cause de l'alcool, dont on perd toujours une partie.

Le procédé de M. Coldefy donne une gélatine qui contient toutes les parties solubles du lichen, gomme, sucre et principe amylacé ; ce qui est sans inconvénient pour l'usage médical. En suivant la manipulation décrite par Coldefy on obtient le principe gélatineux du lichen en petites feuilles minces et transparentes.

### SACCHAROLÉ DE LICHEN.

Pr. : Lichen .................................... 1 livre.
Sucre................................... 1 livre

On purge le lichen de son principe amer par des macérations successives dans l'eau froide ; on le fait bouillir long-temps dans l'eau, on passe avec expression, on ajoute lé sucre et on fait évaporer en remuant continuellement jusqu'à ce que la matière soit tout-à-fait desséchée ; on la pile et on la passe au tamis. On peut également mettre la matière à l'étuve quand elle est assez consistante pour se prendre en une masse sèche ; on achève la dessiccation à l'étuve ; et l'on réduit en poudre.

Ce procédé est de M. Robinet et il donne un très bon résultat. M. Béral a donné une autre méthode. Il précipite la décoction de lichen par l'alcool, suivant la méthode de M. Zier ; il verse le coagulum sur un tamis et l'exprime à la main dans un linge. Il contient en cet état le quart de son poids de principe gélatineux sec. M. Béral fait mêler une partie de gélatine alcoolique avec le double de son poids de sucre ; il fait sécher à l'étuve et il pulvérise. Le procédé de M. Robinet est plus économique et tout aussi avantageux.

### GELÉE DE LICHEN.

Pr. : Lichen .................................... 2 onces.
Sucre................................... 4 onces.

On prive le lichen de son principe amer, et on le fait bouillir dans S. Q. d'eau pendant une heure.

On passe avec expression ; on met la liqueur sur le feu avec le sucre ; on agite jusqu'à ce qu'elle entre en ébullition : à cette époque on cesse d'agiter et l'on entretient un feu doux, qui maintienne une ébullition modérée, jusqu'à ce que la matière soit assez consistante pour se prendre en une gelée ferme par le refroidissement ; on enlève alors la pellicule qui s'est formée à la surface, et l'on coule la gelée dans un pot, dans lequel on a mis quelques gouttes de teinture d'écorces fraîches de citrons ou d'oranges.

La gelée se clarifie d'elle-même ; le mouvement produit par une ébullition régulière finit par ramener à la surface toutes les parties qui n'étaient que suspendues.

Le Codex et beaucoup de pharmaciens ajoutent à cette formule 1 gros de colle de poisson pour que la gelée se sépare moins vite ; cette addition a peu d'inconvéniens ; si l'on n'y a pas recours, il faut donner à la gelée une consistance plus ferme.

Si on remplace le sucre par 6 onces de sirop de quinquina, on a la gelée de lichen au quinquina.

M. Coldefy fait employer :

| | |
|---|---|
| Gélatine sèche de lichen..................... | 2 gros. |
| Sucre ..................................... | 4 onces. |
| Eau....................................... | 6 onces. |

On fait bouillir quelques instans dans l'eau pour avoir 8 onces de gelée. L'avantage de ce procédé est de permettre de préparer la gelée de lichen en un espace de temps très-court. On peut aussi employer le saccharolé de lichen qui présente le principe gélatineux dans un état de division qui le rend plus facilement dissoluble.

| | |
|---|---|
| Pr. : Saccharolé de lichen ( Robinet )........ | 10 gros. |
| Sucre................................... | 3 onces. |
| Eau..................................... | 6 onces. |

Faites bouillir pour réduire à 8 onces , coulez et aromatisez à volonté.

PATE DE LICHEN.

| | |
|---|---|
| Lichen d'Islande....................... | 1 livre. |
| Gomme arabique....................... | 5 livres. |
| Sucre.................................. | 4 livres. |
| Eau de fleurs d'oranger................ | 4 onces. |

On se sert de lichen privé d'amertume par l'eau; on le traite par décoction, et dans la décoction que l'on obtient on fait fondre la gomme concassée et ensuite le sucre ; on passe au blanchet avec une légère expression, et l'on fait évaporer en remuant continuellement jusqu'en consistance, de pâte ferme ; on ajoute vers la fin l'eau de fleurs d'oranger. On coule la pâte sur un marbre légèrement huilé ou dans des moules de fer blanc.

M. Guibourt a fait remarquer qu'en faisant prédominer la gomme sur le sucre la pâte n'a pas l'inconvénient de candir, reproche que l'on fait à la pâte qui a été faite avec parties égales des deux substances. On ajoute ordinairement à la pâte 1|2 grain par once d'extrait d'opium. C'est un gros d'extrait pour la dose ci-dessus.

#### SIROP DE LICHEN.

Pr. : Lichen d'Islande............................ 2 onces.
Sucre.......................................... 3 livres.

On prive le lichen de son principe amer et on le soumet à une décoction prolongée, on passe sans expression, on ajoute le sucre et l'on fait cuire à 30 degrés. Ce sirop se conserve mal.

#### PASTILLES DE LICHEN.

Pr. : Saccharolé de lichen........................ 1 livre.
Sucre blanc pulvérisé......................... 2 livres.
Gomme arabique............................... 1 once 1/2

On fait un mucilage avec la gomme arabique, et l'on s'en sert pour faire des pastilles de 18 grains.

#### CHOCOLAT AU LICHEN.

Pr. : Saccharolé de lichen..................... 1 partie.
Chocolat préparé avec 1/3 de sucre de moins  5 parties.

On ramollit le chocolat dans un mortier, on ajoute le saccharolé et l'on broie sur la pierre pour l'incorporer complètement.

## CHAMPIGNONS.

Les Champignons nous présentent des espèces vénéneuses et des espèces comestibles, mais les unes et les autres se trouvent si irrégulièrement distribuées dans la famille qu'il est presque impossible d'établir aucun rapport entre les genres et les espèces botaniques et les espèces alimentaires ou malfaisantes. En outre, les caractères qui séparent les espèces les unes des autres ne sont pas toujours faciles à saisir, parce que ces plantes changent d'aspect à mesure de leur développement. De là à résulté cette multitude d'empoisonnemens par les champignons, provenant le plus souvent de la confiance que de prétendus connaisseurs avaient en leur savoir. Nous n'avons malheureusement aucun autre moyen certain de distinguer avec assurance les bons champignons des mauvais que la connaissance exacte des espèces botaniques, qui n'appartient malheureusement qu'à un petit nombre de personnes. On a même quelques raisons de croire que tel champignon, qui est bon à une époque de sa vie peut être vénéneux à une autre époque; le genre de préparations culinaires que l'on fait subir aux champignons peut aussi détruire ou diminuer leurs propriétés malfaisantes. Il est même des observateurs qui vont jusqu'à dire que tous les champignons peuvent être mangés. M. Bory de Saint-Vincent assure avoir mangé de presque toutes les espèces sans en avoir été incommodé, et Schwacgrichen assure qu'en Saxe on mange tous les champignons indifféremment, et que lui-même a suivi cet exemple sans le moindre inconvénient. Il n'en est pas moins fort sage de ne manger que les espèces bien-connues par leur innocuité.

En général, il faut rejeter tous les champignons qui sont remplis d'un suc laiteux, le plus souvent âcre, tous ceux qui ont des couleurs tristes, éclatantes ou bigarrées, qui ont la chair pesante, coriace ou filandreuse ou très-molle; ceux qui viennent à l'obscurité, dans les caves ou sur les vieux troncs, dont la chair cassée se colore à l'air, et dont l'odeur est vireuse, ou ceux que les insectes ont mordus puis abandonnés. L'action produite par les champignons vénéneux est variable suivant les espèces; ordinairement elle consiste en nausées et vomissemens, puis surviennent des défaillances, des anxiétés, un état de stupeur, et souvent la mort au milieu des convulsions. Il faut déterminer des vomissemens abondans pour expulser les champignons et donner ensuite des émolliens. Les convalescences sont ordinairement fort longues.

Nous n'avons que bien peu de lumières sur la composition des champignons dangereux. M. Letellier a cependant retiré de quelques agarics à volva constituant le genre Amanita une substance très-vénéneuse qu'il a nommée amanite, qui fait périr les animaux en produisant un coma profond.

On a cherché à mettre à profit pour la médecine les propriétés délétères des champignons; mais l'on n'a encore que des données peu étendues à ce sujet. L'oreille de Judas (*Peziza auricula*) a été proposée contre la rage; l'*amanita muscaria* a été vanté par Reinhart pour combattre les toux opiniâtres; on l'a encore employé contre la teigne et pour panser les ulcères cancéreux, ou les tumeurs glanduleuses indolentes. On se sert avec succès, pour hâter les accouchemens laborieux, de l'ergot de seigle; on emploie encore comme purgatif l'agaric blanc.

Toutes les grosses espèces vivaces de champignons sont employées indistinctement pour la préparation de l'amadou; par exemple, les *Boletus ignarius, ungulatus, ribis, torutosus, fomentarius.*

Les analyses que M. Vauquelin et M. Braconnot ont faites de plusieurs espèces de champignons nous ont appris que leur tissu est formé par un corps particulier ( fongine ) qui a tous les caractères du ligneux, mais qui en diffère en ce qu'il est azoté; un grand nombre d'espèces contiennent aussi une matière sucrée remarquable par la facilité avec laquelle elle cristallise en longues aiguilles. Presque toujours aussi une partie des bases minérales ( chaux et potasse ) sont combinées avec un acide particulier ( fongique ) qui fournit des sels solubles avec presque toutes les bases.

## SEIGLE ERGOTÉ.

Le seigle ergoté est considéré par beaucoup de naturalistes

comme un champignon ; M. De Candolle l'appelle *Sclerotium clavus*. D'après l'analyse de M. Wiggers, il contient :

Huile grasse particulière,
Matière grasse cristallisée particulière,
Cerine,
Ergotine,
Osmazôme,
Sucre particulier,
Matière gommeuse extractive avec matière colorante,
Albumine,
Fongine,
Phosphate acide de potasse,
Chaux.

La matière huileuse est épaisse comme l'huile de ricins, elle est insipide et inodore ; elle est soluble dans l'éther, soluble dans l'alcool à chaud seulement ; elle n'est pas saponifiable.

L'ergotine est une poudre rougeâtre, d'une odeur nauséabonde ; d'une saveur amère, légèrement âcre. Elle n'est ni acide, ni alcaline ; elle est insoluble dans l'eau et dans l'éther ; elle est soluble dans l'alcool ; elle se dissout dans la potasse caustique et non dans les alcalis carbonatés ; elle se dissout aussi dans l'acide acétique. Cette matière a beaucoup de rapports de propriétés avec le rouge cinchonique. M. Wiggers la considère comme la partie active du seigle ergoté. Pour obtenir l'ergotine, on épuise le seigle ergoté par l'éther, qui enlève les matières grasses. On traite ensuite par l'alcool bouillant ; on évapore en extrait et on reprend par l'eau. L'ergotine reste indissoute.

M. Vauquelin avait attribué l'action du seigle ergoté à une huile grasse, molle, âcre, d'odeur de poisson.

### POUDRE DE SEIGLE ERGOTÉ.

On fait sécher le seigle ergoté à l'étuve, et on le pulvérise sans résidu.

La poudre de seigle ergoté doit être préparée en très-petite quantité à la fois ; il faut la conserver dans un flacon parfaitement bouché.

2.                                                      15

Suivant le docteur Muller, la poudre est la préparation la plus active du seigle ergoté.

### POTION DE SEIGLE ERGOTÉ.

1° Thé nolsée des sages-femmes américaines.

Pr. : Seigle ergoté pulvérisé............ 40 à 60 grains.
Eau bouillante........................ 4 à 6 onces.

Faites infuser, passez, ajoutez

Sirop de sucre...................... 1 once 1/2

A prendre par cuillerée.

2° Decoctum parturiens.

Pr. : Seigle ergoté................... 60 à 72 grains.
Eau.............................. S. Q.

Faites bouillir, passez, ajoutez.

Sirop de sucre..................... 1 once.

A prendre par cuillerée.

Plusieurs praticiens pensent que la décoction est plus active que l'infusion. Cette opinion est en rapport avec celle que M. Wiggers s'est faite du seigle ergoté d'après son analyse.

3° Décoction de Stearns.

Pr. : Seigle ergoté.................... 30 grains.
Eau............................... 8 onces.

Faites bouillir quelques minutes et passez.

4° Potion de seigle ergoté.

Pr. : Poudre de seigle ergoté............. 1/2 gros.
Sirop de sucre blanc.............. 1/2 once.
Eau de menthe..................... 1 once.

Mêlez.

A prendre en trois fois, de 20 à 30 minutes de distance.

### SIROP DE SEIGLE ERGOTÉ.

#### (Sirop de Calcar.)

Pr. : Seigle ergoté pulvérisé.................... 1 once 1/2
      Vin blanc ................................. 11
      Sucre .................................... 1 livre.

Faites macérer le seigle ergoté dans le vin pendant 8 jours, passez avec expression, filtrez.

On prépare avec la liqueur un sirop par solution. La dose est 1 once 1/2 à 2 onces.

## AGARIC BLANC.

#### (Boletus Laricis.)

L'agaric blanc, d'après une ancienne analyse de M. Braconnot, s'est montré composé de

Résine particulière,    72
Extractif amer,    2
Fongine,    26

La résine d'agaric est blanche, opaque, granuleuse et à peine sapide. L'eau froide a peu d'action sur elle et forme un liquide épais, visqueux, filant et mousseux par l'ébullition ; elle est soluble dans l'éther chaud et dans l'essence de térébenthine ; les alcalis s'y unissent ; l'acide nitrique l'attaque à peine ; elle rougit le tournesol. Cette résine mérite un nouvel examen. L'agaric est un purgatif drastique ; on l'emploie encore contre les sueurs nocturnes, en en donnant 4 grains en une fois, le soir, dans un mucilage ou dans un extrait amer.

#### POUDRE D'AGARIC.

On coupe l'agaric en tranches minces, on le fait sécher à l'étuve, et on le pulvérise dans un mortier couvert.

Quand l'agaric est tendre, on peut le pulvériser par le frottement sur un tamis de crin ; on passe ensuite la poudre au tamis de soie.

Pr. : Agaric............................... Q. V.

On traite par deux macérations à l'eau froide ; on évapore en consistance d'extrait.

## ALGUES.

Les Algues se recommandent à l'attention par leurs propriétés alimentaires et médicinales et par leur emploi dans les arts.

On les a employées contre les scrophules, et la découverte de l'iode, que l'on y a faite depuis, permet de croire à la réalité des résultats qui ont été annoncés. Le *Fucus vesiculosus* a été employé de préférence, après avoir été soumis à la torréfaction, sous le nom d'éthiops végétal ; différens fucus, dans le même état, paraissent être la base de la poudre de Sancy.

L'emploi le plus ordinaire des Algues est comme vermifuge, presque toutes les espèces marines pourraient servir à cet usage. M. de Candolle a montré que la mousse de Corse du commerce est un mélange du vrai *Fucus helminthocortos* de Linné avec une vingtaine d'espèces appartenant aux genres *Fucus Conferva, Ulva, Ceramium*. Cette propriété des Algues est bien constatée et l'analogie qu'elles nous présentent sous ce rapport est fort remarquable.

On emploie et l'on peut employer comme aliment toutes les espèces à tissu tendre et à consistance gélatineuse. On les mange après les avoir lavées avec le plus grand soin. Je citerai les *Fucus amansii, bracteatus, ciliatus, dulcis, edulis, esculentus, palmatus, saccharinus*, etc. C'est au genre *Gelidium* qu'appartient l'algue dont les hirondelles salanganes se servent pour faire leurs nids : dans leur vieillesse ces plantes se transforment en une gelée dont l'hirondelle s'empare pour faire son nid. On rencontre ces nids surtout à Java dans des cavernes profondes ; les Asiatiques en sont très friands et les paient au poids de l'or.

Le *Fucus crispus* de Linné est employé sous le nom de *Carragaheen* ( *Pearl moss* des Anglais ) comme analeptique chez les phthisiques et dans la débilité générale qui survient après la dysenterie, les diarrhées chroniques. Il est presque inodore et insipide; on l'emploie sous forme de boisson et de gelée.

Quelques fucus se recouvrent d'une efflorescence blanche et sucrée; c'est de la mannite. Les usages industriels des fucus sont de servir à la fabrication de la colle et de la soude. En Chine on en retire une espèce de gélatine très-tenace; sur une partie de la côte de l'Océan, on brûle ces algues et l'on en obtient une soude qui est connue sous le nom de soude de varechs. Elle est peu riche en soude; toute sa valeur réside dans les hydriodates qu'elle renferme et dont on extrait l'iode.

## MOUSSE DE CORSE.

La mousse de Corse ou helminthocorton est un mélangé du *Fucus helminthocortos* avec plusieurs autres espèces d'Algues.

L'analyse que M. Bouvier a faite de la mousse de Corse nous la montre composée de

  Gélatine,
  Squelette ;
  Sulfate de chaux,
  Sel marin ,
  Carbonate de chaux,
  Fer, magnésie, phosphate de chaux.

La nature de la matière gélatineuse est mal connue.

La mousse de Corse est employée pour faire périr les vers intestinaux.

#### POUDRE DE MOUSSE DE CORSE.

On bat la mousse de Corse sur une table avec une spatule de bois pour détacher les parties terreuses ; on la crible; on la bat de nouveau ; on la crible encore ; on la sèche et on la pulvérise.

#### INFUSION DE MOUSSE DE CORSE.

Pr. : Mousse de Corse..................... 1/2 once.
   Eau................................ 4 onces.

Faites infuser et passez.

On traite la mousse de Corse tantôt par macération, tantôt par infusion, tantôt par décoction. L'infusion et la macération sont plus aromatiques que la décoction.

### SIROP DE MOUSSE DE CORSE.

Pr. : Mousse de Corse...................... 6 onces.
Sirop de sucre.......................... 2 livres.

On verse sur la mousse de Corse 12 onces d'eau tiède.

On laisse macérer pendant 24 heures, on met à la presse et l'on filtre ; on verse sur le résidu de mousse de Corse 12 nouvelles onces d'eau, et après 24 heures on passe encore avec forte expression et l'on filtre encore.

On mêle cette seconde liqueur à deux livres de sirop de sucre, et quand le tout a été assez concentré pour que le sirop employé ait perdu par évaporation un poids égal à celui du premier liquide, on ajoute brusquement celui-ci et l'on passe. Le sirop que l'on obtient est très-clair et très-aromatique.

Si on préfère traiter la mousse de Corse par décoction ( quelques praticiens pensent que la liqueur est plus active ), il faudra mêler la décoction bien décantée avec le sirop de sucre et clarifier au papier suivant la méthode M. Desmaretz. Le sirop sera moins limpide et moins aromatique que le précédent.

### GELÉE DE MOUSSE DE CORSE.

Pr. : Mousse de Corse...................... 1 once.
Sucre................................ 2 onces.
Vin blanc............................ 2 onces.
Colle de poisson..................... 1/2 gros.

On fait bouillir la mousse de Corse pendant une heure, on passe avec expression, on laisse déposer, on décante ; on ajoute le vin blanc, la colle de poisson et le sucre, et l'on fait cuire en consistance de gelée. ( Codex. )

La colle de poisson est ici nécessaire, car la gelée, sans cette addition, n'aurait qu'une consistance mucilagineuse.

Pr. : Sirop de mousse de Corse............... 6 onces.
Gelée alcoolique d'ichtyocolle......... 3

On fait réduire à 8 onces par évaporation. ( Béral. )

### SACCHAROLÉ DE MOUSSE DE CORSE.

Pr. : Mousse de Corse........................ 1 livre.
Sucre.............................. 2 livres.
Eau de fleurs d'oranger............... 4 onces.

Faites bouillir la mousse de Corse pendant 2 heures, passez, décantez, évaporez; vers la fin ajoutez le sucre et l'eau aromatique. On achève la dessiccation à une chaleur douce ou à l'étuve. ( Deschamps. )

### TABLETTES DE MOUSSE DE CORSE.

Pr. : Saccharolé de mousse de Corse......... 15 onces.
Gomme arabique pulvérisée;............. 1
Mucilage de gomme adragante au citron.  S. Q.

Faites des tablettes de 20 grains; conservez en vases bien clos. ( Deschamps. )

# LIVRE III.

## DES MÉDICAMENS TIRÉS DU RÈGNE ANIMAL.

—

## VERTÉBRÉS.

## MAMMIFÈRES.

Les médicamens actuellement employés en médecine qui sont fournis par les mammifères sont : la chair musculaire, la graisse, les os, la corne de cerf, le mou de veau, le castoréum, le musc, l'ambre gris, le blanc de baleine, le lait et l'urée.

La chair des mammifères sert à la préparation des bouillons; c'est celle du veau que l'on emploie plus souvent comme médicinale ( *Voir* Bouillon ). La graisse de plusieurs animaux est employée en médecine et s'extrait par les procédés qui ont été décrits ( tome I$^{er}$, page 85 ). Les os sont brûlés pour obtenir le phosphate de chaux qu'ils contiennent ( *Voir* Phosphate de chaux ). Nous allons étudier successivement les préparations pharmaceutiques dont les autres substances ci-dessus désignées sont la base.

## CORNE DE CERF.

La corne de cerf est fournie par le *Cervus elaphus.* Elle est composée d'un tissu organique qui se transforme en gélatine par l'action de l'eau bouillante et d'une partie osseuse formée principalement de phosphate de chaux.

Autrefois on calcinait la corne de cerf pour détruire la matière animale et obtenir le phosphate calcaire; mais depuis que l'on sait que la calcination des os donne un produit identique, on n'a plus recours à la calcination de la corne de cerf, dont le prix est plus élevé.

### DÉCOCTION DE CORNE DE CERF.

Pr. : Corne de cerf râpée.................... 1 once.
     Eau.................................... 4 livres.

On lave la corne de cerf et on fait réduire par décoction à 2 livres. On obtient une boisson en même temps émolliente et nutritive, que l'on peut édulcorer à volonté.

### GELÉE DE CORNE DE CERF.

Pr. : Corne de cerf râpée.................... 8 onces.
     Sucre ................................. 4
     Suc de citrons........................ N° 1
     Blanc d'œuf........................... N° 1
     Eau .................................. S. Q.

On lave la corne de cerf à l'eau tiède, on la fait cuire avec l'eau dans un vase couvert pendant une heure, de manière à obtenir environ une livre de liqueur ; on passe avec expression ; on ajoute le sucre, le blanc d'œuf et le suc de citrons ; on écume quand l'albumine s'est coagulée ; on passe et on évapore pour obtenir 18 onces de gelée ; on aromatise avec un peu de teinture d'écorces fraîches de citrons.

L'acide des citrons est nécessaire pour avoir une gelée transparente. Par une cause ou par une autre, celle-ci reste louche, si on ne l'a pas acidulée d'une manière quelconque.

M. Ferrez fait malaxer la corne de cerf avec le double de son poids d'eau acidulée avec un peu d'acide hydrochlorique. Au bout de 10 minutes il la lave à grande eau. Une demi-heure d'ébullition suffit alors à la dissolution de la matière gélatineuse, et il est inutile de clarifier au blanc d'œuf, sans doute parce que l'acide a dépouillé la corne de cerf des portions peu adhérentes de phosphate, qui auraient été détachées par l'ébullition.

Le procédé de M. Ferrez réussit très-bien.

## BLANC MANGER.

Pr. : Gelée de corne de cerf .................. 8 onces.
Amandes douces...................... 1
Sucre.............................. 1/2
Eau de fleurs d'oranger .............. 1
Teinture d'écorces fraîches de citrons.. 12 gouttes.

On fait une pâte fine avec le sucre, les amandes et l'eau de fleurs d'oranger ; on la délaie dans la gelée chaude et l'on passe à l'étamine ; on aromatise et l'on coule dans des pots.

On peut avantageusement, dans cette préparation, substituer la greneline à la corne de cerf.

## CASTORÉUM.

Le *Castoréum* est un organe sécréteur qui appartient au *Castor fiber*, animal de la famille des rongeurs.

Le castoréum a été analysé successivement par MM. Bouillon-Lagrange et Laugier, par Brandes, John et Pfaff. Il contient :

Huile volatile,
Castorine,
Résine,
Albumine,
Matière grasse,
Mucus,
Carbonate d'ammoniaque,
Sels de soude et de potasse ( entre autres urate, benzoate, sulfate).

La castorine a été découverte par Brandes. Elle cristallise en longs prismes diaphanes et fasciculés. Sa saveur est cuivreuse ; son odeur est la même que celle du *Castoréum*. Elle est insoluble dans l'eau et dans l'alcool froid. Elle est soluble dans l'alcool bouillant et dans les huiles volatiles. Elle n'est ni acide ni alcaline. Pour l'obtenir, on traite le *Castoréum* par l'alcool bouillant. La castorine se dépose à la longue ; on la purifie par un lavage à l'alcool froid. Brandes dit que c'est à cette matière que le *Castoréum* doit ses propriétés. Il me paraît bien plus probable , qu'il.faille les rapporter à l'huile volatile.

Le *Castoréum* est toujours employé comme anti-spasmodique. On en donne depuis quelques grains jusqu'à 2 gros. On l'administre en pilules , en lavemens ; on le fait entrer dans des potions.

### TEINTURE DE CASTORÉUM.

Pr. : Castoréum. ............................. 1 partie.
Alcool à 32 degrés................... 4

F. S. A.

Quand on introduit cette teinture dans une potion , il faut d'abord la mêler au sirop, parce que la matière grasse et la résine se sépareraient dans l'eau , sous forme de grumeaux.

## MUSC.

Le Musc est un organe glanduleux qui provient du Musc, *Moschus Moschiferus*, animal de la famille des ruminans. Il est composé d'une poche dans l'intérieur de laquelle se trouve le Musc proprement dit. C'est un médicament fort énergique, un puissant excitant, dont on fait surtout usage pour combattre les maladies nerveuses. La dose est de quelques grains ; mais généralement on ne la porte pas assez haut pour obtenir des effets marqués.

D'après l'analyse de MM. Blondeau et Guibourt le Musc contient :

Ammoniaque ,
Huile volatile,
Stéarine ,
Oléine ,
Cholestérine,
Huile acide unie à l'ammoniaque ,
Gélatine ,
Albumine ,
Fibrine ,

Matière soluble dans l'eau, insoluble dans l'alcool.

Muriate d'ammoniaque,

Sucs divers.

On emploie le Musc sous forme de pilules, de potions.

## TEINTURE DE MUSC.

Pr. : Musc hors vessie...................... 1 gros.
Alcool à 32 degrés ..................... 12 gros.

**F. S. A.**

# DU LAIT.

Le lait des animaux est un liquide émulsif qui est composé d'une dissolution de matière mucilagineuse qui divise et tient suspendue une matière grasse.

Le lait de vache écrémé, suivant l'analyse de M. Berzélius, est composé de

| | |
|---|---|
| Eau, | 938,75 |
| Caséum avec un peu de beurre, | 28 |
| Sucre de lait, | 35 |
| Muriate de potasse, | 1,7 |
| Phosphate de potasse, | 0,25 |
| Acétate de potasse et traces d'acétate de fer, | 0,6 |
| Phosphates terreux, | 0,5 |

Un litre de lait non écrémé, sur la bonne qualité duquel je ne pouvais conserver aucun doute, m'a fourni par un acide de 35 à 36 de caséum sec privé de matière grasse, et 27 à 28 de beurre ; mais ces quantités sont un peu susceptibles de varier.

La matière caséeuse du lait est jaunâtre, transparente ; elle ressemble à de la gomme arabique ; elle n'a pas d'odeur et sa saveur est très-faible ; elle est formée de carbone, d'oxigène, d'hydrogène et d'azote dans des rapports qui sont encore mal connus.

La matière caséeuse est soluble dans l'eau ; quand on fait bouillir sa dissolution au contact de l'air, elle se couvre d'une pellicule blanche insoluble dans l'eau, et qui paraît être de la matière caséeuse dans un état de cohésion particulier. L'esto-

mac des jeunes veaux détermine une coagulation du même
genre, de sorte qu'il existe deux espèces de matière caséeuse
comme deux espèces d'albumine ; on croit, sans en être bien
certain, que le lait contient en même temps ces deux états de
la matière caséeuse.

La matière caséeuse est un peu soluble dans l'alcool ; elle se
dissout mieux dans l'alcool affaibli ; l'éther ne la dissout pas ;
les alcalis et même les carbonates alcalins dissolvent facilement
celle qui est coagulée ; tous les acides, même l'acide acétique,
se combinent à la matière caséeuse ; quand il y a peu d'acide,
le composé est soluble ; mais une proportion un peu considérable d'acide donne lieu à un composé plus acide et insoluble.

Le beurre ou matière grasse du lait, est composé de trois
corps gras différens, de l'oléine, de la stéarine et de la butyrine ;
celle-ci est une graisse liquide, d'une odeur de beurre très-
prononcée et qui donne par la saponification trois acides gras
volatils, les acides butyrique, caprique et caproïque. Ces acides existent en petite quantité dans le beurre et concourent à
lui donner de l'odeur. M. Chevreul a vu que de l'axonge mêlée
avec de l'acide butyrique prenait par cette addition l'odeur et
la saveur du beurre ; mais que ces caractères se perdaient par
l'exposition à l'air.

Le sucre de lait ou sel de lait est solide, d'une saveur sucrée.
Il n'a pas d'odeur ; il craque sous la dent ; il cristallise en
prismes réguliers ; il est formé de

        5 proportions carbone,      45,94
        4    —      hydrogène,       6,00
        4    —      oxigène,        48,06

à l'état d'isolement il contient 1 proportion d'eau ou 12 p. 100;
il n'est pas soluble dans l'alcool ; il ne peut, dans les circonstances ordinaires, éprouver la fermentation alcoolique.

L'eau en dissout le 9ᵉ de son poids à la température ordinaire. Il est beaucoup plus soluble dans l'eau bouillante et
surtout plus soluble dans le lait.

L'acide sulfurique étendu le change en sucre de raisin ; l'a-
cide nitrique le décompose et donne, entre autres produits, de
l'acide mucique.

Il se combine avec les bases alcalines à la manière des acides.

Le lait, au sortir de la mamelle, est un liquide opaque, plus épais que l'eau.

Il a une odeur faible, qui se dissipe par la chaleur.

Quand on chauffe le lait, il se recouvre de pellicules qui se renouvellent à mesure qu'on les enlève. On pourrait ainsi transformer le lait en sérum, ainsi que l'ont fait MM. Deyeux et Parmentier.

Quand on abandonne le lait à lui-même, sa surface se couvre d'une couche épaisse et onctueuse-jaunâtre : c'est la crème. Au-dessous se trouve un liquide d'un blanc mat : c'est le lait écrémé.

La densité de la crème est peu différente de celle du lait ; voilà pourquoi elle se sépare avec lenteur. Elle est formée de la matière butyreuse, mêlée avec du lait. En l'agitant vivement dans une baratte, le beurre se sépare, à ce qu'il paraît, par un simple effet mécanique, de la crème. Le liquide qui se sépare est nommé lait de beurre. Il contient tous les principes du lait, mais peu de matière caséeuse, et une proportion assez forte d'acide butyrique.

Le lait écrémé ne contient plus que peu de beurre. Si on l'abandonne à lui-même, il s'y développe des acides acétique et lactique ; qui se combinent à la matière caséeuse et qui la coagulent. Il s'en sépare un liquide d'un jaune clair d'une saveur sucrée : c'est le petit lait. Il contient tous les sels du lait, le sucre, et un peu de matière caséeuse.

Les acides très-étendus ne coagulent pas le lait à froid s'il est étendu d'eau ; mais à chaud la coagulation a lieu.

Les acides coagulent le lait en se combinant à la matière caséeuse.

L'alcool, le sucre, la gomme, à fortes doses, le coagulent également.

Un grand nombre de sels le détruisent aussi en s'unissant à la matière caséeuse.

Les alcalis ne coagulent pas le lait ; bien plus, ils rendent au lait caillé ses propriétés premières. M. Braconnot a profité de cette propriété pour obtenir le lait sous une forme très-concentrée.

Le lait peut éprouver la fermentation alcoolique. L'alcool

formé provient de la décomposition du sucre de lait; mais elle ne se fait qu'après que le lait s'est aigri. Sans doute l'acide du lait favorise la transformation du sucre de lait en sucre de raisin, et le caséum sert de ferment.

L'acide carbonique paraît également n'être pas sans influence sur cette transformation.

Les Tartares profitent de cette propriété pour convertir en liqueur alcoolique le lait de leurs animaux.

## PETIT LAIT.

Pour faire du petit lait, on porte le lait à l'ébullition, et l'on y ajoute, pour le faire tourner, une quantité suffisante d'une dissolution étendue d'acide tartrique ( eau 8 , acide 1 ). On y arrive assez exactement en n'employant pas d'abord toute la quantité d'acide nécessaire, et l'ajoutant petit à petit jusqu'à ce que le coagulum soit bien tranché, et qu'il nage dans une liqueur claire. Un excès d'acide s'opposerait à la clarification, en dissolvant imparfaitement une portion de matière caséeuse.

Le lait étant coagulé, on le passe sans expression à travers une étamine claire.

D'autre part, on bat, dans un poêlon, un blanc d'œuf avec un peu d'eau froide, de manière à le dissoudre; on y mêle, portions par portions, le sérum, et l'on porte à l'ébullition pour coaguler l'albumine. Elle entraîne avec elles toutes les parties de fromage qui étaient tenues en suspension. On jette, sur le liquide bouillant, un filet d'eau froide pour faciliter la séparation des écumes; on passe à travers un papier non collé, et qui a été lavé d'abord avec de l'eau bouillante, pour qu'il ne laisse aucun mauvais goût au produit.

L'objet que l'on se propose en préparant le petit lait est de séparer du lait la matière caséeuse et la matière butyreuse, pour n'y conserver que le sucre de lait, ainsi que les sels et les acides qui l'accompagnent dans le sérum. A cet effet, on verse sur le lait chaud un acide qui forme une combinaison insoluble avec la matière caséeuse. Ce nouveau composé se sépare en entraînant la matière butyreuse du lait. Peu importe quel acide on emploie pour la coagulation ; car il n'en reste pas dans la liqueur, à moins que l'on n'en ait mis un excès.

On fait employer le plus ordinairement le vinaigre ; mais la dissolution d'acide tartrique est préférable, le vinaigre communiquant toujours au petit lait une saveur désagréable qui est due aux matières fixes et aux matières odorantes que cet acide contient.

On prescrit quelquefois d'ajouter un peu de crême de tartre au blanc d'œuf lors de la clarification du petit lait ; ce procédé a l'inconvénient de donner au petit lait la propriété de se troubler quelques heures après sa préparation. Ce trouble est dû à la séparation qui s'effectue peu à peu du tartrate de chaux, que contient toujours la crême de tartre du commerce.

Au lieu de coaguler le lait par un acide, quand on a du temps devant soi, on emploie avec avantage la présure ; le petit lait est alors plus sapide et plus coloré. A cet effet, on délaye environ 1 gramme de présure dans une ou deux cuillerées d'eau, que l'on mêle à un litre de lait ; on traite ce mélange sur les cendres chaudes, jusqu'à ce qu'il soit bien coagulé ; on clarifie d'ailleurs le sérum à la manière ordinaire.

Ce qu'on appelle présure est le lait caillé que l'on trouve dans l'estomac des jeunes veaux ; on regarde comme plus efficace celle qui provient des chevreaux: On sale cette présure ; et on la fait sécher dans l'estomac même. C'est sans doute à la faveur de l'acide qu'elle contient qu'elle détermine la coagulation du lait ; cependant M. Berzélius a reconnu que la membrane même de l'estomac des veaux, après avoir été débarrassée par des lavages de tout acide, jouit encore à un haut degré de la propriété de coaguler le lait, et dans ce phénomène elle ne perd rien de son poids. M. Berzélius dit que, par un mode d'action inconnu, cette membrane fait subir à la matière caséeuse un changement isomérique. Ses molécules constituantes se combinent d'une autre manière, et de matière caséeuse soluble elle devient matière caséeuse insoluble. Il est probable que, dans l'action de la présure ordinaire, ce mode d'action s'ajoute à l'action de l'acide.

La manière de préparer la présure pour la conserver est très-variable. Le plus ordinairement on se contente de la saler et de la laisser sécher à l'air. M. Wislin a donné la recette suivante, qui réussit bien.

Pr. : Présure récente...................... 12 onces.
      Sel marin............................ 2
      Alcool à 32 degrés .................. 2
      Vin blanc............................ 4 livres.

On fait digérer pendant un jour à froid, et on filtre. Une cuillerée à café de liqueur suffit pour cailler un litre de lait.

Quand le petit lait artificiel a été bien préparé, il est préférable au petit lait naturel, c'est-à-dire, à celui qui s'est formé par la coagulation spontanée du lait, en ce qu'il est moins acide.

### SIROP DE L'AIT.

Pr. : Lait.................................. 24 livres.
      Sucre................................ 18 livres.
      Eau de laurier cerise................ 6 onces.

On met le lait dans une terrine que l'on porte dans un lieu frais ; au bout de six heures, on enlève avec soin la crême qui ne doit pas entrer dans le sirop. Le lait écrémé est placé sur le feu dans une terrine vernissée que l'on a soin de tarer ; on le réduit à 12 livres par l'évaporation ; on y ajoute le sucre cassé par morceaux ; on le fait dissoudre et on passe. Quand le sirop est tiède, on l'aromatise avec l'eau distillée.

L'opération doit être faite avec du lait récent. (Robinet.)

### L'URÉE.

L'urée est la matière la plus remarquable de tous les élémens qui composent l'urine. Elle est blanche ; elle n'a pas d'odeur ; sa saveur est fraîche et un peu piquante ; elle cristallise en longs prismes aiguillés. L'urée est soluble dans l'eau et dans l'alcool ; la dissolution aqueuse d'urée bien pure peut se conserver assez long-temps sans altération. La dissolution d'urée pure n'est pas décomposée par l'ébullition ; mais, quand l'eau a été évaporée, un peu au-dessus de 140°, l'urée se décompose en donnant d'abord du cyanate d'ammoniaque, qu'un peu plus de chaleur change en ammoniaque et en acide cyanurique, lequel se décompose à son tour en acide cyanique hydraté, en azote, et en acide carbonique.

L'acide nitrique précipite instantanément l'urée de ses dissolutions concentrées en une combinaison sous forme de cristaux nacrés, que l'on connaît sous le nom de nitrate d'urée, et qui est composée, suivant Prout, de 52,63 d'urée et de 47,37 d'acide. L'urée est formée de : azote, 2 proportions; carbone, 2 proportions; hydrogène, 4 proportions; et oxigène 2 proportions. C'est le même rapport d'élémens que dans le cyanate d'ammoniaque avec 1 atome d'eau; mais le cyanate d'ammoniaque n'est pas de l'urée.

L'urée est employée en médecine comme diurétique.

Pour l'obtenir, on évapore l'urine en consistance de sirop clair, et l'on mêle celui-ci froid avec 1 fois 1/2 son poids d'acide nitrique à 24°; on tient la matière plongée dans la glace pour faciliter la séparation de la plus grande partie du nitrate d'urée. Il est important de se servir d'acide nitrique qui ait été porté à l'ébullition, pour qu'il ne contienne pas d'acide nitreux qui décomposerait instantanément l'urée.

On reçoit le nitrate d'urée sur une toile; on le lave avec de l'eau à zéro, et on le soumet à la presse. On dissout le sel dans l'eau chaude, on le sursature par du carbonate de plomb et l'on évapore à siccité, au bain-marie. La matière sèche est reprise à froid par de l'alcool à 40°, qui dissout l'urée et laisse le nitrate. On obtient l'urée par la concentration; on la purifie, s'il est nécessaire, par une nouvelle dissolution ou par le charbon animal.

## AMBRE GRIS.

L'Ambre gris paraît être une espèce de calcul qui prend naissance dans le corps du Cachalot (*Physeter macrocephalus*).

D'après John, l'ambre gris contient :

| | |
|---|---|
| Ambréine, | 85 |
| Matière balsamique, | 2,5 |

Matière soluble dans l'eau, mêlée d'acide
benzoïque et de sel marin,                    1,5

La matière balsamique est douce, acidule, soluble dans l'eau
et dans l'alcool ; elle paraît contenir de l'acide benzoïque.

L'Ambréine a été découverte par MM. Pelletier et Caventou.
Elle a la plus grande analogie avec la cholesterine par ses propriétés. On la prépare en traitant l'Ambre par l'alcool bouillant ;
l'Ambréine cristallise par le refroidissement des liqueurs.

L'Ambréine est blanche, insipide ; son odeur est suave, sans
doute par un mélange avec de l'huile volatile. Elle est insoluble dans l'eau ; elle est soluble dans l'eau et l'alcool. Elle
fond vers 30°. Elle n'est pas saponifiable. L'acide nitrique à
chaud la change en un acide gras qui ressemble beaucoup à
l'acide cholestérique, mais qui en diffère en ce qu'il fond à plus
de 100°, au lieu de fondre à 58°.

L'Ambre est maintenant peu employé comme médicament ;
il a une vertu stimulante prononcée.

### TEINTURE D'AMBRE.

Pr. : Ambre gris........................... 1 partie.
      Alcool à 36 degrés..................... 24

On met l'Ambre et l'alcool dans un matras ; on fait macérer
quelques jours ; puis l'on porte l'alcool à l'ébullition ; on laisse
refroidir et l'on filtre.

Cette teinture est peu odorante, car l'odeur de l'Ambre ne
se développe bien qu'avec d'autres parfums.

En ajoutant, pendant la macération, un peu de carbonate
de potasse, l'odeur est plus vive ; sans doute, parce que quelque sel ammoniacal est décomposé, et que l'ammoniaque sert
de véhicule à l'odeur de l'Ambre.

ESSENCE ROYALE.

```
Pr. : Ambre gris .......................... 2 gros.
      Musc................................. 1 gros.
      Civette.............................. 30 grains.
      Huile volatile de canelle ........... 18
         —        de roses ............... 12
         —        bois de Rhodes.......... 12
         —        néroli.................. 12
      Sel de tartre........................ 36
      Alcool à 36 degrés .................. 9 onces.
```

F. S. A. par digestion. On laisse la liqueur sur le marc, et l'on en tire une partie par décantation à mesure du besoin

## BLANC DE BALEINE.

Le blanc de baleine est une matière grasse qui se dépose par le refroidissement de l'huile qui remplit les vastes cavités de la tête énorme du cachalot.

M. Chevreul, qui l'a analysé avec soin, l'a trouvé presqu'entièrement formé d'une espèce particulière de corps gras, la cétine, et d'une petite quantité d'une huile fluide et d'un principe jaunâtre. La cétine est blanche, douce au toucher, cristalline, d'une consistance ferme. Elle fond à 45°. Elle est insoluble dans l'eau, soluble dans l'alcool, bien plus à chaud qu'à froid, et soluble dans l'éther. Les alcalis la saponifient, en la transformant en acides oléique et margarique et en une matière grasse neutre qui a reçu le nom d'Ethal.

Le blanc de baleine n'est employé en médecine que parce qu'il entre dans quelques pommades cosmétiques.

POMMADE DE CÉTINE.

```
Pr. : Blanc de baleine..................... 6 gros.
      Cire blanche......................... 2 gros.
      Huile d'amandes douces............... 2 onces.
```

F. S. A.

POMMADE EN CRÈME POUR LE TEINT.

Pr. : Cire blanche................................. 1 gros.
    Cétine ...................................... 1 gros.
    Huile d'amandes douces............... 2 onces.
    Eau de roses............................ 6 gros.

On fait liquéfier la cire et le blanc de baleine dans l'huile à une douce chaleur ; on verse dans un mortier échauffé, et l'on agite vivement. On incorpore peu à peu l'eau de roses.

## OISEAUX.

### OEUFS.

L'œuf de la poule ( *Gallus domesticus* ) est celui dont on fait habituellement usage ; ceux des autres oiseaux ont une composition semblable.

L'œuf est composé de la coquille, de la membrane interne, du blanc et du jaune.

La coquille contient une matière animale, du carbonate de chaux, un peu de carbonate de magnésie et de phosphate de chaux, et quelques traces d'oxide de fer. La matière animale contient le soufre au nombre de ses élémens ; il se dégage à l'état d'hydrogène sulfuré, quand on traite par les acides les coquilles d'œufs qui ont été calcinées. Elles n'en donnent pas si elles n'ont pas subi la calcination.

M. Vauquelin pensait que la membrane interne était de nature albumineuse. Elle se dissout facilement dans la potasse, sans donner de l'ammoniaque. Elle contient du soufre au nombre de ses élémens.

Le blanc d'œuf est formé par des cellules lâches, pleines d'un liquide albumineux, dont la densité n'est pas la même dans toutes les couches ; il est formé par une dissolution d'albumine contenant quelques sels et probablement de la soude libre.

Le blanc d'œuf se dissout complètement dans l'eau froide ou

tiède, en laissant seulement indissoutes quelques parties membraneuses; dans l'eau bouillante, il se prend en masse compacte, à cause de la forte proportion d'albumine qu'il contient.

Le jaune d'œuf, suivant une analyse de Prout, contiendrait 54 p. d'eau, 29 p. d'huile et 17 p. d'albumine.

Bostock y a trouvé une huile jaune fixe, une matière gélatineuse, de l'albumine, une matière brune soluble dans l'alcool, et qui n'est pas de nature grasse; M. Lecanu y a trouvé de la cholestérine. Les expériences de M. Chevreul feraient penser que les jaunes d'œufs contiennent deux matières colorantes, l'une rougeâtre et l'autre jaune, celle-ci ayant beaucoup d'analogie avec la matière colorante de la bile.

Les œufs s'altèrent de plus en plus à mesure que l'on s'éloigne de l'époque à laquelle ils ont été pondus. La coquille est poreuse et permet l'évaporation de l'eau intérieure; sans doute aussi elle est perméable à l'air, qui peut hâter la putréfaction de la matière albumineuse. On les conserve frais pendant toute l'année, par une méthode que l'on doit à Cadet-Gassicourt. On dispose les œufs par lits peu épais, afin qu'ils ne s'écrasent pas par leur propre poids, et l'on y verse de l'eau de chaux qui contient un petit excès de chaux pulvérulente, de manière à les tenir couverts de 5 à 6 pouces d'eau.

Dans les pharmacies, on emploie souvent séparément les jaunes d'œufs à la préparation de quelques liqueurs émulsives; les blancs s'altéreraient si l'on ne prenait certaines précautions pour les conserver; on peut ou les dessécher en couches minces sur des assiettes à une chaleur assez douce pour ne pas coaguler l'albumine, et alors on les redissout dans l'eau froide au moment d'en faire emploi, ou mieux encore on les mêle avec un excès de sucre en poudre, et l'on se sert de ce mélange pour la clarification des sirops.

Les blancs d'œufs servent à la clarification d'un grand nombre de liqueurs et en particulier des sirops. Le jaune entre dans la composition du digestif; il sert d'excipient pour émulsionner les résines, les gommes résines et les huiles volatiles; délayé dans l'eau chaude, à laquelle on ajoute du sucre et de l'eau de fleurs d'oranger, il constitue le lait de poule, remède d'un usage populaire comme pectoral et nourrissant léger.

### EAU ALBUMINEUSE.

Pr. : Blancs d'œufs.............................. N° 2
Eau froide..................................... 1 litre.

On bat les blancs d'œufs, au moyen d'un fouet d'osier, avec une petite quantité d'eau; on ajoute le reste du liquide, et l'on passe à travers une étamine.

Cette liqueur peut être utile pour combattre des accidens inflammatoires; mais son usage le plus habituel est de servir de contre-poison au sublimé corrosif. L'albumine précipite ce sel en un composé insoluble presque inoffensif; mais il ne faut pas continuer l'usage de l'eau albumineuse trop long-temps, car elle peut redissoudre le précipité formé, et lui donner une action assez marquée, quoique toujours bien moindre que celle du sublimé corrosif lui-même.

### SIROP D'ŒUFS.

Pr. : Œufs N° 10................................... 1 livre.
Sucre en poudre........................... 10 onces.
Sel marin................................. » 1/2 once.
Eau de fleurs d'orangers.................. » 6 gros.

On bat les œufs, blancs et jaunes, avec 1 once 1/2 d'eau jusqu'à ce qu'ils soient bien divisés. On passe à travers une étamine claire qui retient les germes; on ajoute le sucre, le sel et l'eau de fleurs d'oranger, on fait fondre le tout à la température ordinaire en agitant de temps en temps; on passe.

Ce sirop est employé comme analeptique et d'une digestion très-facile chez les sujets affaiblis par de longues maladies. La formule en est due à M. Payen qui l'a d'abord employé sur lui-même.

### HUILE D'ŒUFS.

On prend des jaunes d'œufs; on les fait cuire au bain-marie en agitant pour les diviser et pour favoriser l'évaporation; on les tient sur le feu jusqu'à ce que, l'huile commençant à s'en séparer, ils aient l'apparence d'une bouillie; on les laisse refroidir ; on les met dans un flacon avec de l'éther, et après 24 heures on verse dans un appareil de déplacement ; on laisse égoutter, et l'on épuise par de nouvel éther ; on distille les liqueurs éthérées : on trouve pour produit une huile jaune mêlée d'une matière visqueuse ; on fait chauffer pour coaguler cette matière, qui finit par s'isoler ; on passe au travers d'un linge fin ou on filtre à chaud.

L'huile ainsi préparée est très-douce. Comme elle rancit très-facilement, on la renferme dans des bouteilles d'une petite capacité, que l'on bouche exactement et que l'on tient à la cave.

M. Henry avait conseillé le procédé suivant :

On prend des jaunes d'œufs récens, on les fait évaporer dans un poêlon d'argent, en agitant sans cesse jusqu'à ce qu'en exprimant entre les doigts on voie l'huile ressortir ; alors on enferme dans un sac de coutil, et l'on exprime promptement entre des plaques chauffées ; on filtre à chaud.

MM. Mialhe et Walmé ont donné le procédé ci-après, qui permet d'obtenir près du double de produit.

On prend 2 livres de jaunes d'œufs frais ; on les délaie dans 5 livres d'eau ; on introduit la liqueur dans un flacon usé à l'émeri et l'on verse dessus 1 livre 1/2 d'éther sulfurique ; on agite vivement de temps à autre pendant 7 à 8 heures. Par le repos, l'éther chargé de l'huile vient nager à la surface ; on le décante et on le distille ; le résidu de la distillation retient un peu d'éther et de matière animale. On traite par l'alcool concentré bouillant, et l'on filtre ; on distille l'alcool, et pour achever d'en chasser les dernières parties, ainsi que l'eau et l'éther, on maintient l'huile fondue au bain-marie ; on la filtre à chaud ; elle est douce et d'une couleur jaune.

Si la dissolution éthérique d'huile ne se séparait pas bien du reste du liquide, il suffirait d'une très-douce chaleur pour déterminer sa séparation.

M. Thubœuf a conseillé de remplacer les jaunes d'œufs frais par des jaunes d'œufs durcis. Je n'ai trouvé aucun avantage à cette substitution.

M. Guibourt fait agir directement de l'éther bien rectifié sur les jaunes d'œufs crus. Le procédé que j'ai décrit d'abord m'a paru le plus avantageux de tous.

L'huile d'œufs est employée le plus habituellement pour panser les gerçures aux seins.

POMMADE POUR LA BRULURE.

```
Pr. : Jaune d'œuf durci.....................  N° 1
      Cire jaune..........................  1/2 once.
      Huile d'amandes douces..............  1 once 1/2
```

On fait un cérat avec l'huile et la cire et l'on y incorpore le jaune d'œuf.

## REPTILES.

### TORTUE.

La Tortue (*Testudo europœa et grœca*) ne sert en médecine que pour la préparation d'un bouillon que l'on prescrit dans les maladies de poitrine.

BOUILLON DE TORTUE.

```
Pr. : Chair de tortue ....................  4 onces.
      Eau...............................  1 livre.
```

On coupe la tête de la tortue, on sépare la carapace du plastron, on enlève les intestins et l'on retire la chair et le sang ; on les met dans un pot couvert et l'on fait cuire sur un feu doux ou au bain-marie ; on passe le bouillon quand il est refroidi.

### VIPÈRE.

La Vipère ( *Vipera berus* ) est maintenant peu employée en médecine. On faisait autrefois avec sa chair des bouillons qui sont maintenant inusités ; mais elle entre encore dans la préparation de la thériaque.

On saisit les vipères avec précaution au moyen de pinces près de la tête, pour qu'elles ne puissent pas mordre ; on leur coupe la tête avec des ciseaux et on reçoit la tête dans de l'alcool, si mieux on n'aime la brûler tout de suite. Il faut se méfier de cette tête coupée, qui peut mordre encore et causer les mêmes accidens que l'animal vivant.

On dépouille le corps de la vipère de sa peau, on rejette les intestins et on le fait sécher à l'étuve ; autrefois on conservait à part le foie et le cœur, qui constituaient le bézoard animal.

Comme la chair de vipère est membraneuse, tenace et difficile à pulvériser, on l'associait avec de la gomme pour faciliter sa pulvérisation ; mais comme la chair de la vipère n'entre plus que dans la thériaque, on la pile en même temps que les autres substances sèches qui facilitent sa pulvérisation.

## POISSONS.

### COLLE DE POISSON.
( Ycthyocolle. )

L'Ycthyocolle ou colle de poisson est la vessie natatoire du grand esturgeon (*Accipenser huso*) et de l'esturgeon commun ( *Accipenser sturio* ).

Elle est formée presque entièrement par une matière animale qui se transforme en gélatine avec facilité.

La colle de poisson est la base d'une grande partie des gelées animales. ( *Voyez* GELÉES. ) Elle sert à la clarification des vins blancs ( *Voyez* VINS MÉDICINAUX ).

### SIROP DE GÉLATINE.

Pr. : Colle de poisson...................... 1 gros.
Eau................................... 3 onces.
Sirop de sucre....................... 1 livre.

On coupe la colle de poisson par petits morceaux, et, après l'avoir fait macérer dans l'eau pendant 12 heures, on la fait dissoudre à la chaleur du bain-marie ; on passe la dissolution chaude à travers un linge fin et on l'ajoute au sirop de sucre bouillant.

Ce sirop est plus agréable quand il est fait avec la grénétine, mais il faut doubler la dose de matière gélatineuse.

### GELÉE ALCOOLIQUE D'YCTHYOCOLLE.

*Voir* GELÉES, tome 1er, p. 265.

# MOLLUSQUES.

## LIMAÇONS.

L'espèce la plus employée du genre limaçon est le gros limaçon de vigne ( *Hélix pomatia* ); mais on peut au besoin se servir du limaçon commun ( *H. hortensis*), et même de toutes les autres espèces, en tenant compte, non plus du nombre de ces animaux qu'on emploie, mais du poids de leur chair. 100 limaçons de vigne, qui avec leur coquille pèsent 4 livres, fournissent à peu près 1 liv. 3 onces de matière musculaire, quand ils ont été séparés de leur coquille et des intestins; 100 limaçons de jardin, de moyenne grosseur, ne m'ont fourni que 10 onces de produit.

Les limaçons contiennent un principe mucilagineux, animalisé, mal connu dans sa nature chimique, mais que quelques personnes emploient avec confiance dans les maladies de poitrine; quelquefois on les fait avaler dans l'état de crudité, mais sous cette forme, c'est un remède dégoûtant. L'intention est de se soustraire aux changemens que la coction entraîne dans la nature du principe mucilagineux; on peut y parvenir, tout en évitant aux malades la répugnance que ne manquent pas de leur inspirer les limaçons entiers. M. Mouchon a donné dans ce sens plusieurs formules qui peuvent être adoptées.

SACCHAROLÉ DE LIMAÇONS.
(Sucré hélicié de Mouchon.)

Pr. : Chair de limaçon débarrassée des intestins.................................... 3 parties.
    Sucre en poudre........................ 8
    Eau de fontaine........................ 8

On brise les coquilles d'escargots par un léger coup; on sépare les intestins qui forment la partie noire postérieure du corps de l'animal; on les lave légèrement; on les coupe par petits morceaux, et on les bat vivement pendant un quart-d'heure dans l'eau prescrite au moyen d'un balai d'osier. On passe la liqueur avec expression à travers un linge clair; on ajoute le sucre au mucilage que l'on obtient, et l'on évapore à une douce chaleur. Chaque once de produit contient sensible- ment le produit de 2 limaçons de vigne.

On doit bien sécher cette préparation, et la tenir renfermée dans un flacon bouché exactement.

### MUCILAGE DE LIMAÇONS.

```
Pr. : Limaçons de vigne..................... N· 4
      Sirop de sucre......................... 7 gros.
      Eau de fleurs d'oranger............... 2 gros.
      Eau de fontaine....................... 3 onces.
```

On prépare les limaçons, comme nous l'avons dit en par- lant du saccharolé; on ajoute le sirop et l'eau de fleurs d'o- ranger.

### TABLETTES DE LIMAÇONS.

```
Pr. : Saccharolé de limaçons............... 1 livre.
      Gomme adragante................... 1 gros.
      Eau de fleurs d'oranger............... 1 once 4 gros.
```

F. S. A. des tablettes de 16 grains. Chaque once de ta- blettes équivaut à deux limaçons.

### SIROP DE LIMAÇONS.

```
Pr. : Chair de limaçons mondée............    8 onces.
      Eau de rivière....................... 1 livre 4
      Sirop de sucre....................... 3.       «
      Eau de fleurs d'oranger...............  «       1
```

On prépare le mucilage de limaçons comme il a été dit pour le saccharolé; on le pèse; on évapore le sirop de sucre d'un poids égal à celui du mucilage et de l'eau aromatique; on le décuit avec le mucilage tandis qu'il est bouillant; on l'aromatise quand il est en partie refroidi.

Cette formule, qui est, à quelque différence près dans les doses, celle de M. Mouchon, donne un sirop visqueux, filant, qui a tous les caractères que l'on s'attend à trouver dans un médicament de ce genre. Il contient peu de matière animale sèche.

MM. Henry et Guibourt donnent la formule suivante :

Pr. : Limaçons de vigne.................... N° 33.
Sucre.................................., 2 livres.

On jette les limaçons dans l'eau bouillante et on les y laisse jusqu'à ce qu'ils soient morts ; ce que l'on reconnaît aisément à ce qu'on peut les tirer aisément de leurs coquilles ; on les sort ; on rejette les intestins, on les lave à l'eau tiède ; on les coupe par morceaux et on les soumet à une décoction un peu prolongée; on passe et on exprime ; on ajoute le sucre et l'on fait, par coction et clarification un sirop que l'on aromatise avec l'eau de fleurs d'oranger.

Ce sirop contient un peu plus de matière animale que celui de M. Mouchon, mais elle n'est pas de même nature; le produit n'a pas ce caractère de viscosité que j'ai signalé dans le produit de la première formule.

M. Boudet a donné une recette dans laquelle il fait entrer le vin blanc, qui facilite la clarification ; mais le produit a un arrière-goût vineux désagréable et qui est peu en rapport avec les propriétés que l'on recherche dans ce médicament.

## COLÉOPTÈRES.

### CANTHARIDE.

La cantharide ( *Meloe vesicatorius* ) appartient à la famille des épispastiques. Elle vit principalement sur les lilas, sur les frênes et les troènes.

Les cantharides ont fourni à l'analyse :

        Cantharidine,
        Huile grasse jaune,
        Huile concrète verte,
        Substance jaune visqueuse,
        —. noire,
        Osmazôme,
        Acide urique,

Acide acétique,
— phosphorique,
Phosphates de chaux et de magnésie,
Chitine.

La cantharidine est le principe vésicant des cantharides ; elle a été découverte par M. Robiquet. La cantharidine est blanche, cristallisée ; elle est excessivement âcre ; appliquée sur la peau elle fait naître très-rapidement des ampoules ; à l'intérieur c'est un affreux poison ; elle fond à 210° ; elle est très-volatile, et même elle disparaît complétement à l'air, à la température ordinaire. L'eau ne la dissout pas ; elle est soluble dans l'alcool plus à chaud qu'à froid ; l'éther la dissout ; les alcalis caustiques la dissolvent sans l'altérer ; elle est soluble à chaud dans les huiles fixes et volatiles. Pour l'obtenir, le procédé le meilleur que nous connaissions est celui que M. Thierry a publié dans le *Journal de Pharmacie*.

On fait macérer les cantharides pulvérisées dans de l'alcool à 34° ; on verse les teintures dans l'appareil de déplacement ; on laisse écouler le liquide et on en fait passer de nouveau, jusqu'à ce que les liqueurs sortent à peine colorées. Les teintures alcooliques sont distillées pour retirer tout l'alcool ; on laisse en repos assez long-temps le résidu de la distillation pour que la cantharidine puisse cristalliser.

La cantharidine ainsi obtenue n'est pas encore blanche ; on la purifie d'abord en la lavant sur un filtre avec un peu d'alcool froid qui ne dissout que de bien faibles quantités de cantharidine et qui entraîne l'huile verte.

On achève de purifier la cantharidine en la dissolvant dans l'alcool bouillant, auquel on ajoute un peu de charbon.

L'huile verte au milieu de laquelle la cantharidine a cristallisé contient encore un peu de cantharidine. Elle s'en dépouille à la longue en totalité. L'alcool qui a servi au lavage de la cantharidine en fournit aussi un peu par le repos de l'huile qu'il laisse à l'évaporation.

L'huile grasse jaune des cantharides a les propriétés ordinaires des corps gras ; elle n'est pas vésicante ; l'alcool la dissout à peine.

L'huile verte est insoluble dans l'eau , mais elle se dissout très-bien dans l'alcool.

La matière jaune visqueuse est soluble dans l'eau et dans l'alcool ; c'est elle qui facilite la dissolution de la cantharidine dans l'eau , quand on traite les cantharides par ce véhicule.

La matière noire est soluble dans l'eau et dans l'alcool faible, mais non dans l'alcool rectifié.

Ce qu'on a appelé l'osmazôme est un mélange de plusieurs substances : quant à la chitine, c'est le squelette même de l'animal, que l'on retrouve dans tous les insectes.

### CONSERVATION DES CANTHARIDES.

Les cantharides conservées , même dans des vases fermés, deviennent la proie de divers insectes ; elles sont attaquées par la mite ( *Acarus domesticus* ) et les larves des *dermestes*, des *Ptinus* ou de l'*Anthrenes museorum.* On a cherché différens moyens pour les préserver de leurs atteintes. Le camphre, qui réussit bien pour les mites, n'a pas la même propriété pour les anthrènes ; on dit qu'un peu de mercure placé au fond des vases réussit très-bien. M. Wislin conseille de traiter les cantharides par le procédé d'Appert. M. Duméril pense que la cantharidine n'est pas mangée par les insectes. Il en résulterait que la vermoulure des cantharides devrait être plus active que les insectes entiers , et cependant il n'en est rien , parce que les insectes rongeurs et leurs débris qui restent mêlés aux cantharides n'ont pas la propriété vésicante, et parce que les cantharides attaquées sont presque toujours anciennes et qu'elles ont perdu par la vetusté une partie du principe vésicant.

### POUDRE DE CANTHARIDES.

On pulvérise les cantharides sans laisser de résidu et on les réduit en poudre très-fine. Pendant la pulvérisation des cantharides il faut apporter le plus grand soin à couvrir le mortier et le tamis pour se préserver des effets fâcheux de la poudre. Le tamis qui sert à cette préparation doit être étiqueté avec soin et mis de côté, de manière à ce qu'il ne soit jamais employé à d'autres usages.

Les cantharides que l'on veut pulvériser doivent être soumises à une dessiccation préalable, mais il ne faut la faire durer que le temps absolument nécessaire pour les sécher, surtout si l'on opère à l'étuve ; M. Thierry s'est assuré que, dans des cantharides qui avaient séjourné dans une étuve, presque toute la cantharidine avait été dissipée.

La poudre de cantharides s'altère promptement : il faut en préparer peu à la fois et la renouveler souvent.

### TEINTURE ALCOOLIQUE DE CANTHARIDES.

Pr. : Cantharides ............................... 1 partie.  
     Alcool à 22 degrés.................... 8

**F. S. A.**

La teinture ne contient que le 56e de son poids de principes solides , savoir : la cantharidine, l'huile verte , un peu d'huile grasse , de la matière noire, de l'osmazôme.

### LITHONTRIPTIQUE DE TULP.

Pr. : Cantharides ........................... 1 gros.  
     Petit cardamome...................... 1 gros.  
     Alcool ................................ 1 once.  
     Acide nitrique........................ 1/2 once.

Faites macérer et filtrez.

### TEINTURE ÉTHÉRÉE DE CANTHARIDES.

Pr. : Cantharides pulvérisées................ 1 partie.  
     Éther acetique ...................... 8

**F. S. A.** ( Codex. ) C'est un rubéfiant énergique.

### HUILE DE CANTHARIDES.

Pr. : Cantharides pulvérisées. ............... 1 partie.  
     Huile d'olives...................... 8

On fait digérer au bain-marie , on passe avec expression, on laisse déposer, on décante ou l'on filtre. ( Codex. )

Cette huile est très-irritante. Elle contient la cantharidine, les matières grasses , jaune et verte. Bien que la cantharidine pure se dépose en entier. de sa dissolution dans les huiles, elle reste cependant dans l'huile médicinale, où se trouvent les autres principes des cantharides.

### HYDROLÉ DE CANTHARIDES.

Pr. : Poudre de cantharides..................... 24 grains.
Eau........................................... 4 onces.

Faites infuser selon l'art. ( *Pharmacopée de Hambourg.* )

L'eau se charge de la cantharidine, bien que cette matière ne soit pas, par elle-même, soluble dans l'eau ; c'est à la faveur des autres principes, et surtout de la matière visqueuse que cette dissolution a lieu. On ne doit jamais employer ces sortes de remèdes qu'avec la plus grande circonspection.

On emploie quelquefois à l'intérieur, sous forme de potion, l'huile de cantharides divisée par un mucilage; ou la teinture alcoolique étendue dans un véhicule adoucissant; l'addition d'une matière mucilagineuse a pour objet de préserver les parois du canal intestinal des accidens qui pourraient résulter de préparations plus concentrées. Il faut éviter surtout l'emploi de la poudre à l'intérieur, parce que, malgré l'extrême division que l'on pourrait lui donner, on aurait toujours à craindre qu'elle ne se déposât sur quelque point du canal alimentaire, et qu'elle n'y déterminât de graves accidens.

### EXTRAIT DE CANTHARIDES.

Pr. : Poudre de cantharides.............. Q. V.
Alcool à 22 degrés,................... S. Q.

F. S. A. ( Codex. )

### VIN DE CANTHARIDES.

Pr. : Cantharides........................... 16 grains.
Vin blanc généreux................... 1 livre.

F. S. A.

### POMMADE ÉPISPASTIQUE.

Pr. : Poudre de cantharides................ 2 onces.
Cire blanche ......................... 8
Populeum............................. 52

F. S. A.

2.

On liquéfie le populeum et la cire, et l'on y incorpore la poudre de cantharides. Le Codex fait entrer dans cette pommade 6 gros de verdet et 6 gros d'extrait d'opium ; on les supprime généralement.

### POMMADE ÉPISPASTIQUE DOUCE.

```
Pr. : Cantharides  pulvérisées................ 1 once.
      Axonge ....................................... 21
      Cire........................................... 3
      Baume Nerval.................................. 1/2
```

On fait digérer au bain-marie l'axonge et les cantharides, on passe avec expression, on filtre ; on ajoute la cire et le baume nerval. ( Henry et Guibourt. )

Le Codex donne la formule suivante :

```
Pr. : Poudre grossière de cantharides.........       4 onces.
      Axonge ...............................   3 livres 6 onces.
      Curcuma  pulvérisé......................       2 gros.
      Cire jaune..............................       8 onces.
      Essence de citrons......................       2 gros.
```

Faites digérer les cantharides et l'axonge pendant deux heures sur un feu doux , en agitant continuellement ; passez avec expression, ajoutez le curcuma ; faites digérer ; filtrez ; faites fondre avec la cire jaune ; aromatisez avec l'huile essentielle de citrons.

Le Codex fait ajouter 8 onces d'eau , ce qui est tout-à-fait inutile. Les cantharides cèdent leurs principes aux corps gras sans l'intermédiaire du liquide aqueux.

### POMMADE DE CANTHARIDINE.

```
Pr. : Cantharidine ......................... 1 grain.
      Axonge ............................... 1 once.
```

On triture la cantharidine avec un peu d'alcool, on ajoute l'axonge et l'on triture long-temps pour avoir un mélange exact.

### EMPLATRE VÉSICATOIRE.

```
Pr. : Poix blanche.......................... 2 parties.
      Térébenthine.......................... 4
      Cire jaune............................ 9
      Poudre de cantharides................. 6
```

On liquéfie les résines, et la cire, on ajoute les cantharides et l'on remue jusqu'à refroidissement de la pommade.

### EMPLÂTRE VÉSICATOIRE ANGLAIS.

Pr. : Cire blanche.......................... 3 parties.
     Suif ................................... 10
     Poix blanche........................... 1
     Poudre de cantharides.................. 7

M. S. A.

Cet emplâtre contient le tiers de son poids de cantharides ; comme en outre l'excipient a beaucoup de fusibilité, il agit plus vivement sur la peau que l'emplâtre ordinaire ; et, comme il y adhère peu, il fait moins souffrir le malade au moment où on lève l'appareil.

### VÉSICATOIRE MAGISTRAL.

Pr. : Poudre de cantharides................ 1/2 once.
     Farine de froment...................... 1/2
     Vinaigre............................... S. Q.

Mêlez.

Pour avoir une masse molle que l'on applique sur la peau et qui agit promptement.

### PAPIER ET TAFFETAS ÉPISPASTIQUE.

|                        | N° 1     | N° 2          |
| ---------------------- | -------- | ------------- |
| Pr. : Cire blanche..............  | 5 parties. | 3 3/4 parties. |
| Huile d'olives ............ | 3 | 2 1/4 |
| Beurre de cacao........... | 4 | 3 |
| Spermaceti................ | 3 | 2 1/4 |
| Térébenthine............. | 1 | « 3/4 |
|                        | 16 | 12 |
| Cantharides............. | 1 | 1 |
| Eau commune............ | 8 | 8 |

On met dans une bassine d'argent ou dans une terrine de terre la masse emplastique, les cantharides et l'eau ; on fait bouillonner doucement pendant deux heures ; on laisse reposer hors du feu ; on passe le mélange gras à travers une étoffe de laine.

Veut-on faire du taffetas n° 1 ou n° **2**, on fait liquéfier l'une ou l'autre composition, on y plonge des bandes de taffetas blanc que l'on retire en les faisant passer à travers deux règles de bois, on peut remplacer le taffetas par de la toile fine.

Si on veut avoir du papier épispastique, on étend ce mélange sur des bandes de papier vélin au moyen du sparadrapier; si on veut recouvrir les deux surfaces, on étend la matière sur des feuilles de papier non collé que l'on tient au-dessus d'un réchaud, pour maintenir la matière fondue aussi long-temps qu'il est nécessaire pour qu'elle s'étende uniformément. ( Béral. )

Ces différentes préparations servent pour le pansement des vésicatoires.

### TAFFETAS VÉSICANT.

    1 Pr. : Ether acétique ........................ 2 onces.
            Cantharides pulvérisées................ 1 gros 1/2
            Colophane............................. 2 gros.

On dissout la colophane dans l'éther acétique, on mêle les cantharides en poudre fine et on étend en couches minces et successives sur du taffetas tendu.

    2 Pr. : Cantharides .......................... Q. V.
            Ether sulfurique ..................... S. Q.

On distille la teinture éthérée et on chauffe au bain-marie jusqu'à ce que toute ébullition ait cessé. Il reste une masse huileuse, que l'on fond avec le double de son poids de cire, et que l'on étend sur du taffetas.

## HYMENOPTÈRES.

## ABEILLE.

L'Abeille (*Apis mellifica*), fournit à la médecine la cire, le miel et le propolis.

## CIRE.

On distingue deux espèces de cire dans le commerce, la blanche et la jaune. Elles diffèrent en ce que cette dernière contient un principe odorant particulier et une matière jaune colorante.

La cire, d'après l'analyse de John, est composée de deux principes particuliers, qui ont été depuis étudiés par MM. Boudet et Persoz, savoir, la cérine et la myricine. La cérine forme au moins les 7/10 du mélange. Elle possède à peu près les propriétés de la cire. Elle fond à 62°. Elle se dissout dans l'alcool bouillant, elle se dissout aussi facilement dans l'essence de térébenthine chaude. La potasse la saponifie, en formant de l'acide margarique, extrêmement peu d'acide oléique, et une quantité considérable d'une matière grasse non saponifiable ( *Céraïne* ), qui ne fond qu'à 70°.

La myricine est blanche, insipide, inodore. Elle fond à environ 65°. Elle est fort peu soluble dans l'alcool, même bouillant. Elle n'est pas saponifiée par les alcalis.

La cire est une des bases des médicamens connus sous le nom de cérats ; elle entre dans un grand nombre de préparations onguentaires et emplastiques. Seule, elle est la base de quelques préparations médicinales employées contre la dysenterie, et quelques maladies des intestins avec excoriations.

### ÉMULSION DE CIRE.

Pr. : Gomme arabique.......................... 6 gros.
   Cire jaune............................... 6 gros.
   Sirop de sucre........................... 6 onces.
   Eau..................................... 8 onces.

On fait un mucilage clair avec la gomme et 1 once 1/2 d'eau bouillante dans un mortier échauffé ; on ajoute la cire fondue, et on remue bien. On ajoute, en continuant de triturer, le sirop de sucre et le reste de l'eau.

La cire, dans cette préparation, est divisée en poudre fine et elle reste en suspension dans la liqueur mucilagineuse.

```
Pr. : Cire jaune.............................  6 gros.
      Huile d'amandes douces....  ..........  6
      Jaunes d'œufs.........................  N° 6
      Eau d'orge............................  2 livres.
```

On fait liquéfier la cire dans l'huile ; on délaye le jaune
d'œuf dans un peu d'eau chaude, dans un mortier échauffé ;
on ajoute brusquement le mélange gras et l'on bat vivement ;
peu à peu on délaie dans la décoction d'orge. La difficulté consiste à saisir la température convenable ; si le mélange gras est
trop chaud, il coagule le jaune d'œuf, et l'opération se fait mal ;
s'il est trop peu chaud, il se solidifie en grumeaux et il ne peut
plus être divisé.

### ÉLECTUAIRE DE CIRE.

```
Pr. : Cire jaune...........................  2 onces.
      Gomme arabique ......................  2
      Eau bouillante ......................  2
      Sirop de framboises..................  2
```

On fait le mucilage de gomme dans un mortier échauffé ;
on ajoute la cire fondue, puis le sirop.

### ÉMULSION DE CIRE POUR LAVEMENT.

```
Pr. : Cire jaune..........................  6 gros.
      Savon de soude......................  1 gros.
      Eau.................................  2 onces.
      Sirop de sucre .....................  2 onces.
      Décoction de guimauve...............  2 livres.
```

On fait chauffer sur un feu doux l'eau, le savon et la cire ;
quand le mélange est intime, on le verse dans un mortier, et
on y ajoute par trituration le sirop et la décoction de guimauve.

## PROPOLIS.

Le Propolis est une matière dont les abeilles se servent pour
boucher les fentes de leurs ruches. M. Vauquelin y a trouvé
de la résine, de la cire, des débris de végétaux et d'insectes, de
l'acide gallique et de l'acide benzoïque.

On lui fait subir une purification qui consiste à le faire fondre avec deux fois son poids d'eau et à passer avec expression. Quand le Propolis est solidifié, on le sépare de l'eau et des fèces qui se sont précipitées.

POMMADE DE PROPOLIS.

Pr. Propolis........................................ 1 partie.
Huile d'olives................................ 1 partie 1/2.
F. S. A.

NOIX DE GALLES.

La Noix de galles est une excroissance qui vient sur le *Quercus tinctoria* du Levant, à la suite de la piqûre d'un insecte, le *Cynips quercus tinctoriæ*.

La Noix de galle est composée, suivant l'analyse de M. Berzélius, de :

Tannin,
Acide gallique, un peu.
Extractif ou tannin altéré,
Composé d'acide pectique et de tannin, insoluble dans l'eau froide,
Tannate et gallate de potasse et de chaux.

Le tannin de la noix de galles a été étudié avec beaucoup de soin par M. Pelouze. Il est formé de 6 pp. de carbone, 3 pp. d'hydrogène, et 4 pp. d'oxigène. Il est incolore, inodore et incristallisable ; sa saveur est très-astringente et non amère. Il rougit le tournesol. Il a les propriétés des acides, et se combine aux bases. Il décompose même les carbonates en dissolution, avec effervescence ; il précipite la plupart des dissolutions métalliques en formant des tannates ; les sels de protoxide de fer ne sont pas précipités ; ceux de peroxide donnent un précipité bleu foncé. La plupart des acides minéraux précipitent la dissolution concentrée de tannin en une combinaison peu soluble d'acide et de tannin. La gélatine forme un précipité blanc dans la dissolution de tannin ; un morceau de peau, s'il est assez volumineux, peut le séparer complètement de la dissolution.

La dissolution de tannin se conserve indéfiniment à l'abri du contact de l'air, autrement elle se transforme presque entièrement en acide gallique. L'oxigène de l'air est absorbé, et il se produit un volume d'acide carbonique égal à l'oxigène absorbé.

Pour obtenir le tannin, on met de la noix de galles en poudre fine dans l'appareil à déplacement de M. Robiquet, on comprime très-légèrement cette poudre et on en remplit ainsi la moitié de la capacité de l'alonge ; on achève de remplir celle-ci avec de l'éther sulfurique du commerce ; on bouche imparfaitement l'appareil et on l'abandonne à lui-même.

Le lendemain on trouve dans la carafe deux couches de liquide, l'une très-fluide, supérieure, l'autre inférieure sirupeuse. On ajoute de nouvel éther jusqu'à ce que cette dernière couche ne paraisse plus augmenter ; on verse alors les deux liqueurs dans un entonnoir dont on tient le bec bouché avec le doigt ; on attend quelques instans, et, lorsque les deux couches se sont reformées, on laisse tomber la plus pesante dans une capsule, l'autre sert à retirer l'éther.

On lave à plusieurs reprises le liquide dense avec de l'éther pur et on le porte dans une étuve, ou on le chauffe sur un poêle. Il s'en dégage d'abondantes vapeurs d'éther et un peu de vapeur d'eau. La matière augmente considérablement de volume et laisse un résidu léger comme cristallin, quelquefois incolore, plus souvent légèrement jaunâtre. ( Pelouze. )

Je préfère le procédé suivant, indiqué par M. Leconet, et qui donne plus de produit :

On prend un bocal à large ouverture, on y adapte un bouchon de bon liège, et qui puisse le fermer hermétiquement, on y place la noix de galles finement pulvérisée, l'on verse dessus la quantité d'éther strictement nécessaire pour mouiller la poudre, on remue avec une spatule de bois, et l'on tasse le tout avec le dos de la main ; on bouche ensuite le bocal, on lute les jointures avec du lut à la colle, et on laisse le tout en contact pendant 24 heures. Au bout de ce temps, on dispose un morceau de toile forte, en coutil, par exemple, et pas plus grand qu'il ne faut pour envelopper la noix de galles, on débouche le flacon, on en détache la poudre, dont les particules ont pris entre elles un certain liant, et à l'aide de la toile on forme un pain le plus égal possible, que l'on soumet aussitôt à la presse. Il sort une certaine quantité de matière dont la consistance varie depuis celle du miel jusqu'à celle d'un sirop épais, ce qui est dû à la plus ou moins grande quantité d'éther que l'on a versée sur la poudre. On retire le pain de la presse, on en gratte l'extérieur à l'aide d'un morceau de carte en corne, pour enlever le tannin qui y est resté adhérent; on pulvérise la noix de galles entre les doigts, on l'introduit de nouveau dans la conserve avec une nouvelle quantité d'éther, l'on place par dessus la carte et le linge, et on lute de nouveau; au bout de 24 heures, on recommence à exprimer, et ainsi de suite. Il est essentiel de prendre un vase plus grand que ne l'exige la quantité de noix de galle sur laquelle on opère, parce qu'il est indispensable d'y renfermer le linge qui a servi. Ainsi placé, il conserve sa flexibilité, et ne perd pas l'éther dont il s'est imprégné.

La quantité de tannin qu'on obtient à chaque traitement va en diminuant, et il arrive un point où elle est si petite, qu'il ne devient plus économique de chercher à pousser plus loin l'opération.

Le tannin pur est un astringent très-puissant dont on peut attendre les effets les plus énergiques. On l'emploie depuis quelques grains jusqu'à 1 à 2 gros. C'est sous forme de pilules que l'on s'en sert à l'intérieur; à l'extérieur on l'emploie en dissolution dans l'eau.

### GARGARISME DE NOIX DE GALLES.

Pr. : Noix de galles....................... 1 à 2 gros.
  Eau bouillante ....................... 1 livre.

Faites infuser.

Ce gargarisme est employé pour arrêter les salivations provenant d'un traitement mercuriel.

### POMMADE ANTIHÉMORRHOIDALE DE CULLEN.

Pr. : Noix de galles pulvérisée.............. 1 partie.
  Axonge............................... 8
Mêlez.

## ANIMAUX RAYONNÉS.

### CORAIL ROUGE.

Le corail (*corralium nobile*) est la partie intérieure d'un polypier que l'on trouve dans la mer.

D'après l'analyse de M. Vogel, le corail rouge est formé de

Carbonate de chaux,
—      magnésie,
Oxide de fer,
Eau,
Matière animale,
Sulfate de chaux,
Sel marin,
Matière colorante.

Le carbonate de chaux forme les deux tiers de la masse, la matière colorante est insoluble dans l'eau et l'alcool ; les acides la font disparaître ; le chlore ne la détruit pas.

Le corail pulvérisé et passé dans un tamis est lavé à l'eau chaude à plusieurs reprises, puis il est porphyrisé ; en cet état il entre dans quelques poudres dentifrices ; c'est là son seul usage médicinal actuel.

### CORALLINE BLANCHE.

#### ( Corallina officinalis.)

La coraline est un petit polypier que l'on pêche dans la Méditerranée. Elle est formée de carbonate de chaux et de matière animale ; celle-ci y est plus abondante que dans le corail. La coraline blanche est employée comme vermifuge, et elle doit sans doute cette propriété à son odeur marécageuse ; on ne l'emploie qu'en poudre à la dose de 12 grains à 1/2 gros. Elle est peu employée.

### ÉPONGE.

L'Eponge (*Spongia officinalis*) est un polypier qui habite les fleuves, les lacs et la mer ; on la pêche surtout autour des îles de l'Archipel grec. On en distingue deux espèces, les éponges fines et les éponges communes ; les premières seules sont employées comme médicament.

L'éponge est composée d'une matière animale que l'on a comparée à l'albumine coagulée et au mucus. Elle contient une huile grasse et un composé iodique. L'éponge cède à l'eau une petite quantité d'iode qui est sans doute à l'état d'iodure alcalin ; mais elle en retient une partie que les lavages ne peuvent pas lui enlever. On a assuré dans ces derniers temps qu'elle contenait aussi du brôme ; on a trouvé aussi dans l'éponge beaucoup de carbonate et de phosphate de chaux, du sel marin, des traces de soufre, de sicile, de magnésie et d'alumine.

### ÉPONGE A LA CIRE.

On prend des éponges fines, on les bat pour en détacher le sable et les débris de coquilles qui y adhèrent, on les lave avec soin et on les fait sécher; on les coupe par tranches; on les plonge dans de la cire jaune fondue et on les y laisse jusqu'à ce que toute l'humidité soit bien dissipée ; on soumet à la presse chaque morceau séparé des autres entre deux plaques de fer chauffées, et on les laisse en presse jusqu'à ce qu'ils soient refroidis.

Les éponges ainsi préparées servent à dilater les plaies ; on en introduit dans la plaie un petit morceau; l'humidité gonfle l'éponge qui exerce alors une compression dans tous les sens.

### ÉPONGES A LA FICELLE.

On prend des éponges fines, on les nettoie par le battage et par le lavage, de la manière qui a été décrite ci-dessus; on enveloppe l'éponge humide de tours serrés d'une cordelette de chanvre ( fouet ) de manière à lui faire occuper le plus petit volume possible. A cet effet, la corde étant attachée par l'une de ses extrémités, on commence par faire quelques tours à l'extrémité de l'éponge, et, tenant la corde bien tendue, on se rapproche successivement en tournant l'éponge sur elle-même et en ayant bien soin que les divers tours du fouet ne laissent pas d'intervalle entre eux ; quand on est arrivé à l'autre extrémité, on arrête solidement la cordelette.

Les éponges ainsi préparées sont mises à l'étuve pour sécher; quand on veut s'en servir, on détache la ficelle par un bout, on met à nu la quantité d'éponge dont on a besoin et on fait un nouveau nœud pour empêcher la ficelle de se dérouler davantage.

L'éponge à la ficelle a le même emploi que l'éponge cirée; on la préfère généralement parce qu'elle se gonfle plus promptement et plus également dans les plaies.

### ÉPONGES CALCINÉES.

On prend des éponges, on les divise par morceaux, on les bat et on les secoue pour en séparer les matières adhérentes, mais on ne les lave pas ; on met ces morceaux d'éponges dans un brûloir à café et on les torréfie jusqu'à ce qu'elles aient pris une couleur brune noirâtre ; on les pulvérise et on les conserve dans un vase bien fermé.

Autrefois on calcinait bien plus fortement les éponges, mais M. Guibourt a prouvé qu'on dissipait alors la presque totalité de l'iode qu'elles contiennent. M. Guibourt a étudié l'effet de la calcination sur les éponges, et il a reconnu qu'après sa calcination l'éponge contient de l'iodure de calcium qu'elle ne contenait pas avant. Il pense que, lors de la calcination, l'iode, qui fait partie de l'éponge, réagit sur le carbonate de chaux et forme un iodure alcalin qui persiste tant que la température n'est pas portée au rouge ; car, à cette température, l'air en chasse l'iode et reconstitue de la chaux.

L'éponge brûlée est un médicament dès long-temps célèbre pour la guérison des goîtres. Il doit certainement ses propriétés à l'iode qui s'y trouve contenu.

### TABLETTES D'ÉPONGES BRULÉES.

    Pr. : Éponges torréfiées...................... 12 gros.
          Sucre pulvérisé.......................... 12
          Gomme adragante......................... 2 scrupules.
          Poudre de canelle....................... 12 grains.

F. S. A. des pastilles de 12 grains ( Guibourt. )

Ces tablettes doivent être renouvelées souvent. On les emploie contre les goîtres.

# LIVRE IV.

DES MÉDICAMENS PLUS SPÉCIALEMENT CHIMIQUES.

## CONSIDÉRATIONS GÉNÉRALES.

On considère les corps comme formés de petites parties qui ont reçu le nom d'atomes, de molécules ou particules. Quand plusieurs atômes de même nature sont réunis de manière à former une masse appréciable à nos sens, nous appelons celle-ci un corps simple ; si cette masse résulte de la réunion d'atomes d'une nature différente elle prend le nom de corps composé.

La cause inconnue qui réunit les particules des corps porte le nom général d'attraction ; quand elle s'exerce sur des atomes de même nature, on l'appelle cohésion ; quand elle réunit des atomes de nature différente, on l'appelle affinité. On nomme combinaison, les résultats de l'affinité.

La combinaison chimique est soumise à des lois remarquables. Un corps ne se combine pas avec un autre corps en toute espèce de proportion ; mais seulement il forme avec lui un certain nombre de composés dont les élémens sont toujours, relativement les uns aux autres, en des quantités invariables. Il y a dans ces proportions des combinaisons, des limites de *maxima* et de *minima*, qui ne peuvent être franchies. Ainsi 177 parties en poids d'azote ne se combinent jamais à moins de 100 parties en poids d'oxigène, et elles peuvent en prendre jusqu'à 500 parties. Entre ces deux extrèmes, il se fait d'autres composés : 177 azote peuvent s'unir encore à 200, 300, 400 parties d'oxigène, mais non pas avec des quantités intermédiaires entre celles-là. La différence dans la composition des corps formés des mêmes élémens se fait par sauts brusques et jamais par un accroissement ou un décroissement insensible.

Cette loi de la combinaison chimique ne souffre pas d'exception ; elle est connue sous le nom de théorie des proportions définies ; elle est confirmée par une multitude d'analyses ; elle est fortement appuyée par la découverte que M. Gay-Lussac a faite que lorsque des matières gazeuses se combinent chimiquement avec d'autres matières gazeuses, c'est toujours par volumes entiers et non par fractions de volume.

Un corps simple qui s'unit à un autre corps simple prend des quantités différentes de chacun d'eux ; ainsi 395 de cuivre se combinent à 100 d'oxigène,

> 442 de chlore ,
> 201 de soufre ,
> 196 de phosphore.

Tous ces corps , dans les quantités sus-indiquées, remplissent le même objet par rapport au cuivre, et peuvent se remplacer mutuellement ; aussi chacun de ces nombres a-t-il reçu le nom d'équivalent chimique ou de proportion ; d'équivalent parce qu'ils ont une même valeur pour produire la combinaison ; de proportion parce qu'ils indiquent les proportions relatives de chacun des corps nécessaires pour produire une combinaison. Une proportion ou un équivalent chimique est donc la quantité d'un corps qui est nécessaire pour former un composé chimique avec un autre corps. On prend l'oxigène pour terme de comparaison , et son nombre proportionnel est représenté par 10 ou par 100. Les nombres proportionnels des autres corps sont les quantités de chacun d'eux qui seraient nécessaires pour remplacer l'oxigène dans la combinaison.

Ainsi, un métal qui prend 10 d'oxigène prend 44,2 de chlore pour faire un chlorure, 20,1 de soufre pour faire un sulfure, 23,3 de fluor pour faire un fluorure. Ces nombres, 44,2; 20,1; 23,3 sont les nombres proportionnels ou les équivalens du chlore, du soufre ou du fluor. Ils expriment également la quantité de ces corps qui se combineraient avec l'oxigène, et, comme les combinaisons oxigénées sont, en général, mieux connues que les autres, on arrive plus facilement à trouver les nombres proportionnels en recherchant quelle est la quantité d'un corps nécessaire pour former un composé chimique avec 10 d'oxigène, et cette quantité exprime le nombre proportionnel de ce corps : ainsi, 10 d'oxigène s'unissent à 29 de sodium ; 29 est par conséquent le nombre proportionnel du sodium.

Quand un corps est susceptible de former plusieurs combinaisons, on pourrait être embarrassé dans le choix du nombre proportionnel : par exemple, deux oxides de potassium sont formés de

$$49 \text{ potassium} + 10 \text{ oxigène}, = \text{protoxide},$$
$$16,3 \quad - \quad + 10 \quad - \quad = \text{peroxide}.$$

Il n'y a pas de raison pour choisir l'un de ces nombres plutôt que l'autre pour l'équivalent chimique ; mais on est convenu de donner la préférence au nombre fourni par le premier degré d'oxigénation.

Dans le cas précédent, on exprime les combinaisons en disant que le protoxide de potassium est formé d'une proportion de potassium et d'une proportion d'oxigène, et le peroxide d'une proportion de potassium et trois proportions d'oxigène, et chacun de ces corps constitue une proportion composée qui est représentée par les nombres qui appartiennent à ses élémens.

Il est des corps dont on ne connaît qu'un certain nombre de combinaisons avec l'oxigène, et dont les propriétés chimiques forcent à admettre qu'ils forment nécessairement d'autres composés moins oxigénés. Dans ce cas on ne prend pas pour équivalent le nombre que donnerait la combinaison comme la moins oxigénée, mais bien celui qui serait fourni par un composé hypothétique qui serait le premier degré d'oxidation et dont on est forcé d'admettre l'existence, bien que la science ne nous ait pas encore appris à le former. C'est d'après ce principe que les nombres proportionnels du bore, du silicium, du chrome, de l'arsenic, du phosphore, du tantale, du titane, de l'antimoine, du tungstène, ne sont pas ceux qui seraient fournis par leurs combinaisons oxigénées connues. Nous reviendrons plus tard sur cette question.

La loi des équivalens chimiques n'est pas bornée aux combinaisons des corps simples entre eux.

Une proportion d'un corps composé s'unit à une ou plusieurs proportions d'un autre corps composé. Ainsi, une proportion d'acide sulfurique s'unit à une proportion de potasse, de soude, d'oxide de fer; une proportion de potasse s'unit à 1, 2, 3, 4 proportions d'acide oxalique.

Quand deux corps composés viennent à s'unir chimiquement, le nombre proportionnel du nouveau composé est formé de la réunion des deux nombres proportionnels des composans. Ex. : 1 proportion oxide de fer est formée de 1 proportion de fer (33), 1 proportion d'oxigène (10) = 43.

Une proportion d'acide sulfurique est formée de 1 proportion soufre (20), 3 proportions oxigène (30) = 50.

Une proportion de sulfate de fer est formée de 1 proportion oxide de fer (43), 1 proportion d'acide sulfurique (50) = nombre proportionnel du sulfate de fer, 93.

La théorie des proportions, basée tout entière sur l'expérience, est d'une grande utilité en chimie; mais il est évident que si elle nous représente réellement les quantités pondérables entre lesquelles s'effectue la combinaison, elle ne nous dit rien sur le nombre réel des atomes qui constituent les composés chimiques. On s'est beaucoup occupé de ces recherches, mais les considérations par lesquelles on arrive à déterminer la composition atomique des corps seraient tout-à-fait déplacées ici.

Au moment où des atomes hétérogènes se réunissent pour former un composé chimique, il y a toujours production de chaleur: Si la combinaison se fait avec lenteur, ou sur une très-petite quantité de particules à la fois, la chaleur est faible, parce qu'elle est enlevée à mesure par les corps environnans. Mais quand la combinaison se fait à la fois sur une grande masse, une plus forte quantité de chaleur est concentrée sur un seul point; et si la température s'élève à 500 ou 600 degrés, il y a production de lumière, parce qu'à cette température tous les corps sont lumineux. C'est ce phénomène qui porte le nom de combustion ; mais on voit qu'il ne diffère pas, à proprement parler, du phénomène de combinaison avec simple production de chaleur, puisque, dans chaque cas, la réaction est la même et varie seulement d'intensité.

Depuis quelques années, les chimistes paraissent assez disposés à rapporter à des phénomènes électriques la chaleur qui se développe au moment de la combinaison.

Au moment ou deux corps différens seraient mis en contact, l'un se chargerait d'une sorte d'électricité, et l'autre d'une autre sorte. Leur charge électrique, c'est-à-dire, la quantité de fluide vitré ou positif dans l'un, de fluide résineux ou négatif dans l'autre, irait en augmentant à mesure que l'on élèverait la température, sans toutefois que les deux fluides électriques se réunissent, jusqu'à une certaine époque où l'électricité positive de l'un des corps s'unirait à l'électricité résineuse de l'autre pour reformer du fluide naturel, phénomène qui est toujours accompagné de chaleur et de lumière.

On dit des corps qui prennent l'électricité positive avant la combinaison qu'ils sont électro-positifs, et par opposition l'on nomme électro-négatifs ceux qui prennent l'électricité négative. Mais il n'est pas absolument démontré que l'observation précédente soit exacte ; et il est beaucoup plus certain d'établir cette division des corps sur les phénomènes qu'ils présentent lors de leur décomposition par la pile voltaïque. Alors les particules du composé chimique se désunissent ; les unes se portent au pôle positif, et les autres au pôle négatif de la pile ; et comme on suppose que les particules, au moment de leur désunion, sont chargées d'une électricité contraire à celle du pôle qui les attire, on nomme électro-négatif celui du corps qui se porte au pôle positif lors de la décomposition, et électro-positif celui qui est attiré par le pôle négatif.

Les corps, dans leurs rapports chimiques mutuels, peuvent donc être divisés en deux classes, les électro-négatifs et les électro-positifs. Il faut observer que ce n'est pas chez eux une propriété absolue, mais relative ; c'est-à-dire, que tel corps qui est électro-positif par rapport à un autre, peut être électro-négatif par rapport à un troisième.

Le tableau suivant indique, autant que nos connaissances

2. 18

nous le permettent, les rapports électro-chimiques des corps simples les plus communs.

| Corps simples. | Nombre proportionnel. | Corps simples. | Nombre proportionnel. |
|---|---|---|---|
| Oxigène, | 10 | Cuivre, | 39,56 |
| Chlore, | 44,26 | Bismuth, | 88,69 |
| Iode, | 157,95 | Etain, | 73,52 |
| Soufre, | 20,11 | Plomb, | 12,944 |
| Azote, | 17,7 | Fer, | 33,92 |
| Phosphore, | 39,22 | Zinc, | 40,32 |
| Arsénic, | 94 | Manganèse, | 34,58 |
| Bore, | 27,44 | Aluminium, | 11,4 |
| Carbone, | 7,64 | Magnésium, | 15,83 |
| Antimoine, | 161,29 | Calcium, | 25,60 |
| Hydrogène, | 1,24 | Baryum, | 85,68 |
| Or, | 248,6 | Sodium, | 29,08 |
| Mercure, | 253,6 | Potassium, | 48,99 |
| Argent, | 135,16 | | |

L'oxigène est électro-négatif par rapport à tous les corps. Le potassium est toujours électro-positif, mais en prenant un corps quelconque dans la série, on le verra alternativement être électro-positif par rapport à tous les corps qui le précèdent, et électro-négatif par rapport à ceux qui le suivent. Ainsi, l'or est électro-positif, comparé à l'oxigène, au chlore, à l'iode, etc.; il est électro-négatif, comparé au mercure, à l'argent, au potassium, etc., etc.

Cette faculté des corps simples d'être électro-négatifs ou électro-positifs appartient également aux corps composés : on l'exprime en disant qu'ils sont acides ou basiques. Un acide, dans l'acception ordinaire de ce mot, est un corps d'une saveur aigre ; mais son véritable caractère chimique est de s'unir avec les corps basiques, qui lui font perdre ses propriétés acides. L'expérience fait voir que, lors de la décomposition par la pile voltaïque d'un pareil composé, l'acide se porte au pôle positif et la base au pôle négatif; ce qui conduit à dire que la propriété d'être acide ou base dans les corps composés est semblable à celle d'être électro-négatif ou électro-positif dans les corps simples.

Tout composé chimique est donc formé d'un acide et d'une base, tantôt simple et tantôt composée, dont le premier se porte au pôle positif lors de la décomposition par la pile voltaïque, et la seconde se porte au pôle négatif. Mais cette propriété n'est pas plus absolue dans les corps composés que dans les corps simples. Tel corps est un acide par rapport à une base, qui est une base par rapport à un autre acide. Ainsi, l'oxide d'antimoine s'unit comme acide à la potasse, et comme base à l'acide sulfurique. Le corps qui fait les fonctions basiques dans une combinaison a le plus d'influence sur les propriétés générales du composé. Le potassium, qui est un électro-positif, forme des bases composées en s'unissant à l'oxigène, au soufre, au chlore; le soufre, qui est électro-négatif, forme des acides avec l'oxigène, le brôme, l'iode; mais les corps dont les propriétés sont moins absolues, forment plus généralement et des acides et des bases composés, la plus acide des combinaisons étant toujours celle qui contient la plus grande proportion du corps simple électro-négatif. Par exemple, la combinaison la moins oxigénée du molybdène avec l'oxigène est une base; celle qui contient plus d'oxigène est un acide. Le manganèse forme trois combinaisons oxigénées qui s'unissent aux acides; la moins chargée d'oxigène est la plus manifestement basique. Il existe deux autres composés de manganèse plus oxigénés que les précédens, et qui sont manifestement acides.

Les corps simples ont été divisés en deux grandes classes, les métaux et les métalloïdes. Les métaux réfléchissent vivement la lumière, ce qui leur donne un éclat particulier qui a pris le nom d'éclat métallique; ils conduisent parfaitement le calorique et l'électricité. Les métalloïdes se distinguent par l'absence des caractères précédens. Ces deux classes ne sont pas tellement distinctes l'une de l'autre qu'on ne soit souvent indécis sur la place que certains corps doivent occuper; ainsi le carbone a quelquefois l'éclat métallique et conduit l'électricité. Le selenium fondu a l'éclat métallique. L'aluminum, qui ne conduit pas l'électricité quand il est en poudre, devient bon conducteur quand il a été fortement pressé. Il est douteux que l'arsenic appartienne réellement à la classe des métaux:

Les métalloïdes unis à l'oxigène sont remarquables par leurs propriétés acides et la grande tendance qu'ils ont à se combiner avec les oxides des métaux. Leurs oxides, au contraire, ont peu de disposition à former des combinaisons avec les acides.

Les métaux, après leur combinaison avec l'oxigène, montrent une grande tendance à s'unir aux composés acides des métalloïdes ; quelques-uns d'entre eux forment des oxides et des acides, et ces derniers servent à lier ensemble les deux grandes séries des corps chimiques.

L'oxigène se combine aux métalloïdes ou aux métaux. L'étude des combinaisons oxigénées constitue en grande partie l'étude de la chimie, parce que ces combinaisons constituent la grande masse des matières qui composent la terre, et parce que l'oxigène concourt activement à la plupart des phénomènes qui se passent à la surface de notre globe.

Les combinaisons de l'oxigène avec les autres corps simples sont appelées oxides ou acides : acides quand, étant solubles, elles rougissent le papier bleu de tournesol, et qu'elles ont une saveur aigre, et comme caractère essentiel lorsqu'elles saturent les bases; oxides quand elles ne possèdent pas ces caractères.

Les oxides peuvent se combiner avec les acides et donner un nouveau genre de composés qui portent le nom de sels ; mais de même qu'il n'y a pas de limite tranchée entre les acides et les oxides; il n'y en a pas non plus entre les sels tels que nous venons de les définir et les combinaisons des acides entre eux ou des oxides d'entre eux ; d'où il résulte que le nom de sel doit s'appliquer à toute combinaison de deux corps oxigénés, l'un d'eux remplissant les fonctions de base ou d'oxide basique et l'autre les fonctions d'acide.

Quand un oxide et un acide se combinent, il arrive souvent que leurs propriétés disparaissent, et que le sel qui en résulte a des caractères souvent très-différens de ceux de ses composans. On dit alors qu'il y a eu neutralisation, et l'on appelle neutre le sel qui s'est formé. Si, au contraire, les propriétés de l'acide ne sont pas tout-à-fait masquées, on dit qu'il s'est fait un sel acide ou un sur-sel. Si ce sont les propriétés de l'oxide qui se font voir, on dit que le sel est basique ou que c'est un sous-sel. Il est extrêmement difficile de déterminer si un sel est véritablement neutre.

Pendant long-temps on s'est contenté d'essayer l'action du sel sur la teinture bleue de tournesol, qui est rougie par les acides, sur cette teinture rougie, qui est ramenée au bleu par les alcalis, ou bien sur le curcuma, que les alcalis font passer du jaune au rouge-brun, ou bien encore sur le sirop de violettes, que les acides rendent rouge et que les alcalis font virer au vert. Ces moyens ne mènent pas à résoudre la question, et il est facile de comprendre pourquoi. Quand une couleur est changée par un acide ou un alcali, c'est à raison de l'action chimique qu'elle exerce sur ce corps ; quand on expérimentera sur un sel dont les élémens sont liés par une affinité puissante, la couleur ne sera pas changée ; mais il suffira, pour que le changement de couleur ait lieu, que l'action du réactif soit assez énergique pour l'emporter sur celle de l'un des élémens du sel, ou même que le sel puisse agir sur la matière sans se détruire lui-même.

C'est dans les lois qui président à la composition des sels que l'on trouve le moyen d'apprécier leur état de neutralité.

Quand un acide se combine avec un oxide pour former une espèce de sel, c'est toujours dans les mêmes proportions ; ainsi 100 parties d'acide prennent toujours la même quantité d'oxide pour faire du sulfate de soude, par exemple. Une conséquence de ce fait, c'est que l'oxigène de l'oxide dans un sel est dans un rapport constant avec la quantité d'acide, et, par suite, avec l'oxigène de l'acide. On appelle capacité de saturation d'un acide la faculté qu'il a de se combiner avec une certaine quantité de base, et on la mesure par le rapport entre l'oxigène de la base et l'oxigène de l'acide. Ainsi, si 100 parties d'acide sulfurique saturent une quantité de soude qui contient 20 d'oxigène, on représente par 20 sa capacité de saturation. Or, cette faculté ne change pas dans l'acide, elle est la même par rapport à tous les oxides, c'est-à-dire que, quel que soit l'oxide que l'on combine à l'acide sulfurique, 100 parties de celui-ci satureront toujours une quantité de base contenant 20 d'oxigène. Ce que nous venons de dire de l'acide sulfurique, nous pouvons le dire de chaque acide en particulier ; seulement la capacité de saturation de chaque acide est différente.

Nous pouvons établir que dans un même genre de sel, l'oxigène de l'oxide est à l'oxigène de l'acide dans un rapport constamment le même. Ce principe une fois posé, on le fait servir à reconnaître l'état de neutralité des sels. On choisit un des sels du genre comme type, et l'on considère comme neutres tous ceux qui ont une composition semblable. Aussi le sulfate neutre de soude étant pris pour type, on considérera comme sulfates neutres tous ceux dans lesquels l'oxigène de l'oxide sera à l'oxigène de l'acide dans le même rapport que dans le sulfate de soude, c'est-à-dire :: 1 : 3. Le carbonate de chaux étant considéré comme le type du genre carbonate, on regardera comme neutres tous les carbonates qui auront la même composition, c'est-à-dire, dont l'oxigène de l'oxide sera à l'oxigène de l'acide :: 1 : 2.

Les expériences de Richter démontrent que non-seulement chaque base prend une quantité constante d'un acide pour être saturée, mais encore que des doses différentes d'acides différens sont nécessaires pour produire la neutralisation d'une quantité constante de base. Ces quantités d'acides qui produisent le même effet, qui saturent de la même manière les bases, sont les équivalens chimiques ou les proportions composées. Un sel neutre est donc composé d'une proportion de base et d'une proportion d'acide, chacun de ses équivalens étant lui-même composé d'oxigène et d'un radical en des proportions diverses. Cette diversité dans la composition de ces élémens des sels ne doit avoir aucune influence sur le choix du nombre proportionnel ; il faut de toute nécessité prendre celui qui est indiqué par le phénomène de la neutralisation : voilà pourquoi, dans la composition des équivalens acides, on est souvent forcé d'admettre des demi-proportions. L'équivalent basique, contenant une proportion d'oxigène ou 10, est neutralisé par une proportion d'acide qui contient 10, ou un multiple de 10 d'oxigène dans le plus grand nombre de cas, mais qui, quelquefois, contient seulement une fraction de ce nombre. Ainsi, dans les phosphates et les arseniates, l'oxigène de la base étant représenté par une proportion ou 10, l'oxigène de l'acide est 25 ou 2 proportions 1/2 ; d'où l'on est forcé d'admettre pour l'acide un équivalent formé de 1 proportion de radical et 2 proportions 1/2 d'oxigène.

Les oxides à une proportion d'oxigène, qui sont les plus nombreux et qui saturent le mieux les bases, sont toujours pris comme type pour établir le nombre proportionnel.

La composition des sels avec excès d'acide est soumise à cette loi, que la quantité d'acide est 1 fois 1/2, 2 fois, 3 fois, 4 fois aussi grande que dans le sel neutre. On l'exprime en ajoutant devant le nom générique du sel l'une des particules, sesqui, bi, tri, quadri, pour exprimer qu'il contient 1 fois 1/2, 2 fois, 3 fois, 4 fois autant d'acide que le sel neutre. Ex. : Sesqui-sulfate de soude, bi-carbonate de potasse, tri-phosphate de chaux.

Dans les sels basiques, on observe presque toujours la même loi, avec cette différence que c'est la proportion de base qui est augmentée ; la particule numérique est alors placée devant le nom de la base. Aussi l'on dit : carbonate bi-basique de chaux, sulfate tri-basique de cuivre, sesqui-basique de plomb, ou carbonate bicalcique, sulfate tricuivrique, sesqui-plombique, etc.

Les sels peuvent à leur tour se combiner entre eux, et il en résulte ce que l'on appelle des sels doubles.

Quand deux sels se combinent ensemble, il arrive qu'ils appartiennent au même genre ou à des genres différens. Le premier cas est le plus commun. Alors chacun des sels a un acide commun et une base différente. Plus rarement, la combinaison se fait entre deux sels ayant une base commune et un acide différent. Plus rarement encore, il y a deux acides et deux bases ; on n'en a guère d'exemples que dans quelques composés naturels.

Les sels doubles sont soumis dans leur composition à cette loi générale, que l'oxigène dans l'une des bases est un multiple de l'oxigène dans l'autre.

En étudiant comparativement les combinaisons oxigénées, on voit d'abord des composés binaires d'oxigène et des corps simples, puis des combinaisons de ces composés binaires entre eux, que l'on désigne sous le nom générique de sels; enfin, des combinaisons résultant de l'union chimique des sels avec les sels eux-mêmes, et l'on voit encore quelques-uns de ces sels doubles se combiner avec une certaine proportion d'eau de cristallisation. Chacune de ces combinaisons a cela de particulier, que là où deux élémens sont unis, l'oxigène est toujours l'élément électro-négatif, et que lorsque la combinaison se fait entre des élémens plus composés, chacun d'eux est encore un corps oxigéné dont l'un remplit les fonctions d'acide ou électro-négatives, et l'autre les fonctions de base ou électro-positives.

En suivant la série électro-négative des corps, et prenant chaque corps négatif pour type d'une nouvelle classe, on a des groupes nombreux semblables à ceux qui ont déjà été étudiés, et qui en diffèrent en ceci seulement, que ce n'est plus l'oxigène, mais un autre corps qui est l'élément électro-négatif commun. L'histoire de ces composés est beaucoup plus courte que celle des corps oxigénés, parce que l'attention des chimistes s'est portée plus tard vers cette partie de la science; sans contredit, parce que ces sortes de composés sont plus rares dans la nature, et qu'au contraire les corps oxigénés qui y abondent se sont présentés les premiers à l'étude.

Quand un corps électro-négatif se combine avec des corps plus électro-positifs que lui, il en résulte des composés que l'on peut comparer aux oxides et aux acides, avec cette différence qu'un élément, autre que l'oxigène, est le principe négatif de la combinaison. On exprime généralement ces combinaisons en donnant à l'élément électro-négatif la terminaison en ure, et le faisant suivre du nom de l'autre composant. Ainsi on dit : chlorure de soufre, carbure de fer, iodure de zinc, arseniure de cobalt, etc. Du reste, on exprime les divers degrés de saturation par les particules proto, deuto, per, bi, tri, quadri, etc.

M. Berzélius a proposé de distinguer par des désinences différentes ceux de ces composés qui sont basiques et ceux qui jouent le rôle d'acide. En généralisant ce que ce chimiste a appliqué seulement à quelques cas particuliers, une terminaison en ide serait réservée pour ceux de ces composés qui jouent le rôle d'acide, et la terminaison en ure pour ceux qui font les fonctions de base; les premiers correspondant par leurs propriétés aux corps acides oxigénés, et les seconds aux oxides. Du reste, chaque degré de combinaison serait exprimé par la désinence de l'élément basique et par des particules. On aurait des noms tels que les suivans, qui s'entendent sans difficulté : sulfure de fer, chloride de soufre, chlorure mercureux, chlorure mercurique, sulfide arsenieux, sulfide arsenique, sulfide hypo-arsenieux, etc.

Quand deux composés ayant un élément électro-négatif commun viennent à se combiner, il en résulte un nouveau corps comparable aux sels oxigénés. L'un des deux composans est la base, et l'autre est l'acide. On donne à l'élément positif ou l'acide la terminaison en ite ou en ate, et on le fait précéder du nom abrégé du principe négatif commun ; quant à la base, on l'exprime seulement en énonçant l'élément positif qui la constitue. Ainsi, sulfo-arseniate ou sulfarseniate de fer exprime la combinaison du persulfure d'arsenic (sulfide arsenique) avec le sulfure de fer ; sulfarsenite de potassium indique un composé de deuto-sulfure d'arsenic ( sulfide arsenieux ) avec le sulfure de potassium. Je citerai encore les dénominations suivantes : chlorophosphate de mercure, iodo-hydrargirate de zinc, sulf-hydrate de potassium, sulfo-carbonate de fer, chloro-sulfate de cuivre, etc.

Chacun des sels précédens peut se combiner de manière à former des sels doubles. Les exemples connus en sont encore rares.

| | | | |
|---|---|---|---|
| 1 proportion | sodium, | | $\}$ = Chlorure de sodium. |
| 1 — | chlore, | | |
| 1 — | or, | | $\}$ = Chloride d'or. |
| 3 — | chlore, | | |
| 3 — | chlorure de sodium, | | $\}$ = Chloro-aurate de sodium. |
| 1 — | chlorure d'or, | | |
| 1 — | potassium, | | $\}$ = Iodure de potassium. |
| 1 — | iode, | | |
| 1 — | mercure, | | $\}$ = Iodide de mercure. |
| 2 — | iode, | | |
| 1 — | iodure de potassium, | | $\}$ = Iodo-hydrargirate de potassium. |
| 1 — | iodide de mercure, | | |
| 1 — | potassium, | | $\}$ = Sulfure de potassium. |
| 1 — | soufre, | | |

1   —   arsenic,                  } = Sulfide arsénique.
2,5 —   soufre,                   }
1   —   sulfure de potassium,     } = Sulfarseniate de potas-
1   —   sulfure arsenique,        }      sium.

Les matières organiques sont formées par la réunion d'un
petit nombre d'élémens qui appartiennent à la matière inorga-
nique ; mais, ce qui est remarquable, c'est que quelques-unes
seulement des matières simples peuvent devenir principes constituans des êtres organisés. Le plus grand nombre des matières
organiques sont formées d'oxigène, d'hydrogène et de carbone.
Quelques-unes contiennent en outre de l'azote. On en connaît qui ne comptent que le carbone et l'hydrogène au nombre
de leurs élémens ; le soufre, le phosphore y ont aussi été ren-
contrés.

Il résulte de cette composition que la différence dans la nature même des élémens, qui était le caractère le plus distinctif
des corps non organisés, ne peut plus être appliquée que rarement à la distinction des produits végétaux. C'est dans les
proportions des principes élémentaires que résideront les différences ; et encore existe-t-il des corps formés des mêmes
élémens unis dans des proportions semblables et constituant
cependant des substances très-différentes, de sorte que le
mode de combinaison est encore une autre circonstance que l'on
ne peut négliger dans l'étude des matières organiques.

Quel que soit le mode de combinaison qui constitue les substances organiques, elles montrent en général une grande tendance à se détruire et à se changer en d'autres composés, au
nombre desquels se trouve une partie de ceux qui appartiennent
à la chimie des corps bruts, de telle sorte que les substances minérales qui concourent puissamment à la nutrition des êtres organisés sont rendues par ceux-ci à la nature brute, lorsque
la vie de l'individu est terminée, et elles servent à l'alimentation de nouvelles générations.

Cette facile décomposition des matières organisées rend leur
étude beaucoup plus difficile que celle des substances minérales.
Toute réaction un peu énergique est une cause de destruction:
presque toujours de nouveaux produits sont formés, tous dif-

férens de ceux qui préexistaient, et avec lesquels il est impossible de refaire ce qui s'était organisé sous l'influence de la vie.

Mais comment sont combinés les élémens qui composent
les substances organiques ? Deux opinions existent à ce sujet
parmi les savans, et, dans l'état actuel de la science, il est peut-
être impossible de donner la préférence à l'une ou à l'autre.

On a long-temps admis, et quelques chimistes admettent
encore, faute de preuves contraires, que l'oxigène, l'hydrogène, le carbone et l'azote, combinés sous l'influence de la vie,
forment des composés ternaires ou quaternaires, par un mode
de combinaison spéciale et tout différent de celui qui préside
aux combinaisons organiques, lesquelles sont toujours binaires.
Ainsi le sucre, l'acide acétique, etc., résulteraient de l'union
de l'oxigène, de l'hydrogène, du carbone, en certaines proportions, chaque particule étant composée de trois sortes au
moins de corps simples. Ces particules constitueraient les principes immédiats de la nature organique. C'est le degré de
combinaison dont on ne peut séparer d'autres matières sans
une réaction qui détruit la substance végétale elle-même.

Au lieu d'admettre ce mode particulier de composition,
les chimistes pensent plus généralement qu'aucune loi particulière ne préside à la combinaison organique, et que les matériaux immédiats fournis par les plantes ou les animaux sont
toujours des combinaisons binaires, formées rarement par la
combinaison de deux corps simples, plus souvent par l'union
d'un corps simple avec un composé binaire ou ternaire, ou par
l'union de composés binaires ou ternaires entre eux. Il est certain que plusieurs substances organiques peuvent être repré-
sentées de cette manière dans leur composition. Les travaux
faits dans ces derniers temps l'ont même démontré avec une
évidence presque complète pour plusieurs corps ; mais souvent
aussi cette théorie a été appliquée sur des données purement
théoriques, que l'expérience était loin de confirmer. Dans ce
cas, il faut se représenter les théories plutôt comme un moyen
commode de lier les faits que comme la représentation exacte
de la composition des corps. La science est en marche sur ce
point.

# DES ACIDES.

## ACIDES DU SOUFRE.

L'acide sulfurique et l'acide sulfureux sont les seules des combinaisons du soufre avec l'oxigène dont on se serve en médecine.

L'acide sulfurique est formé de :

Soufre, 1 pp. ( 40,14 ), oxigène, 3 pp. ( 59,86 ).

L'acide sulfureux est formé de :

Soufre, 1 pp. ( 50,15 ), oxigène, 2 pp. (49,85).

## ACIDE SULFURIQUE.
### (Huile de vitriol.)

L'acide sulfurique que l'on emploie en médecine est l'acide hydraté formé de 1 prop. d'acide anhydre et de 1 proportion d'eau. L'oxigène de l'eau est le tiers de l'oxigène de l'acide; c'est un liquide sans odeur, d'une consistance huileuse, d'une densité de 1,848 , qui marque 66° au pèse-acide; il bout à 300° , est décomposé, par une forte chaleur, en oxigène et en acide sulfurique; est très-caustique; attaque tous les tissus organiques; agit à froid ou à l'aide de la chaleur sur la plupart des corps simples; est, comme agent chimique, le plus utile et le plus puissant des acides. Il a pour l'eau une affinité puissante et développe beaucoup de chaleur quand on le mélange avec elle.

L'acide sulfurique est préparé en grand dans les arts par la réaction de l'air et de l'eau, sur les produits de la combustion d'un mélange de nitre et de soufre.

L'acide sulfurique du commerce contient toujours du sulfate de plomb ; on le purifie par la distillation; mais cette opération est fort difficile à faire, parce que l'ébullition de l'acide est accompagnée de violens soubresauts qui font souvent briser les appareils. Il arrive souvent aussi que les vapeurs qui se condensent et qui donnent un liquide fort chaud, font briser les récipiens dans lesquels on les reçoit. L'opération marche cependant assez bien en prenant toutes les précautions que nous allons indiquer.

On prend une cornue de verre pouvant contenir 10 à 12 litres. On y introduit un litre environ d'acide sulfurique concentré du commerce à 66° ; on place en outre dans l'acide quelques fragmens de verre ou encore mieux de platine qui facilitent la formation des vapeurs ; d'un autre côté on fait à un triangle ordinaire en fer une sorte de fond conique avec du fil de fer ; on pose sur ce fond la cornue, qui ne doit pas toucher aux barres plus dures qui constituent le triangle ; autrement, le choc qui résulterait d'un soubresaut un peu violent la casserait presque immanquablement. Celle-ci étant posée sur le fond de fil de fer, on la fixe fortement avec de nouveaux fils de fer qui viennent passer sur son col et sur sa voûte et s'attachent au triangle, de manière à ce que la cornue ne puisse obéir au mouvement d'impulsion que l'ébullition du liquide pourrait lui donner. Alors on place le laboratoire du fourneau, puis le dôme ; seulement le col de la cornue ne doit toucher par aucun point les parois du passage que lui livrent ces deux pièces du fourneau ; en outre, ce passage doit rester ouvert ; au besoin même on diminue le tirage par en haut en bouchant en tout ou en partie la cheminée du dôme. Cette pratique a pour effet de permettre à la chaleur de circuler tout autour du col de la cornue et de l'échauffer à une certaine distance ; c'est afin d'éviter que l'acide chaud qui pourrait s'y condenser ne le fasse casser.

Le meilleur moyen de condensation dont on puisse faire usage est celui qui nous a été donné par le docteur Ure. Il consiste à adapter à la cornue un tube de verre d'un mètre de long, et de 4 à 5 centimètres de diamètre, qui reçoit par l'une de ses extrémités le col de la cornue, et qui verse par l'autre dans un flacon l'acide qui s'est condensé. On ne refroidit aucune partie de l'appareil.

Je me suis bien trouvé d'interposer entre ce tube et la cornue une alonge ordinaire en verre, dont l'extrémité la plus mince avait été coupée de manière à présenter un orifice large, et, par suite, capable de présenter un passage facile aux bouffées de vapeur. Cette allonge en verre mince résiste mieux au premier effet de l'acide que les tubes, qui sont sujets à se fendre dans leur longueur.

Quand on se sert d'acide sulfurique qui ne marque pas 66°, les premières portions d'acide sont plus faibles, parce que l'acide sulfurique commence par se concentrer avant de distiller. On met alors ces premiers produits à part. Gmelin a observé que, pendant la distillation de l'acide, on pouvait séparer dans le récipient en même temps de l'acide anhydre et de l'acide plus faible que celui de la cornue, de sorte que l'acide se partage en deux parties dont l'une cède son eau à l'autre; mais ces deux produits se confondent dans la distillation ordinaire.

L'acide sulfurique pur est un caustique violent; étendu d'eau il devient astringent ou simplement rafraîchissant. À cet état il est encore tous les jours prescrit sous forme de boissons rafraîchissantes, et légèrement astringentes et pour combattre la colique de plomb; on l'emploie en gargarismes astringens et détersifs; en potions astringentes, en collyres; en lavemens astringens.

## ACIDE SULFUREUX.

L'acide sulfureux est gazeux, incolore; il a une odeur vive et piquante; il devient liquide sous une forte pression et par un grand froid; est soluble dans l'eau, qui en dissout 37 fois son volume, suivant M. Thénard, et 43 fois, suivant M. de Saussure. Sa densité est 1,053; il marque 7° à l'aréomètre. Sa dissolution est liquide, incolore, d'une odeur piquante; elle absorbe facilement l'oxigène de l'air et l'acide sulfureux passe à l'état d'acide sulfurique; aussi l'acide sulfureux liquide doit-il être conservé dans des vases de petite dimension et bien bouchés.

L'acide sulfureux est employé en médecine à l'état de gaz dans le traitement de la gale et des maladies dartreuses; alors on l'obtient par la combustion du soufre au contact de l'air et l'on expose le malade à l'action du gaz qui se forme au moyen d'appareils disposés de manière à ce qu'il ne puisse en respirer.

L'acide sulfureux liquide est employé le plus ordinairement sous forme de potions ou de boissons, comme acidule, astringent et rafraîchissant dans les fièvres aiguës, à la dose de quelques gouttes. Pour se le procurer, on décompose l'acide sulfurique par le mercure. On met dans une cornue de grès lutée 4 livres de mercure et 6 livres d'acide sulfurique concentré; on place cette cornue dans un fourneau à réverbère et l'on y adapte la série de flacons de l'appareil de Woolf, en ayant soin d'établir la communication entre la cornue et le premier flacon par un tube à boule de Welter; ce premier flacon doit contenir une faible couche d'eau; elle est destinée à retenir l'acide sulfurique qui peut passer à la distillation; les autres contiennent chacun 1 litre d'eau distillée et ils sont tenus refroidis pendant tout le cours de l'opération pour faciliter la dissolution du gaz; on chauffe graduellement la cornue, et ce n'est que vers l'ébullition que le mercure est attaqué; il s'oxide aux dépens de l'acide sulfurique, forme de l'oxide de mercure, et par suite, du sulfate; tandis que l'acide sulfureux se produit. C'est le dégagement de celui-ci qui sert de guide pendant l'opération; s'il est trop lent, on augmente le feu; on le diminue si le gaz se dégage trop vite. L'opération est terminée quand le gaz cesse de se dégager. Il faut avoir soin, toutefois, de ne pas élever beaucoup la température, de peur de décomposer le sulfate de mercure qui s'est formé.

On rejette l'acide du premier flacon comme impur; on conserve, dans des bouteilles de petite capacité et bien remplies, celui qui se trouve dans les flacons suivans.

On pourrait obtenir l'acide sulfureux plus économiquement en chauffant des boulettes faites avec de la sciure de bois et de l'acide sulfurique, etc., ou bien encore en distillant un mélange de soufre sublimé (4 parties), et de peroxide de manganèse (5 parties), ou en faisant bouillir l'acide sulfurique (6 parties), sur le soufre sublimé (1 partie). Mais dans nos laboratoires, comme la consommation d'acide sulfureux est peu considérable, le premier procédé est plus économique, vu que le sulfate de mercure qui en résulte sert ensuite à la préparation du sublimé corrosif.

## SULFITE DE SOUDE.

On prépare ce sel en remplaçant l'eau dans l'opération précédente par une dissolution de carbonate de soude cristallisé faite dans la proportion de 1 partie de carbonate et 2 d'eau ; on fait passer un excès d'acide sulfureux, et l'on ne refroidit pas les flacons. Il se fait par le refroidissement des cristaux de sulfite. Celui-ci contient 2 fois autant d'acide sulfureux que le sel neutre. C'est du bi-sulfite de soude qui a la saveur sulfureuse piquante propre à tous les sels de ce genre.

L'eau-mère, soumise à l'évaporation dans une cornue, à l'abri du contact de l'air, fournit une nouvelle quantité de sulfite.

Si on voulait avoir le sulfite neutre de soude, il faudrait ajouter du carbonate de soude à la liqueur qui résulte de la première opération, jusqu'à ce qu'elle ait pris une réaction alcaline ; le sulfite neutre cristalliserait par le refroidissement ; mais comme ces sels ne sont employés que pour mûter les sucs végétaux, celui des deux qui contient le plus d'acide sulfureux sous le même poids est le meilleur. On doit conserver le sulfite de soude dans des vases bien fermés, car il se transforme en sulfate par l'action de l'air.

## SULFITE DE CHAUX.

Pour préparer le sulfite de chaux, on ne conserve que le premier flacon de l'appareil de Woolf, destiné au lavage de gaz, et on reçoit celui-ci dans un vase qui contient du lait de chaux, en opérant d'ailleurs comme il a été dit pour l'acide sulfureux. On continue à faire passer du gaz sulfureux, jusqu'à ce que la liqueur soit manifestement acide et conserve l'odeur piquante d'acide sulfurique après l'agitation avec le dépôt ; c'est la preuve que la chaux a été saturée d'acide. On décante la liqueur que l'on rejette ; on reçoit le dépôt sur une toile ; on le soumet à la presse, et on le fait sécher promptement; on le conserve dans des vases fermés.

Le sulfite de chaux sert à mûter les sucs végétaux. Il est blanc ou légèrement jaunâtre, presque insipide; soluble seulement dans 800 parties d'eau. Il est décomposé par la plupart des acides qui mettent l'acide sulfureux en liberté. Il se convertit lentement en sulfate de chaux à l'air; c'est pourquoi il faut le conserver dans des vases fermés.

## ACIDES DE L'AZOTE.

L'azote forme avec l'oxigène deux acides différens; savoir: l'acide nitreux et l'acide nitrique; le premier est formé de:

2 vol. azote. = 1 prop. : 37,11 ; 3 vol. oxigène. = 3 prop. : 62,89.

L'acide nitrique est formé de:

2 vol. azote. = 1 prop. : 26,15; 5 vol. oxigène. = 5 prop. : 73,85.

Il est un autre composé acide qui est désigné sous le nom d'acide hyponitrique, et qui est une combinaison d'une proportion d'acide nitrique et d'une proportion d'acide nitreux.

L'acide nitrique est le seul acide de l'azote en usage en médecine.

## ACIDE NITRIQUE.

(Esprit de nitre, eau forte, acide azotique.)

L'acide nitrique n'est connu qu'en combinaison avec l'eau. Dans un grand état de concentration, c'est un liquide incolore, d'une odeur forte particulière, d'une saveur excessivement caustique, qui forme sur la peau une tache jaune qui ne disparaît que quand l'épiderme vient à tomber. C'est un poison des plus énergiques. Il est volatil, décomposable par la chaleur, et par tous les corps qui ont quelque affinité pour l'oxigène.

Pr. : Nitrate de potasse...................... 1 partie.
     Acide sulfurique concentré........... 1

On réduit le nitrate de potasse en poudre; on l'introduit

2. 19

dans une cornue de verre ; on introduit ensuite dans la cornue l'acide sulfurique, soit par la tubulure, soit par un tube qui pénètre jusque dans la panse, si la cornue n'est pas tubulée.

La cornue étant posée sur un triangle dans un fourneau de réverbère, on y adapte une alonge et un ballon tubulé, à la tubulure duquel on place un long tube droit qui sert de passage aux gaz incoercibles, et va les porter dans la partie supérieure de la hotte du laboratoire. On lute toutes les jointures avec un lut gras très-ferme, que l'on recouvre de bandelettes couvertes de blanc d'œufs et de chaux. On refroidit le ballon par un courant d'eau froide pendant tout le temps que dure l'opération.

L'appareil étant monté, on place quelques charbons sous la cornue, et l'on élève peu à peu la température ; le feu doit être conduit de manière que l'acide distille goutte à goutte ; si l'on chauffait plus fort, on courrait le risque de faire passer toute la matière dans le récipient ; l'opération est terminée lorsque, la cornue étant bien chaude, il ne passe plus rien à la distillation.

Dans cette opération, l'acide sulfurique décompose le nitrate de potasse, et met l'acide nitrique en liberté. Celui-ci s'empare d'une partie de l'eau que l'acide sulfurique abandonne à mesure qu'il se combine à la potasse ; et il passe à la distillation. Il reste dans la cornue du bi-sulfate de potasse. Au commencement de l'opération, il se fait une quantité assez grande d'acide nitreux, parce que les premières parties d'acide nitrique qui sont mises en liberté rencontrent beaucoup d'acide sulfurique qui ayant une puissante affinité pour l'eau la retient avec force ; l'acide nitrique, qui ne peut exister sans eau, se change alors en oxigène et en vapeurs hyponitriques ; mais bientôt la masse, dans la cornue, entre en fusion, la décomposition s'opère sur tous les points, et alors la proportion d'acide nitreux qui se produit est peu considérable. Autrefois, on n'employait que la quantité d'acide sulfurique nécessaire pour former du sulfate neutre de potasse ; alors une partie du nitrate n'était pas décomposée, et il se formait beaucoup plus de vapeurs hyponitriques ; on espérait obtenir ainsi un acide plus fort ; mais on arrive au même résultat, en doublant la dose d'acide sulfurique comme l'a conseillé M. Thénard, pourvu que vers la fin de l'opération on ne chauffe pas trop ; une partie de l'eau est alors retenue par le bi-sulfate de potasse ; elle en serait chassée par une chaleur plus élevée.

Dans l'opération précédente, chaque kilogramme de nitrate de potasse fournit de 6 à 700 grammes d'acide nitrique fumant marquant de 47 à 50 degrés, et d'une densité d'environ 1,5. Cet acide contient une assez forte proportion d'acide nitreux. Quand on n'a pas besoin d'acide fort, on trouve avantage à couper, avec un poids d'eau égal au sien, l'acide sulfurique qui sert à la décomposition du nitre ; il se fait alors fort peu d'acide nitreux. L'acide est d'autant plus fort que l'opération approche davantage de sa fin. En opérant sur 3 livres de nitrate j'ai obtenu 4 livres d'acide. La première livre marquait 13°, la seconde 22°, la troisième 30°, et la quatrième 36°. Le mélange de ces acides marquait 28°.

L'acide nitrique obtenu par une première opération n'est pas pur. Il contient un peu de chlore, d'acide hyponitrique et d'acide sulfurique ; pour séparer celui-ci, on distille de nouveau l'acide nitrique dans une cornue de verre, après avoir ajouté une once de nitrate de potasse par livre. Pour le priver de l'acide hyponitrique et du chlore, on emploie deux procédés différens. Le premier consiste à distiller en partie l'acide à une douce chaleur dans une cornue, de manière à en chasser l'acide hyponitrique et le chlore ; on obtient un acide distillé, impur, et il reste dans la cornue un acide très-fort, encore un peu coloré, dont la densité est de 1,5 à 1,51.

Quand on n'a pas besoin d'un acide aussi fort, on emploie pour sa purification un procédé différent ; on étend l'acide avec de l'eau distillée jusqu'à ce qu'il marque 35° à l'aréomètre de Baumé et on le soumet à l'ébullition dans une cornue de verre ; on conseille ordinairement de faire l'opération dans un matras ; mais il vaut mieux recueillir les produits qui se volatilisent et qui méritent la peine d'être conservés. Le premier effet de l'ébullition est de volatiliser l'acide hyponitrique et le chlore ; le second résultat est la concentration de l'acide. On croit que, lorsque l'on chauffe de l'acide nitrique affaibli, il se concentre sans perdre sensiblement d'acide par une simple évaporation de l'eau jusqu'à ce qu'il soit arrivé à avoir une densité de 1,42 , époque à laquelle il marque 42,6 à l'aréomètre, et bout à 120°, et qu'alors seulement l'eau et l'acide passent en même temps à la distillation ; mais il n'en est rien. Il est seulement vrai que, jusque-là, l'acide perd proportionnellement plus d'eau que d'acide. De l'acide nitrique traité de cette manière m'a fourni un premier liquide marquant 15°, l'acide de la cornue marquait alors 35°. Le deuxième produit distillé marquait 29°, l'acide de la cornue 41,52°, enfin le troisième produit marquait 40°, et le résidu d'acide dans la cornue marquait 44°.

On pousse ordinairement cette concentration de l'acide jusqu'à ce qu'il marque 42,6° à l'aréomètre ; quand on n'a pas besoin d'acide aussi fort, il est avantageux d'arrêter l'opération plus tôt.

Au lieu de préparer l'acide nitrique de toutes pièces, on se contente plus souvent de purifier celui du commerce ; à cet effet on ajoute peu à peu à l'acide nitrique une dissolution concentrée de nitrate d'argent jusqu'à ce qu'elle cesse d'y faire naître un précipité ; comme le chlorure d'argent qui s'est formé ne se dépose qu'avec lenteur, il faut, vers la fin, filtrer une petite quantité de l'acide sur du verre en poudre et l'essayer par la dissolution d'argent ; aussitôt qu'il cesse de précipiter, on le porte dans un endroit obscur et on l'abandonne à lui-même jusqu'à ce que tout le chlorure d'argent se soit déposé, ce qui est fort long ; on place alors sur la tubulure du flacon qui contient l'acide un bouchon percé de deux ouvertures ; par l'une passe la branche la plus courte d'un syphon qui s'enfonce jusqu'à une petite distance du précipité de chlorure d'argent ; par l'autre passe un petit tube qui n'arrive pas jusqu'à la surface de l'acide ; en soufflant par ce tube, on augmente la pression intérieure, et l'on force l'acide à s'élever dans le syphon ; quant à la portion d'acide qui reste mêlée au dépôt de chlorure d'argent, on la sépare en la filtrant sur du verre en poudre.

Tout le chlore de l'acide nitrique a été précipité ; mais l'acide nitrique tient en dissolution du sulfate d'argent et l'excès de nitrate d'argent dont on s'est servi ; il faut le distiller ; l'opération se fait dans une cornue de verre, à feu nu, dans un fourneau de réverbère ; on distille presqu'à siccité ; on peut, en fractionnant les produits, obtenir de l'acide à différens degrés de concentration ; l'acide qui passe le premier marque 20° ; sa force augmente, à mesure que l'opération avance, depuis 20 jusqu'à 42° de l'aréomètre de Baumé.

Si l'on voulait obtenir de l'acide plus fort, il faudrait, suivant le procédé de M. Gay-Lussac, le distiller à deux reprises avec 4 parties d'acide sulfurique ; mais il vaut mieux alors recourir à la décomposition du nitre par l'acide sulfurique concentré. On ne sait pas exactement la quantité d'eau qui est contenue dans l'acide le plus concentré ( D. 1,51 ). Voici, d'après M. Thénard, la composition des acides plus faibles :

| Densité, | 1,376 | Acide réel pour 100 p., | 52 |
|---|---|---|---|
| | 1,422 | | 62 |
| | 1,435 | | 63 |
| | 1,478 | | 73 |
| | 1,498 | | 84 |

### FUMIGATIONS DE SMITH.

Pr. : Nitrate de potasse pur................ 1/2 once.
Acide sulfurique...... ................ 1/2
Eau................... ................ 1/4

On mêle l'eau à l'acide ; et quand le mélange est encore modérément chaud, on place le vase qui le contient sur les cendres chaudes, et l'on y verse un peu de nitre. Dès que le dégagement des vapeurs nitreuses cesse, on ajoute une nouvelle quantité de nitre et ainsi de suite, jusqu'à ce que tout le nitre ait été détruit. Le produit de cette décomposition est un mélange de vapeurs d'acide nitrique et d'acide hyponitrique.

La dose précédente est recommandée pour désinfecter un espace de dix pieds cubes.

### LIMONADE NITRIQUE.

Pr. : Acide nitrique.....:................ 1 gros.
Eau.,.................................., 2 livres.
Sirop de sucre......................... 4 onces.

M.

Cette tisane a été recommandée dans le traitement des maladies de la peau et des maladies syphilitiques. On la boit avec un chalumeau, car elle attaque fortement les dents.

LOTION NITRIQUE.

Pr. : Acide nitrique...................... 1 gros.
  Eau.............................. 1 livre.

**M.**

Cette liqueur a été recommandée pour laver les ulcères fétides.

POMMADE NITRIQUE OU OXIGÉNÉE.

Voy. t. 1er, p. 516.

# ACIDES DU PHOSPHORE.

L'acide phosphorique est le seul des acides du phosphore qui soit employé en médecine. Il est formé de : ·

Phosphore, 1 proportion, 43,96; oxigène, 2 proportions 1/2, 56,04.

L'acide phosphorique est solide, incolore, inodore; d'une saveur excessivement aigre, fusible, et même volatil à une très-haute température, beaucoup moins caustique que les acides nitrique et sulfurique; soluble en toutes proportions dans l'eau, et la retenant avec ténacité, même à une très-haute température.

Pour l'usage médical, on l'emploie liquide, d'une densité de 1,45, et marquant 45° à l'aréomètre.

Pr. : Phosphore.......................... 1 partie.
  Acide nitrique fumant................ 4
  Eau................................ 8

L'appareil dont on se sert se compose d'un bain de sable, d'une cornue tubulée, d'une alonge, d'un ballon à deux tubulures, dont l'une reçoit l'extrémité de l'alonge et l'autre un tube droit très-long qui va porter les gaz incoercibles dans les parties supérieures de la hotte de la cheminée ; les jointures sont lutées avec du lut gras, recouvert de bandes de lut de chaux. Pendant tout le temps que dure l'opération, on refroidit par un courant d'eau froide l'alonge et le ballon.

On introduit d'abord dans la cornue le mélange d'eau et d'acide, puis le phosphore ; on élève ensuite la température pour entretenir la réaction. Celle-ci est modérée, parce que l'acide n'a pas un fort degré de concentration ; elle est accompagnée d'un fort dégagement de vapeurs rutilantes, qui se condensent en grande partie dans le ballon ; on continue à entretenir l'opération jusqu'à ce qu'une grande partie de l'acide soit passée dans le ballon ; on reverse cet acide dans la cornue, et l'on continue le feu jusqu'à ce que le phosphore soit dissous entièrement. A cette époque, on reverse encore une fois dans la cornue l'acide du récipient, parce qu'il contient une certaine quantité d'acide du phosphore, et on procède à la concentration dans la cornue même jusqu'à ce que l'acide phosphorique soit concentré et qu'il n'ait plus du tout d'odeur d'acide nitrique ; on le retire, on l'étend d'eau jusqu'à ce qu'il marque 45° à l'aréomètre. C'est l'acide médicinal.

Il arrive quelquefois, si la distillation de l'acide nitrique a été prompte, ou si l'on n'a pas assez tôt reversé dans la cornue l'acide du récipient, que le phosphore vient à nager à la surface du liquide et y brûle ; le remède est de verser dans la cornue l'acide nitrique déjà distillé qui diminue la densité de la liqueur et entraîne la précipitation du phosphore.

Sur la fin de la concentration dans la cornue, il arrive un moment où il se dégage tout à coup d'abondantes vapeurs nitreuses, et si l'ébullition était poussée vivement, et la masse sur laquelle on opère considérable, il pourrait en résulter une détonnation dangereuse qui briserait les vases et pourrait blesser l'opérateur ; pour éviter les accidens, il faut conduire le feu doucement quand on est arrivé vers ce moment de l'opération. La cause de ce dégagement subit de gaz a été peu appréciée. M. Guibourt l'attribue à ce que, à un certain degré de concentration, l'acide phosphorique s'emparerait de l'eau de l'acide nitrique, et le décomposerait en oxigène et en gaz nitreux.

Les proportions de matières que j'ai données pour la préparation du phosphore, sont celles qui ont été indiquées par
M. Berzélius ; elles réussissent parfaitement. L'acide nitrique
étant suffisamment étendu, la réaction est modérée et l'opération marche avec régularité. Les auteurs, en général, font
employer de l'acide nitrique marquant de 30 à 35° ; ils conseillent de le porter à l'ébullition, et d'ajouter le phosphore peu
à peu et par fragmens séparés, en attendant que la réaction
soit opérée sur l'un avant d'en introduire un autre ; ils mettent
dans de l'eau le phosphore qui doit servir à l'opération, en sai-
sissent chaque fragment avec des pinces, et l'introduisent dans
la cornue par la tubulure. Cette manipulation est exigée par
l'action très-vive que l'acide nitrique concentré exerce sur le
phosphore ; mais elle n'est pas sans danger, et je lui préfère
celle qui a été décrite auparavant.

On obtient encore l'acide phosphorique en décomposant le
phosphate d'ammoniaque à la chaleur rouge dans un creuset
de platine. L'acide retient un peu d'ammoniaque ; si on porte
au rouge blanc pour le chasser, l'hydrogène de l'ammoniaque
réduit une partie de phosphore, et le creuset est percé.

On peut encore dissoudre le phosphate de baryte dans l'a-
cide nitrique, précipiter la baryte par l'acide sulfurique, et
chasser l'acide nitrique par la concentration. On peut aussi
décomposer directement le phosphate de plomb par l'acide sulfurique ; mais l'action directe du phosphore sur l'acide nitrique
est le procédé le plus commode.

L'acide phosphorique est quelquefois employé, en médecine, dans les maladies des os, soit à l'intérieur, soit à l'extérieur ; on en fait des limonades, des potions, des solutions
pour lotions ou injections.

**SIROP D'ACIDE PHOSPHORIQUE.**

Pr. : Acide phosphorique médicinal............ 1/2 once.
      Sirop de framboises..................... 2 livres.

M.

### ONGUENT D'ACIDE PHOSPHORIQUE.

Pr. : Acide phosphorique à 45 degrés........ 1 gros.
     Axonge............................... 1 once.

Cette pommade a été vantée en frictions contre les tumeurs osseuses des rachitiques.

## ACIDE BORIQUE.
(Acide boracique, sel sédatif d'Homberg.)

L'acide borique est la seule combinaison connue de l'oxigène avec le bore. Il est composé de :

1 proportion bore, 31,22 ; 6 proportions oxigène, 68,78.

C'est un acide blanc, inodore, peu sapide, fusible et parfaitement fixe ; insoluble dans 26 parties d'eau à la température ordinaire, et dans moins de trois parties à l'ébullition ; soluble dans l'alcool. Cristallisé, il contient 3 proportions d'eau, ou 43,62 p. 0/0.

Pr. : Borax cristallisé...................... 2 livres.
     Eau distillée......................... 10
     Acide sulfurique à 66 degrés........... 10 onces.

On fait dissoudre le borax dans l'eau à l'ébullition ; on passe la liqueur bouillante, et on la reçoit dans une terrine de grès ; on y verse alors petit à petit, et en agitant continuellement, l'acide sulfurique ; on laisse déposer pendant 24 heures, et l'on fait écouler l'eau-mère en inclinant les terrines ; quand l'acide est bien égoutté, on l'arrose avec de l'eau froide au moyen d'un arrosoir, et on le fait égoutter de nouveau ; ensuite on le sèche à l'étuve ou au soleil.

Les eaux-mères et les eaux de lavage sont réunies, et par la concentration, on en retire une nouvelle quantité d'acide que l'on purifie en le faisant dissoudre de nouveau et en le faisant cristalliser.

La préparation de l'acide borique est fondée sur la propriété que possède l'acide sulfurique, de chasser cet acide de sa combinaison avec la soude ; tant que la liqueur est chaude, il ne se montre aucune séparation , tout reste dissout ; mais à mesure que le refroidissement s'opère , on voit l'acide borique se déposer peu à peu sous formes de paillettes , et la liqueur finit par se prendre en masse. La quantité d'acide sulfurique employée est plus que suffisante pour saturer la soude ; mais cette condition doit être remplie ; autrement il se déposerait beaucoup moins d'acide ; sans doute alors il se ferait du borate acide de soude qui resterait en dissolution.

Quand on ajoute l'acide sulfurique dans la dissolution bouillante de soude , il faut le faire avec précaution , car la température s'élève beaucoup ; d'abord , parce que le liquide est déjà à une température voisine de 100° ; ensuite , parce que l'acide sulfurique et l'eau , au moment du contact , donnent beaucoup de chaleur , et ensuite , parce qu'il en résulte une nouvelle quantité de la réaction chimique qui détermine la formation du sulfate de soude.

Les lavages sont destinés à séparer le sulfate de soude ; celui-ci est à l'état acide et très-soluble. Il est facilement entraîné. Cependant, l'acide borique ainsi obtenu retient toujours un peu d'acide sulfurique, dont on ne peut le priver qu'en portant la température au rouge ; mais il est suffisamment pur pour l'usage médical.

L'acide borique pur a la forme de petits prismes ; mais l'acide médicinal a la forme de larges écailles nacrées ; cette différence dans la cristallisation tient à la présence d'une matière grasse qui existe en abondance dans le borax brut ; qui se retrouve dans le borax purifié, et qui accompagne l'acide borique dans sa précipitation. Quand on opère avec les borax purifiés de l'Inde , on arrive tout naturellement à avoir cette cristallisation en écailles ; mais elle est peu prononcée , quand on opère sur des borax provenant de la fabrication directe avec l'acide borique de Toscane. Pour avoir alors un acide borique bien feuilleté , il faut clarifier la dissolution de borax à chaud par deux ou trois blancs d'œufs. Il arrive alors qu'au moment où l'on verse l'acide sulfurique, il se fait un précipité floconneux par la combinaison de l'acide avec l'albumine restée en dissolution ; mais on s'en débarrasse en passant aussitôt la liqueur à travers une étoffe de laine ; l'acide borique cristallise en belles écailles par le refroidissement.

## ACIDE CARBONIQUE.

L'acide carbonique est gazeux, incolore ; il a une saveur aigrelette ; il asphyxie les animaux. L'eau en dissout environ son volume à la température ordinaire ; elle peut se charger d'une bien plus grande quantité de ce gaz sous une forte pression. L'acide carbonique est composé de :

1 proportion carbone, 72,35 ; 2 proport. oxigène, 27,65.

On prend un flacon à deux tubulures ; on adapte à l'une d'elles un tube droit qui plonge jusqu'au fond du flacon, et à l'autre un tube recourbé propre à porter l'acide dans un liquide ou sous une cloche.

On met dans le flacon des fragmens de marbre dont on le remplit aux trois quarts, puis assez d'eau pour que l'extrémité du tube droit plonge de un à deux pouces ; alors on verse par l'extrémité du tube droit de l'acide hydrochlorique du commerce : il en résulte aussitôt une effervescence qui dure tant que l'acide n'a pas été saturé, et que l'on renouvelle à volonté par une nouvelle affusion d'acide ; on laisse perdre les premières parties de gaz qui sont mêlées d'air, et l'on recueille les autres à volonté.

L'acide hydrochlorique décompose le carbonate de chaux, met l'acide carbonique en liberté en même temps qu'il forme de l'hydrochlorate de chaux qui reste en dissolution.

( *Voir*, pour plus de détails, la préparation des eaux minérales acidules, à la fin de ce volume.)

## ACIDE HYDROCHLORIQUE.
(Esprit de sel, acide muriatique, acide chlorhydrique.)

L'acide hydrochlorique est gazeux, d'une densité de 1,26. Sa saveur est très-aigre, son odeur très-piquante. Il se liquéfie sous une pression de 40 atmosphères. Il est excessivement soluble dans l'eau, qui en dissout à zéro 480 fois son volume, ou environ les 3/4 de son poids. L'acide hydrochlorique est composé de :

Chlore, 2 vol. ou 1 prop. 97,26 ; Hydrogène, 2 vol. ou 1 prop. 2,74.

```
Pr. : Sel marin décrépité.................... 3 parties.
      Acide sulfurique à 66 degrés .......... 3
      Eau................................... 1
```

L'appareil dont on se sert est celui de Woulf ; la décomposition s'opère dans un matras ou dans une cornue, placée sur un bain de sable, munie d'un tube en S. Le premier flacon ne contient qu'une petite quantité d'eau destinée au lavage du gaz ; on ne le refroidit pas pendant l'opération ; les autres contiennent une quantité d'eau qui doit être de 700 grammes, si on a employé 1 kilog. de sel ; ils ne doivent être remplis qu'aux 2/3. On les refroidit avec grand soin pendant tout le temps que le dégagement du gaz a lieu, parce que la dissolution est accompagnée de chaleur, et que l'eau dissout d'autant plus de gaz hydrochlorique que la température est moins élevée. Les tubes qui amènent le gaz hydrochlorique doivent plonger à peine dans l'eau ; si on les enfonce davantage, on augmente sans utilité la pression intérieure ; les luts tiennent moins bien, d'autant plus qu'à mesure que l'opération avance, le volume du liquide s'élève par l'augmentation de volume qui résulte de l'absorption du gaz. D'ailleurs, à mesure que l'acide arrive dans l'eau, il forme une dissolution dense qui, à raison même de cette densité, gagne toujours le fond des vases.

On mêle l'acide sulfurique avec l'eau prescrite, on l'introduit par portions au moyen du tube en S., et on laisse l'action s'opérer à froid, tant que tout l'acide sulfurique n'a pas été introduit ; il en résulte un dégagement lent et régulier du gaz ; quand l'opération ne marche plus à froid, on chauffe modérément pour faciliter la décomposition ; l'opération est terminée quand il ne se dégage plus de gaz.

On emploie du sel marin décrépité. L'opération qu'on lui a fait subir a eu pour but de détruire une matière organique qu'il contient, et surtout les nitrates terreux qui s'y trouvent, qui seraient décomposés par l'acide sulfurique et fourniraient de l'acide nitrique. Celui-ci, réagissant sur l'acide hydrochlorique, formerait du chlore et de l'acide nitreux qui resteraient mélangés au produit et qui altéreraient sa pureté.

La formation de l'acide hydrochlorique dans l'action de l'acide sulfurique sur le sel marin résulte de la décomposition de l'eau ; son oxigène se combine au sodium et forme de la soude qui s'unit à l'acide sulfurique ; l'hydrogène de l'eau se combine au chlore du sel marin, et constitue l'acide hydrochlorique.

L'acide hydrochlorique obtenu par ce procédé est incolore ; il fume à l'air. Sa densité est voisine de 1,17. Il marque ordinairement 22 degrés à l'aréomètre de Baumé.

On obtient beaucoup plus économiquement de l'acide hydrochlorique incolore en purifiant l'acide du commerce par la distillation ; le produit peut à la vérité contenir un peu de chlore ; ce qui est sans inconvénient pour un grand nombre d'opérations. Si l'acide du commerce était chargé d'acide sulfureux, on y ferait passer un peu de chlore pour le détruire. L'oxigène de l'eau fait passer l'acide sulfureux à l'état d'acide sulfurique, et son hydrogène fait passer le chlore à l'état d'acide hydrochlorique.

On introduit dans une cornue de verre soit 4 kil. d'acide hydrochlorique du commerce, et l'on ajoute quelques fragmens de verre pour faciliter l'ébullition ; on place cette cornue sur un triangle dans un fourneau de réverbère ; on adapte à cette cornue un ballon, et à la suite de ce ballon deux flacons de l'appareil de Woulf dans chacun desquels on met 500 gram. d'eau ; on refroidit avec soin les flacons pendant tout le temps de l'opération ; quant au ballon, on le plonge à moitié dans une terrine pleine d'eau froide. On porte alors l'acide à l'ébullition, et on l'entretient jusqu'à ce que les 9/10 de l'acide aient été distillés. Il ne se dégage presque d'abord que du gaz hydrochlorique ; plus tard il passe en même temps du gaz et de l'eau. L'acide dans la cornue va en s'affaiblissant de plus en plus, jusqu'à ce qu'il ait une densité telle qu'il marque 14 degrés à l'aréomètre ; à cette époque il distille sans changer de degré de concentration.

Quand l'opération est terminée, on trouve dans le ballon

de l'acide marquant de 15 à 16 degrés ; et dans les flacons de l'acide fumant. L'acide faible peut être employé en cet état, ou bien, dans une autre opération, on le met dans les flacons pour le saturer du gaz.

L'acide hydrochlorique concentré est caustique ; convenablement étendu, on l'emploie à l'intérieur comme antiseptique et diurétique.

### LIMONADE MURIATIQUE.

```
Pr. : Sirop de sucre .......................  2 onces.
      Eau ...............................  1 litre.
      Acide hydrochlorique ..............  S. Q.
```

On ajoute assez d'acide pour donner à la boisson une saveur aigrelette.

### SIROP HYDROCHLORIQUE.

```
Pr. : Acide hydrochlorique pur............  2 gros.
      Sirop de sucre......................  1 livre.
```

**M.**

### GARGARISME DÉTERSIF.

```
Pr. : Décoction d'orge ...................  1 livre.
      Acide muriatique...................  1/2 gros.
      Miel rosat.........................  2 onces.
```

Mêlez.

### ALCOOL MURIATIQUE.
(Acide hydrochlorique alcoolisé.)

```
Pr. : Acide hydrochlorique...............  1 partie.
      Alcool à 36........................  3
```

**M.**

A la longue, il se fait quelques traces d'éther.

### PÉDILUVE HYDROCHLORIQUE.

```
Pr. : Acide hydrochlorique du commerce....  4 à 8 onces.
      Eau ...............................  S. Q.
```

**M.**

### BAIN ACIDE.

Pr. : Acide muriatique. du commerce....... 8 à 10 onces.
Eau.................................... 300 kilog.

**M.**

# ACIDE-NITROMURIATIQUE.

### ( Eau régale, acide hydrochloronitrique. )

Pr. : Acide hydrochlorique................. 3 parties.
— nitrique à 35 degrés............ 1

**M.**

Au moment du mélange des deux acides, il y a coloration
en jaune. Elle est due à une formation de chlore et d'acide nitreux qui restent en dissolution ; l'oxigène d'une partie de
l'acide nitrique et l'hydrogène d'une partie de l'acide hydrochlorique forment de l'eau. Le chlore de l'acide hydrochlorique est mis en liberté en même temps que l'acide nitreux,
qui provient de la désoxigénation partielle de l'acide nitrique.
La décomposition des deux acides n'est jamais complète. Une
fois que la liqueur est saturée de chlore, la réaction cesse ; de
sorte que l'eau régale est un mélange d'acide nitrique, d'acide
hydrochlorique, de chlore, d'acide nitreux et d'eau.

, L'eau régale a été employée à l'intérieur comme antisyphilitique. A l'extérieur, on s'en sert en pédiluves excitans ou en
bains contre les engorgemens du foie et quelques affections
de la peau.

### PÉDILUVE NITRO-MURIATIQUE.

Pr. : Eau régale........................... 4 à 8 onces.
Eau ............................... S. Q.

**M.**

### BAIN NITRO-MURIATIQUE.

Pr. : Eau régale ........................ 4 à 10 onces.
Eau................................ 300 kilog.

**Mêlez.**

FUMIGATIONS DE GAUB.

Pr. : Nitrate de potasse................................ 19 parties.
Sel marin .......................................... 11 .
Oxide de manganèse................... 14
Acide sulfurique...................... 20
Eau................................... 3

On mêle l'eau et l'acide, et on le verse par parties sur le mélange des autres matières, tant qu'il se dégage des vapeurs.

## ACIDE ACÉTIQUE.
VINAIGRE RADICAL.

L'acide acétique est formé de :

4 pp. carbone, 47,54; 3 pp. oxigène, 46,64; 3 pp. hydrogène, 5,82.

En cet état, c'est l'acide acétique sec, tel qu'il existe dans les acétates ; mais on n'a pu l'obtenir isolé à l'état anhydre; on ne le connaît que combiné à une certaine quantité d'eau ; le plus fort que l'on connaisse est formé de :

1 pp. acide, 85,11 ; 1 pp. eau, 14,89.

Sa densité est 1,063 (8,5° aréom.).

En y ajoutant de l'eau, sa densité augmente jusqu'à ce qu'elle soit devenue 1,079 (10,5° aréom.); alors l'eau forme presque exactement le tiers du poids de l'acide ; si on y ajoute de nouvelle eau, sa densité diminue de plus en plus.

L'acide acétique est solide jusqu'à +17 ; il est blanc, d'une odeur très-forte et agréable, quand elle est suffisamment étendue ; concentré, il est assez caustique pour brûler la peau ; il est volatil ; il bout à 120°. S'il est étendu d'eau, la dissolution fournit plus de vapeurs d'eau que de vapeurs d'acide, et elle se concentre par l'ébullition. Il est soluble dans l'eau et dans l'alcool en toutes proportions.

L'acide acétique est employé en médecine sous plusieurs états : 1.° à l'état de vinaigre ; 2° à l'état de vinaigre distillé ; 3° à l'état de vinaigre radical ; 4° à l'état de pureté.

Le vinaigre et le vinaigre distillé ont été étudiés ( t. I, p. 156); ils constituent l'acide acétique impur, car le vinaigre distillé lui-même contient une matière organique autre que l'acide, dont la présence se fait reconnaître par la coloration que prennent à l'évaporation les acétates que l'on en peut former.

VINAIGRE RADICAL.

On prend de l'acétate de cuivre cristallisé bien sec; on l'introduit dans une cornue de grès; on y adapte une alonge et un ballon surmonté d'un long tube; on lute les jointures au lut gras, que l'on recouvre de lut de blanc d'œufs et de chaux; on distille au fourneau à réverbère, en même temps que l'on tient le récipient refroidi par un courant d'eau.

On élève peu à peu la température de la cornue, que l'on augmente à mesure que l'opération avance; à la fin on chauffe fortement; l'opération est terminée quand il ne se dégage plus rien. Le produit de cette première opération est de l'acide acétique qui contient de l'acétate de cuivre, qui le colore en vert; on le rectifie par une nouvelle distillation faite dans une cornue de verre.

Les premiers produits que l'on obtient par la distillation de l'acétate de cuivre contiennent beaucoup d'eau, parce que l'eau de cristallisation du sel se sépare la première; puis l'acide acétique devient plus abondant, puis il se trouve dans les derniers produits une quantité plus considérable d'un corps particulier qui est désigné sous les noms d'esprit pyro-acétique ou d'acétone. Il se fait en même temps de l'eau, de l'acide carbonique quelques produits empyreumatiques. Il reste dans la cornue du cuivre très-divisé mêlé de charbon.

La chaleur facilite la décomposition d'une partie de l'acide acétique par l'oxide de cuivre, d'où résulte du cuivre, de l'acide carbonique et de l'eau; mais comme une petite portion d'acide suffit à cette réaction, le reste de l'acide séparé de sa base prend l'état de vapeurs et vient se condenser dans le récipient; il arrive cependant qu'une partie est détruite par le feu; de là les produits empyreumatiques au nombre desquels est l'acétone, qui paraît résulter d'une réaction particulière entre les élémens de l'acide acétique. Si en effet on forme, avec les 2/3 de l'oxigène de l'acide et une quantité correspondante de son carbone, de l'acide carbonique, les autres élémens seront en proportions convenables pour faire de l'acétone. Celui-ci est formé de :

Carbone, 3 proportions ; hydrogène, 3 ; Oxigène, 1 ,

qui représentent l'acide acétique moins 1 proportion d'acide carbonique.

Cet acétone est un liquide incolore, très-fluide, d'une odeur aromatique particulière, d'une densité de 0,79, qui bout à 56°; aussi les premiers produits de la rectification du vinaigre radical en sont-ils plus chargés que les autres. La présence de cette matière dans le vinaigre radical modifie son odeur et en fait une préparation particulière.

La coloration en vert qui se produit pendant la distillation du verdet, est due à ce qu'il se sublime pendant l'opération une certaine quantité d'acétate de protoxide de cuivre, qui s'attache à la voûte de la cornue sous la forme de petits cristaux. Il est entraîné par l'acide acétique qui distille, et il se change en deuto-acétate au contact de l'air. On s'en débarrasse entièrement par la rectification de l'acide.

Le vinaigre radical n'est employé que comme excitant à l'extérieur ; on le fait respirer en cas de syncope pour ranimer les sens ; on le met dans des petits flacons de verre, que l'on a préalablement remplis de fragmens de cristaux de sulfate de potasse. C'est afin d'employer moins d'acide et pour éviter aussi qu'il ne se verse sur les vêtemens : le sulfate de potasse n'est là que pour tenir de la place. Ce mélange porte le nom de sel de vinaigre ; on l'aromatise souvent avec quelque essence de bonne odeur.

### ACIDE ACÉTIQUE PUR.

Cet acide est fourni maintenant par le commerce. Il provient de la distillation du bois, ou plutôt de la décomposition des acétates qui résultent de la saturation de l'acide pyroligneux. On peut en obtenir par le procédé suivant :

Pr. : Acétate de plomb cristallisé............ 16 parties.
Acide sulfurique..................... 9

On met l'acétate de plomb dans une cornue tubulée que l'on place sur un bain de sable et à laquelle on adapte une alonge et un ballon muni d'un tube droit ; on verse l'acide sulfurique par la tubulure, on fait un mélange intime en remuant avec une baguette de verre et l'on procède à la distillation à une douce chaleur, jusqu'à ce qu'il ne passe plus d'acide acétique.

On mêle le produit de cette distillation avec 1 partie de peroxide de manganèse réduit en poudre fine ; on laisse en contact pendant 24 heures et on rectifie par une distillation au bain de sable presque à siccité.

Dans la première partie de l'opération l'acide sulfurique s'empare de l'oxide de plomb, et met l'acide acétique en liberté. Celui-ci s'unit à une certaine quantité d'eau et passe à la distillation. Il y a toujours formation d'acide sulfureux qui résulte de la décomposition d'une petite quantité d'acide sulfurique par l'hydrogène et le carbone de l'acide acétique. La rectification sur le manganèse a pour effet de détruire cet acide sulfureux et en même temps de débarrasser l'acide acétique de l'acide sulfurique qui a pu être entraîné à la première distillation. L'acide sulfureux enlève de l'oxigène à l'oxide de manganèse et forme du sulfate de manganèse qui reste dans la cornue.

L'acide ainsi obtenu a une densité de 1,07.

## ACIDE ACÉTIQUE CRISTALLISÉ.

Le procédé que je vais rapporter est celui qui a été donné par M. Sebille-Auger :

Pr. : Acétate de soude desséché ............ 6 livres.
Acide sulfurique concentré............ 19 livres 6 onces.

On porte l'acide sulfurique à l'ébullition pendant quelques instans pour chasser l'acide nitreux qu'il peut contenir.

On dessèche l'acétate de soude dans une chaudière de fonte en prenant garde qu'il ne fonde, on le pile ; on achève de le sécher et on l'introduit dans une cornue de 6 litres au moins.

On fixe la cornue sur un triangle de fer et on y ajoute une alonge et un ballon tubulé à pointe que l'on fixe également. La pointe du ballon est introduite dans des flacons que l'on change à volonté. Il n'est pas nécessaire de refroidir ; toutes les jointures sont d'ailleurs lutées avec soin.

La cornue est placée dans un fourneau à réverbère et l'on préserve le col de la chaleur à l'aide d'une plaque de tôle. Les charbons ne doivent pas toucher la cornue. La réaction s'opère sur-le-champ ; il se dégage beaucoup de chaleur ; $1/8^e$ de l'acide distille sans feu. Quand l'opération se ralentit, on chauffe peu à peu en évitant de produire des soubresauts. L'opération est terminée quand la masse est fondue ; on essaie de temps en temps s'il ne passe pas d'acide sulfurique.

On purifie le produit en le distillant avec les mêmes précautions sur de l'acétate de soude. Vers la fin de l'opération il se fait beaucoup de soubresauts.

Les premiers produits sont les plus faibles ; les derniers sont de l'acide concret. Pour avoir l'acide à 1 atome d'eau, il faut égoutter l'acide concret, le liquéfier, le congeler de nouveau et l'égoutter encore une fois.

On pourrait prendre l'acide pyro-acétique du commerce, le distiller de manière à séparer la première moitié du produit qui est plus faible, et distiller de nouveau la seconde moitié, qui est bien plus riche en acide ; en fractionnant les produits, ils sont d'autant plus riches en acide et cristallisables, qu'ils proviennnent de la fin de la rectification.

**OXYCRAT.**

Pr. : Vinaigre blanc...................... 1 once.
     Eau commune...................... 1 litre.
     Sirop de sucre...................... 2 onces.

Mêlez.

Employé en boissons rafraîchissantes dans les fièvres, les phlegmasies.

**VINAIGRE FRAMBOISÉ.**

Pr. : Framboises...................... 3 parties.
     Bon vinaigre rouge...................... 2

Faites macérer 4 jours et passez sans expression.

On doit employer les framboises séparées du calyce et du réceptacle commun qui porte les ovaires.

SIROP DE VINAIGRE FRAMBOISÉ.

Pr. : Vinaigre framboisé..................... 16 onces.
Sucre blanc............................ 30

Faites un sirop par simple solution.

OXIMEL SIMPLE.

Pr. : Miel blanc........................... 2 parties.
Vinaigre blanc ..................... 1

Mêlez. Faites cuire à 31° bouillant et passez.

Outre les préparations précédentes, le vinaigre est encore employé, étendu d'eau, en lotions stimulantes ; on l'ajoute à des gargarismes, des injections.

ACIDE LACTIQUE.

L'acide lactique pur est solide, inodore, d'une saveur très-acide ; il est soluble dans l'eau et dans l'alcool en toutes proportions ; il dissout le phosphate de chaux des os avec une grande facilité ; il est composé de : carbone, 6 prop. ( 50,50 ); hydrogène, 4 pp. ( 5,60 ); oxigène, 4 pp. ( 43,90 ). A l'état liquide il contient 2 proportions d'eau.

On le retire de l'eau sure des amidonniers, du jus de betteraves aigri ou du petit-lait aigri ; on commence par transformer l'acide qui s'y trouve à l'état de lactate de chaux, que l'on décompose ensuite pour avoir l'acide lactique. M. Corriol conseille d'opérer de la manière suivante : on concentre la liqueur acide en consistance sirupeuse, on y ajouté un excès de chaux délitée et on traite ce magma par de l'alcool à 36 degrés bouillant. Le lactate de chaux dissous par l'alcool passe à travers le filtre tandis que les matières étrangères restent indissoutes. On distille l'alcool en totalité ; on fait dissoudre le résidu de la distillation dans l'eau ; on filtre et abandonne pendant quelques jours, dans un lieu froid, cette dissolution aqueuse qui laisse déposer du lactate de chaux impur ; on le soumet à la presse, et l'on parvient ensuite à le purifier complètement en le redissolvant plusieurs fois dans l'alcool qui, à froid, en dissout d'autant moins que la masse saline devient plus pure.

En dernier lieu, on fait dissoudre et cristalliser le lactate dans l'eau ; il se présente alors sous forme d'une masse composée de petites houppes très-blanches formées par des aiguilles très-courtes.

Le lactate de chaux obtenu bien pur est ensuite dissous à chaud dans l'eau distillée ; puis on y verse, par petites quantités à la fois, une dissolution d'acide oxalique pur jusqu'à ce qu'il ne se forme plus de précipité, et, si l'on avait outre-passé le point de décomposition, on enlèverait l'excès d'acide oxalique au moyen d'un peu de dissolution de lactate de chaux mise de côté à cet effet ; on sépare par filtration l'oxalate de chaux qui s'est formé, puis on évapore la liqueur acide au bain-marie presque en consistance sirupeuse ; elle prend alors une couleur légèrement ambrée ; c'est dans cet état de concentration que cet acide est indiqué dans le formulaire de M. Magendie ; c'est l'acide lactique médicinal.

On peut remplacer l'acide oxalique par l'acide sulfurique.

On peut retirer l'acide lactique des noix vomiques épuisées en les laissant fermenter dans l'eau. On n'a pas besoin de se servir de lait de chaux ; le lactate y est tout formé ; pour l'isoler on fait évaporer en extrait, puis on traite par l'alcool bouillant pour précipiter les matières amylacées de cet extrait aqueux, et, après avoir retiré par la distillation tout l'alcool, on verse de l'eau froide dans le résidu restant dans le bain-marie ; pour précipiter une matière grasse, visqueuse. C'est dans cette liqueur, abandonnée à elle-même pendant quelques jours, que se dépose le lactate de chaux que l'on purifie ensuite par le moyen indiqué plus haut.

M. Magendie a employé l'acide lactique avec succès dans les cas de dispepsie ou de simple affaiblissement des organes digestifs. Il a donné les deux formules suivantes :

LIMONADE LACTIQUE.

Pr. : Acide lactique........................ 1 à 4 gros.  
    Eau commune......................... 1 litre.  
    Sirop de sucre........................ 2 onces.  

Mêlez.

### PASTILLES D'ACIDE LACTIQUE.

Pr. : Acide lactique ........................... 2 gros.
     Sucre pulvérisé ........................ 1 once.
     Gomme adragante ...................... S. Q.
     Vanille ................................. 18 gains.

F. S. A. des pastilles de 1/2 gros que vous conserverez dans un vase bien bouché.

## ACIDE OXALIQUE.

L'acide oxalique est un acide très-puissant. Il est solide, cristallisé en prismes quadrilatères à sommets dièdres ; inodore, d'une saveur extrêmement acide ; soluble dans 8 parties d'eau froide ; très-soluble aussi dans l'alcool ; à +115°, il se décompose en dégageant de l'acide carbonique et de l'oxide de carbone ; en même temps qu'il se sublime un acide oxalique peu aqueux. On le distingue facilement des autres acides végétaux qui lui ressemblent, en ce qu'il précipite la chaux de toutes ses dissolutions, et qu'il réduit le chlorure d'or.

L'acide oxalique est formé de :

2 pp. carbone, 33,77 ; 3 pp. oxigène, 66,23 ; mais on ne les connaît pas à l'état d'isolement. Desséché ou sublimé, il est uni à 1 pp. d'eau, ou 19,9 p. 100 ; cristallisé, il contient 3 pp. d'eau ou 42,7 p. 100.

#### Premier Procédé.

Pr. : Sucre en poudre ..................... 3 kilog.
    Acide nitrique à 32 degrés ............... 6 kilog.

On met le sucre dans une grande cornue tubulée, que l'on place sur un bain de sable ; on y adapte une alonge et un récipient muni d'un long tube droit ; on verse alors sur le sucre la moitié de l'acide ou 3 kil., et l'on chauffe modérément ; dès que l'effervescence a cessé, on concentre et on laisse refroidir ; il se fait des cristaux d'acide oxalique que l'on enlève. On verse alors l'eau-mère dans la cornue ; on ajoute le reste de l'acide ; on chauffe de nouveau, et l'on met à cristalliser. On réunit les produits des deux cristallisations ; on les fait dissoudre dans l'eau bouillante, et on les laisse cristalliser.

L'acide oxalique se fait dans cette opération par la combustion d'une partie de l'hydrogène et du carbone, du sucre, par l'oxigène de l'acide nitrique. Il se fait de l'eau, de l'acide carbonique, et des oxides d'azote qui se dégagent; il se condense dans le récipient de l'acide nitrique., mêlé d'acide nitreux.

En même temps que l'acide oxalique il se fait un peu d'acide acétique et d'acide oxalhydrique, acide qui peut être représenté dans sa composition par de l'acide oxalique anhydre et de l'hydrogène; comme il est incristallisable, l'acide oxalique s'en sépare par la cristallisation.

Dans la seconde partie de l'opération, cet acide oxalhydrique est transformé en une nouvelle quantité d'acide oxalique.

Si l'on fait agir l'acide nitrique en deux fois, c'est que l'acide oxalique lui-même serait détruit en présence d'une grande quantité d'acide nitrique; il se convertirait entièrement en acide carbonique; on ne peut même éviter que cet effet ne se produise en partie; aussi obtient-on toujours beaucoup moins de produit que la théorie ne le ferait présumer.

L'acide oxalique, obtenu par l'acide nitrique, retient un peu de cet acide. Pour l'en priver il faudrait laisser tomber les cristaux en efflorescence à l'étuve. La plus grande partie de l'acide nitrique se dissiperait avec l'eau de cristallisation. On le ferait cristalliser de nouveau; mais il faudrait répéter plusieurs fois l'efflorescence et la cristallisation pour l'avoir tout-à-fait pur; tant qu'il contient de l'acide nitrique, il jaunit les bouchons de liége des bocaux qui le renferment.

### Deuxième Procédé.

Pr. : Amidon ............................... 1 partie.
     Acide nitrique à 33 degrés ............. 3

Laissez agir à froid dans une cornue; quand l'action est terminée on ajoute :

     Acide nitrique ......................... 1 partie.

On chauffe légèrement pour produire une nouvelle réaction; quand les vapeurs nitreuses cessent, on fait cristalliser.

On ajoute aux eaux-mères une nouvelle partie d'acide nitrique en plusieurs fois, et l'on fait cristalliser de nouveau. On réitère jusqu'à trois ou quatre nouvelles fois le traitement des eaux-mères par l'acide, et l'on obtient des cristaux jusqu'à la fin.

L'addition de l'acide nitrique à plusieurs reprises a pour but d'éviter qu'il ne détruise l'acide oxalique formé.

Ce procédé, tel qu'il vient d'être décrit, est de M. Robiquet.

### Troisième Procédé.

On fait dissoudre dans une bassine d'argent, soit 4 livres de sel d'oseille du commerce.

On le précipite par l'acétate de plomb; celui-ci doit être ajouté en dissolution jusqu'à ce qu'il cesse de précipiter la liqueur d'oxalate. On lave le précipité d'oxalate de plomb, à l'eau chaude; on le fait égoutter, on le pèse et on en fait sécher une petite partie afin de connaître quel serait le poids total du précipité à l'état sec. Cela fait, pour 100 parties d'oxalate de plomb supposé sec, on emploie 33 parties d'acide sulfurique étendu de 10 parties d'eau. On laisse digérer le tout pendant 24 heures dans une bassine de plomb, en ayant l'attention de remuer souvent ; on enlève une petite partie de la liqueur, on l'étend d'eau et on y ajoute de la baryte pour savoir si elle retient de l'acide sulfurique; dans ce cas il faut continuer la digestion, ou mieux, faire digérer la liqueur avec une nouvelle quantité d'oxalate de plomb.

On sépare les liqueurs du précipité et on lave celui-ci avec de l'eau chaude que l'on réunit aux premières liqueurs; on fait concentrer et cristalliser. Les eaux-mères donnent un nouvel acide que l'on purifie en le faisant cristalliser de nouveau.

L'acide oxalique obtenu par ce procédé coûte moins cher que celui obtenu par l'acide nitrique. Il est aussi plus pur, vu la difficulté de débarrasser de l'acide nitrique l'acide oxalique qui a été obtenu au moyen du sucre ou de l'amidon. Il est sujet cependant à retenir un peu d'acide sulfurique.

### PASTILLES POUR LA SOIF.

Pr. Acide oxalique, porphyrisé.............. 1 gros.
Sucre................................. 8 onces.
Essence de citrons.................... 12 gouttes.
Mucilage de gomme adragante......... S. Q.

F. S. A. des pastilles de 12 grains.

## ACIDE TARTRIQUE.
( Acide tartareux, acide tartarique. )

L'acide tartrique est blanc, solide, cristallisé en prismes hexagonaux terminés par une base oblique modifiée par de petites facettes latérales. Il est inaltérable à l'air ; il est soluble dans la moitié de son poids d'eau bouillante ; très-soluble dans l'eau froide, soluble dans l'alcool ; il précipite la chaux de sels végétaux solubles et non des sels minéraux, ce qui le distingue de l'acide oxalique ; d'ailleurs le précipité est soluble dans un excès d'acide.

Il est composé, à l'état anhydre, de : carbone, 4 pp. (36,81); oxigène, 5 pp. ( 60,18 ); hydrogène, 2 pp. ( 3,01 ). Cristallisé il contient 1 pp. d'eau ou 12 pour 100.

Pr. : Tartrate acide de potasse................. 4 parties.
    Craie pulvérisée S. Q................. 1 1/4 environ.

On met dans une grande bassine étamée de l'eau que l'on porte à l'ébullition, on y projette successivement la crème de tartre et la craie ; quand tout le mélange est introduit, on laisse digérer pendant quelques heures ; on laisse déposer. Si les liqueurs n'étaient pas neutres, on y ajouterait une nouvelle quantité de craie pour les saturer ; si elles n'ont pas d'action sur le papier de tournesol, on reçoit d'un côté la liqueur et de l'autre le précipité de tartrate de chaux ; on lave celui-ci une fois avec de l'eau chaude, et l'on réunit cette eau de lavage à la première liqueur, et l'on met le précipité à égoutter sur une toile.

On verse alors dans les liqueurs du muriate de chaux en dissolution jusqu'à ce qu'il cesse de former un précipité ; on lave ce précipité avec grand soin, on le fait égoutter sur une toile et on le réunit au premier.

Au moment où la craie et la crème de tartre agissent l'un sur l'autre, il se fait une vive effervescence due au dégagement du carbonate de chaux, ce qui oblige à ne faire la décomposition des matières que successivement. La moitié de l'acide tartrique se combine à la chaux et forme du tartrate de chaux insoluble qui se précipite, tandis que la crème de tartre ramenée à l'état de tartrate neutre de potasse reste en dissolution. C'est pour obtenir l'acide de cette portion de sel que l'on mêle les liqueurs à l'hydrochlorate de chaux; il y a double décomposition; formation d'hydrochlorate de potasse, que l'on rejette, et de tartrate de chaux, qui pèse autant que le premier précipité et que l'on y ajoute après l'avoir débarrassé, par des lavages, de l'hydrochlorate de chaux qui le souille.

On délaie le tartrate de chaux dans une quantité d'eau suffisante pour en faire une pâte très-liquide, et l'on y ajoute peu à peu; et en remuant continuellement, 2 parties 1/2 d'acide sulfurique concentré[1]. On laisse le tout en contact pendant 8 jours en ayant soin de remuer de temps en temps (on peut même chauffer doucement dans une bassine de plomb); alors on étend d'eau; on laisse déposer, on décante et on lave le résidu jusqu'à ce que les eaux ne soient plus que faiblement acides.

On évapore les liqueurs à l'ébullition dans une chaudière de plomb, jusqu'à ce qu'elles marquent 25° bouillant à l'aréomètre; on laisse refroidir et l'on passe sur une toile pour retirer le sulfate de chaux qui se dépose; on continue alors l'évaporation dans des bassines de plomb au bain-marie jusqu'à 40°; on laisse refroidir et cristalliser. Au bout de 2 à 3 jours on retire l'eau-mère que l'on fait concentrer jusqu'à 50°; par de nouvelles concentrations des eaux-mères on retire de nouveaux cristaux de plus en plus colorés. Les dernières eaux-mères abandonnées dans des cruches finissent à la longue par y cristalliser encore.

La première cristallisation de l'acide tartrique est souvent assez pure, mais les autres ont besoin d'être purifiées; on y parvient en dissolvant dans l'eau, filtrant et faisant cristalliser de nouveau.

L'acide sulfurique, en agissant sur le tartrate de chaux, le décompose, forme du sulfate de chaux et met l'acide tartrique

---

[1] Le plus sûr est d'employer une quantité d'acide double de la quantité de craie dont on s'est servi; comme la craie n'est pas du carbonate de chaux pur, il y a un petit excès d'acide sulfurique; mais cet excès favorise la cristallisation.

en liberté. Une partie du sulfate de chaux se dissout à la faveur de l'excès d'acide des liqueurs, mais il est précipité presque en entier lors de la première concentration.

Il reste un excès d'acide sulfurique dans les liqueurs, mais cet excès est nécessaire pour que les cristaux se forment bien nettement ; un excès de tartrate de chaux aurait au contraire l'inconvénient de gêner la cristallisation. Les dernières eaux-mères ne cristallisent plus ; on les abandonne à elles-mêmes dans des vases de grès où elles laissent déposer à la longue une nouvelle cristallisation d'acide tartrique qui a besoin d'être purifiée.

L'acide que l'on obtient contient de l'acide sulfurique. Le meilleur moyen de le purifier est de le faire cristalliser à plusieurs reprises. Quand il est pur, sa dissolution ne doit pas précipiter par le muriate de baryte.

On pourrait encore ajouter à la dissolution de l'acide du carbonate de plomb qui forme du sulfate de plomb insoluble que l'on séparerait par la filtration ; il resterait du tartrate acide de plomb en dissolution ; on le précipiterait par l'hydrogène sulfuré, on filtrerait de nouveau et l'on ferait évaporer pour avoir des cristaux ; mais ce grand degré de pureté n'est pas nécessaire pour l'acide médicinal.

### SIROP TARTRIQUE.

Pr. : Acide tartrique........................ 5 gros.
  Eau................................. 10 gros.
  Sirop de sucre...................... 2 livres.

On fait dissoudre l'acide dans l'eau, on filtre et l'on ajoute la solution au sirop froid.

### LIMONADE TARTRIQUE.

Pr. : Sirop tartrique..................... 2 onces.
  Eau............................... 2 livres.

Mêlez.

## ACIDE CITRIQUE.

L'acide citrique est solide, blanc, incolore, inodore, d'une saveur excessivement aigre. Il cristallise en primes rhomboïdaux ; terminés par quatre faces trapézoïdales ; se dissout dans les 3/4 de son poids d'eau froide et la moitié de son poids d'eau bouillante ; est soluble dans l'alcool ; il précipite la baryte et non la chaux de ses dissolutions, ce qui le distingue de l'acide tartrique ; en outre, les bi-citrates des alcalis sont très-solubles, tandis que les bi-tartrates le sont fort peu.

L'acide citrique anhydre, tel qu'il existe dans ses combinaisons, est formé de : 4 pp. carbone (41,86), 2 pp. hydrogène (3,42); 4 pp. oxigène (54,72).

L'acide citrique cristallisé du commerce ou médicinal, contient une pp. d'acide et 2 pp. 2/3 d'eau ou 17 p. 0/0 de celle-ci ; mais l'acide citrique peut former avec l'eau deux autres combinaisons en des proportions différentes.

Pour obtenir l'acide citrique on commence par préparer du citrate de chaux; à cet effet on met, dans un vase en grès ou dans un baquet de bois blanc, si l'on opère sur des masses considérables, du suc de citron clarifié par la fermentation ; on y fait tomber de la craie en poudre, qui donne lieu à une effervescence très-vive, et à la formation de citrate de chaux insoluble. Quand la liqueur est presque saturée, on achève la saturation avec de la chaux vive, parce qu'on épouverait quelque difficulté à la terminer avec la craie ; on pourrait faire l'opération à chaud et la terminer avec la craie. Mais alors il faut opérer dans une bassine d'argent ou de plomb.

On sépare le liquide qui surnage le citrate de chaux et on lave celui-ci à l'eau bouillante à plusieurs reprises et avec le plus grand soin, jusqu'à ce que l'eau en sorte incolore et limpide ; c'est une condition essentielle de réussite dans les opérations ultérieures.

Le citrate de chaux bien lavé et encore humide est brassé dans un vase en plomb avec de l'acide sulfurique concentré étendu de 6 parties d'eau. Les proportions sont de 9 parties d'acide sulfurique pour chaque 10 parties de craie qui ont été employées à la saturation (ce sont les proportions employées par les fabricans anglais). On verse sur le citrate le mélange d'acide sulfurique et d'eau, au moment où il vient d'être fait, pour profiter de la chaleur qui résulte de la réaction de l'eau sur l'acide ; on peut même chauffer directement si on le veut.

Il est important, quand on ajoute l'acide, de brasser fortement, car il pourrait arriver que le citrate de chaux se prît en grumeaux durs que l'acide ne pourrait pas pénétrer.

Au bout d'une dizaine de jours, l'acide citrique est tout entier éliminé; on étend d'eau chaude, on sépare les liqueurs; on lave le précipité à l'eau chaude à plusieurs reprises. On commence l'évaporation à feu nu dans des bassines de plomb jusqu'à ce que la liqueur marque 25°; on laisse refroidir, et l'on passe sur un linge pour séparer le sulfate de chaux qui s'est déposé; on le lave avec une petite quantité d'eau froide que l'on ajoute aux autres liqueurs; on continue l'évaporation au bain-marie jusqu'à ce qu'il se fasse une pellicule à la surface. On laisse cristalliser dans la bassine même, ou bien l'on porte à cristalliser à l'étuve dans des cristallisoirs de faïence.

On purifie l'acide en le faisant dissoudre de nouveau et le faisant cristalliser à plusieurs reprises.

Les eaux-mères fournissent des cristaux par la concentration, mais une fois qu'elles sont fortement colorées; il vaut mieux les étendre d'eau, et les transformer de nouveau par la craie en citrate calcaire.

Quand les liqueurs d'acide citrique contiennent du citrate de chaux en dissolution, il les empêche de cristalliser. L'acide sulfurique doit être en léger excès. On reconnaît sa présence dans l'acide citrique par le muriate de baryte, qui forme un précipité insoluble dans un excès d'acide.

SIROP D'ACIDE CITRIQUE.

Pr. : Sirop simple blanc..................... 2 livres.  
    Acide citrique........................ 5 gros.  
    Eau................................. 10 gros.  
    Teinture de zestes récens de citrons.... 1 gros.

On fait dissoudre l'acide citrique dans l'eau; on mêle la dissolution au sirop chaud, et quand il est refroidi, on aromatise avec la teinture de citron.

LIMONADE CITRIQUE.

Pr. : Acide citrique...................... 18 grains.  
    Sirop de sucre....................... 2 onces.  
    Eau................................. 1 litre.  
    Alcoolat de citrons.................. S. Q.

**F. S. A.**

LIMONADE SÈCHE.

Pr. : Acide citrique...................... 1 gros.
Sucre................................ 4 onces.
Essence de citrons................. 8 gouttes.
M.

On met une cuillerée de cette poudre dans un verre d'eau. On prépare une orangeade sèche, en substituant l'essence d'oranges à celle de citron. On remplace quelquefois l'acide citrique par l'acide tartrique, mais la saveur de la boisson est alors moins agréable.

## ACIDE BENZOÏQUE.

L'acide benzoïque est blanc, cristallisable en longues aiguilles, d'une saveur acidule et âcre; inodore à l'état de pureté; fusible à 120°, volatil à 145°. Ses vapeurs se condensent en longues aiguilles satinées. Il est à peine soluble dans l'eau froide; soluble dans 12 parties d'eau bouillante; beaucoup plus soluble dans l'alcool et dans l'essence de térébenthine; inattaquable par l'acide nitrique.

L'acide benzoïque est composé de : 14 pp. carbone (74,7); 5 pp. hydrogène, 4,3; 3 pp. oxigène, 24. C'est l'acide anhydre; mais cristallisé, il contient 1 proportion d'eau, ou 7,29 p. 0/0.

On peut considérer l'acide benzoïque comme formé d'oxigène et d'un radical ternaire (benzoyle) dont la composition serait : 14 pp. carbone, 10 pp. hydrogène, 2 pp. d'oxigène. (*Voy.* T. Ier, p. 532, Huile d'amandes amères.)

ACIDE BENZOÏQUE SUBLIMÉ.

( Fleurs de benjoin. )

On réduit en poudre une livre de benjoin; on le mêle avec autant de sable pour donner de la porosité à la masse, et on met le mélange dans une terrine de terre. On recouvre avec un long cône en carton, dont l'extrémité est bouchée seulement avec un cornet de papier; on lute les jointures du cône et de la terrine avec une bande de papier collé.

On place la terrine sur un feu doux et l'on chauffe modérément. L'acide benzoïque se sublime et s'attache en partie dans le cône ; on laisse refroidir après une heure de feu, et l'on recueille l'acide qui s'est sublimé ; on recommence alors l'opération de la même manière, en pulvérisant le résidu et le chauffant de nouveau, tant qu'il se produit de l'acide benzoïque peu coloré. Il est important de chauffer modérément, sans quoi les vapeurs d'acide benzoïque se perdraient en partie ; l'acide serait d'ailleurs souillé par des produits empyreumatiques.

On pourrait se servir d'une terrine recouverte d'une autre terrine percée d'un petit trou.

L'acide benzoïque obtenu par sublimation n'est pas de l'acide pur. Il contient une huile volatile à laquelle il doit peut-être toutes les propriétés que l'on recherche dans cet acide lors de son usage en médecine. Il était connu, et doit être désigné encore sous le nom de fleurs de benjoin. On le prescrit surtout dans les affections chroniques des poumons. Il est maintenant peu employé.

### ACIDE BENZOÏQUE PAR PRÉCIPITATION.

```
Pr. : Benjoin en poudre.................... 4 parties.
      Chaux éteinte........................ 1
      Eau.................................. 32
```

On mêle la chaux et le benjoin ; on les délaie peu à peu dans l'eau, et l'on fait bouillir pendant une demi-heure en remuant continuellement ; on filtre la liqueur sur une toile ; on délaie le marc dans une nouvelle quantité d'eau, et l'on passe encore ; on fait une troisième opération pareille. Pendant l'ébullition, l'acide benzoïque du benjoin se combine à la chaux et forme un benzoate soluble ; en même temps, une partie de la résine se combine également à la chaux ; mais comme le résinate est peu soluble, la liqueur n'en contient qu'une petite partie, c'est ce qui donne l'avantage à l'emploi de la chaux sur les autres alcalis dans ce genre de traitement.

On évapore les liqueurs filtrées au quart de leur volume, et on y ajoute de l'acide hydrochlorique jusqu'à les rendre légèrement acidules ; il se fait de l'hydrochlorate de chaux qui reste

en dissolution, tandis que l'acide benzoïque et la résine se
déposent. On les purifie en les lavant avec un peu d'eau
froide; on met à la presse, et l'on fait sécher; on prend la
matière sèche, et l'on en sépare l'acide benzoïque en le sublimant.

Quelques personnes font passer un courant d'acide carbonique dans la liqueur avant de la précipiter par l'acide hydrochlorique. L'acide carbonique précipite la chaux du résinate
et en même temps la résine, tandis qu'il est sans action sur le
benzoate de chaux; on filtre, on concentre, et l'on précipite
par l'acide hydrochlorique.

On peut encore obtenir l'acide benzoïque en remplaçant la
chaux par du carbonate de soude en suivant une manipulation
à peu près semblable; on pourrait encore le retirer de l'urine
des herbivores en versant dans celle-ci de l'acide hydrochlorique qui précipite un acide particulier (acide hippurique). En
chauffant cet acide avec de l'acide sulfurique, il se fait de l'acide
sulfureux, et il se sublime de l'acide benzoïque; mais celui-ci
a une odeur animalisée très-désagréable, que l'on masque en
le sublimant de nouveau, après l'avoir mélangé avec le quart
de son poids de benjoin.

L'acide benzoïque obtenu par tous ces procédés différens
n'est pas pur. Pour l'avoir en cet état, on le fait chauffer avec
de l'acide nitrique qui est sans action sur lui, et qui détruit les
matières huileuses et résineuses qui l'accompagnent; on peut
encore, suivant M. Righini, faire bouillir l'acide benzoïque
avec l'acide sulfurique étendu de 4 à 5 parties d'eau; cet
acide pur est sans usage en médecine.

# DES ALCALIS.

On désignait autrefois, sous le nom d'alcalis, des matières
ayant une saveur lixivielle plus ou moins prononcée, sensiblement solubles dans l'eau, verdissant fortement la couleur
bleue de la violette, et rougissant la teinture jaune de curcuma; possédant en outre la propriété de saturer complètement
les acides. Le mot alcali fut d'abord appliqué seulement à la
potasse, à la soude et à l'ammoniaque; on leur associa plus

tard la baryte , la strontiane , la chaux et la magnésie , qui furent désignées sous le nom de terres alcalines ; maintenant, le mot alcali est employé d'une manière bien plus générale.

Nous ferons dans ce chapitre l'histoire des anciens alcalis ; ainsi que celle des carbonates de soude , de potasse et d'ammoniaque, dont les propriétés médicales sont tout-à-fait analogues à celles des bases qui les constituent.

## POTASSE.

### ( Protoxide de potassium , oxide potassique. )

La potasse est le premier degré d'oxidation du potassium. Elle est formée de : 1 pp. potassium , 83,05 ; 1 pp. oxigène , 16,95.

C'est un oxide blanc, excessivement caustique, que l'on n'obtient que par l'action directe de l'air ou de l'oxigène sur le potassium , avec des précautions toutes particulières. Dans son état de pureté, il est tout-à-fait inusité en médecine. On y emploie , sous le nom de potasse, la combinaison de cet oxide avec l'eau.

## HYDRATE DE POTASSE.

L'hydrate de potasse est blanc, inodore , d'une saveur excessivement caustique ; fusible au-dessous de la chaleur rouge ; indécomposable par le feu ; excessivement soluble dans l'eau ; s'humectant rapidement à l'air, et se résolvant d'abord en dissolution d'hydrate , puis en carbonate également déliquescent ; soluble également dans l'alcool.

L'hydrate de potasse est formé de :

1 pp. potasse, 84 ; 1 pp. eau , 16.

## POTASSE A L'ALCOOL.

Pr. : Carbonate de potasse pur................. 5 parties.
      Chaux vive................................ 2
      Eau au moins............................. 30

On met l'eau et la potasse dans une bassine de fonte ; on fait dissoudre, et l'on porte à l'ébullition.

D'autre part, on éteint la chaux ; et on la réduit en bouillie claire avec une suffisante quantité d'eau.

La liqueur de potasse étant bouillante, on y verse le lait de chaux par petites parties, de manière à ne pas interrompre le bouillon, en ayant soin de ne pas laisser baisser le niveau de l'eau dans la chaudière. Quand toute la chaux a été introduite, on fait bouillir quelques instans ; on laisse refroidir une petite quantité de liqueur troublé que l'on étend de son poids d'eau, on filtre et l'on y verse de l'eau de chaux ; s'il ne s'y fait pas de précipité, l'opération est terminée. Dans le cas contraire, il faut continuer l'ébullition en ajoutant, s'il est nécessaire, un peu d'eau pour remplacer celle qui s'est évaporée ; quand la liqueur ne précipite plus par l'eau de chaux, on retire le feu, on couvre la chaudière et on laisse reposer.

Dans l'opération précédente, la chaux enlève l'acide carbonique à la potasse ; il se fait de la chaux carbonatée qui se dépose et de l'hydrate de potasse qui reste en dissolution. Pour que cet effet se produise, il faut, suivant l'observation de Descroizilles, que les liqueurs ne soient pas trop concentrées, autrement la décomposition n'aurait pas lieu ; bien plus, la potasse pourrait enlever l'acide carbonique au carbonate de chaux. L'essai par l'eau de chaux sert à prouver que la potasse a été entièrement privée d'acide carbonique ; car tant qu'il y a du carbonate de potasse dans les liqueurs, l'eau de chaux y fait naître un dépôt de carbonate calcaire. Il peut arriver, toutefois, que l'eau de chaux forme un précipité dans de l'hydrate de potasse pur ; alors c'est de la chaux qui se précipite. La potasse en dissolution concentrée enlève l'eau à la chaux et la précipite ; mais, dans ce cas, l'eau redissout le précipité. Pour éviter cette complication dans l'essai, il vaut mieux étendre d'eau la liqueur de potasse avant de l'essayer.

Au lieu de mêler tout d'abord le lait de chaux à la potasse, nous conseillons, suivant la méthode de M. Berzélius, de l'ajouter par petites parties sans interrompre l'ébullition. Alors au lieu d'un précipité floconneux et volumineux, on a un dé-

pôt grenu de carbonate calcaire qui se dépose plus vite et retient moins de liqueur prisonnière.

Quand la liqueur de potasse est bien déposée, on la tire à
clair au moyen d'un syphon que l'on a rempli de cette liqueur
ou d'eau pure; le dépôt est versé dans une forme à sucre dont
le fond a été garni d'un peu de paille; on le laisse égoutter,
puis on le lave en faisant passer de l'eau au travers; on
arrête les lavages quand l'eau de lavage n'est plus que faiblement alcalisée.

On procède à l'évaporation des liqueurs dans une bassine de
fonte; on commence par l'évaporation des liqueurs les plus
faibles, on termine par les liqueurs les plus concentrées.
L'ébullition doit être entretenue très-rapide, afin qu'elle dure
le moins long-temps possible; pour éviter que la potasse ne se
transforme à l'air en carbonate de potasse. On continue l'évaporation jusqu'à ce que la matière soit en consistance de sirop;
on la laisse refroidir jusqu'à ce qu'elle n'ait plus que 50 à 60°
thermométriques; alors on l'introduit dans un flacon long et
étroit avec de l'alcool fort; on remue bien pendant un ou deux
jours, puis l'on abandonne au repos. On enlève, au moyen
d'un syphon rempli d'alcool, la couche supérieure de liquide
qui s'est formée, et qui est une dissolution de potasse caustique
dans l'alcool; elle est colorée par des produits qui résultent de
la réaction de l'alcali sur des matières étrangères à l'alcool,
ou sur l'alcool lui-même. On traite le résidu par une nouvelle quantité de ce véhicule. Dans cette partie de l'opération,
on précipite le carbonate de potasse qui s'est formé pendant
l'évaporation (et si l'on s'est servi de potasse du commerce le sulfate de potasse et le chlorure de potassium;) une
petite quantité de ce dernier sel se redissout, et voilà pourquoi il vaut mieux opérer avec du carbonate de potasse
pur.

On met les liqueurs alcooliques dans une cornue de verre,
et on les distille au bain de sable jusqu'à ce qu'elles soient réduites au quart de leur volume; on ne peut mener l'opération
plus loin, car le verre serait attaqué. Alors on verse ces liqueurs
dans une bassine d'argent, et l'on évapore jusqu'à ce qu'il ne
se dégage plus de vapeurs aqueuses; on donne un coup de feu

un peu vif pour faire éprouver à la potasse la fusion ignée, et on la coule sur une plaque. On l'enferme promptement dans des vases bien fermés.

Pendant que la potasse éprouve la fusion ignée, elle se couvre d'une pellicule noire qui est due à la carbonisation des dernières portions d'alcool ou de matières organiques. Cette pellicule brûle en partie aux dépens de l'air ; on l'enlève avec une écumoire d'argent, ou on l'empêche de tomber au moment où l'on coule la potasse fondue.

## POTASSE LIQUIDE.

L'opération se fait absolument de même que la première partie de la préparation de la potasse à l'alcool, seulement on se sert de potasse du commerce et l'on arrête l'évaporation des liqueurs quand elles marquent 36° bouillant à l'aréomètre ; abandonnée à elle-même pendant quelques jours, cette liqueur laisse déposer du sulfate de potasse et du chlorure de potassium, que l'on en sépare par décantation.

La potasse liquide contient presque exactement le tiers de son poids d'hydrate de potasse sec.

## POTASSE A LA CHAUX.
### (Pierre à cautères.)

L'opération se fait avec la potasse du commerce, et l'évaporation est poussée de suite jusqu'à la fusion de la matière. Le produit est moins caustique que la potasse à l'alcool parce qu'il contient, à l'état de mélange le carbonate de potasse, et le sulfate de potasse ainsi que le chlorure de potassium de la potasse impure qui a servi à le préparer.

On coule la potasse à la chaux dans une bassine d'argent légèrement chauffée et on l'étale en couches minces ; il est plus commode encore de la couler en pastilles. A cet effet on fait fondre la potasse dans un creuset, on y plonge un tube de verre creux ouvert par les deux bouts ; on ferme l'ouverture supérieure avec le pouce, puis, enlevant rapidement le tube et lâchant à propos le pouce, la potasse s'écoule en gouttes qui se figent en hémisphères.

M. Henry, ainsi que les pharmacopées de Londres, de Dublin et d'autres, conseillent d'ajouter à la potasse, avant de la couler, une certaine quantité de chaux vive en poudre; alors elle s'étale moins sur la peau; et il est plus facile de circonscrire son action.

Quand on veut préparer un écusson destiné à ouvrir un cautère avec la potasse caustique; on coupe un morceau de sparadrap de diachylon gommé de 2 à 3 pouces de diamètre; on fait au centre une échancrure ronde, de la grandeur dont on veut faire l'escarre; on applique cet écusson sur la peau; on place le morceau de potasse caustique en contact avec la peau sur le point central ouvert de l'écusson, et on le fixe en appliquant au-dessus un morceau de diachylon gommé plus petit que le premier, qui recouvre le morceau de potasse, et adhère tout autour au premier emplâtre.

On reproche à la pierre à cautère de couler sur la peau et de produire souvent un escarre plus étendu que l'on n'a voulu l'obtenir. La poudre de Vienne, destinée au même usage, n'a pas cet inconvénient.

### POUDRE DE VIENNE.

Pr. : Potasse à la chaux.....................  
    Chaux vive en poudre..................  } ana. P. E.

On broie rapidement la potasse dans un mortier de fer, et l'on y mêle exactement la chaux; la poudre que l'on obtient est renfermée très-promptement dans un flacon bouchant à l'émeri. Quand on veut établir un cautère, on délaie une petite quantité de cette poudre avec de l'alcool, de manière à faire une pâte liquide, que l'on place sur la peau de la même manière que la pierre à cautères, et que l'on recouvre également avec un second morceau de sparadrap. L'avantage de ce mode, c'est que l'action est vive, ne dure qu'une demi-heure, et surtout que la potasse n'agit que sur une partie de la peau parfaitement circonscrite.

### INJECTION DE GIRTANNER.

Pr. : Potasse à la chaux...................  1/2 gros.  
    Eau distillée .........................  6 onces.

Faites dissoudre, filtrez et conservez dans une bouteille bien bouchée. Recommandée dans le début de la gonorrhée.

**COLLYRE DE GIMBERNAT.**

Pr. : Potasse à la chaux..................... 1 à 2 grains.
   Eau distillée......................... 1 once.

**F. S. A.**

On en fait pénétrer quelques gouttes dans l'œil, pour détruire les taies, et on lave ensuite avec une eau mucilagineuse.

## CARBONATE DE POTASSE.

Deux carbonates de potasse sont employés en médecine; le carbonate neutre et le bi-carbonate; on fait usage, en outre, de la potasse du commerce qui est un produit impur.

Le carbonate neutre de potasse est formé de : potasse, 1 pp. (68,09), acide, 1 pp. (31,91).

Le bi-carbonate de potasse est formé de : potasse, 1 pp. (51,72), acide, 2 pp. (48,28).

On l'emploie cristallisé, et sous cette forme il contient 1 proportion d'eau ou 8,97 pour 100.

Enfin la potasse du commerce est du carbonate neutre de potasse impur, contenant souvent un peu de potasse caustique et toujours du sulfate de potasse, du chlorure de potassium, de l'alumine, de la silice, de la chaux, des oxides de fer et de manganèse. Elle est diversement chargée d'alcali suivant son origine.

### § I. CARBONATE NEUTRE DE POTASSE.
(Sous-carbonate de potasse.)

Ce sel est blanc, âcre, non caustique, très-déliquescent à l'air et par conséquent très-soluble dans l'eau, ne s'obtenant que difficilement cristallisé; aussi l'emploie-t-on toujours à l'état sec; il est insoluble dans l'alcool et verdit fortement le sirop de violettes; s'obtient à l'état de pureté en chauffant du bi-carbonate de potasse pour en chasser l'eau et l'acide carbonique à une chaleur un peu inférieure au rouge.

On redissout dans l'eau, qui précipite l'acide silicique insoluble et l'on évapore ; si on chauffait au rouge, la silice se combinerait à l'alcali et le sel contiendrait du silicate de potasse. Le carbonate de potasse à ce grand degré de pureté n'est pas employé en médecine. Celui dont on fait usage est obtenu par divers procédés que nous allons examiner successivement.

### SEL DE TARTRE.

Le Codex prescrit de chauffer du tartre brut dans une chaudière de fonte rougie jusqu'à ce qu'il cesse de se dégager de la fumée ; de dissoudre le résidu dans l'eau froide, de filtrer et de faire évaporer à siccité dans une bassine d'argent.

Un autre procédé consiste à prendre du tartre brut, à le réduire en poudre grossière et à en remplir des cornets de papier ; on les trempe dans l'eau et on les dispose sur un lit de charbon, dans un fourneau, en ayant soin de placer du charbon entre chaque cornet ; on achève de remplir le fourneau avec un mélange de charbon et de cornets ; on allume le charbon par sa partie inférieure, et, quand tout est brûlé, on retire le résidu laissé par le tartre ; on le dissout dans l'eau ; on filtre, l'on évapore à siccité, et on le calcine. Ce dernier mode d'opération est presque abandonné, parce qu'il demande quelque soin pour la conduite du feu ; si l'on ne chauffe pas suffisamment, il reste du tartre indécomposé ; si l'on chauffe trop, l'alcali entre en fusion, coule dans le cendrier et souvent même se combine à une partie de silice des cendres. C'est pour éviter ces inconvéniens que Rouelle le premier a conseillé de brûler le tartre dans une chaudière de fonte : on est plus maître de son opération.

Le carbonate de potasse, retiré du tartre par la calcination, est presque pur. Il le serait davantage encore si l'on substituait la crème de tartre purifiée au tartre brut, qui contient plus souvent des sels étrangers.

La production du carbonate de potasse dans l'opération précédente est due à la décomposition de l'acide tartrique, dont les élémens sont dissociés et se combinent d'une autre manière ; au nombre des réactions est celle d'une partie de l'oxigène et du carbone de l'acide l'un sur l'autre ; d'où résulte de l'acide carbonique qui reste combiné à l'alcali.

### NITRE FIXÉ PAR LES CHARBONS.

On met du nitrate de potasse dans un creuset de terre, et quand il est fondu, on y projette du charbon en poudre par petites cuillerées, jusqu'à ce que son action cesse de se manifester ; les premières portions de charbon donnent lieu à une véritable détonnation ; plus tard il y a seulement déflagration ; quand le charbon ne paraît plus agir, on donne un bon coup de feu ; on laisse refroidir, on dissout dans l'eau, on filtre et l'on fait évaporer.

Ce procédé est fort mauvais ; le charbon, à la vérité, décompose l'acide nitrique, dégage de l'azote et des oxides d'azote, et se change en acide carbonique qui reste combiné à l'alcali ; mais il y a toujours une forte proportion de nitrate qui échappe à une décomposition aussi profonde, et qui se convertit seulement en nitrite de potasse ; aussi le produit contient toujours une énorme proportion de ce dernier sel, mêlé au carbonate alcalin ; on ne viendrait à bout de se débarrasser du nitrite que par une calcination très-longue ; et à la température nécessaire pour le détruire, l'alcali attaquerait fortement les creusets, et se chargerait de beaucoup de silice et d'alumine.

### NITRE FIXÉ PAR LE TARTRE.
#### (Alcali extemporané.)

On fait un mélange de 1 partie de nitrate de potasse et 3 parties de crème de tartre, tous deux pulvérisés ; on les projette par portions dans une chaudière de fonte, dont le fond est à peine rouge. Il se fait une déflagration remarquable, et quand elle est terminée, on projette une nouvelle quantité de mélange, jusqu'à ce que tout ait été décomposé. On se contente quelquefois d'allumer le mélange des deux sels avec un charbon incandescent ; mais la décomposition complète est moins assurée. Le produit de l'opération est dissout dans l'eau ; la dissolution est filtrée ; on l'évapore à siccité, et on chauffe le produit au rouge.

Le produit de cette décomposition est du carbonate de potasse à peu près pur. La base a été fournie et par le nitre et par la crème de tartre; l'acide carbonique résulte de la combustion du carbone de l'acide tartrique par l'oxigène de l'acide nitrique; en même temps qu'il se produit du carbonate de potasse, il se dégage de l'azote et des oxides d'azote provenant de la décomposition de l'acide du nitre; et en même temps de l'eau, de l'acide carbonique, provenant de la réaction du nitre sur l'acide tartrique.

M. Guibourt a fait remarquer l'utilité d'opérer à une température qui ne soit pas trop élevée; par exemple, d'allumer le mélange ou de le projeter dans une chaudière à peine rouge; au lieu d'opérer dans un creuset fortement rougi. Dans ce cas, il se ferait du cyanure de potassium, dont le cyanogène puiserait ses élémens, savoir l'azote dans l'acide nitrique, le carbone dans l'acide tartrique. Le fait est exact; mais la proportion de cyanure formé est souvent très-faible; elle varie d'ailleurs avec la grandeur du creuset et sa température plus ou moins élevée.

Une autre circonstance remarquable, c'est l'utilité d'un excès de tartre dans le mélange; quand on emploie parties égales des deux corps, comme il est indiqué par plusieurs auteurs, le nitre se trouve en excès, et le carbonate de potasse que l'on obtient contient toujours du nitrite à l'état de mélange; alors le produit de la déflagration est incolore, parce que tout le carbone a été brûlé; en employant trois parties de tartre, le carbone est en excès, et il ne reste aucune portion de nitrite dans le produit.

### PURIFICATION DE LA POTASSE DU COMMERCE.

On prend de la potasse blanche du commerce, et on la distribue en morceaux dans des entonnoirs de verre dont la douille a été garnie de quelques morceaux de verre qui s'opposent à la sortie du sel alcalin; on couvre ces entonnoirs de papier, et on les porte à la cave sur des récipiens. Peu à peu il s'écoule un liquide sirupeux; quand il cesse de s'en produire, on évapore ce liquide à siccité dans une bassine d'argent.

La purification de la potasse est basée ici sur ce que le carbonate de potasse, que contient la potasse du commerce, est déliquescent, tandis que le sulfate de potasse et le chlorure de potassium ne le sont pas. Le liquide qui s'écoule forme une liqueur très-dense ( 1,57° D; 52,33° aréom.) : c'était l'huile de tartre par défaillance des anciens chimistes. Elle contient plus de la moitié de son poids de carbonate de potasse, quelques traces de chlorure de potassium; et pas la moindre quantité de sulfate de potasse.

On arrive plus promptement au même résultat, en mettant la potasse blanche en contact avec son poids d'eau froide, décantant la liqueur après 24 ou 48 heures de contact, et la faisant évaporer; on peut même, si l'on veut, filtrer la liqueur au papier.

Enfin, on peut faire dissoudre la potasse du commerce dans l'eau; on filtre la dissolution, et on l'évapore dans une bassine d'argent, jusqu'à ce qu'elle ait une densité de 1,5 ( 50 D. ar. environ), puis on l'abandonne à elle-même dans un endroit frais. Les sels étrangers se déposent presque en totalité.

La potasse provenant de la purification de la potasse du commerce contient toujours un peu de silicate alcalin soluble dans l'eau.

TISANE DE MASCAGNI.

Pr. : Carbonate de potasse................... 2 gros
      Eau commune....................... 2 livres.

On l'administre par cuillerées, mêlée avec un sirop mucilagineux, dans la pneumonie chronique.

Le carbonate de potasse, en boisson plus ou moins concentrée, est encore employé pour dissoudre les calculs d'acide urique et contre quelques cas de dysenterie; on l'a vanté contre le rachitisme.

PÉDILUVE ALCALIN.

Pr. : Carbonate de potasse............... 4 à 8 onces.
      Eau chaude ........................ S. Q.

F. S. A.

Pr. : Huile de tartre ..................... 1 once.
      Huile d'olives ...................... 2
      Jaune d'œuf......................... N° 1

M. Plenck a employé ce mélange contre les rhagades.

## § II. BI-CARBONATE DE POTASSE.

Le bi-carbonate de potasse (anciennement carbonate neutre) est cristallisé en prismes rhomboïdaux. Il a une saveur alcaline sans âcreté, verdit les couleurs bleues végétales, est soluble dans quatre parties d'eau froide; sa dissolution se partage à l'ébullition en acide carbonique qui reprend l'état de gaz, et en sesqui-carbonate qui reste dissout.

On prépare ce sel en faisant passer du gaz acide carbonique dans une dissolution de carbonate de potasse ordinaire; mais comme l'absorption se fait lentement, que l'opération est fort longue, et que toujours une assez grande quantité de gaz traverse la liqueur alcaline sans être absorbé, M. Welter a imaginé un appareil très-convenable dans lequel le gaz acide ne se forme qu'à mesure qu'il est absorbé.

Le flacon à trois tubulures A est rempli de fragmens de marbre; sa tubulure supérieure porte un tube recourbé qui va porter le gaz carbonique dans le récipient au carbonate de potasse; à sa tubulure latérale est adapté un tube recourbé plusieurs fois sur lui-même C, terminé par une pointe fine mais ouverte à l'extrémité qui pénètre dans le flacon A; la tubulure inférieure porte un tube T qui tourne à frottement dans le bouchon; quand il est tourné en haut, il se remplit plus ou moins du liquide contenu en A; quand il est dirigé en bas, ce liquide s'écoule par son extrémité, ce qui donne un moyen commode de vider continuellement l'hydrochlorate de chaux qui se forme en A, sans interrompre l'opération. On donne à cet effet au tube le degré d'inclinaison convenable, pour que le muriate de chaux sorte de lui-même.

B est un vase cylindrique en faïence; le long de ses parois descend le tube qui amène le gaz carbonique; on y met une dissolution de carbonate neutre de potasse, marquant 25° à l'aréomètre; on introduit dans ce vase cinq à six cuvettes ren-

Fig. 24.

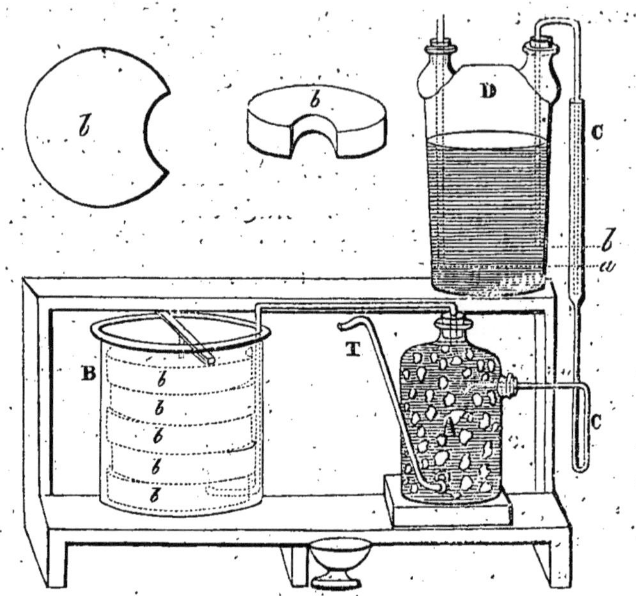

versées $b$, qui sont échancrées sur le côté, ainsi que l'indique
la figure. L'extrémité du tube à gaz est introduite sous la première ; la seconde est placée en sens inverse, c'est-à-dire toujours renversée sur la première, mais l'échancrure tournée
sur le côté opposé de l'appareil. On place aussi les autres cuvettes en opposant toujours la partie pleine de la cuvette supérieure à la partie échancrée de la cuvette inférieure ; sur la
dernière cuvette on met un bouchon sur lequel on fait porter
une petite traverse en bois que l'on attache fortement au vase
de faïence ; par ce moyen, toutes les cuvettes sont solidement
fixées.

A mesure que l'acide carbonique se dégage, il vient remplir la cuvette inférieure ; mais aussitôt qu'il dépasse l'échancrure, il sort et arrive dans la seconde cuvette qu'il remplit de même ; de là, il passe dans la troisième, la quatrième, etc., etc., de manière qu'il ne peut sortir de l'appareil
qu'après avoir successivement passé par toutes les cuvettes et

prolongé son contact avec la dissolution alcaline qui l'absorbe. A mesure que le gaz pénètre dans les cuvettes, il en chasse la dissolution qui les remplissait et fait hausser le niveau dans la cuve. Il faut prévoir cette élévation de volume, et ne pas mettre assez de dissolution pour qu'elle ne puisse plus être contenue.

Pour dégager l'acide carbonique du marbre, on se sert d'acide hydrochlorique concentré que l'on étend de son volume d'eau, pour éviter qu'aucune portion de gaz hydrochlorique ne s'échappe et ne vienne passer avec l'acide carbonique dans la solution du carbonate alcalin. On verse de cet acide dans le tube C. Il s'écoule, en raison de son poids, par l'extrémité capillaire, et dégage du gaz carbonique qui se répand dans tout l'intérieur de l'appareil et augmente la tension. Un des effets de cette tension est le refoulement de l'acide muriatique dans le tube C; tant que le poids de l'acide l'emporte sur la tension intérieure, l'acide continue de s'écouler; mais aussitôt qu'il y a équilibre des deux côtés, l'écoulement cesse. Si l'acide carbonique n'était pas absorbé, les choses resteraient constamment en cet état; mais à mesure que le gaz carbonique se combine à l'alcali, l'atmosphère du flacon A perd de sa tension; la pesanteur de l'acide dans le tube C l'emporte sur la résistance du gaz, et l'écoulement recommence pour cesser encore aussitôt que l'équilibre est rétabli entre le poids de la colonne d'acide et la force élastique de l'atmosphère de A. On voit, d'après cela, que le dégagement d'acide carbonique ne se fait qu'à mesure du besoin, c'est-à-dire à mesure que celui qui s'est formé a été absorbé.

Une autre partie de l'appareil est destinée à remplacer continuéllement l'acide hydrochlorique qui s'écoule du tube C. Elle se compose du flacon à deux tubulures D, que l'on remplit presque entièrement d'acide hydrochlorique étendu de son volume d'eau. A l'une de ses tubulures, on adapte au moyen d'un bouchon un tube droit qui pénètre profondément dans l'acide en *a*; par l'autre, pénètre un syphon qui traverse également un bouchon bien adapté, dont la branche la plus courte s'élève un peu au-dessus de *a*, et dont la longue branche vient plonger dans l'acide hydrochlorique du tube C. Le flacon D doit être placé de manière à ce que l'extrémité inférieure du tube droit se trouve un peu au-dessus de la hauteur où l'acide s'est arrêté dans le tube C, au moment où l'augmentation de tension en A a arrêté l'écoulement.

On amorce le syphon en soufflant par l'extrémité extérieure du tube droit; on augmente par là la pression intérieure, et l'on force l'acide à monter dans le syphon ; mais l'écoulement de l'acide cesse bientôt de se faire, parce que le volume de l'atmosphère du flacon augmente par suite de l'écoulement de l'acide qui a passé par le syphon, et bientôt la pression se trouve être la même qu'auparavant. Alors tout écoulement d'acide cesse. A mesure que le gaz s'absorbe dans la cuve, une nouvelle quantité d'acide pénètre sur le marbre, et son niveau baisse dans le tube C ; lorsqu'il se trouve sur le même plan que l'extrémité $a$ du tube droit, l'air rentre bulle à bulle dans le flacon, une nouvelle quantité d'acide s'écoule par le syphon, et le liquide remonte dans le tube C à son premier niveau ; ainsi, l'acide n'arrive dans le tube et sur le marbre qu'autant que l'acide carbonique produit a été absorbé[1].

La disposition d'appareil donnée par M. Welter évite toute espèce de surveillance pour l'opération ; l'absorption du gaz par la dissolution alcaline est facilitée par les grandes surfaces avec

---

[1] Quand l'appareil est en repos, c'est-à-dire quand le gaz en A s'oppose à l'écoulement de l'acide, on peut observer que le tube droit est plein d'air jusqu'en $a$, que le syphon est plein d'acide, et que le niveau de l'acide dans le tube C est en $a$.

La pression intérieure au niveau $a$ à l'orifice du tube droit est égale à celle de l'air; elle se compose du poids de la colonne de liquide et de la pression de l'air dilaté qui forme l'atmosphère du flacon. Les deux pressions se faisant équilibre à l'extrémité de A, l'air ne peut rentrer dans le flacon : le liquide ne peut pas remonter dans le tube.

La pression en $b$ à l'orifice de la petite branche du syphon se compose de la pression exercée par l'atmosphère dilatée du flacon, et de toute la colonne de liquide jusqu'au point $b$. Elle est moindre que celle exercée en $a$, puisque le bout du syphon est plus haut que l'extrémité du tube droit ; donc elle est moins forte que la pression atmosphérique. C'est cette pression intérieure qui soutient la colonne d'acide dans la petite branche du syphon, de même que la pression de l'air soutient le mercure dans le baromètre.

En $a$ dans le tube C la pression exercée sur le liquide du syphon est celle de l'air ; elle est par conséquent plus forte que celle exercée en A. Cependant le liquide n'est pas refoulé dans le flacon, parce que l'air doit

lesquelles il est en contact ; l'acide carbonique n'est produit d'un côté qu'à mesure qu'il est absorbé de l'autre ; un réservoir verse de l'acide hydrochlorique à mesure qu'il est employé ; enfin le muriate de chaux se vide de lui-même pendant tout le cours de l'opération.

La théorie de la formation du bi-carbonate est très-simple : c'est du carbonate neutre qui passe à l'état de bi-carbonate à mesure que l'acide carbonique est absorbé, et, comme la dissolution de carbonate neutre est très-concentrée, et que le bi-carbonate est moins soluble, il cristallise en grande partie contre les parois de l'appareil. En même temps il se fait un dépôt gélatineux de silice, mais on le sépare facilement par le lavage des cristaux ; les eaux-mères abandonnées à l'évaporation spontanée fournissent une nouvelle quantité de bi-carbonate.

Le tube qui amène l'acide carbonique doit être très-large, car il s'obstrue bientôt par le dépôt des cristaux qui s'y forment. Il doit être recourbé de manière à ce que son ouverture se trouve à une assez grande hauteur dans la cuvette pour plonger dans le gaz et non dans la dissolution ; pour la même raison, il est bon de placer la cuvette inférieure avant de verser la dissolution alcaline, afin que celle-ci ne pénètre pas dans le tube;

---

supporter dans cette longue branche une couche de liquide plus hauté que celle de la petite branche ; de sorte que si la pression est plus forte, la couche de liquide à supporter est plus haute, il y a compensation. L'équilibre a lieu quand la plus grande longueur de la colonne ($b'$ à $a'$) compense exactement l'excédant de pression de l'air.

'. Quand une partie du liquide coule sur le marbre, cette condition n'est plus remplie, et le syphon fournit du liquide jusqu'à ce qu'elle soit remplie de nouveau ; mais par la sortie de l'acide du flacon, l'air interne perd de sa -tension, la couche d'acide diminue, et [il n'y a plus égalité avec la pression de l'air extérieur en $a$. Alors aussi, cette pression de l'air étant devenue prédominante, il rentre en bulles par l'extrémité du tube droit et il vient rétablir l'équilibre.

Il faut que le niveau du liquide ne soit pas trop élevé dans le tube C, afin que par son poids il ne force pas trop l'écoulement sur le marbre. Comme ce niveau est déterminé par la hauteur de la base du tube droit, on règle à volonté la vitesse d'écoulement en élevant plus ou moins le flacon, ou, ce qui revient au même, en enfonçant plus ou moins le tube droit. Le niveau de l'acide en C doit être à une hauteur telle, que le liquide s'écoule sur le marbre de manière à entretenir un courant lent et continu.

malgré ces précautions, on est souvent obligé de démonter l'appareil avant la saturation complète du carbonate de potasse, à cause des cristaux qui ont obstrué le tube de verre.

On prépare encore le bi-carbonate de potasse en chauffant ensemble du carbonate d'ammoniaque, du carbonate de potasse et de l'eau.

On fait dissoudre 5 parties de carbonate de potasse pur dans 10 parties d'eau; on filtre la dissolution et on la fait chauffer au bain-marie; on ajoute peu à peu le carbonate d'ammoniaque et on laisse sur le feu en agitant continuellement tant qu'il se dégage une quantité un peu considérable d'ammoniaque, ce que l'on reconnaît à l'odeur; on filtre la liqueur et on la laisse cristalliser lentement.

Dans cette opération l'ammoniaque est dégagée, tandis que l'acide carbonique qui y était uni se porte sur le carbonate de potasse. Cette manipulation ne vaut pas la précédente. Elle donne presque toujours du sesqui-carbonate de potasse, et non du bi-carbonate.

## SOUDE.

### (Protoxide de sodium, oxide sodique.)

La soude est le premier degré d'oxidation du sodium; elle est formée de : sodium, 1 pp., 74,42; oxigène, 1 pp., 25,58. Ses caractères ont la plus grande analogie avec ceux de la potasse. Elle est blanche, caustique; elle est inusitée dans son état de pureté.

### HYDRATE DE SOUDE.

L'hydrate de soude a la plus grande analogie de propriétés avec celui de potasse. Il s'en distingue en ce que, par l'exposition à l'air, il se liquéfie d'abord, puis, plus tard, s'effleurit en poudre blanche de carbonate de soude.

L'hydrate de soude est composé de : 1 pp. soude, 1 pp. eau.

### SOUDE A L'ALCOOL.

La soude à l'alcool s'obtient absolument de la même manière que l'hydrate de potasse. On emploie : carbonate de soude sec, 1, eau, au moins 8, chaux, 0,8.

SOUDE LIQUIDE.

(Lessive des savonniers.)

S'obtient comme la potasse liquide, avec les proportions indiquées ci-dessus pour la soude à l'alcool.

On concentre la liqueur à 36°; elle laisse déposer à la longue les sels étrangers à la soude. Si l'on veut avoir de la lessive de soude parfaitement blanche, il faut évaporer les liqueurs à siccité, faire éprouver à la soude la fusion ignée, puis la faire redissoudre dans l'eau froide, de manière à avoir une dissolution qui marque 36 degrés.

La lessive des savonniers contient un peu moins du tiers de son poids d'hydrate de soude sec.

SOUDE A LA CHAUX.

S'obtient comme la potasse à la chaux; est rarement employée.

CARBONATE DE SOUDE.

On emploie en médecine deux espèces de carbonate de soude, le carbonate neutre et le bi-carbonate; on se sert aussi du sel de soude du commerce, qui est un carbonate impur.

Le carbonate neutre de soude est formé de : soude, 1 pp., 58,58; acide, 1 pp., 41,42. Cristallisé il contient 10 proportions ou 62,9 d'eau pour 100.

Le bi-carbonate de soude est composé de : soude, 1 pp., 41,42; acide, 2 pp., 58,58. Cristallisé il contient 1 proportion d'eau ou 10,74 pour 100.

§ I. CARBONATE NEUTRE DE SOUDE.

( Sous-carbonate de soude, carbonate sodique, sel de soude. )

Le carbonate de soude est cristallisé en octaèdres à base rhombe, tronqués au sommet. Il a une saveur âcre et urineuse, s'effleurit à l'air en perdant les 3/4 de son eau de cristallisation, est soluble dans 2 parties d'eau froide, ou 1 partie d'eau bouillante, est insoluble dans l'alcool, verdit le sirop de violettes.

Pour obtenir le carbonate de soude, on prend le sel de soude du commerce ; on le fait dissoudre à chaud dans l'eau dans une bassine de fonte ; on filtre la liqueur toute bouillante à travers du papier ; et, s'il est nécessaire, on reporte la liqueur sur le feu dans la bassine de fonte, pour la concentrer à pellicule ; on la laisse cristalliser dans la bassine même ou dans des bassines plus petites.

L'eau-mère évaporée fournit de nouveaux cristaux ordinairement colorés qui ont besoin d'être purifiés par une nouvelle cristallisation.

Je prescris de faire la dissolution et la cristallisation dans des vases en fonte, parce que ceux-ci ne sont nullement attaqués ; et, tant qu'ils sont mouillés par la liqueur alcaline, ils ne s'oxident pas et ne tachent pas les cristaux. On peut se servir de terrines de grès, mais elles sont pénétrées par la soude et cessent d'être propres à plusieurs autres usages.

Le carbonate de soude est ordinairement employé tel qu'on l'obtient par une cristallisation ; en cet état il contient du sulfate de soude et du sel marin. On peut le purifier en le faisant cristalliser plusieurs fois. On reconnaît que les cristaux sont purs à ce que leur dissolution sursaturée par de l'acide nitrique pur, ne précipite ni le nitrate d'argent, ni le muriate de baryte.

M. Gay-Lussac a donné le procédé suivant, pour purifier le sel de soude.

On prend du carbonate de soude cristallisé ; on le lave et on le fait dissoudre à chaud. On agite sans cesse la dissolution pendant qu'elle se refroidit, pour n'obtenir que des cristaux arénacés. On peut accélérer le refroidissement en tenant plongé dans l'eau froide le vase qui contient la dissolution saline.

Quelquefois la dissolution tarde à cristalliser, puis tout-à-coup elle s'y détermine. On peut prévenir ce long retard en versant dans la dissolution une pincée de cristaux au moment où elle commence à être sursaturée.

Les cristaux obtenus, on en remplit un entonnoir, dans lequel on met un peu d'étoupe ou du coton. On les laisse goutter, puis on les arrose avec de petites quantités d'eau distillée, attendant pour chaque nouvel arrosage que le précédent soit écoulé. On essaye de temps en temps l'eau de lavage par le nitrate acide d'argent.

On obtient ainsi, par une première opération, plus de la moitié du carbonate de soude pur; l'eau-mère et les eaux de lavage peuvent être évaporées et être traitées ainsi qu'il vient d'être dit.

Si on voulait obtenir le sel de soude de la soude brute artificielle, il faudrait la lessiver à froid, pour ne pas attaquer le sulfure de calcium qu'elle contient et qui est insoluble à cette température; on concentrerait les dissolutions pour les faire cristalliser. Il arrive souvent alors que les eaux-mères donnent des cristaux qui ne blanchissent pas par des dissolutions nouvelles; le mieux à faire est d'évaporer à siccité, de chauffer au rouge, et de redissoudre dans l'eau. Cette fois on obtient des cristaux incolores, parce que la matière organique qui les colorait a été détruite par le feu.

Le carbonate de soude, à cause de ses propriétés alcalines, est employé contre la gravelle. On s'en sert pour faciliter les digestions; mais pour ces usages on lui préfère le bi-carbonate; on l'associe aux amers dans le traitement des scrophules; on l'emploie à l'extérieur contre quelques affections cutanées.

BAINS ALCALINS.

Pr. : Sel de soude sec du commerce.......... 1/2 à 1 livre.
      Eau.................................... 250 à 300 litres.

On prend le bain à la température de 28 à 30°.

POMMADE ALCALINE.

Pr. : Carbonate de soude ..................... 2 gros.
       Laudanum de Sydenham.................. 1 gros.
       Axonge .............................. 1 once.

M.

§ II. BI-CARBONATE DE SOUDE.
(Carbonate de soude saturé.)

Ce sel cristallise en prismes rectangulaires; mais il est ordinairement sous forme d'agglomérations opaques composées d'une multitude de petits cristaux transparens ; sa saveur est faiblement alcaline. L'eau froide n'en dissout que le 13e de son poids ; l'eau bouillante le transforme en sesqui-carbonate et en acide carbonique.

La préparation de ce sel est fort simple ; il s'agit de soumettre du carbonate de soude ordinaire cristallisé à l'action d'une atmosphère d'acide carbonique. Ce procédé, indiqué par R. Smith, est le meilleur que l'on puisse employer. La forme de l'appareil peut être très-variée ; on se servira d'un petit tonneau de bois ou d'un vase en cuivre. L'appareil dont je me sers est le suivant :

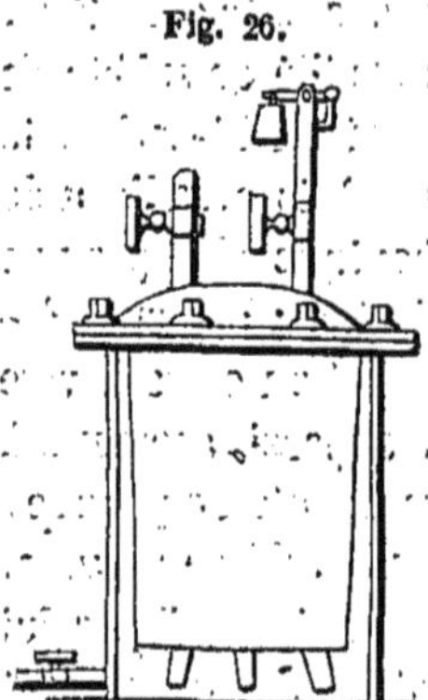

Fig. 26.

C'est un petit baril en cuivre étamé, qui ferme par un couvercle également en cuivre étamé. Le baril porte un robinet à sa partie inférieure ; le couvercle s'adapte sur le baril au moyen de vis, et une plaque de cuir, placée entre les deux, rend la jonction bien exacte et s'oppose à toute déperdition de gaz. Le couvercle de cet appareil porte un robinet, qui sert à établir la communication avec une pompe foulante qui amène de l'acide carbonique ; il porte aussi une soupape qui se lève à six atmosphères.

On introduit dans le baril un seau en étain, monté sur 3 pieds, de 2 à 3 pouces de hauteur, et percé de trous à son fond ; on remplit ce seau avec des cristaux de carbonate de soude ; on l'introduit dans le baril, on adapte le couvercle, on ferme le robinet inférieur, et l'on pompe du gaz de manière à chasser l'air et à le remplacer par une atmosphère d'acide carbonique ; quand on juge que cet effet est produit, on ferme le robinet, et l'on continue de refouler de l'acide carbonique jusqu'à ce que la soupape se soulève ; alors on ferme le robinet qui établit la communication avec sa pompe, et on abandonne l'appareil à lui-même. De temps en temps on refoule ce nouveau gaz pour remplacer celui qui a été absorbé ; l'opération est terminée quand l'absorption ne se fait plus, ce qu'il est facile de reconnaître au jeu de la soupape.

L'acide carbonique pénètre jusqu'au centre des cristaux, et les convertit en bi-carbonate sans changer leur forme première apparente; seulement ils deviennent opaques. S'il restait dans l'intérieur quelque partie qui eût conservé sa transparence, ce serait une preuve que l'action du gaz carbonique n'aurait pas été continuée assez long-temps.

Comme le carbonate que l'on emploie contient beaucoup plus d'eau que le bi-carbonate qui se forme, cette eau s'écoule à mesure de sa transformation, en une dissolution saturée qui vient occuper le fond des vases. Voilà pourquoi on place le sel sur un diaphragme percé et soutenu à une certaine hauteur. Ce qu'il y a encore d'avantageux dans cette opération, c'est qu'en se servant d'un sel de soude souillé de sulfate de soude et de sel marin, on obtient cependant un bi-carbonate pur, parce que ces sels étrangers sont entraînés avec l'eau de cristallisation. La pression de l'acide carbonique n'est pas une condition indispensable au succès de l'opération; on peut très-bien se contenter d'établir une communication entre le vase qui contient le carbonate de soude et un appareil analogue à celui qui sert pour la fabrication du bi-carbonate de potasse, et qui fournit de l'acide carbonique à mesure qu'il en absorbe.

On se sert quelquefois encore d'un procédé pareil à celui que j'ai décrit pour le bi-carbonate de potasse, en employant toutefois les proportions suivantes : carbonate de soude cristallisé, 6 parties, eau, 4, carbonate d'ammoniaque, 2.

On évapore presque à siccité, on enlève le sel qui s'est formé.; Ce sel est du sesqui-carbonate et non du bi-carbonate de soude.

Le bi-carbonate de soude est très-employé comme digestif, et pour dissoudre les calculs d'acide urique. Il entre dans la composition d'un grand nombre d'eaux minérales.

**PASTILLES DIGESTIVES DE D'ARCET.**

(Pastilles de Vichy.)

| | | |
|---|---|---|
| Pr. : Bi-carbonate de soude | 1 once. | |
| Sucre | 19 onces. | |
| Baume de Tolu | « | 2 gros. |
| Alcool à 36 degrés | « | 4 |
| Gomme arabique | « | 6 |
| Eau | 1 | 4 |

On fait dissoudre le baume de Tolu dans l'alcool, dans une fiole à médecine, on ajoute l'eau, on chauffe un instant et on filtre ; on se sert de cette liqueur pour faire le mucilage ; on fait des tablettes de 20 grains qui contiennent chacune un grain de bi-carbonate.

On aromatise les pastilles de différentes manières ; M. D'Arcet avait recommandé l'essence de menthe. Elle a, ainsi que toutes les huiles essentielles, l'inconvénient de faire prendre aux pastilles, après quelque temps, une saveur savonneuse. L'emploi du mucilage de gomme arabique, conseillé par M. Béral donne des pastilles plus belles.

## BARYTE.

### (Protoxide de Barium.)

La baryte est d'un blanc-grisâtre, caustique, très-difficilement fusible ; elle absorbe l'acide carbonique de l'air à la température ordinaire ; est très-avide d'eau et forme un hydrate cristallisé ; se dissout dans 30 parties d'eau froide et 10 parties d'eau bouillante ; est composée de : 1 pp. barium (89,55), 1 pp. oxigène (10,45) ; on l'obtient au moyen de la décomposition du nitrate de baryte par le feu.

La baryte est à peine employée en médecine. Elle a été vantée contre quelques dartres, suivant la formule ci-après :

#### LINIMENT BARYTIQUE.

Pr. : Eau de baryte saturée à froid........... 1 partie.
Huile d'olives.............................. 6

Mêlez.

## CARBONATE DE BARYTE.

Il est blanc, insoluble dans l'eau ; on l'obtient par double décomposition du nitrate ou du muriate de baryte par le carbonate de soude. Il est composé de : 1 pp. baryte, 1 pp. acide.

On dit qu'il est vénéneux. Il est donné comme la base d'un traitement anti-dartreux tenu secret, et qui consiste réellement dans l'emploi du chlorure de barium.

# CHAUX.

(Oxide de calcium, oxide calcique.)

La chaux est le premier degré d'oxidation du calcium. Elle est formée de : calcium, 1 pp. (71,91); oxigène, 1 pp. (28,09).

Elle est blanche, inodore, âcre, très-avide d'eau, mais peu soluble dans ce liquide; on admet qu'il faut 450 à 500 parties d'eau froide pour en dissoudre une de chaux; elle est moins soluble à chaud, aussi l'eau de chaux que l'on fait bouillir se trouble-t-elle par la précipitation d'une partie de la chaux; Wollaston admet qu'il faut 778 parties d'eau froide et 1270 parties d'eau bouillante pour en dissoudre une de chaux.

On obtient la chaux par la décomposition du carbonate de chaux au moyen de la chaleur. On se sert ordinairement de la chaux fournie par le commerce. Si on voulait la préparer il faudrait prendre du marbre blanc, le casser par morceaux et les placer dans un fourneau à réverbère alternativement avec des charbons et allumer le feu par en bas. La décomposition se fait avec facilité; il est vrai qu'un peu de cendre reste attaché à la surface des morceaux de chaux; mais on l'enlève facilement en nettoyant cette surface. Si la chaux a été bien calcinée, après avoir été délayée dans l'eau, elle ne doit pas faire effervescence par les acides. On recommande ordinairement de faire la calcination dans une cornue ou un creuset; mais alors la décomposition est plus difficile à produire, elle exige une chaleur plus considérable; cela tient à ce que, dans le premier cas, la vapeur d'eau qui provient du combustible facilite la séparation de l'acide carbonique; il se fait un hydrate qui est ensuite décomposé plus facilement par la chaleur que ne l'aurait été le carbonate lui-même.

On conserve la chaux dans des vases bien fermés, parce qu'elle attire l'humidité et l'acide carbonique de l'air, et se convertit successivement en hydrate et en carbonate. Elle est peu employée en médecine; à la dose de 24 à 36 grains, c'est le spécifique antifébrile de Croll.

## HYDRATE DE CHAUX.

L'hydrate de chaux est blanc, d'une saveur âcre, inodore,

décomposable par la chaleur. Il se convertit en carbonate de chaux par l'exposition à l'air.

L'hydrate de chaux est formé de : 1 pp. de chaux (76), 1 pp. d'eau (24).

### CHAUX ÉTEINTE.

On prend de la chaux vive, on la plonge, morceau par morceau dans l'eau, jusqu'à ce que celle-ci cesse d'être absorbée; puis on l'abandonne à elle-même; ou bien on arrose la chaux avec de l'eau dans une terrine de grès. Bientôt la chaux s'échauffe considérablement, il se dégage de la vapeur aqueuse qui a une odeur de lessive; la chaux se brise et se réduit en poudre. Si on s'apercevait que la quantité d'eau ajoutée n'est pas assez considérable et que la chaux restât en fragmens au lieu de tomber en poussière, il faudrait en ajouter une nouvelle quantité.

La chaleur qui se produit pendant l'extinction de la chaux provient en même temps de deux causes : l'une est la combinaison qui s'effectue entre la chaux et l'eau, et qui, comme toute combinaison chimique, donne lieu à un dégagement de calorique; l'autre est la solidification de l'eau qui, employée à l'état liquide, devient solide dans la combinaison et perd toute la portion de chaleur latente qui la constituait à l'état de liquidité. La chaleur produite s'élève à plus de 300 degrés. Si la chaux est brisée et réduite en poudre fine, c'est que la vapeur d'eau qui se forme dans l'intérieur des masses, écarte, par sa force élastique, les particules de chaux et les sépare les unes des autres.

Il arrive souvent que la chaux éteinte est un mélange de chaux vive et d'hydrate de chaux; c'est lorsque l'on n'a pas employé assez d'eau ou qu'il s'en est trop vaporisé pendant l'opération. 100 parties de bonne chaux doivent produire 131 parties d'hydrate; si le rendement en chaux éteinte était moindre, il faudrait ajouter à celle-ci la quantité d'eau qui manque pour le produire; cette eau serait peu à peu absorbée par la portion de chaux restée à l'état caustique.

### LAIT DE CHAUX.

C'est de l'hydrate de chaux qui a été délayé dans l'eau, de manière à former une bouillie très-claire.

### EAU DE CHAUX.

Pr. : Hydrate de chaux ........................ 1 partie.
Eau de rivière ........................ 50

On délaye la chaux dans l'eau, on laisse en contact dans un vase fermé en agitant de temps en temps ; au bout de quelques heures, on laisse reposer, on décante et l'on filtre. On ajoute de nouvelle eau sur le marc, qui pendant long-temps peut fournir de nouveau produit.

L'eau de chaux doit être conservée dans des vases fermés, car l'acide carbonique de l'air se combine à la chaux, et la transforme en carbonate. C'est ce sel qui forme la pellicule qui se montre à la surface de l'eau de chaux qui est restée exposée à l'air. On doit rejeter la première solution de chaux. Elle est plus alcaline que les autres, parce que le carbonate de potasse provenant des cendres qui salissent toujours la chaux du commerce, est décomposé et transformé en alcali caustique, qui se dissout le premier : voilà pourquoi on prescrit ordinairement l'eau de chaux seconde. Ce médicament ne cesse plus d'être toujours identique, une fois que la potasse a été soustraite par un premier lavage.

L'eau de chaux ne contient pas un grain de chaux vive par once ; cependant c'est un médicament actif que beaucoup de malades ne peuvent supporter qu'après qu'il a été étendu. On l'emploie à l'intérieur dans les maladies du poumon, le scorbut, certaines diarrhées ; à l'extérieur, on s'en sert pour déterger quelques ulcères ; contre la teigne ; en injections contre l'uréthrite chronique.

### CARBONATE DE CHAUX.

( Carbonate calcique, sous-carbonate de chaux. )

Le carbonate de chaux est un sel blanc, insipide, inodore, extrêmement peu soluble dans l'eau, dont tous les acides un peu forts séparent l'acide carbonique avec effervescence. On le trouve en abondance dans la nature, et les matières connues sous le nom de corail, nacre de perles, coquilles d'huîtres, coquilles d'œufs, yeux d'écrevisse, et que l'on emploie quelquefois en médecine comme absorbant, en sont presque entièrement formées. Le carbonate de chaux est formé de : chaux, 1 pp. 56,29; acide, 1 pp. 43,71.

Le carbonate de chaux est employé comme absorbant. Quand on le destine à l'usage médical, on le prépare par double décomposition.

On prend une dissolution très-étendue de muriate de chaux pur (celle qui résulte du lavage du résidu de la préparation de l'ammoniaque); on l'étend d'eau, et l'on y verse une autre dissolution également étendue de carbonate de soude cristallisé, jusqu'à ce qu'il cesse de se faire un précipité; on laisse déposer; on rejette la liqueur qui contient du sel marin en dissolution, et on lave bien le précipité calcaire à plusieurs reprises; on le met ensuite à égoutter sur une toile, et on le réduit en trochisques pour le faire sécher.

La précipitation doit être faite avec des dissolutions froides; c'est le moyen d'avoir un carbonate de chaux en poudre bien fine; si l'on opérait à chaud, le précipité serait grenu et plus compacte.

## MAGNÉSIE.
### (Oxide magnésique.)

La magnésie est l'oxide de magnésium. Elle est blanche, insipide, infusible; elle verdit le sirop de violettes. L'eau en dissout excessivement peu; à l'air elle absorde l'acide carbonique avec facilité. La magnésie est composée de : 1 pp. magnésium, 61,29; 1 pp. oxigène, 38,71.

Elle est employée en médecine sous le nom de *magnésie calcinée, magnésie pure.*

Pour l'obtenir, on prend de la magnésie blanche du commerce; on la réduit en poudre, en la frottant sur un tamis; on en remplit des pots de terre, et on la calcine pendant deux heures à la chaleur rouge. Les vases les plus commodes à employer pour faire cette opération sont les pots en terre ou camions dont se servent les peintres; on les lie avec un fil de fer, afin que s'ils viennent à casser pendant l'opération, la magnésie ne se perde pas. Si on opère sur une petite quantité, on se contente de recouvrir un de ces camions plein de magnésie blanche avec un autre camion qui en est également rempli; si on opère sur une plus grande quantité, on réunit un plus grand nombre de ces pots ; si la calcination a été bien faite, la magnésie, délayée dans un peu d'eau, ne doit pas faire effervescence avec les acides.

Fig. 26.

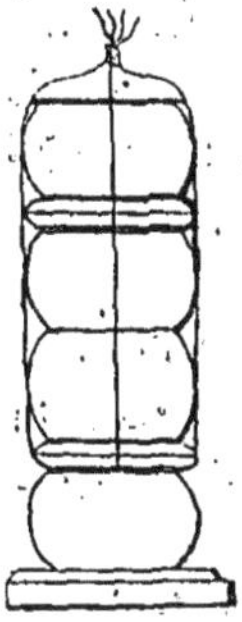

On désire que la magnésie soit très-légère. M. Planche nous a fait savoir que, pour arriver à l'avoir telle, il fallait la calciner en poudre et sans la tasser. Alors, pour monter commodément l'appareil de calcination, on dispose les pots ainsi qu'il est indiqué dans la figure, après avoir usé leurs bords avec du sablon, s'il est nécessaire, pour qu'ils s'adaptent exactement les uns sur les autres ; à l'exception du pot inférieur, tous les autres sont percés d'une large ouverture à leur fond ; elle permet de les remplir commodément de magnésie, et elle ouvre une large voie au dégagement de l'acide carbonique et de la vapeur d'eau.

On vend dans le commerce, sous le nom de magnésie anglaise de Henry, une magnésie qui est très-recherchée par quelques personnes. Elle est très-dense et elle ne se dissout pas dans les acides étendus. Ces propriétés sont dues 1° à la haute température à laquelle cette magnésie a été exposée ; 2° à l'emploi du carbonate de soude, au lieu de carbonate de potasse, pour la préparation de la magnésie blanche destinée à être calcinée; 3° à la préparation de cette magnésie blanche avec un sulfate de magnésie exempt de sels de chaux. C'est que la silice et l'alumine, qu'abandonne la potasse lors de la double décomposition, ou la chaux qui se mêle à la magnésie, quand le sulfate de magnésie est impur, contractent à une haute température avec la magnésie une combinaison moins soluble et plus dense que la magnésie pure.

M. Durand a fait connaître le procédé suivant pour avoir de la magnésie pareille à la magnésie anglaise. On prépare le carbonate de magnésie avec du sulfate bien pur, et du carbonate de soude ; avant qu'il soit tout-à-fait sec, on le tasse fortement dans un moule, de manière à lui donner de la compacité ; on le chauffe ensuite à la chaleur blanche au moins pendant six à huit heures.

Cette magnésie anglaise ne vaut certainement pas la magnésie ordinaire ; car sa grande cohésion, qui la rend insoluble à froid dans les acides faibles, doit aussi diminuer son efficacité médicamenteuse. ............................

La magnésie n'est parfaitement pure qu'autant qu'elle a été calcinée dans des vases exempts de fer ; une très-petite quantité de ce métal suffit pour que la magnésie soit pénétrée d'oxide de fer jusque dans le centre de sa masse.

On conserve la magnésie calcinée dans des flacons bien fermés ; car elle absorbe l'acide carbonique de l'air.

La magnésie calcinée est employée comme absorbante contre les aigreurs d'estomac ; à haute dose elle est purgative.

( Poudre de magnésie composée. )

Pr. : Magnésie......................... }
Sucre .............................. }  P. E.

Mêlez, et renfermez dans un flacon bien fermé.

### CARBONATE DE MAGNÉSIE.

On connaît trois carbonates de magnésie : un carbonate neutre qui n'est pas employé par les médecins ; un bi-carbonate qui fait partie de la composition de plusieurs eaux minérales ; un carbonate basique que l'on emploie ordinairement sous les noms de magnésie blanche, carbonate, sous-carbonate de magnésie.

La magnésie blanche est composée de : 4 pp. magnésie, 44,75 ; 3 pp. acide carbonique, 37,77, et 4 pp. eau, 19,48. On la considère comme une combinaison de : 1 pp. hydrate de magnésie (1 pp. Mg. + 1 pp. Aq.) ; 3 pp. carbonate de magnésie ( 3 pp. Mg. + 3 pp. C. + 3 pp. Aq.)

La magnésie blanche est insipide, inodore, inaltérable à l'air, presque complètement insoluble dans l'eau, facilement soluble dans l'acide hydrochlorique avec effervescence. Le commerce nous la procure à l'état de pureté ; si elle contenait du carbonate de chaux à l'état de mélange, en en saturant de l'acide hydrochlorique étendu, la dissolution formerait immédiatement un précipité blanc d'oxalate de chaux par l'oxalate d'ammoniaque.

PASTILLES DE MAGNÉSIE.

Pr. : Magnésie blanche. . . . . . . . . . . . . . . . . . 4 onces.
Sucre . . . . . . . . . . . . . . . . . . . . . . . . . . . . . 28
Eau de fleurs d'oranger . . . . . . . . . . . . . . . . 4
Gomme adragante . . . . . . . . . . . . . . . . . . . . 1/2
— arabique . . . . . . . . . . . . . . . . . . . . 1/2

On fait gonfler la gomme adragante dans l'eau distillée ; on y ajoute la gomme arabique qui liquéfie le mucilage ; après quelques heures, on fait les pastilles de 16 grains. Chaque pastille contient 1 grain de magnésie.

Le mucilage est ici abondant, à cause de la forte proportion de magnésie qui rend la pâte peu liante.

Le Codex fait employer la magnésie calcinée au lieu de carbonate de magnésie.

## AMMONIAQUE.
(Alcali volatil.)

L'ammoniaque est formé par la combinaison de deux volumes d'azote unis à six volumes d'hydrogène condensés en quatre volumes, ou :

1 pp. azote, 82,54 ; 1 pp. hydrogène, 17,46.

L'ammoniaque est un gaz sans couleur, d'une odeur vive et suffocante, caustique, d'une densité de 0,591, verdissant le sirop de violettes ; que Guyton Morveau est parvenu à liquéfier par un froid de — 43° ; excessivement soluble dans l'eau, qui peut en dissoudre jusqu'à 670 fois son volume, suivant Davy ; ayant une puissance alcaline pareille à celle de la magnésie.

## AMMONIAQUE LIQUIDE.
(Alcali volatil fluor ou seulement ammoniaque.)

C'est la dissolution de l'ammoniaque dans l'eau ; elle a toutes les propriétés de l'ammoniaque gazeuse. A l'air, elle laisse dégager continuellement du gaz ammoniaque. Celle qui contient 30 p. 0/0 d'ammoniaque fume à l'air ; à l'ébullition, elle perd tout le gaz qu'elle contient.

On obtient l'ammoniaque liquide par la décomposition du

sulfate ou du muriate d'ammoniaque, au moyen de la chaux. La chaux se combine à l'acide sulfurique ou hydrochlorique, et l'ammoniaque, qui est mise en liberté, est reçue dans des flacons qui contiennent de l'eau.

On emploie parties égales de sel ammoniac et d'hydrate de chaux.

L'opération se fait dans l'appareil de Woulf. On emploie une cornue de grès quand on opère sur une petite quantité de mélange, et une chaudière en fonte quand on veut opérer sur de plus grandes quantités. Une ouverture au centre, assez large, se ferme avec un couvercle en fer que l'on assujettit fortement avec une barre, en ayant la précaution d'introduire un peu de lut maigre entre le couvercle et la paroi de la chaudière, sur laquelle il s'appuie. Une seconde tubulure latérale reçoit le tube qui porte l'ammoniaque dans les flacons.

Le premier flacon est de moyenne grandeur et ne contient que peu d'eau; on ne le refroidit pas pendant l'opération. Il est destiné à arrêter les portions de sels calcaire ou ammoniacal qui pourraient être entraînées mécaniquement; les deux flacons qui suivent contiennent un poids d'eau égal à celui du sel ammoniac que l'on a employé. Ces flacons ne doivent être remplis qu'à moitié, parce que le volume du liquide augmente beaucoup par la combinaison du gaz ammoniaque; comme cette combinaison est accompagnée d'un développement de chaleur et que le gaz ammoniaque est d'autant plus soluble que la température est moins élevée, on refroidit ces flacons par un courant d'eau froide, autant de temps que dure l'opération; l'appareil est terminé par un quatrième flacon qui arrête les bulles de gaz qui pourraient s'échapper des deux premiers.

Le sel ammoniac et l'hydrate de chaux sont mélangés rapidement dans une terrine, et introduits aussitôt dans le vase distillatoire. La décomposition commence à la température ordinaire; quand on opère dans une marmite, on ajoute encore une certaine quantité d'eau et quand l'opération se renouvelle, on prend l'eau ammoniacale impure que l'on recueille dans le flacon de lavage. La présence de l'eau rend la décomposition plus facile; dans ce cas il passe à la distillation une assez grande quantité d'eau qui reste dans le flacon de lavage, et dans un flacon intermédiaire qui est destiné à remplacer le tube de Welter dans les appareils de Woulf de grande dimension. (*Voy.* t. I<sup>er</sup>, p. 179.)

On commence l'opération à une douce chaleur, que l'on élève peu à peu, jusqu'à ce qu'il cesse de se produire du gaz ammoniaque.

L'ammoniaque que l'on obtient marque environ 22° et contient le 5<sup>e</sup> de son poids d'alcali réel.

On peut remplacer le sel ammoniac par le sulfate d'ammoniaque, qui est à meilleur marché. Les proportions sont de : 1 partie de sulfate et 3 d'hydrate de chaux.

Ici l'addition de l'eau est encore plus nécessaire pour faciliter la réaction.

## SACHET RÉSOLUTIF.

Pr. : Sel ammoniac.................................. } P. E.
   Chaux éteinte....................................

On mêle ces matières et on les place entre deux couches de coton, et l'on enveloppe le tout d'une mousseline que l'on pique. Le gaz ammoniaque se produit long-temps et agit sur la peau. On renouvelle le mélange quand il cesse de répandre l'odeur d'ammoniaque.

Le collier de Morand contre les goîtres se fait avec parties égales de sel ammoniac, de sel marin décrépité et d'éponges calcinées. Les matières calcaires de l'éponge dégagent un peu d'ammoniaque.

## POUDRE DE LEAYSON.

### (Collyre sec ammoniacal.)

Pr. : Chaux éteinte............................... 32
   Sel ammoniac ............................... 4
   Charbon végétal............................. 1
   Canelle pulvérisée.......................... 1
   Girofles en poudre.......................... 1
   Bol d'Arménie.............................. 2

On met dans le fond d'un flacon bouchant à l'émeri une couche de chaux mêlée avec une partie de charbon, puis le sel ammoniac par couches successives avec la chaux colorée par le le reste du charbon ; puis les aromates , et enfin le reste de la chaux avec le bol d'Arménie. On arrose avec un peu d'eau ; on bouche exactement.

Le charbon et le bol d'Arménie n'ont été mis là que pour masquer la nature du mélange ; chaque flacon est, à proprement parler, un petit appareil qui fournit du gaz ammoniaque rendu odorant par les huiles volatiles.

### POTION AMMONIACALE DE CHEVALLIER.

Pr. : Eau distillée........................ 5 onces.
    — de menthe...................... 4 gros.
    Ammoniaque liquide................ 3 gouttes.

Mêlez.

A prendre en deux fois, contre les rapports acides.

### ALCOOL AMMONIACAL.

(Liqueur d'ammoniaque vineuse.)

Pr. : Ammoniaque liquide à 22 degrés....... 1 partie.
    Alcool à 36 degrés .................... 2

Mêlez.

Cette formule est celle de la pharmacopée batave, et c'est la plus suivie ; en y ajoutant quelque huile volatile, soit d'anis, de girofles ou de citrons, on a l'alcool ammoniacal anisé, caryo—phyllé, etc.

On se sert quelquefois de cet alcool ammoniacal pour préparer des teintures avec l'assa-fœtida, la valériane, etc.

### EAU DE LUCE.

Pr. . Huile de succin rectifiée ............. 4 gros.
    Savon blanc......................... 2
    Baume de la Mecque................. 2
    Alcool à 36 degrés................... 12 onces.

Faites macérer pendant 8 jours, filtrez et conservez pour l'usage. On prépare l'eau de Luce en ajoutant 1 partie de la teinture précédente à 16 parties d'ammoniaque liquide.

Le savon n'entre pas dans toutes les formules d'eau de Luce ; il donne plus de fixité au mélange laiteux.

L'eau de Luce est employée contre les syncopes, la piqûre des animaux venimeux ; on la fait respirer dans les défaillances.

### ÉTHER AMMONIACAL.

Pr. : Ammoniaque à 22 degrés............... } ana P. E.
      Éther sulfurique.....................

Mêlez.

### LINIMENT VOLATIL.

Pr. : Huile d'olives........................... 4 onces.
      Ammoniaque liquide à 22 degrés...... 4 gros.

On fait le mélange dans une fiole que l'on tient bien bouchée; c'est une espèce de savon ammoniacal imparfait.

Le liniment volatil est un excitant très-actif, qui rougit fortement la peau et peut même produire une vésication. Quand on veut avoir une action plus douce, on diminue la dose d'ammoniaque; on associe ce liniment à des alcoolats, au camphre, à l'opium, etc., etc.

### BAUME OPODELDOCH.

Pr. : Savon de graisse de veau.............. 1 once.
      Camphre................................ 6 gros.
      Ammoniaque liquide.................... 2 gros.
      Essence de romarin..................... 1 gros 1/2.
          —      thym ........................ 1 gros.
      Alcool à 36 degrés..................... 12 onces.

On distille les essences avec l'alcool au bain-marie à siccité; on met cet alcoolat dans un matras avec le savon bien râpé que l'on fait dissoudre à la chaleur du bain-marie, on ajoute le camphre, et, quand il est dissous, l'ammoniaque; on filtre à chaud et l'on reçoit à mesure le liquide dans de petits flacons alongés à large ouverture; on les ferme aussitôt avec un bouchon qui a été trempé dans la cire, ou mieux encore qui a été enveloppé dans une feuille d'étain.

La distillation de l'alcool avec les essences, suivant le conseil de Plisson, a pour effet de donner un produit plus blanc. L'enveloppe que l'on met au bouchon est destinée à le préserver de l'action de l'ammoniaque et des essences sur le liége. Ce baume laisse former quelquefois des cristallisations arborisées de stéarate de soude, que quelques-personnes recherchent, mais qui sont tout au moins inutiles.

POMMADE DE GONDRET.

Pr. : Suif............................................ 1 partie.
     Axonge.......................................... 1
     Ammoniaque à 22 degrés................ 2

On fond le suif et l'axonge à la chaleur du bain-marie, dans un flacon à large ouverture bouchant à l'émeri ; quand ils sont en grande partie refroidis, on ajonte l'ammoniaque, on bouche le flacon ; on l'agite vivement et on le tient plongé dans l'eau froide jusqu'à ce que la pommade soit solidifiée.

La pommade de Gondret est très-active; en l'étendant sur la peau et en recouvrant d'une compresse en plusieurs doubles, elle produit une vésication en quelques instans.

CARBONATE D'AMMONIAQUE.

Le carbonate d'ammoniaque médicinal est un sel avec excès d'acide qui répand cependant à l'air une odeur d'ammoniaque très forte. Il a été connu sous les noms d'*alcali volatil concret*, *sel volatil d'Angleterre*, *sous carbonate d'ammoniaque, sesqui carbonate d'ammoniaque*. Il est composé de : ammoniaque 1 pp. 28,9, acide carbonique 1 1/2 pp. 55,9, eau 1 pp. 15,75.

Le sesqui carbonate d'ammoniaque est blanc, il a une odeur ammoniacale très forte, il verdit puissamment la couleur de la violette ; il est soluble dans le double de son poids d'eau froide ; il se volatilise entièrement dans l'eau bouillante, à l'air ou conservé dans des flacons mal bouchés, il se convertit en bi-carbonate en perdant le quart de l'ammoniaque, et prenant à l'air moitié autant d'eau qu'il en contient déjà.

Pour préparer le carbonate d'ammoniaque, on décompose le sel ammoniac par le carbonate de chaux.

Pr. : Sel ammoniac pulvérisé et séché à l'étuve.  }
     Craie séchée à l'étuve......................  } ana P. E.

On fait le mélange des deux sels, on en remplit aux trois quarts une cornue de grès, on la place dans un fourneau à réverbère; on y adapte un récipient muni d'un long tube, et l'on distille lentement en entretenant un feu modéré autant de temps que le récipient s'échauffe par la condensation des vapeurs. On le tient du reste rafraîchi pendant tout le cours de l'opération.

M. Henry a fait établir à la pharmacie centrale des hôpi-

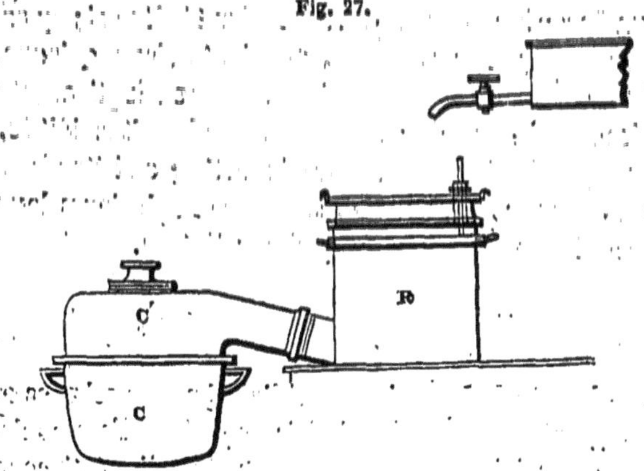

Fig. 27.



taux, un appareil qui permet d'opérer sur des quantités plus considérables; qui se compose d'une chaudière en fonte C, recouverte d'un couvercle en plomb C', et d'un récipient en plomb R, que l'on arrose continuellement avec de l'eau froide.

Le carbonate de chaux et l'hydrochlorate d'ammoniaque, tous deux sels à l'état neutre, se décomposent mutuellement en formant du chlorure de calcium, de l'eau, plus de l'acide carbonique et de l'ammoniaque dans les proportions convena-bles pour se neutraliser, c'est-à-dire pour former un sel correspondant aux carbonates neutres alcalins; mais ce sel ne se produit pas et ne peut se produire. On sait en effet que la seule méthode possible pour obtenir directement le carbonate d'ammoniaque neutre consiste à faire arriver en même temps dans un vase bien sec le gaz ammoniaque et l'acide carbonique à l'état de siccité complète, et que la présence de l'eau aurait pour effet inévitable de déterminer la formation du sesqui-carbonate d'ammoniaque et la séparation d'une partie du gaz alcalin; or c'est précisément ce qui arrive dans l'opération que nous avons examinée, où se trouvent réunis en même temps les trois corps, ammoniaque, acide carbonique et vapeur d'eau. Une partie de l'eau qui résulte de l'action de l'acide hydrochlorique sur la chaux, n'entre pas dans la composition du carbonate d'ammoniaque, et vient mouiller une partie du sel dans le récipient; cela a peu d'inconvénient dans les laboratoires des pharmacies. Ces parties humides y sont mises à part, et elles servent à la préparation de l'acétate d'ammoniaque.

On prépare plus économiquement le carbonate d'ammoniaque en remplaçant le sel ammoniac par le sulfate; mais il est important qu'il soit, ainsi que la craie, réduit en poudre très-fine.

### SEL VOLATIL ANGLAIS.

Pr. : Sel ammoniac pulvérisé............... 2 parties.
Carbonate de potasse sec.............. 3

On mêle les poudres et on les introduit dans des flacons bouchant à l'émeri.

On préfère souvent remplacer ce mélange par le sesqui-carbonate ordinaire que l'on enferme dans un flacon et, auquel on ajoute quelques gouttes d'une huile volatile d'odeur agréable. L'emploi de ces flacons est préféré par quelques personnes à l'ammoniaque liquide, parce que le dégagement de gaz est toujours modéré et que l'on n'a pas à craindre d'en aspirer à la fois une grande quantité.

### GOUTTES CÉPHALIQUES ANGLAISES.

Pr. : Esprit de soie crue..................... 4 onces.
Essence de lavande.................. 1 gros.
Alcool à 36 degrés................... 4 gros.

On met ces matières dans une cornue et l'on distille à siccité.

L'esprit de soie crue est le liquide chargé de carbonate, d'acétate, d'hydrocyanate d'ammoniaque et d'huile empyreumatique que l'on obtient par la distillation de la soie. Il est très-fétide.

### ALCOOLAT AROMATIQUE AMMONIACAL.

(Esprit volatil aromatique huileux de Sylvius. )

|  |  |
|---|---|
| Pr. : Zestes récens de citrons.............. | 6 gros. |
| — oranges.............. | 6 gros. |
| Vanille. ..............:................ | 2 gros. |
| Girofles....................,........... | 1/2 gros. |
| Canelle ...................,..........,..... | 1 gros. |
| Sel ammoniac...........:...........,..... | 4 onces. |
| Carbonate de potasse ..........:.......... | 4 onces. |
| Eau de canelle ..........,.........:..... | 4 onces. |
| Alcool rectifié ...................... | 4 onces. |

On introduit toutes les substances végétales dans une cornue
assez grande pour contenir au moins deux fois toutes les matières, et à col bien large; on verse dessus l'alcool et l'eau de
canelle, et on laisse en macération pendant huit jours ; au
bout de ce temps, on ajoute dans la cornue le sel ammoniac et
le carbonate de potasse, on adapte une alonge et un récipient,
on lutte les jointures avec du papier collé, et l'on procède à la
distillation à une douce chaleur au bain marie ou au bain de
sable pour retirer 4 onces de produit.

Il se fait dans cette opération du carbonate d'ammoniaque et
du chlorure de potassium par la double décomposition des deux
sels; le chlorure de potassium, reste dans la cornue, mais le
carbonate d'ammoniaque passe dans le récipient. D'abord il se
condense sec, ferme, solide, et il obstruerait le col de la cornue
si l'on n'avait eu le soin de le choisir bien large ; l'alcool distille
ensuite, chargé encore de carbonate d'ammoniaque et d'huile
volatile. Il redissout à mesure le carbonate ammoniacal, mais
il y en a une partie qui ne se dissout pas ; ce sel chargé d'une
petite quantité d'huile essentielle, était appelé autrefois sel
volatil de Sylvius.

L'alcoolat de Sylvius se colore très promptement à la lumière. Pour le conserver il faut le recevoir dans de petits flacons bouchés à l'émeri, que l'on recouvre de papier noir.
Cette précaution n'assure sa conservation que pour un certain
temps ; aussi n'en doit-on préparer que de petites quantités à
la fois.

Pr. : Cérat sans eau ...................... 1 once.
Carbonate d'ammoniaque............. 1 gros.

Mêlez.

Il a été employé en frictions sur le cou, contre le croup.

# DES PRÉPARATIONS DE CHLORE.

## DU CHLORE.

Le chlore est un corps simple dont le nom dérive de χλωρός, vert, à cause de sa couleur jaune verdâtre. Il est gazeux, mais il peut être liquéfié par un abaissement de température ou une forte compression ; son odeur et sa saveur sont fortes et caractéristiques, il ne peut être respiré, même mélangé avec beaucoup d'air ; il produit un sentiment de strangulation et un resserrement à la poitrine, souvent accompagnés de toux, quelquefois de crachement de sang ; sa densité est 2, 5.

Comme élément chimique, le chlore est l'un des corps les plus remarquables que nous connaissions, par la puissance de ses affinités. Il se rapproche tout à fait de l'oxigène par sa puissance électro-négative, souvent même il paraît l'emporter sur lui, par exemple dans ses combinaisons avec la plupart des métaux. Le nombre proportionnel du chlore est 41,265. Il forme avec l'oxigène quatre combinaisons, l'acide hypochloreux, l'acide hypochlorique, l'acide chlorique et l'acide perchlorique. Deux volumes de chlore y sont combinés a 1 ,4 ,5 et 7 volumes d'oxigène.

On obtient le chlore par la réaction de l'acide hydrochlorique sur le peroxide de manganèse. Il se fait de l'eau, du proto-chlorure de manganèse et du chlore ; on peut admettre que l'oxide de manganèse qui contient deux proportions d'oxigène, forme de l'eau avec deux proportions ou quatre volumes d'hydrogène provenant de l'acide hydrochlorique ; tandis que le manganèse métal se combine au chlore ; mais le chlorure de manganèse qui se produit ne contenant qu'une proportion de chlore, tandis que les deux proportions d'hydrogène étaient combinées à deux proportions, la proportion excédante de chlore passe dans les récipiens. On peut admettre aussi que la moitié seulement de l'acide hydrochlorique est décomposée, pour former de l'eau avec une seule des proportions d'oxigène de l'oxide, et que celui-ci ramené au premier degré d'oxidation se combine à l'acide hydrochlorique et constitue un hydrochlorate.

Quand l'acide sulfurique est à bas prix, et que l'acide hydrochlorique est cher, on se sert pour obtenir le chlore, d'un mélange de sel marin, de peroxide de manganèse et d'acide sulfurique mêlé d'eau. La réaction consiste dans la transformation du sel marin en acide hydrochlorique et en soude par la décomposition de l'eau. La soude se combine à l'acide sulfurique, tandis que l'acide hydrochlorique réagit sur le manganèse comme nous l'avons dit; seulement tout l'acide hydrochlorique est changé en chlore, parce que ce n'est plus lui, mais l'acide sulfurique qui sature le protoxide de manganèse formé. On admet encore que le sodium du sel marin enlève l'oxigène au peroxide de manganèse, d'où résulte du chlore et de la soude; ou bien encore que le sodium s'oxidant par l'oxigène de l'eau, l'hydrogène de celle-ci réduit le peroxide de manganèse à l'état de protoxide en même temps que le chlore est mis en liberté; la première des trois hypothèses est la plus vraisemblable.

On peut encore faire agir sur le peroxide de manganèse un mélange d'acide sulfurique à 66 et d'acide hydrochlorique; ici encore tout l'acide hydrochlorique est changé en chlore, parce que l'acide sulfurique sature le protoxide de manganèse qui est formé.

La préférence à donner à l'une ou l'autre de ces méthodes, est une question de temps et d'économie; c'est la valeur commerciale relative des acides sulfurique, hydrochlorique et du sel marin qui doit décider du choix.

Les proportions à employer sont les suivantes, peroxide de manganèse, 1, acide hydrochlorique à 22 degrés, 4. Il y a un excès de manganèse, mais suivant l'observation de Swartz et de Labillardière, il vaut mieux qu'il en soit ainsi; on retire par des lavages le peroxide qui n'a pas été attaqué, et il sert pour d'autres opérations.

Si on emploie l'acide hydrochlorique mêlé d'acide sulfurique, les proportions sont, peroxide de manganèse, 1, acide hydrochlorique, 2, acide sulfurique, 1.

On commence par mêler peu à peu l'acide sulfurique et l'acide hydrochlorique, que l'on tient plongé dans l'eau froide pour éviter que le mélange ne s'échauffe ; à chaque affusion d'acide sulfurique, il y a production de chaleur par la combinaison de cet acide avec l'eau, et si le mélange ne se faisait pas lentement, on perdrait beaucoup de gaz hydrochlorique.

Il ne faut pas, comme le conseillent quelques personnes, faire une première décomposition avec l'acide hydrochlorique, puis ajouter l'acide sulfurique dans le vase distillatoire, même par petites portions, il en résulterait que le chlore qui se dégagerait serait mêlé d'une forte proportion de gaz hydrochlorique.

Quand on emploie le sel marin ; les proportions sont, sel marin décrépité, 2 1/2, acide sulfurique à 66, 4, eau, 3, peroxide de manganèse, 2.

On mêle l'acide sulfurique à l'eau, et on laisse refroidir le mélange, d'un autre côté on réduit en poudre le péroxide et le sel marin, on les mêle intimement avant de les soumettre à l'action de l'acide sulfurique.

## CHLORE LIQUIDE.

L'eau dissout deux fois son volume de chlore.

Pour obtenir le chlore liquide, on fait passer dans de l'eau distillée le chlore qui se produit dans l'une des opérations indiquées précédemment. On se sert d'un matras, ou si l'on opère sur des quantités plus fortes, d'une cornue de grés que l'on chauffe au bain de sable pour produire le chlore ; et de l'appareil de Woulf (t. 1, p. 175) pour faciliter sa dissolution ; le premier vase ne doit contenir qu'une petite quantité d'eau destinée à retenir l'acide hydrochlorique qui est toujours entraîné en partie à la distillation. On met dans la cornue une livre de peroxide de manganèse pour 60 à 80 litres d'eau dans les flacons. On lute toutes les jointures, et l'on abrite les flacons de la lumière, en les couvrant de papier noir. Cela fait, on introduit l'acide hydrochlorique, et on laisse l'opération marcher pendant un jour ou deux sans le secours de chaleur étrangère ; quand le dégagement du gaz cesse, alors on élève la température et on s'arrête aussitôt que les bulles ne se dégagent plus, ou qu'elles ne se succèdent qu'à des intervalles très éloignés.

Il faut munir le dernier flacon d'un tube droit qui va porter l'excédant de chlore dans la cheminée du laboratoire ; ou bien ajouter un quatrième flacon dans lequel on met un lait de chaux.

Toutes les jointures de l'appareil doivent être lutées avec le plus grand soin ; les bouchons doivent être bien choisis, les trous qui doivent livrer passage au tube doivent être bien ronds et les tubes doivent y entrer à frottement ; on recouvre chaque bouchon d'un lut de pâte d'amandes, que l'on recouvre à son tour de bandelettes enduites de lut de chaux et d'œufs et que l'on assujettit avec plusieurs tours de ficelle. Le chlore se fait aisément passage, et, si l'on n'a pas eu le soin de lui ôter tout moyen de sortir, il est fort difficile de l'arrêter une fois que l'opération est en train.

Le chlore liquide doit être préparé en petites quantités à la fois ; il faut le conserver dans des flacons bien bouchés que l'on tient dans un lieu frais et obscur. Pour plus de précautions on les recouvre de papier noir. Les rayons lumineux déterminent une décomposition de l'eau, il se dégage de l'oxigène et il se fait des acides hydrochlorique et chlorique.

Le chlore liquide est employé comme désinfectant ; on a essayé de son emploi dans quelques maladies putrides ; M. Gannal a proposé de le faire respirer aux phtisiques à l'état de mélange avec beaucoup d'air et de vapeur aqueuse.

POTION CHLORÉE.

Pr. : Chlore liquide ......................... 15 à 20 gouttes.
     Eau ..................................... 4 onces.
     Sirop de framboises .................... 1 once.

Mêlez.

POMMADE CHLORÉE.

Pr. : Chlore liquide ......................... 2 gros.
     Axonge ................................. 1 once.

Mêlez.

Recommandée contre les dartres, la gale, la teigne.

### FUMIGATION DÉSINFECTANTE.
( Fumigations de Guyton-Morveau. )

Pr. : Chlorure de sodium...................... 2 partics 1/2.
    Peroxide de manganèse ............... 2
    Eau.................................... 3
    Acide sulfurique...................... 4

On peut également les faire avec le peroxide de manganèse et l'acide muriatique. Elles consistent en un dégagement de chlore.

L'opération se fait dans une petite terrine de terre que l'on place sur des cendres chaudes. On se sert aussi à cet effet d'apparcils particuliers : ce sont des flacons en verre très-épais, dont le bord supérieur a été usé pour le polir. Après y avoir introduit les matières propres à produire le chlore, on les ferme au moyen d'une plaque de verre poli qui vient s'ajuster sur l'ouverture du flacon, et s'y trouve serrée à l'aide d'une vis. Par ce moyen, on peut à volonté permettre au gaz de se répandre, ou s'opposer à sa sortie.

### DES HYPOCHLORITES.
( Chlorites, chlorures d'oxides. )

Quand on fait passer du chlore dans une dissolution étendue de potasse ou de soude ou dans un lait de chaux, le chlore décompose la moitié de l'oxide alcalin, s'empare de son oxigène et constitue un acide. Cet acide est l'acide hypochloreux ; il est formé de : 2 vol. ou 1 pp. chlore, 1 vol. ou 1 pp. oxigène. Dans la réaction qui le produit, 1 pp. d'oxide cède son radical au chlore et forme un chlorure métallique. L'oxigène de cette pp. d'oxide s'unit à une autre partie de chlore et forme l'acide chloreux, qui se combine à l'oxide non décomposé. La liqueur que l'on obtient contient donc 1 proportion de chlorure métallique et 1 proportion d'hypochlorite, chacun des deux composés contenant la même quantité de chlore. Ce mélange a été considéré long-temps comme une combinaison du chlore avec l'oxide métallique. Il est hors de doute maintenant qu'il est un mélange de chlorure et d'hypochlorite.

Les hypochlorites ont une odeur et une saveur toutes particulières qui est celle de l'acide hypochloreux: Ils blanchissent et détruisent les couleurs bleues végétales comme le fait le chlore, mais par une action différente; le chlore enlève à ces matières de l'hydrogène et forme de l'acide hydrochlorique; l'acide chloreux, au contraire, leur fournit de l'oxigène qui brûle une partie de leurs élémens ou qui les suroxigène. Ces sels agissent comme désinfectans. Ils ont fort peu de stabilité; ils sont composés de telle manière que l'oxigène est en même proportion dans l'acide et dans les bases, et que, si l'oxigène était soustrait à l'un et à l'autre, le chlore et le radical formeraient un chlorure métallique correspondant à l'oxide.

Bien que ces corps agissent souvent par l'oxigène et non par le chlore, nous n'avons pas séparé leur histoire de celle du chlore, parce que leurs propriétés médicales sont analogues, et que souvent même on ne les emploie que pour profiter du chlore que produit leur décomposition.

Pour l'usage médical, les hypochlorites sont toujours pris à l'état de mélange avec le chlorure métallique qui se forme en même temps qu'eux; on les emploie à l'état liquide.

On exprime le degré de puissance d'un chlorure par la force de décoloration qu'il possède, et qui n'est elle-même que la conséquence de la quantité réelle de ce composé, contenue dans la masse que l'on examine. La base dont on est parti pour apprécier la valeur de ces composés, est la comparaison de leur pouvoir décolorant avec celui du chlore pur, s'exerçant sur une dissolution d'indigo, ayant un degré de concentration déterminé; mais ce mode d'essai ne permet pas d'apprécier avec une suffisante exactitude les degrés chlorométriques : M. Gay-Lussac vient d'y substituer une autre méthode que je décrirai à la fin de ce volume. Je dois dire de suite que chaque degré chlorométrique représente dans une liqueur à un volume de chlore égal au dixième du volume de la liqueur elle-même.

## HYPOCHLORITE DE CHAUX.
### (Chlorite de chaux, chlorure de chaux.)

On connaît deux espèces de chlorure de chaux ; l'un est so=
lide, on l'a appelé sous=chlorure de chaux. C'est un mélange de
1 pp. chlorure de calcium , 1 pp. hypochlorite tribasique de
chaux, 4 pp. d'eau.

Quand on le met en contact avec l'eau , le sel basique est
décomposé ; il se dépose 2 proportions de chaux à l'état d'hy=
drate, et il se dissout : 1 proportion de chlorure de calcium et
1 proportion d'hypochlorite neutre de chaux. Celui-ci est formé
de : 1 pp. chaux, 1 pp. acide hypochloreux, 1 pp. d'eau.

On exprime le degré du chlorure de chaux sec en disant
qu'il a 70, 80, 90 degrés ; cela veut dire qu'il démontre à l'essai, par kilogramme 70, 80, 90 litres de chlore. En effet, pour
essayer le chlorure de chaux sec , on en délaie 10 grammes
dans un litre d'eau et l'on détermine le degré , soit 8 degrés.
Il est clair que 100 grammes dans la même quantité d'eau auraient donné 80 degrés, et que 1000 gram. en auraient donné
800. Or, comme chaque degré équivaut à 1/10 de volume de
chlore, un litre de liqueur à 800 degrés contient 80 litres de
chlore ; et, puisque ce litre a été obtenu avec un kilog. de chlorure de chaux sec, un kilogramme de chlorure sec contient donc
80 litres de chlore ; ainsi , dire qu'un chlorure de chaux sec a
80 degrés , ou dire que chaque kilogramme équivaut à 80 litres de chlore, c'est absolument dire la même chose. Un kilogramme de chlorure sec et pur fournirait 101,21 litres de chlore.

### CHLORURE DE CHAUX SEC.

On l'obtient en faisant arriver du chlore gazeux sur l'hydrate de chaux en poudre fine, jusqu'à ce que celui-ci refuse
d'en prendre davantage. Les proportions ne peuvent être
établies d'une manière bien fixe, parce que les oxides de
manganèse du commerce sont très-variables dans leur composition ; on doit, du reste, essayer le chlorure qui s'est produit, et si on ne le trouve pas assez concentré , le charger
d'une nouvelle quantité de chlore.

> Pr. : Peroxide de Manganèse.................. 1 partie.
> Acide hydrochlorique...................... 4
> Chaux vive............................... 1

Le chlore est produit dans l'appareil ordinaire, et on le lave avant de l'amener sur la chaux, afin de le débarrasser du gaz hydrochlorique.

La chaux doit être parfaitement hydratée, car le chlore, à la température ordinaire, est sans action sur la chaux sèche: Il faut l'éteindre à la manière ordinaire, puis peser l'hydrate; si son poids n'a pas augmenté dans le rapport de 3 à 4, c'est-à-dire, si une partie de chaux n'a pas donné 1 partie 1/3 d'hydrate, il faut y ajouter la quantité d'eau nécessaire pour le compléter. L'hydrate étant formé, on le passe au crible pour s'assurer qu'il est bien divisé; on l'étale ensuite en couches minces sur des tablettes de bois, et ces tablettes sont placées les unes au-dessous des autres, mais laissant un espace entre elles, de manière à en remplir une petite chambre revêtue bien exactement en plâtre fin. On ferme la chambre avec une porte de bois garnie en plomb, et les jointures sont lutées avec de l'argile. Les tubes qui amènent le chlore arrivent par le toit supérieur dans la partie vide de la chambre.

Il est important, pour la réussite de l'opération, que le chlore arrive lentement; car si la température s'élevait, une portion de l'hypochlorite serait décomposée en chlorure métallique et en chlorate. Pour cette raison, si l'appareil dont on se sert n'a pas une grande capacité, il faut mettre plusieurs jours à effectuer la saturation de la chaux. L'opération est terminée théoriquement, quand on a fait rendre dans la chambre tout le chlore des appareils; mais plus exactement, quand celui-ci cesse d'être absorbé.

Dans les laboratoires, où l'on ne prépare à la fois qu'une petite quantité de chlorure de chaux, on fait arriver le tube qui amène le chlore au fond d'un *pot à beurre* long et étroit; pour que la chaux ne l'obstrue pas, on l'entoure avec du sable demi-gros ou du sel marin entier, qui livre passage au chlore en même temps qu'il l'oblige à se diviser; on remplit ensuite cette espèce de récipient avec de la chaux éteinte; mais c'est

là un fort mauvais appareil : la chaux étant réunie en trop
grande quantité sur un même point, la chaleur qui s'y accu=
mule détermine la décomposition d'une grande partie du chlorure d'oxide. On peut très=bien opérer en petit dans une boîte
de bois enduite de plâtre, ou dans un pot à beurre ordinaire,
en y introduisant un petit guéridon en bois dont on recouvre
les nombreuses tablettes avec de la chaux hydratée.

Quand le chlorure de chaux est fait, il faut toujours l'es=
sayer pour déterminer sa force chlorométrique.

### CHLORURE DE CHAUX LIQUIDE.

Pr. : Peroxide de manganèse...................... 1 partie.
     Acide hydrochlorique...................... 4
     Chaux éteinte...................... 1
     Eau...................... 50

On délaie la chaux dans l'eau, et l'on y fait arriver le chlore
en ayant soin de remuer de temps en temps pour que la chaux
reste en suspension. Le produit marque encore 18°; s'il est plus
chargé, on le coupe avec de l'eau pour le ramener à cet état de
concentration.

Pr. : Chlorure de chaux à 90 degrés.......... 1 partie.
     Eau...................... 50

On triture le chlorure dans un mortier avec un peu d'eau
pour le diviser, puis on le délaye dans une plus grande quan=
tité d'eau ; les parties mal divisées qui se déposent sont broyées
avec de nouvelle eau, et toutes les liqueurs mélangées sont
abandonnées au repos ou sont filtrées. Elles ont 18° chloromé=
triques ; si le chlorure sec n'était pas à 90 degrés, il faudrait
calculer la proportion d'eau en conséquence.

Lorsque l'on a la consommation d'une grande quantité de chlo=
rure de chaux liquide, il vaut mieux le préparer directement par
la voie humide ; l'opération est plus simple et plus commode ;
autrement il est préférable de le faire à mesure du besoin avec le
chlorure sec. En effet, la dissolution de chlorure de chaux s'altère spontanément, même en vases clos ; il s'en dégage de
l'oxigène, et en même temps l'hypochlorite est changé en chlorure métallique et en chlorate. Cette altération marche plus

vite quand la température est chaude; aussi est-il avantageux de conserver la liqueur dans un lieu frais, surtout pendant les chaleurs de l'été. Au reste, la dissolution se conserve d'autant mieux qu'elle est moins concentrée.

Le chlorure de chaux s'emploie pour le pansement des plaies; alors le médecin doit déterminer exactement le degré auquel il veut l'employer; c'est de 2 à 12 degrés. Il agit par l'oxigène de l'hypochlorite, qui s'unit aux matières organiques, et qui par là est changé en chlorure simple métallique. C'est par un mode d'action semblable qu'il est désinfectant au contact des matières en putréfaction; mais lorsque l'on expose sa dissolu= tion au milieu de l'atmosphère que l'on veut purifier, son ac= tion est toute autre; l'acide carbonique de l'air chasse l'acide hypochloreux et s'unit à la chaux; l'acide chloreux qui est séparé est décomposé par la base du chlorure de calcium; il se fait de la chaux qui s'unit à une autre portion d'acide carbo= nique, tandis qu'il se dégage du chlore, qui est 1° celui qui était uni au calcium; 2° celui qui faisait partie de l'acide hypo= chloreux. Quand le chlorure de chaux est mêlé avec un excès de chaux, cette décomposition n'a pas lieu, parce que l'acide carbonique porte de préférence son action sur la portion de chaux qui est hors de combinaison.

### POMMADE ANTIDARTREUSE DE CHEVALLIER.

    Pr. : Chlorure de chaux sec.................    3
          Turbith minéral......................    2
          Huile d'amandes douces...............    6
          Axonge ..............................   16

M.

### HYPOCHLORITE DE SOUDE.

#### (Chlorure de soude, liqueur de Labarraque.)

Il est toujours employé à l'état liquide. C'est un mélange de 1 proportion de chlorure de sodium, 1 proportion d'hypo= chlorite de soude, et de quantités variables de bi-carbonate de cette base. On l'essaie comme le chlorure de chaux; on le con= serve comme lui dans des vases bien bouchés et à l'abri de l'air, pour les mêmes raisons.

Pr. : Péroxide de manganèse.................... 2 parties
         Acide hydrochlorique.................... 8
         Sel de soude cristallisé.............. 15
         Eau ............................... 60

On fait dissoudre le sel de soude dans l'eau ; on filtre la dissolution, et l'on y fait arriver le chlore. La liqueur marque
environ 50 degrés (18 degrés au colorimètre de Descroizilles);
on l'essaie et on la ramène à ce degré s'il est nécessaire.
Pour l'emploi médical, on la coupe encore d'une certaine quantité
d'eau qui doit être déterminée chaque fois par le médecin.
C'est pour le pansement des ulcères que le chlorure de soude
est surtout employé en médecine ; on le préfère au chlorure
de chaux, parce que son impression est plus douce ; il n'est
pas également sujet à racornir les tissus.

On prépare de la même manière l'hypochlorite de potasse ;
il est employé dans les arts sous le nom d'eau de javelle.

PROCÉDÉ DE M. PAYEN.

Pr. : Chlorure de chaux à 98 degrés......... 5 parties.
         Carbonate de soude cristallisé......... 10
         Eau............................... 90

On délaye le chlorure de chaux peu à peu dans 60 parties
d'eau ; quand il est parfaitement divisé, on laisse déposer pendant deux à trois heures, et l'on tire à clair ; on filtre la liqueur
s'il est nécessaire ; on jette le marc sur le même filtre, et on le
lave avec 10 parties d'eau ajoutées en plusieurs fois.

D'autre part, on fait dissoudre le carbonate de soude à chaud
dans 20 parties d'eau, et quand la liqueur est refroidie, on la
mêle à la solution de chlorure ; il se fait aussitôt un abondant
précipité de carbonate de chaux, et il reste en solution du chlorure
de soude ; on laisse déposer, et l'on tire à clair ou l'on filtre.

Si le chlorure de chaux n'avait pas 98 degrés, il faudrait en
augmenter la proportion pour satisfaire à ce nombre. Si, par
exemple, le chlorure de chaux n'avait que 90 degrés, il ne
contiendrait que 90 litres de chlore au lieu de 98 par kilog.;
il faudrait employer 1 kilog. 90 gram. de ce chlorure, au lieu
de 1 kilog.

Le chlorure de soude ainsi préparé marque environ 50 degrés

au chloromètre de M. Gay-Lussac, comme celui préparé par l'autre méthode : il en diffère en ce qu'il ne contient pas un aussi grand excès de carbonate de soude. M. Payen a cependant fait entrer un petit excès de carbonate de soude dans sa formule, parce que le chlorure se conserve mieux quand il est avec excès d'alcali. Le chlorure de soude obtenu par le procédé de M. Payen est plus égal dans sa composition.

## DES PRÉPARATIONS DE L'IODE.

### DE L'IODE.

L'iode est un corps simple dont le nom dérive du grec, ιωδης à cause de la belle couleur violette de sa vapeur. Il est solide, ordinairement sous forme de lames amincies ; il cristallise en octaèdres aigus à base rhombe. Je l'ai observé en dodécaèdres triangulaires et en cristaux rhomboèdriques. L'iode a l'éclat métallique, une odeur forte caractéristique qui se rapproche de celle du chlore, une saveur très-âcre et fort désagréable. Il tache la peau en jaune ; la tache disparaît à l'air par l'évaporation de l'iode ; il fond à 107°, et bout à 175°. Sa vapeur est d'une couleur violette magnifique. Il est extrêmement peu soluble dans l'eau, qui acquiert une couleur rousse ; il est très-soluble dans l'alcool et dans l'éther. Son nombre proportionnel est de 157,95.

L'iode se rapproche singulièrement du chlore par ses propriétés ; il arrive un peu après lui dans la série électro-négative. Aussi, tous les composés dans lesquels l'iode est l'élément négatif, sont décomposés par le chlore qui met l'iode en liberté ; de même, aussi, tous les composés où le chlore est positif, sont décomposés par l'iode qui, à son tour, élimine le chlore.

L'iode est fourni par le commerce, mais il est quelquefois mêlé de matières étrangères.

Il faut s'assurer de sa pureté en le dissolvant dans l'alcool et en le sublimant ; dans l'un et l'autre cas, l'iode pur ne doit pas laisser de résidu.

L'iode, à l'état de isolé, n'est pas employé en méde-

cine, mais il est la base d'un grand nombre de prépara=
=tions.

On s'en est servi d'abord contre les goîtres ; puis il a
été appliqué avec succès au traitement des maladies scro=
phuleuses et des affections tuberculeuses. Il est aussi un puissant
emménagogue.

### TEINTURE D'IODE.

> Pr. : Iode ........................................ 1 partie.
> Alcool rectifié ................................. 12
> S. ( Magendie. )

On doit préparer cette teinture par petites quantités, parce
que l'iode enlève de l'hydrogène à l'alcool, et se convertit en
acide hydriodique ioduré.

### ÉTHER SULFURIQUE IODURÉ.

> Pr. : Iode ........................................ 1 partie.
> Éther .......................................... 12
> S. ( Magendie. )

### POMMADE D'IODE.

> Pr. : Iode ........................................ 1 partie.
> Axonge ......................................... 16

Mêlez sur un porphyre, et renfermez dans un flacon à large
ouverture. Cette pommade se décolore à l'air par la volatilisa=
=tion de l'iode.

### ACIDE IODIQUE.

Les combinaisons de l'iode avec l'oxigène sont encore mal dé=
terminées. Quelques chimistes admettent un oxide d'iode et un
acide iodeux, dont l'existence me paraît encore hypothétique.
Il existe un acide iodique et un acide hypériodique. Ils con=
tiennent, pour une proportion d'iode, 5 et 7 proportions d'oxi=
gène.

L'acide iodique contient, sur 100 parties, 75,96 iode, et

24,04 oxigène. Il est solide, incolore, inodore; sa saveur est très-acide, sa densité est plus grande que celle de l'acide sulfurique. Il est décomposable par la chaleur en oxigène et en iode; il est très-soluble dans l'eau, et même il est déliquescent à l'air humide; il est peu soluble dans l'alcool; il attaque presque tous les métaux, même l'or. Il se combine aux bases, et forme des sels dans lesquels l'oxigène de la base est à l'oxigène de l'acide :: 1 : 5.

L'acide iodique n'est pas employé en médecine; mais comme il sert à la préparation de l'iodate de Strychnine qui est employé, nous allons décrire sa préparation.

Le meilleur procédé connu pour se procurer l'acide iodique est celui de M. Boutin. On prend une partie d'iode nouvellement précipité, pour l'avoir très-divisé; on l'introduit dans un matras à long col avec un mélange de 8 parties d'acide nitrique et 2 parties d'acide hyponitrique. On verse d'abord sur l'iode la moitié ou les deux tiers de la quantité d'acide, et l'on soumet à une douce chaleur. Il se fait des vapeurs très-foncées, et en même temps une partie d'iode se sublime, ce qui nécessite d'agiter le matras de temps en temps, et même de l'incliner pour faire retomber l'iode dans l'acide. On continue l'opération jusqu'à ce que tout l'iode ait été converti en cristaux grenus d'acide iodique, en ajoutant peu à peu les portions d'acide qui ont été réservées quand les vapeurs cessent, on concentre aux deux tiers, soit dans une capsule, soit dans une cornue. On laisse déposer l'acide iodique, et l'on sépare l'acide nitrique qui le surnage; on dissout alors l'acide iodique dans l'eau distillée, on filtre, et on évapore; quand la liqueur est très-concentrée, on y ajoute une et deux fois son volume d'acide nitrique pur et fumant, qui précipite aussitôt l'acide iodique. On sépare encore l'acide iodique de la liqueur qui le surnage; on le redissout de nouveau dans trois fois son poids d'eau distillée, et ajoutant à la dissolution les deux tiers de son volume d'acide nitrique pur, on évapore à siccité dans une capsule de porcelaine sur un bain de sable.

## IODURES MÉTALLIQUES.

L'iode a été combiné à la plupart des métaux, et il est pro=
bable qu'il s'unit à tous. Les iodures correspondent aux oxides
métalliques par leur composition. Chaque proportion d'oxigène
dans un oxide est remplacée par une proportion d'iode dans un
iodure. Les iodures sont caractérisés chimiquement par la
propriété suivante : le chlore et l'acide nitrique séparent de
l'iode de leur dissolution. Si la quantité d'iodure est faible, on
ajoute avant un peu d'amidon, qui prend une couleur bleue
aussitôt que l'iode est mis en liberté; si les iodures sont solides,
on les chauffe avec du bi=sulfate de potasse, il s'en dégage de
l'acide sulfureux et de la vapeur d'iode.

L'iode communique à ses composés les propriétés médicales
qui lui appartiennent; elles se combinent souvent aux propriétés
qui appartiennent en propre à la base de l'iodure.

## IODURE DE POTASSIUM.

L'iode et le potassium forment trois combinaisons, savoir :
L'iodure de potassium, composé de 1 pp. potassium (23,67),
1 pp. iode (76,33).

Le biodure, composé de 1 pp. potassium, 2 pp. iode.

Le triodure est composé de 1 pp. potassium, 3 pp. iode.

Les deux derniers s'obtiennent en surajoutant de l'iode à
une dissolution d'iodure ordinaire.

L'iodure de potassium ( iodure potassique, hydriodate de
potasse ) est blanc; il cristallise en cubes qui ne contiennent pas
d'eau; sa saveur est âcre; il est déliquescent et extrêmement
soluble dans l'eau. 100 parties d'eau à + 18 dissolvent 148
parties d'iodure de potassium; il se dissout aussi dans l'alcool :
il en faut environ 5 fois son poids.

Le meilleur procédé pour obtenir ce sel est celui de Baup et
Caillot.

Pr. : Iode......................... 2 livres.
Limaille de fer................... 10 onces.
Carbonate de potasse pur........ S. Q.   à peu près 26 onces.

On met dans une chaudière de fonte environ 10 livres d'eau froide ; on y ajoute successivement l'iode et le fer, et l'on agite avec une spatule de fer, jusqu'à ce que la liqueur soit en grande partie décolorée ; on chauffe alors pour achever la décoloration ; quand au contraire on opère sur des masses considérables, il est bon de n'ajouter l'iode que par portions, car la chaleur qui résulte de sa combinaison avec le fer pourrait en volatiliser beaucoup.

La liqueur est d'abord très-foncée, parce qu'il se fait un iodure de fer ioduré, puis elle se décolore, parce que le fer métallique s'empare de cet excès d'iode ; on reconnaît que la réaction est terminée à ce que la liqueur est décolorée ou du moins n'a plus que la légère teinte verte propre aux protosels de fer. Alors on filtre et on lave l'excès de fer avec de l'eau que l'on ajoute à la première liqueur. On a une dissolution d'iodure de fer.

On verse dans cette dissolution un petit excès de carbonate de potasse, de manière à ce qu'il cesse de s'y former un précipité. Il se fait de l'iodure de potassium qui reste en dissolution, et du carbonate de fer, que l'on sépare par le repos et que l'on lave à plusieurs reprises à l'eau bouillante. Toutes les liqueurs sont réunies et on les évapore à siccité dans une chaudière de fonte ; le produit est de l'iodure de potassium mélangé d'un peu de fer ; on le fait redissoudre dans 4 à 5 parties d'eau ; on filtre et l'on évapore dans une capsule de porcelaine ; on met la capsule sur un bain de sable et l'on y concentre les liqueurs en ayant soin de remplacer la perte qui résulte de l'évaporation par une nouvelle quantité de dissolution ; quand les liqueurs sont très-concentrées ; on laisse refroidir la capsule sur le bain de sable même. On obtient de fort beaux cristaux cubiques d'iodure de potassium.

Les eaux-mères fournissent, par des évaporations et des cristallisations successives, de nouveaux cristaux dont les derniers ont besoin d'être soumis à une nouvelle cristallisation.

SOLUTION D'IODURE DE POTASSIUM.

Pr. : Iodure de potassium.................... 1/2 gros.
   Eau distillée........................ 1 once.

S. Magendie.

### SOLUTION ATROPHIQUE.

Pr. : Eau de laitue.......................... 8 onces.
— menthe........................... 2 onces.
Iodure de potassium.................. 4 gros.
Sirop de guimauve.................... 1 once.

**F. S. A.**

Conseillée par **M.** Magendie contre l'hypertrophie du cœur chez les jeunes sujets ; il lui associe souvent la teinture de digitale. La dose est de 1 à 2 petites cuillerées par jour.

### POMMADE HYDRIODATÉE.

Pr. : Iodure de potassium.................. 1 gros.
Axonge récente....................... 1 once.

Mêlez sur un porphyre.

Quand la graisse que l'on emploie est récente, la pommade est blanche au moment où elle vient d'être préparée, mais elle se colore peu à peu à l'air ; quand l'hydriodate est légèrement alcalin, la pommade est blanche encore et se conserve encore long-temps en cet état, parce qu'il ne s'établit aucune réaction entre la graisse et le sel.

Cette pommade est colorée même au moment où on vient de la préparer si la graisse n'est pas très-fraîche. C'est que, sous l'influence de la graisse acide, le potassium s'oxide et l'iode est mis en liberté et colore la pommade.....

### EAU MINÉRALE IODURÉE.

Pr. : Iode très-pur...................... 4 grains.
Iodure de potassium................. 8 grains.
Eau distillée ...................... 1 litre.

S. (Lugol).

Cette formule est celle adoptée en dernier lieu par M. Lugol ; elle est fort commode pour l'emploi et l'usage ; chaque décilitre contient 2/5 de grain d'iode, chaque demi-décilitre en contient 1/5 de grain. Dans cette préparation comme dans toutes celles qui suivent, la matière médicamenteuse que l'on emploie est un mélange d'iodure et de biodure de potassium.

Les premières formules d'eaux iodurées consistaient dans

une dissolution d'iode dans l'eau facilitée par la présence du sel marin ; puis M. Lugol a donné la préférence à l'iodure de potassium, suivant les formules suivantes :

|  | N. 1. | N. 2. | N. 3. |
|---|---|---|---|
| Iode.................. | 3/4 grain. | 1 gr. | 1 1/4 grain. |
| Iodure de potassium.. | 1 1/2 | 2 | 2 1/2 |
| Eau distillée.......... | 8 onces. | 8 onces. | 8 onces. |

Il préfère maintenant la première formule, qui apporte avec elle moins de chances d'erreurs.

SOLUTION IODURÉE RUBÉFIANTE.

| Pr. : Iode ................................ | 4 gros. |
|---|---|
| Iodure de potassium................ | 1 once. |
| Eau distillée........................ | 6 onces. |

## F. S. A. ( Lugol. )

On conserve la solution dans un flacon bouché à l'émeri. Elle sert à exciter les ulcères scrophuleux et l'orifice extérieur des trajets fistuleux ; on l'emploie aussi pour faire des cataplasmes iodurés ; on l'y ajoute quand ils sont suffisamment refroidis.

IODE CAUSTIQUE.

| Pr. : Iode................................. | 1 once. |
|---|---|
| Iodure de potassium................ | 1 |
| Eau distillée........................ | 2 |

## F. S. A. ( Lugol. )

Cette solution forme des escarres sur les parties qu'elle touche ; on l'emploie quand la solution rubéfiante n'a plus d'effet, et pour châtier la peau qui borde certains ulcères tuberculeux.

BAINS IODURÉS.

| Pr. : Iode ............................. | 2 gros. |
|---|---|
| Iodure de potassium ............... | 4 gros. |
| Eau.................................. | 6 décalitres. |

## F. S. A. (Lugol.)

Cette dose est la dose ordinaire pour un bain, mais elle peut facilement être augmentée ou diminuée d'une manière exacte.

En effet, chaque décilitre contient 1 scrupule, ou 24 grains d'iode et le double d'iodure de potassium.

Les bains iodurés doivent être pris dans des baignoires de bois, car l'iode attaque fortement tous les métaux.

### COLLYRE IODURÉ.

    Pr. Iode ..................................... 1 à 2 grains.
        Iodure de potassium..................... 24 grains.
        Eau de roses............................. 6 onces.

F. S. A. (Magendie.) Contre les ophthalmies scrophuleuses.

### POMMADE IODURÉE

|  | N. 1. | N. 2. | N. 3. | N. 4. |
|---|---|---|---|---|
| Iode | 12 grains. | 18 grains. | 21 grains. | 24 grains. |
| Iodure de potassium | 24 gr. | 2 gros. | 2 gros 1/2. | 2 gros 1/2. |
| Axonge | 2 onces. | 2 onces | 2 onces. | 2 onces. |

Ces pommades ont une couleur d'acajou. Elles sont employées en frictions, mais surtout au pansement des ulcères scrophuleux.

### IODURE DE BARIUM.
(Iodure barytique. Hydriodate de baryte.)

L'Iodure de barium est un sel blanc d'une saveur âcre, qui cristallise en petites aiguilles ; il est déliquescent et très-soluble dans l'eau ; sa dissolution se décompose promptement au contact de l'air ; il se sépare du carbonate de baryte, et il se fait une solution colorée d'iodure de barium ioduré. L'iodure de barium a été employé par M. Lugol contre quelques engorgemens scrophuleux.

Il est composé de, barium, 1 pp. 35, 17, iode, 1 pp. 64, 83.

Pour l'obtenir on peut employer un procédé analogue à celui qui sert à la préparation de l'iodure de potassium, c'est-à-dire précipiter la dissolution d'iodure de fer par la baryte, mais ce procédé n'est pas très bon ; la baryte ne précipitant qu'incomplètement l'oxide de fer, il faut évaporer à siccité et reprendre par l'eau et évaporer de nouveau à plusieurs reprises, ce qui ne suffit pas encore pour purifier le sel.

M. Henry fils a donné un procédé qui est préférable. On prend le sulfure de barium qui résulte de la calcination du sul=

fate de baryte avec le charbon. (*Voy.* Sülfüre de barium.). On
le dissout dans l'eau, et on filtre pour séparer le sulfate de
baryte indécomposé et l'excès de charbon ; on verse peu à peu
dans cette dissolution de sulfure de barium une dissolution
concentrée d'iode dans l'alcool, aussi long-temps qu'il se fait
un précipité blanc. L'iode se combine au barium, et le soufre
précipité est séparé par le filtre ; on évapore les liqueurs presque à siccité, on reprend par un peu d'eau, et on filtre ; on
évapore rapidement à siccité dans une fiole, de manière à préserver l'iodure de la décomposition par l'air ; on casse la fiole,
on retire le produit et on le conserve dans des vases bien
bouchés.

### POMMADE D'IODURE DE BARIUM.

Pr. : Iodure de barium...................... 4 grains,
Axonge............................. 1 once.

Mélez.

## HYDRIODATE D'AMMONIAQUE.

L'hydriodate d'ammoniaque cristallise en cubes, il est volatil,
déliquescent, très soluble dans l'eau, il s'altère très promptement à l'air, parce que l'oxigène brûle une partie de l'hydrogène de l'acide hydriodique, et met à nu de l'iode, qui se
combine à l'hydriodate d'ammoniaque et qui le colore. Il est
composé de 1 pp. d'ammoniaque ; 1 pp. d'acide hydriodique.
Il est quelquefois employé dans le traitement des scrophules
et des maladies de la peau. On le prépare de la manière suivante.

On prépare une solution d'iodure de fer, ainsi qu'il a été
dit à l'article iodure de potassium, et l'on précipite cette dissolution par le carbonate d'ammoniaque, au lieu de la précipiter par le carbonate de potasse, la liqueur filtrée est évaporée
très rapidement jusqu'à forte pellicule, et on fait cristalliser.

La difficulté est d'obtenir un sel blanc, à cause de l'altération que lui fait éprouver le contact de l'air. Il faut pendant le
temps que dure l'opération, entretenir la liqueur légèrement
ammoniacale, en y ajoutant de temps en temps un peu d'am-

moniaque caustique; c'est surtout au moment où la cristallisation va se faire, qu'il est important de tenir les liqueurs un peu alcalines.

On fait égoutter le sel, et s'il est coloré on le lave dans un entonnoir avec une eau légèrement ammoniacale.

## IODURE DE FER.

*Voyez* **PRÉPARATIONS DU FER.**

## IODURE DE PLOMB.

L'iodure de plomb est d'un beau jaune citron. Il est soluble dans 1235 parties d'eau froide. Il est un peu plus soluble dans l'eau bouillante (1/192), et il se précipite par le refroidissement en paillettes qui ont un vif éclat. Il perd une partie de cet éclat en séchant; il se ternit encore plus par son exposition à la lumière. Il est formé, 1 pp. plomb, 45, 04; 1 pp. iode, 54, 96.

On l'obtient en versant une dissolution bien neutre d'iodure de potassium dans une dissolution d'acétate de plomb, jusqu'à ce qu'il ne se fasse plus de précipité; on lave celui-ci à plusieurs eaux, et on le fait sécher.

On préfère verser l'iodure dans l'acétate, parce que l'iodure de plomb formé en premier se redissoudrait dans l'iodure de potassium. En opérant comme nous l'avons dit, il y a un petit excès d'iodure de potassium dans les liqueurs; on peut par économie le précipiter par un peu d'acétate de plomb, de manière à ce que ce soit ce dernier sel qui domine dans les liqueurs.

Avant de précipiter la dissolution d'acétate de plomb, il faut y ajouter un peu d'acide acétique; c'est pour ramener à l'état de sel neutre un petit excès de base qu'il contient toujours; le sel qui doit être précipité par l'iodure de potassium ne devant pas être basique. On est sûr qu'il en est ainsi, quand la dissolution de l'acétate de plomb n'est plus troublée par l'acide carbonique. Un petit excès d'acide acétique ne nuit pas à l'opération; mais un excès de base fait que le précipité contient de l'oxido-iodure de plomb, dont la teinte est très-pâle ( Denot ).

Pr. : Iodure de plomb...................... 1 à 2 gros.
    Axonge ............................. 1 once.

M.

## IODURE DE SOUFRE.

L'iodure de soufre résulte de la combinaison du soufre avec l'iode. Il existe certainement plusieurs degrés de combinaison de ces deux corps ; mais ils ont été fort mal étudiés. L'iodure de soufre médicinal est composé, à très-peu près, de : 1 pp. iode , 79,70 ; 2 pp. soufre, 20,30.

Il forme une masse brune, à texture cristalline.

On obtient l'iodure de soufre par la combinaison directe de l'iode et du soufre ; la réaction est vive et même dangereuse quand on opère sur des masses un peu considérables. Il faut opérer de la manière suivante :

On broie ensemble l'iode et le soufre dans un mortier de marbre ; on introduit la poudre dans une cornue de verre , et on la place sur une grille ou sur un triangle dans un fourneau de réverbère ; on met au-dessous quelques petits charbons allumés , de manière à élever très-peu la température. On voit peu à peu la couleur du mélange se foncer à partir du fond ; ce changement gagne peu à peu jusqu'à la surface ; il est le résultat de la réaction chimique qui s'exerce entre les deux corps ; on augmente alors un peu le feu, de manière à porter à la fusion.

Au lieu de déterminer une action lente, si on chauffait de suite le mélange un peu plus fort , la combinaison se ferait avec une espèce d'explosion, dont le moindre inconvénient serait de faire perdre une partie de la matière. En suivant le procédé que j'ai donné, cet inconvénient ne se présente jamais. On ne peut éviter que pendant la fusion il n'y ait une portion d'iode vola-tilisée ; mais quand la masse est fondue, on incline la cornue de manière à incorporer de nouveau à la masse toutes les portions d'iode qui s'étaient attachées contre les parois supérieures.

On laisse refroidir; et l'on casse la cornue pour enlever l'iodure. On le conserve dans des vases bien fermés.

### POMMADE D'IODURE DE SOUFRE.

Pr. : Iodure de soufre................... 24 à 36 grains.
Axonge ............................. 1 once.

M.

Employée par M. Biett contre quelques affections cutanées.

# DES PRÉPARATIONS DU SOUFRE.

## SOUFRE.

Le soufre est un corps simple ; il est solide, d'une couleur citrine, sans saveur; il prend une légère odeur par le frottement, il entre en fusion entre 107 et 109 ; il est alors très liquide et d'une couleur jaune; vers 160° il commence à s'épaissir et à prendre une couleur rougeâtre. Ce phénomène augmente de plus en plus jusque vers 250°, si on refroidit brusquement le soufre ainsi coloré, il reste mou pendant quelque temps. Le soufre fondu bout et se volatilise à 316°. Quand il est fondu il brûle au contact de l'air avec une flamme bleue, en formant des vapeurs piquantes d'acide sulfureux. Il est insoluble dans l'eau ; l'alcool en dissout très peu ; les huiles fixes et volatiles en dissolvent, l'altèrent peut être, et le laissent déposer cristallisé par le refroidissement. Le nombre proportionnel du soufre est 20,11.

Le soufre est l'un des médicamens précieux que possède la matière médicale. A l'intérieur on l'emploie comme dépuratif fondant et expectorant ; il agit sur le système lymphatique et cutané, et il augmente les sécrétions des membranes muqueuses ; à haute dose il est purgatif : mais c'est surtout dans le traitement des maladies cutanées que le soufre est employé journellement et avec succès, pour la guérison des dartres, de la gale. Il communique toutes ses propriétés à certains composés chimiques dont il fait partie.

Le soufre est fourni par le commerce en deux états, en bâtons cylindriques, c'est le soufre en canon; sous forme de poussière jaune, c'est le soufre sublimé ou fleur de soufre; on purifie la fleur de soufre, mais on prépare aussi pour la médecine du soufre très divisé par voie de précipitation.

### SOUFRE LAVÉ.

Pr. : Fleurs de soufre du commerce.......... Q. V.

On délaie peu à peu la fleur de soufre dans l'eau bouillante, de manière à en faire d'abord une pâte bien homogène, dans laquelle toutes les surfaces du soufre aient été mouillées par l'eau; on achève alors de délayer cette poudre dans l'eau bouillante; on laisse déposer, on décante et on lave ainsi à plusieurs reprises; quand l'eau qui surnage le soufre n'a plus aucune action sur le papier de tournesol, on met le soufre à égoutter sur des toiles et on le fait sécher.

Le but que l'on se propose dans cette opération est de débarrasser le soufre de l'acide sulfurique qu'il contient. Pendant la sublimation du soufre, il s'est fait de l'acide sulfureux, qui est resté adhérent aux particules soufrées, et qui, par l'action de l'air humide, s'est changé en acide sulfurique; les lavages en débarrassent tout-à-fait le soufre. Ceci est surtout nécessaire quand le soufre doit faire partie de quelque préparation destinée à l'usage interne.

### SOUFRE PRÉCIPITÉ.
#### (Magistère de soufre.)

Pr. : Persulfure de chaux ou de potasse......... Q. V.
      Acide hydrochlorique du commerce.... Q. S.

On se sert pour cette opération du sulfure de potasse liquide ou du sulfure de chaux liquide, que l'on a obtenu par la voie humide et qui sont saturés de soufre; mais il faut les préparer dans des vases non métalliques. On les étend de 40 à 50 fois leur poids d'eau au moins et on y verse par petites parties l'acide hydrochlorique, en agitant continuellement jusqu'à ce que les liqueurs soient devenues assez fortement acides et qu'il cesse de se déposer du soufre; on laisse déposer, on décante et on rejette les liqueurs surnageantes; on lave le soufre à plusieurs reprises jusqu'à ce que les eaux de lavage soient sans action sur le papier de tournesol; on le fait égoutter sur une toile et on le fait sécher à l'air libre.

La décomposition du sulfure alcalin par l'acide doit être faite en plein air et même dans un courant d'air; l'observateur doit se placer du côté où le courant arrive, pour se mettre tout-à-fait à l'abri du danger. Il se dégage en effet une abondante quantité d'hydrogène sulfuré qu'il serait dangereux de respirer; il est même convenable d'enflammer ce gaz à mesure qu'il s'échappe de la liqueur (Voir, pour la théorie de l'opération, p. 389). Le soufre précipité contient en combinaison une certaine quantité d'hydrogène sulfuré. Il paraît être beaucoup plus actif que le soufre lavé.

Le soufre s'administre à l'intérieur, soit seul, soit mêlé à des matières qui rendent son administration plus facile, ou qui ajoutent à son action. C'est ainsi qu'on le mêle au sucre, à la magnésie, à la scille, au camphre, au nitre, etc. Les formulaires regorgent de recettes de ce genre, que le médecin fait mieux de prescrire et de doser lui-même suivant le besoin.

## TABLETTES DE SOUFRE.

| | |
|---|---|
| Pr. : Soufre lavé | 1 once. |
| Sucre en poudre | 8 onces. |
| Gomme adragante | 1 gros. |
| Eau de roses | 1 once. |

On fait un mucilage avec l'eau de rose et la gomme à la manière ordinaire, et on prépare des pastilles de 18 grains.

La poudre qui sert à préparer ces pastilles a peu de liant, et, pour cette raison, il faut forcer la proportion de gomme un peu plus que pour les autres tablettes.

### TABLETTES DE SOUFRE COMPOSÉES.

Pr. : Soufre lavé............................ 6 gros.
Fleurs de benjoin......................... 30 grains.
Iris de Florence.......................... 100 grains.
Huile d'anis.............................. 20 grains.
Sucre..................................... 1 livre.
Mucilage de gomme adragante........... S. Q.

F. S. A.

### CÉRAT SOUFRÉ.

Pr. : Fleurs de soufre...................... 6 parties.
Cérat de Galien......................... 13
Huile d'amandes douces................. 1

On triture le soufre avec le cérat, et quand le mélange est bien exact, on ajoute l'huile que l'on mêle à son tour, en agitant encore quelques instans.

### POMMADE SOUFRÉE.

Pr. : Feurs de soufre....................... 1 partie.
Axonge.................................... 3

M.

### POMMADE ANTIPSORIQUE.

Pr. : Fleurs de soufre...................... 15 parties.
Sel ammoniac............................. 1
Alun..................................... 1
Axonge................................... 30

On réduit les sels en poudre fine, et on les incorpore à l'axonge en même temps que le soufre.

### POMMADE D'HELMERICH.

( Pommade sulfo-alcaline. ).

Pr. : Fleurs de soufre...................... 2 parties.
Carbonate de potasse sec .............. 1
Axonge................................... 8

M.

POMMADE SULFO-SAVONNEUSE.

Pr. : Savon blanc...................... 1 partie.
    Eau............................. 3
    Soufre........................... 1

On divise le savon dans l'eau à l'aide d'une douce chaleur, dans un vase d'argent ou de porcelaine, et l'on ajoute le soufre.

## HYDROGÈNE SULFURÉ.

( Acide hydrosulfurique, acide sulfhydrique. )

L'hydrogène sulfuré est gazeux, incolore; il a une odeur fétide qui ressemble tout-à-fait à celle des œufs pourris. Sa densité est de 1,19. Il est extrêmement vénéneux; il est soluble dans l'eau. L'air le décompose lentement en brûlant l'hydrogène et en séparant le soufre. Il noircit la plupart des métaux, et précipite un grand nombre de dissolutions salines en formant des sulfures métalliques.

Il est composé de :

1 pp. soufre, 94.16; 1 pp. hydrogène, 5,84.

Il contient 1 volume d'hydrogène égal au sien.

On ne l'emploie en médecine que sous forme de dissolution aqueuse. Il entre dans la composition de plusieurs eaux minérales. On le prépare par différens procédés.

1°    Pr. : Sulfure d'antimoine en poudre...... 1 partie.
        Acide hydrochlorique du commerce.: 4

On opère dans une fiole, dans un matras ou dans une cornue en grès, suivant la quantité de matières que l'on emploie. On verse l'acide hydrochlorique sur le sulfure métallique, et l'on aide l'action d'une douce chaleur, que l'on continue à faire agir, tant qu'il se dégage de l'hydrogène sulfuré. La réaction consiste dans la décomposition mutuelle de l'acide et du sulfure. Le chlore de l'acide hydrochlorique se combine à l'antimoine et constitue du chlorure d'antimoine, en même temps que l'hydrogène de l'acide se combine au soufre et forme de l'hydrogène sulfuré. Il reste dans le vase distillatoire du chlorure d'antimoine qui est tenu en dissolution dans l'eau de l'acide à la faveur de la portion de cet acide qui n'a pas été altérée.

2.                                     25

2°    Pr. : Sulfure de fer...................... 2 parties.
           Acide hydrochlorique................. 3

Il faut verser l'acide par portions sur le sulfure de fer, car ici la décomposition est bien plus vive qu'avec le sulfure d'antimoine. La réaction est du même genre ; il se fait du chlorure de fer et de l'acide hydrosulfurique. On active la décomposition à l'aide d'une douce chaleur. On peut remplacer l'acide hydrochlorique par l'acide sulfurique étendu de deux et trois fois son poids d'eau ; le résultat est le même, bien que le mode d'action soit changé. Alors l'eau est décomposée ; son oxigène fait passer le fer à l'état de protoxide, lequel se combine à l'acide sulfurique, tandis que l'hydrogène se combine au soufre et produit l'hydrogène sulfuré.

3°    Pr. : Limaille de fer...................... 2
           Soufre ............................... 1

On mélange les deux corps ; on les met dans un matras, et on y ajoute assez d'eau pour faire une bouillie. On chauffe un peu le matras pour faciliter la réaction ; elle se manifeste par un grand dégagement de chaleur et par la couleur noire que prend la masse. Quand elle est arrivée à ce point, on adapte au matras un bouchon et les tubes convenables, et l'on introduit par parties de l'acide sulfurique étendu ou de l'acide hydrochlorique qui dégage du gaz hydrogène sulfuré.

L'opération consiste ici à faire le sulfure de fer au moment même de l'opération ; on évite ainsi l'embarras qui accompagne la fabrication du sulfure de fer ; et l'on obtient en quelques instans une matière que son grand état de division rend facilement attaquable et qui donne de l'hydrogène sulfuré avec la plus grande facilité ; aussi, cette méthode qui a été donnée par M. Gay-Lussac, est-elle très-commode dans les laboratoires. Elle est fondée sur la facilité avec laquelle le fer et le soufre se combinent avec l'aide de l'eau et d'une douce chaleur. La masse noire qui se produit est un sulfure de fer hydraté ( hydrosulfate de fer de quelques chimistes ).

Les pharmaciens dans leurs laboratoires donneront habituellement la préférence au traitement du sulfure d'antimoine, parce que cette opération, plus coûteuse en apparence, est cependant plus économique pour eux ; le résidu de l'opération trouvant facilement son emploi pour la préparation du chlorure d'antimoine ou celle de l'émétique. Le traitement par le sulfure d'antimoine est aussi préférable pour les chimistes qui ont besoin d'hydrogène sulfuré exempt d'hydrogène ; car, dans le traitement du sulfure de fer artificiel , on ne saurait répondre que quelques parties de fer n'aient échappé à l'action du soufre et ne donnent de l'hydrogène par le contact de l'acide.

## EAU HYDROSULFURÉE.

On introduit dans un matras ou dans une cornue du sulfure d'antimoine et l'on y ajoute quatre fois son poids d'acide hydrochlorique du commerce ( on pourrait recourir à l'emploi du sulfure de fer ; mais alors il ne faudrait verser l'acide que par parties ). On adapte un appareil de Woulf, composé d'un premier flacon contenant peu d'eau et destiné à retenir l'acide hydrochlorique qui pourrait passer à la distillation. Il est suivi d'une série de flacons presque entièrement remplis d'eau distillée récemment préparée, ou que l'on a fait bouillir pour en chasser l'air ; on fait plonger le tube qui termine l'appareil dans un lait de chaux pour absorber le gaz hydrogène sulfuré qui arrive jusque-là ; on fait marcher l'opération jusqu'à ce que l'eau du dernier flacon refuse absolument d'absorber le gaz , et que, par conséquent, il arrive tout entier dans le lait de chaux ; alors on démonte l'appareil , et l'on distribue rapidement l'eau hydrosulfurée dans des bouteilles que l'on bouche aussitôt et dont on goudronne le bouchon ; c'est qu'en effet l'eau hydrosulfurée se trouble très-rapidement au contact de l'air, parce que l'oxigène brûle l'hydrogène en formant de l'eau, et le soufre se dépose à mesure.

L'eau hydrosulfurée contient deux fois son volume de gaz ; elle sert à la préparation de quelques eaux minérales ; on l'emploie aussi comme réactif.

## SULFURES DES MÉTAUX ALCALIGÈNES,

ou sulfures alcalins.

Le soufre qui se combine à tous les métaux, souvent en plusieurs proportions, forme avec les métaux alcaligénes des composés nombreux qui sont remarquables par leur solubilité, leur odeur et leur saveur hépatique et par l'action médicale énergique qu'ils peuvent exercer. Ils constituent un ordre de médicamens précieux, qui à l'intérieur sont employés comme expectorans, stimulans dans l'asthme, le croup, les catarrhes anciens, mais qui rendent des services bien plus signalés à l'extérieur pour le traitement des maladies cutanées, des scrophules, des plaies anciennes.

Je rapporte les caractères les plus essentiels de ces corps :

Chaque métal forme avec le soufre un premier degré de combinaison; c'est le protosulfure, que l'on distingue le plus ordinairement par la dénomination plus simple de sulfure. Ce protosulfure correspond au protoxide, il est formé d'une proportion de métal et d'une proportion de soufre. Les deux élémens sont dans les mêmes proportions que dans le sulfate neutre, de sorte qu'en fournissant au métal et au soufre la quantité d'oxigène nécessaire pour changer l'un en protoxide et l'autre en acide sulfurique, il en résulterait un sulfate neutre; de même, en désoxigénant le sulfate neutre, il en résulterait un sulfure correspondant au premier degré d'oxidation.

Un sulfure ou proto-sulfure alcalin peut se combiner avec 1 fois, 2, 3, 4 fois autant de soufre qu'il en contient déjà; la combinaison se fait surtout facilement par la voie humide, il en résulte un sulfure plus sulfuré, bi, tri, quadri ou quinti-sulfure; jusqu'à présent on n'a pu obtenir une combinaison plus riche en soufre. Tandis que la dissolution de proto-sulfure est incolore, celle des autres est colorée en jaune brun d'autant plus foncé que la proportion de soufre y est plus grande.

Quand on verse un acide hydraté sur un proto-sulfure, ou dans une dissolution de ce proto-sulfure, l'eau est décomposée, 1 pp. d'oxigène s'unit à 1 pp. de métal pour faire un protoxide alcalin qui s'unit à l'acide, tandis que la proportion d'hydrogène correspondante se combine avec 1 pp. de soufre, et forme du gaz hydrogène sulfuré. Ainsi un proto-sulfure est changé complétement par un acide hydraté en un sel alcalin et en gaz hydrogène sulfuré sans autre produit.

Si l'on se sert d'un sulfure plus sulfuré, la décomposition

de l'eau est encore la même, et donne naissance aux mêmes produits, mais tout l'excédant de soufre est précipité; soit le persulfure de potassium qui contient 5 pp. de soufre, le métal s'oxidera en prenant 1 pp. d'oxigène, et la pp. d'hydrogène se combinera avec 1 pp. de soufre, tandis que les 4 pp. de soufre restantes se déposeront. Les phénomènes sont différens quand on verse le sulfure peu à peu dans l'acide, il se dégage à peine de l'hydrogène sulfuré, il se dépose un composé d'hydrogène et de soufre liquide qui est un persulfure d'hydrogène, et qui a été désigné pendant quelque temps sous le nom de soufre hydrogéné.

Cette différence dans la réaction tient aux circonstances dans lesquelles on opère. Un acide versé dans un persulfure donne toujours du soufre hydrogéné, mais celui-ci est décomposé par le persulfure alcalin; sous son influence il se transforme en soufre qui se dépose, et en hydrogène sulfuré; ce gaz précipite l'excédant de soufre du sulfure métallique, et s'unit au proto-sulfure qu'il a formé en constituant un sulfure double d'hydrogène et de métal. Ainsi le quinti sulfure de potassium laissera déposer 4 atomes de soufre et se changera en une combinaison de proto-sulfure de potassium et d'hydrogène sulfuré, combinaison qui sera détruite par les acides avec dégagement d'hydrogène sulfuré. Tel est précisément ce qui se passe quand on verse l'acide sur le sulfure; car à mesure qu'il s'est fait du soufre hydrogéné, il est décomposé par la portion de sulfure alcalin qui n'a pas été détruite, tandis qu'au contraire en versant le sulfure par petites parties dans l'acide, ce sulfure est décomposé en entier dans le moment même, de sorte qu'il n'en reste pas qui puisse agir sur le soufre hydrogéné.

Quand on laisse à l'air une dissolution de proto-sulfure alcalin, elle se colore peu à peu, et prend une teinte jaune brunâtre qui va toujours en se fonçant de plus en plus; puis une fois le maximum de coloration obtenu, la liqueur se décolore peu à peu, et finit par devenir tout-à-fait incolore.

La coloration de la liqueur est le résultat de la transformation du sulfure au premier degré en sulfure de plus en plus sulfuré; jusqu'à ce qu'enfin il y ait saturation, et alors la liqueur a acquis le maximum de son intensité de coloration. Cet effet est produit par l'absorption de l'oxigène de l'air qui se porte sur le potassium et qui l'oxide, de telle sorte qu'une même quantité de soufre se trouve combinée à une proportion toujours décroissante de métal, jusqu'à ce que tout soit converti en quinti-sulfure et en oxide alcalin ; à cette époque l'oxigène de l'air est encore absorbé, mais il brûle en même temps le soufre et le métal, et il se fait un hyposulfite. Comme celui-ci est incolore, la liqueur se décolore peu à peu à mesure qu'il se forme jusqu'à ce qu'enfin tout le sulfure ait été détruit.

En même temps que ces phénomènes se produisent, il y a absorption d'une quantité variable de l'acide carbonique de l'air, et il se fait des proportions variables de carbonate.

Les proto-sulfures alcalins peuvent se combiner avec l'hydrogène sulfuré, et donner naissance à des composés dans lesquels le sulfure d'hydrogène et le sulfure métallique contiennent tous deux la même quantité de soufre ; ce sont des sels dans lesquels le sulfure d'hydrogène est l'acide, et le sulfure alcalin, est la base ; de-là ces dénominations : sulfhydrate de potassium, de sodium, etc. Ces composés donnent par les acides deux fois autant d'hydrogène sulfuré que les sulfures simples ; ils sont décomposés par le soufre, qui chasse le sulfure d'hydrogène sulfuré et se dissout en donnant un sulfure sulfuré.

On peut se représenter les proto-sulfures alcalins dissous comme une combinaison d'hydrogène sulfuré et d'oxide ; de-là le nom d'hydrosulfates qu'ils ont porté. Dans cette hypothèse, ces hydrosulfates seraient des sels neutres ; tandis que les sulfhydrates seraient des sels avec excès d'acide ; la proportion d'hydrogène sulfuré qui s'y trouve serait le double de celle qui existe dans les hydrosulfates simples ; de-là le nom de bi-hydrosulfates. On les obtient en faisant passer un excès d'hydrogène sulfuré dans une dissolution alcaline.

## SULFURE DE POTASSIUM.

Les sulfures de potassium sont ainsi composés :

|  | Potassium. | Soufre. |
|---|---|---|
| Sulfure, | 70,9 | 29,1 |
| Bi-sulfure, | 54,9 | 45,1 |

Tri-sulfure,              44,8        55,2
Quadri-sulfure,           37,8        62,2
Quinti-sulfure,           32,75       67,25

Aucun d'eux n'est employé en médecine à l'état de pureté. Les sulfures sulfurés font partie des composés connus sous le nom de foie de soufre ou de sulfure de potasse.

## FOIE DE SOUFRE.
### (Sulfure de potasse.)

#### SULFURE DE POTASSE SEC.

Pr. : Soufre sublimé ....................... 2
      Carbonate de potasse pur desséché.... 3,4

On mélange bien exactement les deux matières; on les introduit dans un matras à fond-plat, et l'on chauffe graduellement au bain de sable, jusqu'à ce que la matière soit en fusion tranquille. On laisse refroidir; on casse le matras pour avoir le produit, que l'on enferme dans des vases bien bouchés.

Dans cette opération, l'acide carbonique du carbonate de potasse est éliminé, et l'on s'aperçoit qu'il l'a été entièrement lorsque la masse du sulfure cesse de se boursoufler : le soufre réagit sur la potasse; sur 4 pp. de potasse, 3 cèdent leur oxigène au soufre; il en résulte 1 pp. d'acide sulfurique qui s'unit à la proportion de potasse indécomposée pour constituer du sulfate de potasse; les 3 pp. de potassium mises à nu s'unissent au soufre et forment du trisulfure de potassium. On voit que la réaction a lieu entre 4 pp. de carbonate de potasse et 10 pp. de soufre; et les quantités théoriques de matière qu'il faut employer pour arriver à ce résultat sont celles que nous avons données. Si l'on employait plus de soufre, il se ferait une portion d'un sulfure plus sulfuré; si on augmentait la quantité de potasse, comme l'a fait le Codex (1 p. soufre, 2 p. carbonate), il resterait du carbonate alcalin à l'état de mélange; ce n'est qu'à la chaleur rouge blanche que le soufre du trisulfure agirait sur lui, en se changeant lui-même en bi-sulfure de potassium. Le foie de soufre de nos boutiques est donc un mélange de 1 pp. de sulfate de potasse et de 3 pp. de trisulfure de potassium.

Il faut préparer dans un matras de verre et avec du carbonate de potasse pur le sulfure de potasse destiné à l'usage interne ; quand on le destine à préparer des bains, on agit alors sur des masses considérables, et l'on opère dans une chaudière de fonte, que l'on couvre pendant l'opération ; on remplace aussi le sel de potasse pur par la potasse perlasse du commerce, et comme celle-ci contient des sels étrangers, on augmente la quantité d'alcali. On emploie alors 2 p. potasse, 1 p. de soufre ; du reste, on opère comme nous l'avons dit ; quand la matière est en fonte tranquille, on la coule sur des plaques de tôle.

### FOIE DE SOUFRE LIQUIDE.
(Sulfure de potasse liquide.)

On obtient le foie de soufre liquide par deux procédés différens ; par la dissolution du sulfure de potasse sec dans l'eau, ou par l'ébullition du soufre avec une dissolution de potasse caustique ; la nature du produit n'est pas la même dans l'une et l'autre opération.

#### Première Formule.

Pr. : Sulfure de potasse sec................ 1
Eau.................................. S. Q.

Faites dissoudre et filtrez. La liqueur doit marquer 30 degrés à l'aréomètre de Baumé.

Quand on fait la solution avec du sulfure de potasse pur, tel que celui que l'on obtient avec du carbonate de potasse à l'état de pureté, il faut presque exactement 2 parties d'eau pour une de sulfure ; mais quand on se sert du sulfure de potasse préparé avec la potasse du commerce, on ne peut préciser aussi exactement la quantité d'eau, parce que la composition du sulfure est plus sujette à varier. Cependant on s'éloigne peu du rapport de 1 à 2, et le sulfure liquide qui est employé pour bain est dosé pour l'effet médical d'une manière suffisamment exacte en partant de cette donnée ; il contient le tiers de son poids de sulfure de potasse réel.

La formule du sulfure de potasse liquide que je viens de rapporter fournit le sulfure liquide qui est employé dans les hôpitaux de Paris, et en particulier à l'hôpital Saint-Louis, où l'on fait une si énorme consommation de bains sulfureux ; ce sera sans doute pour les praticiens une raison de l'adopter de préférence, d'autant plus que le Codex ne fait pas mention du sulfure préparé par la voie humide, dont la composition, comme nous allons le voir, est fort différente.

### Deuxième Formule.

Pr. : Fleur de soufre...................... 1 partie.
Potasse caustique liquide à 35 degrés.. 3

On délaye le soufre dans la dissolution alcaline, et on le fait dissoudre soit dans un matras, soit dans une bassine de fonte ; on conserve le produit dans des vases bien bouchés.

La réaction qui se produit ici consiste bien encore dans l'oxidation du soufre aux dépens de la potasse ; mais la nature des produits est modifiée. A cette température peu élevée, ce n'est plus de l'acide sulfurique, mais de l'acide hyposulfureux qui se forme, et le métal alcalin se sature aisément de soufre. La réaction s'établit entre 8 pp. de potasse (oxide supposé sec) et 36 pp. de soufre. Six proportions de potasse sont désoxidées, et les 6 pp. de potassium qui en résultent se combinent à 30 pp. de soufre pour constituer du quinti-sulfure de potassium. Les 6 pp. d'oxigène provenant de la potasse se combinent à 6 pp. de soufre pour constituer 3 pp. d'acide hyposulfureux, qui s'unissent aux 2 pp. de potasse indécomposée, et constituent de l'hyposulfite de potasse. Cet hyposulfite a cela de remarquable, que l'oxigène de l'oxide est le 1/3 de l'oxigène de l'acide, ce qui n'est pas la loi ordinaire de composition de ce genre de sels.

La dissolution de foie de soufre liquide a une couleur très-foncée ; elle peut dissoudre un excès de soufre que l'eau en précipite. Elle se conserve sans altération dans un vase clos ; mais à l'air elle se trouble rapidement, parce qu'il se forme un hyposulfite et qu'il se dépose du soufre. Obtenu ainsi qu'il vient d'être dit, elle marque 42° à l'aréomètre. C'est la formule qui a été adoptée par MM. Henry et Guibourt ; en cet

état, le sulfure contient près de moitié de son poids d'un foie
de soufre saturé de soufre.

La dissolution de foie de soufre obtenue par la voie humide
diffère toujours de celle que donnerait le sulfure sec en se dissolvant dans l'eau, en ce qu'elle contient de l'hyposulfite et
non du sulfate de potasse, ce qui a peu d'influence sur l'effet
médical; et en ce qu'elle contient du sulfure saturé de soufre
et non du tri-sulfure, ce qui peut modifier ses effets.

### SIROP DE SULFURE DE POTASSE.

```
Pr. : Sulfure de potasse sec ............... 192 grains.
      Eau distillée....................:::.   8 onces.
      Sucre très-blanc.....................   1 livre.
```

On fait dissoudre le sulfure dans l'eau, on filtre la dissolution, on la met dans un matras de verre, on ajoute le sucre
que l'on fait fondre à une douce chaleur ; on conserve ce sirop
dans des vases de petite capacité que l'on bouche avec grand
soin. Chaque once de sirop contient **8** grains de sulfure sec.

MM. Planche et Boullay ont fait remarquer l'avantage
qu'aurait une formule qui permettrait de préparer ce sirop au
moment même du besoin, car il est singulièrement altérable.
En suivant cette idée, on arrive à la formule suivante.

```
Pr. : Sulfure de potasse sec. .   8 grains ou 192 grains
      Eau...................:...  16 grains    884
      Sirop de sucre blanc:...   1 once       1 livre 1/2
```

On dissout le sulfure dans l'eau, on ajoute la solution au
sirop.

Le sulfure de potasse, qui doit servir à la préparation du
sirop, est le sulfure de potasse obtenu par la voie sèche avec
le carbonate de potasse pur; il se dissout entièrement dans
l'eau. Il est important pour cette préparation, qui est destinée
à l'usage interne, que le sulfure soit dosé avec la plus grande
exactitude, ce qu'il serait impossible de faire en employant
le sulfure commun.

MM. Henry et Guibourt font préparer ce sirop en ajoutant

au sirop le sulfure de potasse liquide obtenu avec la potasse liquide à 35°. Je n'ai pas adopté leur formule, parce que c'est le sulfure de potasse sec, contenant le tri-sulfure de potassium que M. Chaussier a fait originairement entrer dans le sirop de sulfure de potasse, et parce que le sulfure de potasse liquide se conserve bien plus difficilement en bon état que le sulfure sec. La dissolution de celui-ci dans l'eau se fait si promptement, que la préparation reste magistrale, et c'est le but que l'on voulait atteindre en modifiant la formule primitive.

### BAINS SULFUREUX.

On prépare les bains sulfureux en faisant dissoudre dans l'eau du sulfure de potasse sec ou en y mêlant du sulfure de potasse liquide ; la dose doit varier avec la quantité d'eau que l'on emploie, et la force que l'on veut donner au bain. La dose ordinaire est de 3 à 5 onces de sulfure sec ou 8 à 15 onces de sulfure liquide.

Quelquefois, sur la prescription particulière du médecin, on ajoute au bain un peu d'acide sulfurique, toujours en quantité trop faible pour décomposer tout le sulfure. Il en résulte un dépôt de soufre et une séparation d'hydrogène sulfuré qui reste en partie dans l'eau du bain. Cette addition d'acide n'est pas sans danger, et, quand on fait prendre de pareils bains entiers, il faut couvrir la baignoire de manière à ne laisser passer que la tête du malade ; car il pourrait être asphyxié par le gaz hydrogène sulfuré qui est très-délétère. ( *Voyez* BAINS DE BARÉGES, p. 398. )

### LOTION HYDROSULFURÉE DE DUPUYTREN.

Pr. : Sulfure de potasse sec................ 3 onces.
 Eau...................................... 1 livre.

Faites dissoudre et filtrez.

Au moment de l'emploi ajoutez,

 Acide sulfurique concentré............. 1 gros.

que vous aurez étendu d'une petite quantité d'eau.

Employée en lotions contre la gale.

Pr. : Huile d'œillette.................... 2 livres.
Savon blanc....................... 1 livre.
Sulfure de potasse en poudre........ 3 onces.

On ramollit le savon au bain-marie avec un peu d'eau, on ajoute l'huile par parties, et enfin le sulfure
Employé contre la gale.

## SULFURE DE SODIUM.

Il existe pour le sodium comme pour le potassium 5 degrés de sulfuration bien déterminés; le protosulfure, le trisulfure et le quintisulfure sont seuls employés en médecine. Ils sont for‑més , savoir :

|  | Sodium. | Soufre. |
|---|---|---|
| Protosulfure, | 59,1 | 40,9 |
| Trisulfure, | 32,5 | 67,5 |
| Quintisulfure, | 22,43 | 77,57 |

## PROTOSULFURE DE SODIUM.
### ( Hydrosulfate de soude. )

Le protosulfure de sodium cristallisé n'a pas de couleur quand il est parfaitement pur; il est déliquescent et extrême‑ment soluble dans l'eau ; l'alcool en dissout à peine; il s'altère très‑promptement à l'air en se changeant en hyposulfite ; aussi doit-on le conserver dans des vases de petite capacité que l'on bouche avec grand soin. Ce sel n'est employé en médecine qu'à l'état cristallin. En cet état, suivant l'analyse de M. F. Boudet, il est composé de : 1 pp. sulfure de sodium 32,7, 9 pp. eau, 67,3.

Pour l'obtenir, le moyen le plus commode consiste à faire pas‑ser un excès d'hydrogène sulfuré dans une dissolution de soude caustique à 25° jusqu'à ce qu'elle cesse d'absorber le gaz. On se sert de l'appareil décrit t. I$^{er}$, p. 176; seulement la dissolution alcaline doit être mise dans un seul flacon que l'on en remplit aux 3/4. Elle augmente de volume, et elle cristallise au bout d'un temps plus ou moins long; on met les cristaux à égoutter sur un entonnoir et on [les renferme encore humides dans des flacons bien bouchés.

L'hydrosulfate de soude n'est employé qu'à la préparation de l'eau de Barèges et des bains sulfureux.

## SULFURE DE SOUDE.

### SULFURE DE SOUDE SEC.

Pr. : Carbonate de soude sec et pur.......... 27 parties.
    Fleurs de soufre ...................... 20

Opérez comme pour la préparation du sulfure de potasse ; les phénomènes de l'opération et la théorie sont absolument les mêmes. Il est à remarquer qu'à poids égal, ce sulfure sec contient, comme celui de potasse, à peu près exactement les 3/4 de son poids de trisulfure et 1/4 de sulfate; mais il contient chimiquement une proportion plus grande de sulfure parce que la proportion chimique de sodium est plus légère que celle du potassium. Une partie de sulfure sec de potasse représente chimiquement la même quantité de sulfure que 0,8 parties de sulfure sec de soude.

On prépare du sulfure de soude pour bains en opérant dans une bassine de fonte ou en portant la dose de sel de soude du commerce à 30 parties.

### SULFURE DE SOUDE LIQUIDE.

Pr. : Sulfure de soude sec.................. 1 partie.
    Eau.................................. S. Q.

Faites dissoudre ; filtrez. La liqueur doit marquer 25° quand on fait le sulfure de soude avec un sulfure sec préparé avec des matériaux purs ; le sulfure marquant 25° contient presque exactement le quart de son poids de sulfure sec. La proportion est certainement peu différente quand on opère avec du sulfure préparé avec le sel de soude du commerce, et qu'après avoir séparé les matières insolubles par la filtration on en a obtenu une liqueur marquant 25°. Cette densité est celle qui est adoptée depuis long-temps pour la solution de sulfure de soude destinée à fournir des bains imitant l'eau de Barèges, et comme c'est là son seul usage, je n'ai pas cru devoir le changer.

On obtiendrait du sulfure de soude par la voie humide de même que l'on obtient le sulfure de potasse ; la réaction serait la même.

### SIROP DE SULFURE DE SOUDE.

    Pr. : Sulfure de soude pur.................. 8 grains.
          Eau................................... 16 grains.
          Sirop de sucre blanc.................. 1 once.

**F. S. A.**

Ce que nous avons dit sur le sirop de sulfure de potasse est tout-à-fait applicable au sirop de sulfure de soude. Chacun de ces sirops contient la même quantité de sulfure alcalin, savoir : 8 grains par once. Il résulte de cette identité de formule que le sirop de sulfure de soude doit être plus actif que l'autre ; il contient, *proportionnellement* parlant, plus de sulfure, parce que la proportion chimique du sodium pèse moins que celle du potassium. Huit grains en poids de sulfure de soude correspondent chimiquement à 10 grains en poids de sulfure de potasse, et 8 grains en poids de sulfure de potasse correspondent à 6 grains 1/2 de sulfure de soude.

### BAIN DE BARÉGES ARTIFICIEL.

Pour préparer les bains de Barèges artificiels, on emploie le sulfure de soude liquide et une dissolution saline gélatineuse, dans l'intention d'imiter les matières contenues naturellement dans cette eau minérale.

On met, d'une part, dans une bouteille 10 onces de sulfure de soude liquide marquant 25° à l'aréomètre de Baumé.

D'une autre part, on prépare une dissolution gélatineuse suivant la formule suivante :

    Carbonate de soude...................... 2 gros.
    Sulfate de soude........................ 1
    Sel marin............................... 1
    Colle de Flandre........................ 2
    Huile de pétrole rectifiée.............. 5 gouttes.
    Eau..................................... 4 onces.

On dissout d'abord la colle dans l'eau, on ajoute les sels et l'huile de pétrole, et l'on mêle bien par l'agitation.

Au moment de prendre le bain, on mêle successivement à l'eau du bain les deux liqueurs. La dose précédente est celle prescrite ordinairement pour un bain de 300 litres. Elle fournit un médicament efficace, mais qui ne représente que d'une manière fort imparfaite l'eau de Baréges véritable. M. Anglada et depuis M. Boudet fils, ont conseillé de faire entrer l'hydrosulfate de soude pur dans la préparation de ce bain. La formule doit être la même que celle de l'eau de Baréges pour boisson ; seulement, pour plus de commodité dans l'emploi, on fait une dissolution concentrée que l'on mêle à l'eau du bain au moment d'y entrer. Cela donne le moyen au médecin d'augmenter à volonté les doses du principe sulfuré. On a la formule suivante :

| | | |
|---|---|---|
| Hydrosulfate de soude cristallisé...... | 9 gros | 1/2 |
| Carbonate de soude cristallisé ......... | 2 | 1/4 |
| Sulfate de soude cristallisé........... | 9 | 1/4 |
| Sel marin ........................ | | 3/5 |
| Eau privée d'air.................. | 10 onces. | |

On dissout les sels dans l'eau, on ajoute le sulfure, et l'on renferme dans une bouteille que l'on bouche avec soin.

M. Boudet fils a porté à 64 grammes la dose de l'hydrosulfate.

Cette formule rapproche les bains de Baréges artificiels de la composition de l'eau naturelle plus que ne le fait l'emploi du foie de soufre ; mais il n'est pas aussi évident qu'ils soient plus efficaces que les anciens bains sulfureux chargés d'une portion plus grande d'alcali, et contenant un sulfure alcalin plus saturé de soufre. C'est au médecin à décider de la préférence à accorder à l'un ou à l'autre moyen.

## SULFURE DE CALCIUM.

On connaît trois combinaisons du calcium avec le soufre, savoir :

| | Calcium. | Soufre. |
|---|---|---|
| Protosulfure, | 56 | 44 |
| Bisulfure, | 39 | 61 |
| Quintisulfure, | 20,3 | 79,7 |

Le protosulfure est blanc, opaque, peu soluble dans l'eau ; le bisulfure est jaune et très-peu soluble ; on ne l'emploie pas en médecine ; le quintisulfure n'est connu qu'à l'état liquide ; ainsi que le protosulfure il est employé en médecine.

### SULFURE DE CHAUX SEC.

```
1°  Pr. : Sulfate de chaux calciné............... 8 parties.
          Noir de fumée......................... 3
          Huile ................................ S. Q.
```

On mélange exactement le noir de fumée et le plâtre calciné par trituration dans un mortier ; on ajoute au mélange un peu d'huile et l'on triture encore ; on introduit dans une cornue de grès lutée la poudre un peu grasse que l'on a ainsi préparée, et l'on chauffe dans un fourneau à réverbère, à un feu bien soutenu pendant 3 à 4 heures. Le charbon enlève l'oxigène à la chaux et au soufre et il se fait du sulfure de calcium ; l'huile a pour objet de rendre le mélange plus intime ; par la chaleur elle se boursoufle et entraîne avec elle le noir de fumée dans tous les vides que la poudre de sulfate de chaux peut laisser, de sorte que le mélange est très-exact et la réduction plus égale. Celle-ci n'est cependant complète qu'autant que le feu a été entretenu pendant long-temps. Ce procédé est le seul qui donne du sulfure de calcium pur ou presque pur ; mais comme il exige pour sa réussite une chaleur que l'on n'est pas à même de produire dans tous les laboratoires, on a proposé beaucoup d'autres moyens pour obtenir ce médicament.

```
    Pr. : Soufre en fleurs..................... 8 parties.
          Chaux vive en poudre................. 14
```

Mêlez et chauffez, d'abord doucement, puis fortement dans une cornue ; les proportions ci-dessus représentent 4 pp. de chaux vive et 4 pp. de soufre ; qui doivent théoriquement se transformer en 1 pp. de sulfate de chaux et 3 pp. de protosulfure de calcium, car c'est toujours le protosulfure qui se fait à cette température ; mais on obtient réellement un mélange d'une petite quantité de sulfate de chaux et de sulfure de calcium avec beaucoup de chaux indécomposée ; c'est qu'une grande partie du soufre se volatilise sans agir sur la chaux. J'ai tenu au bain de sable un mélange de soufre et de chaux vive fait dans les proportions précédentes ; il s'est séparé en deux couches, l'une inférieure, formée presque entièrement de chaux, l'autre supérieure, contenant plus de soufre ; le tout, pulvérisé et chauffé au rouge, ne m'a laissé qu'un mélange très-pauvre en sulfure de calcium.

C'est sans doute pour améliorer le produit que plusieurs pharmacopées ont augmenté la proportion de soufre. J'ai tenu au bain de sable pendant deux heures un mélange de 1 partie de chaux et de 1 partie 1/2 de soufre ; j'ai obtenu une masse qui paraissait assez homogène, mais qui contenait beaucoup de soufre à l'état de simple mélange ; je l'ai chauffée au rouge, et j'ai obtenu un sulfure plus riche que le précédent ; ainsi il y a avantage à employer un grand excès de soufre ; mais cet excès ne suffit pas encore à la décomposition complète de la chaux.

Quelques pharmacopées remplacent la chaux vive par le carbonate de chaux ; mais l'opération réussit encore plus mal.

Le sulfure de chaux est peu employé en médecine, à cause de son peu de solubilité. Il est employé contre la gale sous le nom de *Poudre de Pyhorel* de la manière suivante : on fait des paquets de sulfure de chaux sec de 1/2 gros et l'on en frictionne le creux de la main, matin et soir en le délayant avec un peu d'huile.

### SULFURE DE CHAUX LIQUIDE.

Pr. : Chauve vive........................... 14 parties.  
Soufre en fleurs....................... 35  
Eau ................................. 150

On éteint la chaux, on la délaie dans l'eau ; l'on ajoute le soufre et l'on fait bouillir pendant une heure au moins en remplaçant à mesure l'eau qui s'évapore ; on filtre ; la liqueur marque 20°.

Les phénomènes qui se passent ici sont les mêmes que ceux que présente la préparation du sulfure de potasse liquide. La réaction a lieu également entre 8 pp. de chaux et 36 de soufre, et le produit est encore 6 pp. de quintisulfure et 2 pp. d'hyposulfite ; seulement ici l'ébullition doit être continuée long-temps, car il se fait d'abord du bisulfure de calcium, qui se dépose avec la chaux sous la forme d'une poudre jaune, qui n'est que peu soluble, même à chaud, et qui n'est convertie en sulfure saturé très-soluble que par une ébullition prolongée.

Le sulfure de chaux liquide est employé comme les autres sulfures alcalins pour la préparation des bains sulfureux.

## DES PRÉPARATIONS DU PHOSPHORE.

### PHOSPHORE.

Le phosphore est un corps simple ; son nombre proportionnel est 39,23. Il est solide, transparent, sans couleur, ou il a une teinte de chair. Sa densité est 1,77. Il répand une odeur faible. Il fond à 35° dans un vase fermé ; mais il se solidifie par l'agitation ; il n'est en véritable fusion qu'à 43°. Il bout à 290 degrés. Il ne brûle pas dans l'oxigène au-dessous de 27°. Si la température est plus élevée, ou que la pression soit plus basse, il s'y enflamme ; la combustion est des plus vives, et il se forme de l'acide phosphorique ; c'est encore de l'acide phosphorique qui se produit quand le phosphore est chauffé dans l'air : il y a combustion très-vive ; mais quand le phosphore est exposé à l'action de l'air humide, à la température ordinaire, il brûle avec un faible dégagement de lumière, qui n'est sensible que dans l'obscurité, et il se produit une dissolution dans l'eau atmosphérique d'un composé d'acide phosphoreux et d'acide phosphorique ( acide phosphatique de M. Dulong ); mais pour peu que la température s'élève, l'inflammation a lieu, et c'est de l'acide phosphorique qui se forme. L'accumulation sur un point de plusieurs bâtons de phosphore exposés à l'air, ou un léger frottement, suffisent pour déterminer cette combustion vive qui rend le phosphore très-dangereux ; aussi doit-on manier ce corps avec les plus grandes précautions ; c'est aussi à cause de l'action oxigénante que l'air exerce sans cesse sur lui que l'on est obligé de le conserver dans des vases remplis d'eau non aérée.

Quand le phosphore est resté long-temps dans l'eau, on le trouve recouvert d'une croûte blanche, que M. Pelouze a reconnue pour un hydrate de phosphore; il est formé de 1 pp. de phosphore et 1 pp. d'eau; quelquefois le phosphore devient rouge; c'est quand il a été exposé dans des vases mal bouchés aux rayons lumineux; la matière rouge est un oxide de phosphore. Il est formé, suivant M. Pelouze, de 3 pp. de phosphore et 2 pp. d'oxigène. Cependant, suivant M. Vögel, le phosphore peut devenir rouge par le seul effet des rayons lumineux et sans la présence de corps oxigénans, auxquels cas la matière rouge formée doit être différente de l'oxide, et doit consister en une véritable modification moléculaire du phosphore.

Le phosphore est peu soluble dans l'eau; il se dissout dans l'alcool, dans l'éther, dans les huiles essentielles et dans les corps gras; il y est plus soluble à chaud qu'à froid, et il se précipite en partie par le refroidissement.

Le phosphore est peu employé en médecine; c'est un excitant très-actif auquel on a attribué une influence très-énergique sur le système nerveux, mais en général ses propriétés médicales sont mal connues.

Un fait qui domine toute l'étude thérapeutique du phosphore, quand on s'occupe de l'introduire dans une préparation et qu'on veut l'administrer à un malade, c'est sa facile combustibilité; quand il est très-divisé, il s'enflamme facilement au contact de l'air; et quand il est en morceaux, une assez légère élévation de température suffit pour produire le même effet. Le phosphore doit être parfaitement divisé, ou mieux encore dissout, et l'on doit exclure de l'usage médical toutes les préparations où il pourrait se trouver en trop grande proportion ou dans un état de division incomplet. J'ajouterai que toutes les préparations qui contiennent du phosphore s'altèrent promptement en absorbant l'oxigène de l'air et en formant de l'acide phosphatique; aussi ces médicamens doivent être préparés en petite quantité, et ils doivent être conservés dans des vases bien bouchés.

### PRÉPARATION DU PHOSPHORE.

Pr. : Os calcinés et pulvérisés.............. 12
Acide sulfurique à 66 degrés........... 9
Eau ................................. S. Q.

On prend de préférence les os de mouton qui sont moins compactes et plus faciles à attaquer.

On fait avec les os pulvérisés et de l'eau, dans un vase en plomb ou en bois, une bouillie claire, et l'on y ajoute peu à peu l'acide sulfurique. Il se produit une effervescence très-vive; il se dégage un gaz très-piquant. La matière s'échauffe et s'épaissit; on la délaye à mesure avec un peu d'eau pour qu'elle ne prenne pas trop de consistance, et on l'abandonne à elle-même pendant 24 heures. Alors on l'étend avec de l'eau bouillante, et on filtre sur une toile. On lave à l'eau bouillante la matière jetée sur le filtre, et on ajoute la liqueur du lavage aux premières portions du liquide. On évapore toutes les liqueurs dans une chaudière de plomb, jusqu'aux 3/4, et on sépare le dépôt de sulfate de chaux qui s'est formé; on remet sur le feu; on évapore en consistance de sirop; on ajoute au liquide 4 ou 5 fois son volume d'eau, et l'on filtre. On lave la matière restée sur le filtre avec un peu d'eau que l'on réunit à la première colature, et l'on évapore le tout dans une chaudière de fonte jusqu'en consistance de sirop. On y mêle le 1|4 de son poids de charbon de bois pulvérisé, et on achève la dessiccation sur le feu. On chauffe jusqu'à ce que le fond de la bassine soit presque rouge. On remplit alors avec la matière une excellente cornue de grès bien lutée. On la place dans un fourneau de réverbère, et l'on y adapte une alonge en cuivre qui va plonger dans un vase en cuivre contenant de l'eau, et dont une deuxième tubulure porte un tube destiné à porter dans les régions supérieures les gaz produits pendant l'opération. On lute exactement le point où l'alonge en cuivre se joint à la cornue avec du lut gras que l'on recouvre de plâtre gâché. Le niveau de l'eau dans le récipient en cuivre ne doit guère dépasser que de quelques lignes l'ouverture latérale qui reçoit le phosphore; car une pression, même légère, suffirait pour faire suinter les vapeurs

de phosphore à travers les pores de la cornue, et diminuerait
de beaucoup la quantité de produit.

Fig. 28.

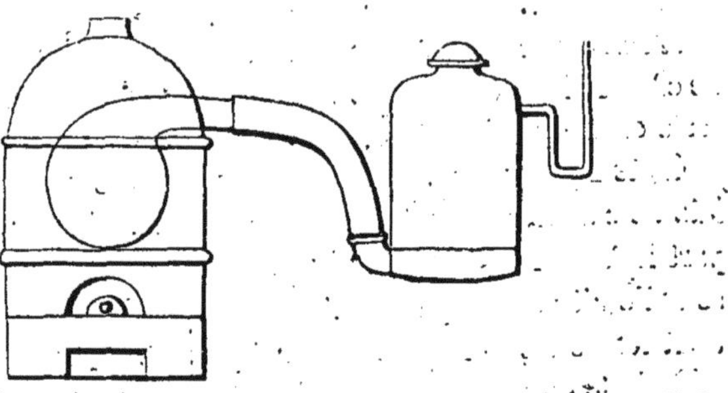

Les luts étant bien secs, on porte lentement la cornue au
rouge, et à ce moment, de même que pendant toute la durée
de l'opération, on a l'attention de ne jamais mettre de charbon
noir en contact avec la cornue; une légère variation de température suffirait pour la faire casser. On met deux ou trois heures
au plus à porter la cornue au rouge, et à cette époque on
entretient bon feu dans le fourneau. Il se dégage pendant long-
temps des gaz qui ne s'enflamment pas spontanément; mais
enfin le phosphore commence à paraître, et il est continuellement accompagné d'un dégagement du gaz qui s'enflamme
à l'extrémité du tube; il sert même de guide pour conduire le
feu; si le dégagement est trop fort on bouche la porte du cendrier, s'il se fait avec trop de lenteur, on active le feu en recouvrant le fourneau d'un long tuyau de tôle.

Lorsque le feu étant très vif les gaz cessent de se dégager,
c'est une preuve que l'opération est terminée; on laisse refroidir l'appareil.

Examinons ce qui se passe dans cette opération : les os calcinés sont un mélange de beaucoup de phosphate de chaux
basique et d'un peu de carbonate calcaire.

L'acide sulfurique a pour objet de séparer la chaux. Il forme
avec elle un sel insoluble qui prend de l'eau de cristallisation, et
voilà pourquoi la matière s'épaissit. Sans la précaution que l'on
a de la délayer elle formerait une masse compacte dont on ne
parviendrait pas à extraire les parties solubles.

L'effervescence est le résultat de la décomposition du carbonate calcaire ; l'acide carbonique entraîne avec lui de l'acide sulfurique, et voilà pourquoi le gaz qui se dégage est extrêmement piquant.

L'acide sulfurique ne décompose pas en entier le phosphate de chaux, il le transforme seulement en phosphate acide qui reste en dissolution dans l'eau.

Cette liqueur dissout en même temps une portion du sulfate de chaux, qu'il est bien important de séparer, car d'une part il serait réduit par le charbon, et donnerait du soufre qui se mêlerait au phosphore, et d'autre part la chaux qu'il contient formerait avec une portion d'acide phosphorique, du phosphate de chaux neutre ou plutôt du sous-phosphate indécomposable par le charbon ; ce qui diminuerait la quantité de phosphore.

On sépare le sulfate de chaux comme nous l'avons dit, par des concentrations. Enfin l'on dessèche fortement le mélange de phosphate et de charbon pour qu'il ne se boursoufle pas dans la cornue.

Les premiers gaz qui se produisent sont de l'hydrogène carboné et du gaz oxide de carbone, ils proviennent de la combinaison des élémens de l'eau avec le charbon.

Bientôt une autre réaction s'établit, l'acide phosphorique est décomposé par le charbon ; il en résulte du gaz oxide de carbone et du phosphore, mais en même temps l'eau continue à former encore de l'oxide de carbone, du gaz hydrogène carboné, et en outre de l'hydrogène phosphoré ; c'est ce dernier gaz qui s'enflamme spontanément dans l'air, et dont la combustion sert de guide à l'opérateur. Cependant la nature des gaz inflammables est mal connue ; quelques chimistes pensent qu'ils ne contiennent pas de combinaison de phosphore, mais seulement du phosphore à l'état de vapeur ; d'autres pensent qu'il y existe un gaz phosphoré de nature particulière. Ce qu'il y a de certain, c'est qu'une grande partie du phosphore est entraînée à l'état de gaz, ce qui diminue beaucoup le produit.

Tout l'acide phosphorique du phosphate, n'est pas décomposé, il se fait un sous-phosphate de chaux sur lequel le charbon n'a plus d'action. Suivant M. Julien Javal, en se servant des proportions d'acide qui sont ordinairement employées; on diminue la quantité de phosphore que l'on peut retirer des os, parce que la quantité d'acide sulfurique est trop forte; il y a plus d'acide phosphorique séparé, et tout ce qui excède la quantité nécessaire pour faire du bi-phosphate de chaux, se volatilise sans être décomposé par le charbon, les proportions à employer pour changer tout-à-fait les os en sulfate de chaux et en bi-phosphate, sont de six parties d'acide sulfurique concentré, et de onze parties d'os calcinés. Cependant dans la préparation ordinaire du phosphore, on n'en perd pas autant que l'indique la théorie, parce qu'en opérant sur de grandes quantités, l'acide des couches inférieures passe en vapeurs sur le charbon incandescent des couches plus superficielles où il est réduit en partie; aussi serait-il avantageux de recouvrir la masse d'une couche de charbon.

Le phosphore passe dans le récipient à raison de sa volatilité, mais son degré de pureté varie aux différentes époques de l'opération; à mesure que celle-ci avance, il devient moins fusible et s'arrête souvent dans le col de l'alonge. Il paraîtrait que c'est à du charbon et à de l'oxide de phosphore qu'il doit cette modification dans ses propriétés.

Le phosphore obtenu comme il vient d'être dit, n'est pas pur. On en sépare toutes les parties étrangères en le fondant sous l'eau chaude dans un petit sac de peau de chamois, et en le forçant à le traverser à l'aide de la compression.

Si l'on veut être encore plus sûr de sa pureté, on le distille de nouveau. Mais cette opération est dangereuse et demande à être conduite avec la plus grande attention. On n'opère que sur de petites quantités de phosphore; on l'introduit dans une cornue de verre à col très courbé, et l'on fait plonger celui-ci dans l'eau presque bouillante. On procède ensuite à la distillation à une chaleur modérée. Vers la fin de l'opération si l'on craint une absorption, on soulève légèrement le col de la cornue pour laisser rentrer un peu d'air; mais l'on ne doit en introduire que de petites quantités à la fois, car la fracture du vase serait la suite inévitable d'une introduction d'air un peu brusque, par la vive chaleur que produirait la combustion du phosphore.

On conserve ordinairement le phosphore en petits cylindres. On lui donne cette forme en le fondant sous l'eau, y plongeant l'extrémité la plus large d'un tube de verre un peu conique et aspirant par l'autre bout. On ferme alors inférieurement le tube avec l'index, et on le porte dans un seau d'eau froide : le phosphore se solidifie et on le fait sortir du tube. On peut pour moins de risque, boucher l'extrémité la plus étroite du tube avec un bouchon, y introduire de l'eau et du phosphore, et fondre celui-ci. On peut même faire servir cette opération de moyen de purification, en tenant le phosphore fondu pendant quelque temps ; les impuretés s'en séparent et montent à la surface.

ÉTHER PHOSPHORÉ.

Pr. : Phosphore.......................... Q. V.
     Ether sulfurique pur.................. Q. S.

On doit faire cette préparation avec l'éther pur, c'est-à-dire débarrassé d'abord de l'alcool par un lavage à l'eau, et ensuite de l'eau par une distillation sur le chlorure de calcium. L'alcool dissout le phosphore moins facilement que l'éther, et il y a avantage à séparer tout celui que l'éther du commerce contient ordinairement.

Pour rendre le contact du phosphore et de l'éther plus intime et faciliter la saturation de celui-ci, il convient de se servir de phosphore très divisé, on y parvient très aisément par la méthode que nous a donnée Casaceca. Voici comment on opère :

Dans un flacon bouché à l'émeri, de grandeur telle qu'il se trouve presque rempli par la quantité d'éther qui doit être employée, on met un morceau de phosphore et de l'alcool concentré ; on fait chauffer au bain marie, et quand le phosphore est en pleine fusion, on ferme le flacon et on agite vivement jusqu'à ce que le phosphore ait repris l'état solide. Il se présente alors sous forme d'une poudre jaunâtre ; on décante rapidement l'alcool, on lave la poudre de phosphore avec un peu d'éther pur, que l'on sépare à son tour par décantation, et on remplit le flacon de nouvel éther ; on le met ensuite à l'obscurité, et l'on a soin d'agiter de temps à autre, pendant quelques jours. Au bout de ce temps ; on décante l'éther et on le renferme dans des flacons de petite capacité que l'on tient bien bouchés et dans un endroit obscur ; mieux vaut encore les recouvrir d'un papier noir.

J'ai recherché la quantité de phosphore contenue dans l'éther préparé ainsi que je l'ai dit plus haut, j'ai trouvé que 100 parties d'éther phosphoré contiennent presque exactement 0,7 parties de phosphore, ou 4 grains par once.

### HUILE PHOSPHORÉE.

Pr. : Phosphore .............................. 1 partie.
Huile d'olives........................... 30

On met l'huile dans un flacon de capacité telle qu'il en soit presque rempli ; on introduit le phosphore et l'on chauffe au bain marie bouillant pendant quinze à vingt minutes, avec l'attention d'agiter vivement de temps en temps. On tient le flacon fermé pour éviter l'oxigénation du phosphore, seulement au commencement on interpose entre le goulot et le bouchon un petit morceau de papier qui ouvre une issue à l'air intérieur. Par cette manipulation, l'huile se sature de phosphore à chaud, et par le refroidissement elle en laisse déposer une partie. Quand elle s'est éclaircie par le repos, on la décante dans des vases de petite capacité et que l'on tient bien bouchés. On peut, si l'on veut, aromatiser cette huile avec quelques gouttes d'une huile essentielle d'odeur agréable.

M. Hecht dit que l'huile dissout quatre grains de phosphore. Je suis arrivé au même résultat, encore à une fraction près, que l'on peut négliger sans inconvénient dans l'usage médical.

### POMMADE PHOSPHORÉE.

Pr. : Phosphore ......................... 1 partie.
Axonge de porc...................... 50

On met l'axonge dans un flacon de verre bouché à l'émeri. Ce flacon doit être d'une capacité telle que l'axonge fondu le remplisse presque entièrement. On fait fondre l'axonge au bain-marie ; on ajoute le phosphore ; et l'on continue à chauffer avec les précautions que j'ai indiquées pour l'huile phosphorée. On agite vivement de temps à autre, jusqu'à ce que le phosphore soit entièrement dissout; alors on retire le flacon de l'eau bouillante, et on l'agite jusqu'à parfait refroidissement. Quand la température a baissé sensiblement, on peut de temps en temps plonger le flacon dans l'eau en continuant à agiter ; on peut même un peu plus tard laisser plonger le flacon dans l'eau froide, en même temps qu'on le secoue encore avec la main. Par ce moyen, l'opération est très-abrégée. La seule précaution à prendre est de ne pas mettre le flacon dans l'eau tandis qu'il est encore très-chaud ; il se casserait presque infailliblement.

Cette manière de préparer la pommade phosphorée me paraît préférable à toutes celles qui ont été proposées jusqu'à présent. Les doses que j'ai indiquées sont les plus fortes que l'on puisse prudemment employer, et il est presqu'inutile de dire qu'on peut les diminuer autant qu'on le veut. C'est l'expérience médicale qui devra prononcer sur ce point.

La pommade, telle que je l'ai préparée, contient un 1/50 de phosphore, ou 12 grains par once. Le phosphore y est parfaitement divisé, parce qu'ayant été dissous en totalité, à mesure qu'il se sépare, molécule à molécule, par le refroidissement, l'agitation dans laquelle on entretient le liquide ne leur permet pas de se réunir. A la rigueur, on pourrait bien augmenter la proportion du phosphore en divisant, par une agitation vive, celui qui ne serait pas fondu ; mais presque chaque fois que j'ai voulu recourir à ce moyen, j'ai trouvé des grains de phosphore isolés. On conçoit que, lorsqu'ils viendraient à être échauffés par le frottement, ils s'enflammeraient par le contact de l'air et brûleraient profondément le malade. Aussi je ne crois pas prudent de pousser au-delà de 1/50 la proportion de phosphore ; c'est la quantité que l'axonge peut dissoudre à la température de 100 degrés.

### POTION PHOSPHORÉE.

Il est difficile de diviser directement le phosphore pour le tenir en suspension dans une potion. La formule de Hufeland, qui fait triturer ce corps avec un mucilage de gomme arabique, est à peine exécutable, et elle a le double inconvénient de diviser imparfaitement le phosphore, et d'en oxigéner une grande partie.

L'emploi de l'éther phosphoré est plus avantageux, surtout lorsqu'on veut administrer à l'intérieur une faible dose de phosphore ; celui-ci se sépare, à la vérité, mais sous forme de particules très-fines qui restent suspendues au milieu du liquide, si celui-ci est un peu visqueux. J'ai parfaitement réussi avec la formule suivante :

> Pr. : Sirop de gomme.............................. 2 onces.
>      Éther phosphoré ............................. Q. V.
>      Eau de menthe poivrée...................... 2 onces.

On pèse le sirop dans une bouteille munie de son bouchon ; par-dessus on verse et on pèse l'éther ; on mêle les deux liquides par l'agitation, et peu à peu on introduit l'eau aromatique par petites parties en agitant à chaque fois.

On introduit facilement par ce moyen deux gros d'éther phosphoré, ou un grain de phosphore dans une potion : la présence de l'éther peut, dans quelques cas, devenir un inconvénient que l'emploi de l'huile phosphorée permet d'éviter ; on peut, par son moyen, introduire dans une potion depuis les plus faibles doses jusqu'à plusieurs grains de phosphore ; seulement l'huile, destinée à l'intérieur, devra être préparée avec de l'huile d'amandes douces, qui est peu sapide. Le phosphore communique à la potion une saveur alliacée si désagréable, qu'il est inutile d'y ajouter encore par l'emploi d'une huile odorante. Pour la même raison, l'emploi d'une huile aromatique est à peu près indispensable pour masquer un peu cette saveur du phosphore.

> Pr. : Huile phosphorée...................... 2 gros.
>      Gomme arabique pulvérisée............ 2 gros.
>      Eau de menthe ......................... 3 onces.
>      Sirop de sucre........................ 2 onces.

On fait avec la poudre de gomme et dix gros d'eau de

menthe un mucilage; on l'introduit dans une bouteille; on pèse ensuite dans la même bouteille l'huile phosphorée; on agite vivement pendant plusieurs minutes; on introduit ensuite par parties et successivement le sirop et le reste de l'eau distillée, en ayant soin d'agiter à chaque fois. On obtient une potion émulsionnée d'un excellent usage pour l'emploi interne du phosphore. Ce corps y est en dissolution dans l'huile, et celle-ci est extrêmement divisée au milieu du liquide, deux circonstances des plus favorables à l'action du médicament et à la sûreté de son administration.

Cette potion, comme toutes les préparations de phosphore, doit être tenue bien bouchée.

J'ai reconnu que l'huile d'amandes douces dissout la même quantité de phosphore que l'huile d'olives. La potion ci-dessus contiendra donc un grain de phosphore. Je ferai remarquer que c'est *le modus faciendi* seul que je recommande. J'ignore à quelle dose le phosphore peut être administré à l'intérieur, et ce sera au médecin à la fixer : j'ai voulu seulement recommander cette émulsion phosphorée comme la forme la plus convenable et surtout la plus exempte d'inconvéniens à laquelle les médecins puissent avoir recours.

## DES PRÉPARATIONS CYANIQUES.

M. Gay-Lussac découvrit en 1814 que les corps connus sous les noms d'acide prussique et de prussiates, contiennent tous un composé particulier d'azote et de carbone, qu'il nomma cyanogène, pour rappeler qu'il est l'un des élémens constituans du bleu de Prusse, le plus anciennement connu de tous ces composés. Ce cyanogène est un corps gazeux formé de 1 volume de vapeur de carbone, et de 1 volume d'azote condensés en un seul volume.

Le point le plus remarquable de l'histoire du cyanogène, est que, sauf quelques circonstances spéciales où ses élémens peuvent être désunis, il forme des combinaisons tout-à-fait correspondantes à celles qui sont produites par les corps simples électro-négatifs. Il se combine avec quelques-uns de ceux-ci en remplissant les fonctions de corps basique ; exemple, chloride, iodide, sulfide de cyanogène; mais avec un plus grand nombre de corps il remplit les fonctions de principe électro-négatif. Nous avons des cyanures comme nous avons des chlorures et des iodures, de l'acide hydrocyanique comme des acides hydrochlorique et hydriodique ; un acide cyanique comme un acide iodique et un acide chlorique. La proportion chimique de cyanogène pèse 32,99 ; elle est composée de 1 proportion d'azote (17,7), de 2 proportions de carbone (15,39).

## ACIDE HYDROCYANIQUE.

(Acide prussique, cyanure d'hydrogène, acide cyanhydrique. )

L'acide hydrocyanique est formé de 2 volumes ou 1 proportion cyanogène, 96,36, 2 volumes ou 1 proportion hydrogène 3,64 ; les deux gaz sont unis sans condensation. La proportion chimique de l'acide hydrocyanique pèse 34,24.

L'acide prussique pur est un liquide sans couleur, d'une odeur forte, qui a la plus grande analogie avec celle des amandes amères ; sa saveur est âcre, mais il ne faut le goûter qu'avec précaution, car il est l'un des corps les plus délétères connus ; sa densité est de 0,795 à + 7° ; sa vapeur pèse 0,936 ; il entre en ébullition à + 26,5 ; il est peu soluble dans l'eau ; si on l'agite avec de petites quantités de ce liquide, il s'y dissout en petite proportion ; le reste de l'acide vient nager à la surface.

L'acide prussique s'altère quelquefois en quelques heures, d'autres fois il se conserve beaucoup plus long-temps sans décomposition ; on voit l'acide se colorer peu à peu et finir par déposer une abondante quantité de matière noire. Les produits de cette décomposition sont de l'hydrocyanate d'ammoniaque, et une matière noire que M. Boullay a nommée acide azulmique. La décomposition a lieu entre les élémens de 6 proportions d'acide, savoir, 6 proportions azote, 12 proportions carbone, et 6 pp. hydrogène. Les produits sont :

**Hydrocyanate d'ammoniaque.** $\left\{\begin{array}{l} \text{1 pp. azote} + \text{3 pp. hydrog.} \\ \text{1 pp. acide hydrocyanique.} \end{array}\right.$

Acide azulmique. $\left\{\begin{array}{l}\text{4 pp. azote.}\\ \text{10 pp. carbone.}\\ \text{2 pp. hydrogène.}\end{array}\right.$

L'acide prussique est employé en médecine comme propre à calmer l'irritabilité de certains organes; on l'a conseillé contre la phthisie pulmonaire commençante, et surtout contre les affections nerveuses, on ne l'emploie jamais à l'état de pureté; l'acide médicinal est un mélange d'acide pur et d'eau.

On prépare l'acide prussique par plusieurs procédés.

### 1° Procédé de M. Gay-Lussac.

Pr. : Cyanure de mercure pulvérisé......... 30 parties.
Acide hydrochlorique à 22°............ 20

On introduit le cyanure dans une cornue en verre tubulée, et l'on fait communiquer cette cornue avec un long tube de verre, placé horizontalement, et dont le premier tiers, voisin de la cornue est rempli de fragmens de marbre; les deux autres tiers sont pleins de chlorure de calcium bien desséché. Le tube est fermé à son extrémité par un bouchon à travers lequel passe un petit tube courbé à angle droit qui va plonger dans un flacon. L'appareil étant disposé et la cornue placée sur un fourneau; on entoure de glace le tube et le flacon; on ajoute l'acide hydrochlorique en une seule fois, on le mélange exactement avec le cyanure, on ferme la tubulure de la cornue et l'on chauffe légèrement. Il se fait du chlorure de mercure et de l'acide hydrocyanique; celui-ci passe à la distillation, entraînant avec lui de l'eau et du gaz hydrochlorique. Ce gaz est arrêté par le carbonate de chaux, et l'eau est retenue par le chlorure de calcium. Les produits s'arrêtent dans le tube horizontal; quand on s'aperçoit que la quantité de matière déposée dans le tube est un peu considérable, on suspend l'opération : on enlève la glace qui enveloppe le tube, et on le chauffe doucement pour faire passer l'acide hydrocyanique dans le flacon. On recommence alors à chauffer la cornue, et ainsi de suite.

Dans cette opération le chlore se combine au mercure, et l'hydrogène au cyanogène. Les proportions de cyanure, de mercure et d'acide hydrochlorique que l'on emploie sont à peu près les nombres proportionnels chimiques nécessaires pour que la réaction s'opère sans résidu. Il n'y aurait d'autre inconvénient à mettre un excès de cyanure, que d'augmenter le prix du produit, mais un excès d'acide hydrochlorique aurait des résultats plus fâcheux, car en présence d'un excès d'acide, l'acide hydrocyanique et l'eau se décomposeraient mutuellement en formant aux dépens du produit de l'opération de l'acide formique et de l'ammoniaque : c'est ce qui résulte des expériences de M. Pelouze, et ce qui explique très bien une observation ancienne de M. Vauquelin, qui avait vu se former un muriate double de mercure et d'ammoniaque, et cet autre résultat de l'expérience que les quantités d'acide prussique obtenues variaient avec chaque opération.

La réaction a lieu entre 1 pp. d'acide, et 3 pp. d'eau ; il en résulte 1 pp. d'ammoniaque et 1 pp. d'acide formique.

|  | carbone. | hydrogène. | azote. | oxigène. |
|---|---|---|---|---|
| 1 pp. acide hydro-cyanique. | = 2 | 1 | 1 | « |
| 3 pp. eau. | = « | 3 | « | 3 |

Les produits sont :

|  | carbone. | hydrog. | azote. | oxigène. |
|---|---|---|---|---|
| 1 pp. ammoniaque. | « | 3 | 1 | « |
| 1 pp. acide formique. | 2 | 1 | « | 3 |

## ACIDE HYDROCYANIQUE MÉDICINAL.

L'acide obtenu par le procédé de M. Gay-Lussac a besoin, pour être transformé en acide médicinal, d'être étendu d'eau. On l'étend en quantités variables, et le médecin doit prescrire avec le plus grand soin le genre d'acide dont il entend se servir.

| Acide prussique | au quart | | au 6e | | au 7e | | au 8e | |
|---|---|---|---|---|---|---|---|---|
|  | en vol. | en poids | en vol. | en poids. | en vol. | en poids. | en vol. | en poids. |
| Acide anhydre. | 1 | 1 | 1 = | 1 | 1 | 1 | 1 | 1 |
| Eau. | 3 = | 4 | 5 = | 7 | 6 | 8,5 | 7 | 10 |

Si l'on veut opérer par volume, on fait le mélange dans un tube gradué ; si l'on a recours à la pesée, on se sert d'une balance bien exacte : les résultats sont les mêmes par l'une ou l'autre méthode.

C'est l'acide au 7e qui constitue l'acide prussique médicinal de M. Magendie et qui est le plus souvent employé.

### 2° Procédé de Géa Pessina.

Pr. : Prussiate de potasse ferrugineux....... 180 parties.
Acide sulfurique à 66 degrés........... 90
Eau............................... 120

On étend l'acide sulfurique avec l'eau, et quand il est refroidi, on l'introduit dans une cornue en verre tubulée, que l'on place sur un bain de sable ; on y introduit le prussiate pulvérisé, et l'on agite avec une baguette de verre, de manière à obtenir un mélange exact. On adapte à la cornue une alonge et un récipient ; et on lute les jointures avec du papier et de la colle. Après 15 à 16 heures, on entoure le récipient de glace, et l'on distille à une douce chaleur, de manière à retirer la plus grande partie de liquide.

Le procédé précédent est fort avantageux. Il est bien plus économique que celui de M. Gay-Lussac ; mais il donne de l'acide étendu d'eau en des proportions qui varient avec chaque opération. A cause de ces proportions variables d'eau, l'on ne saurait s'en servir sans s'assurer exactement par l'analyse de sa composition. C'est un inconvénient assez grave, malgré lequel la méthode de Gea Pessina sera préférée à toute autre dans les laboratoires où l'on prépare des quantités assez considérables d'acide prussique ; car l'acide obtenu par ce procédé ne se décompose pas spontanément ; ce qui a lieu presque constamment pour l'acide obtenu par toute autre méthode, lequel, au bout d'un temps très-variable, et souvent très-court, se colore de plus en plus, et finit par former un dépôt abondant. La précaution que l'on prend de conserver l'acide prussique dans des vases bien bouchés, à l'abri du contact de l'air, ne le préserve qu'incomplètement de ce genre d'altération.

L'analyse de l'acide prussique aqueux se fait d'ailleurs avec la plus grande facilité, en mettant dans un flacon un excès d'une dissolution étendue de nitrate d'argent, le tarant, et y pesant alors une certaine quantité d'acide prussique (soit 1 gramme).

On recueille le cyanure d'argent ; on le lave, on le sèche, on le pèse, et de son poids l'on conclut la quantité réelle d'acide qui se trouvait dans l'acide employé. Chaque partie de cyanure d'argent représente 0,203 p. d'acide prussique pur. On étend en conséquence l'acide de Pessina, suivant qu'on veut l'amener au quart, au sixième, au septième ou au huitième.

Dans l'action de l'acide sulfurique sur le cyanure de potassium ferrugineux, 7 prop. de ce sel sont décomposées (7 prop. fer, 7 prop. cyanogène + 14 prop. potassium, et 14 prop. de cyanogène), ainsi que 12 proportions d'eau ; 12 prop. d'oxigène forment de la potasse, et 12 prop. d'hydrogène de l'acide hydrocyanique. La potasse se combine à l'acide sulfurique, et l'acide hydrocyanique se dégage. Il reste tout le cyanure de fer, qui, combiné avec les 2 prop. de cyanure de potassium non décomposées, constituent ce même cyanure double qui se dépose par le mélange du ferro-cyanate de potasse avec un sel de protoxide de fer. Théoriquement, 100 parties de cyano-ferrate devraient fournir 22,2 d'acide prussique. J'en ai obtenu 19 ; ce qui est très-satisfaisant. J'ai reconnu également que dans cette opération il ne se fait pas d'acide formique, ce qui aurait lieu inévitablement si l'on augmentait la quantité d'acide sulfurique.

On a donné encore bien d'autres procédés pour obtenir l'acide prussique ; Scheele, qui a découvert cet acide, le préparait en distillant un mélange de cyanure de mercure, de fer métallique, et d'acide sulfurique étendu. M. Vauquelin a proposé la décomposition du cyanure de mercure sec par l'hydrogène sulfuré, procédé qui a été bientôt abandonné à cause de la difficulté d'atteindre le cyanure par l'acide hydro-sulfurique au-delà de ses couches les plus extérieures, et par celle tout aussi grande de débarrasser tout-à-fait l'acide de l'hydrogène sulfuré qu'il retient. M. Proust a modifié le procédé de Vauquelin pour l'appliquer à la préparation de l'acide hydrocyanique liquide, mais ce procédé a l'inconvénient d'être coûteux et d'entraîner la perte de beaucoup d'acide hydrocyanique. M. Gauthier et M. Robiquet ont proposé l'emploi du cyanure de potassium, que l'on décompose par un acide dans un appareil distillatoire, procédé qui réussit très bien, et qui n'a d'autre défaut que d'obliger à préparer du cyanure de potassium, opération coûteuse et difficile.

Le procédé de Gea-Pessina est, à mon avis, le meilleur de tous ceux auxquels on puisse avoir recours ; il fournit de l'acide hydrocyanique à aussi bon compte que possible, et surtout il le fournit dans un état moléculaire particulier qui met un obstacle à la réaction spontanée des molécules de l'acide les unes sur les autres.

### SIROP HYDROCYANIQUE.

Pr. : Acide prussique au 7............... 1 gros.
    Sirop de sucre blanc............... 1 livre.
M.

La formule qui précède est celle de Magendie, qui devrait être adoptée par tout le monde pour éviter les équivoques funestes qui peuvent résulter d'un malentendu dans l'emploi d'un médicament aussi actif. Ce sirop contient 4 grains 1/2 d'acide prussique médicinal par once.

Le Codex a donné une formule de ce sirop, qui contient beaucoup trop d'acide prussique ; elle a donné lieu à des accidens très-graves, et il est à propos d'y renoncer tout-à-fait.

### POTION PECTORALE DE MAGENDIE.

Pr. : Infusion de lierre terrestre............ 2 onces.
    Acide prussique.................... 15 gouttes.
    Sirop de guimauve................. 1 once.
M.

À prendre par cuillerées à bouche de 3 en 3 heures, après avoir remué la bouteille.

### LOTION HYDROCYANIQUE.

Pr. : Acide hydrocyanique............... 1 à 2 gros.
    Eau de laitue..................... 1 litre.
M. (Magendie.)

On applique cette liqueur sur les dartres, les cancers ul-

cérés. On en fait des injections dans les cas de cancer de l'u-
térus.

## CYANURES MÉTALLIQUES.

Les cyanures métalliques sont composés de 1 prop. de
radical et d'une quantité de cyanogène correspondante à celle
de l'oxigène contenue dans les oxides métalliques; aussi à chaque
oxide répond un cyanure contenant une pareille proportion de
métal et de cyanogène que l'oxide contient lui-même de métal
et d'oxigène; par exemple, le protoxide de fer contient une proportion de fer et une proportion d'oxigène, et le deutoxide
1 1/2 proportion d'oxigène; eh bien! le proto-cyanure de fer
contient 1 proportion de cyanogène, et de deuto-cyanure une
proportion et demie.

Les cyanures alcalins et terreux et celui de mercure sont
solubles dans l'eau; tous les autres sont insolubles. Les acides,
en présence de l'eau, en décomposent plusieurs; l'oxigène de
l'eau s'unit au radical du cyanure et l'oxide, tandis que l'hydrogène se combine au cyanogène; il en résulte un sel et de
l'acide hydrocyanique.

## CYANURE DE POTASSIUM.

Le cyanure de potassium est composé de : 1 prop. potassium , 59,76 ; 1 prop. cyanogène , 40,24.

Le cyanure de potassium est blanc , inodore ; mais il répand
à l'air des vapeurs prussiques qui résultent de sa décomposition lente par l'eau et par l'acide carbonique de l'air; sa saveur
est âcre , alcaline et amère ; son action sur l'économie animale
est des plus énergiques. Il est très-soluble dans l'eau ; il se dissout moins bien dans l'alcool ; sa dissolution aqueuse peut être
considérée comme contenant le cyanure à l'état d'hydro-cya-
nate, tandis que desséché il ne contient que du potassium et du
cyanogène. L'acide carbonique décompose lentement ce sel, en
dégageant de l'acide prussique et formant un carbonate alcalin.
Quand on évapore sa dissolution, elle se décompose en grande
partie; il se dégage de l'ammoniaque et de l'acide prussique,
et le résidu contient du cyanure indécomposé, de la potasse

caustique , du formiate de potasse et du carbonate de potasse.
Si l'évaporation se fait au contact de l'air, il y a en outre
du cyanure décomposé par l'acide carbonique , et le résidu
contient moins de cyanogène et plus de carbonate de potasse.

Pour préparer le cyanure de potassium , on décompose par
le feu le prussiate de potasse ferrugineux ( cyanure de fer et de
potassium ); mais il faut avoir la précaution, avant de le chauffer, de le priver exactement de toute l'eau de cristallisation
qu'il contient ; autrement les élémens de l'eau et ceux du cyanure de potassium réagiraient les uns sur les autres, et il se
dégagerait aux dépens du produit, du carbonate et de l'hydrocyanate d'ammoniaque.

Pr. : Prussiate de potasse ferrugineux........ Q. V.

On met dans une cornue de grès le cyanure de potasssium
qui a été effleuri à l'étuve, pour le priver de toute son eau de
cristallisation ; on place la cornue dans un fourneau à réverbère et l'on y adapte, au moyen d'un bouchon, un tube courbé
à angle droit, dont l'extrémité plonge à peine dans l'eau ; on
amène la cornue au rouge avec lenteur, pour que la matière ne
se boursoufle pas , et on la tient à cette température tant
qu'il se dégage du gaz, ce dont on s'aperçoit facilement par les
bulles qui sortent en déplaçant l'eau à l'extrémité du tube ;
lorsque, la cornue étant bien rouge , le dégagement du gaz se
ralentit, on donne un bon coup de feu pour pousser la chaleur
au blanc. Quand le gaz cesse tout-à-fait de se produire, on enlève le tube , on bouche exactement la cornue et on laisse refroidir l'appareil; quand il est froid on casse la cornue, et si
l'opération a été assez chauffée, on trouve une couche blanche
cristalline et compacte de cyanure de potassium, qui est recouverte
par une scorie noire qui est formée par un mélange de cyanure
alcalin, de fer et de charbon ; mais il arrive plus souvent
que ces matières ne se sont pas séparées, et que l'on ne trouve
dans la cornue qu'une masse noire qui résulte du mélange de
tous les produits. On la désigne sous le nom de cyanure de potassium charbonneux.

L'opération précédente est fort difficile à conduire ; si la chaleur n'a pas été assez forte, il y a du prussiate ferrugineux qui

'n'est pas décomposé ; et alors la matière, en se dissolvant dans l'eau, donne un liquide jaune. Si l'on a trop chauffé, il se décompose du cyanure de potassium, suivant Geiger, et il se fait un composé de potassium et de carbure de fer qui décompose l'eau avec effervescence et dégagement d'hydrogène; cependant cette dernière réaction est bien moins à craindre qu'une décomposition incomplète, parce qu'elle se produit rarement dans les opérations ordinaires. Pour retirer le cyanure de potassium de la matière noire qui forme une partie, et presque toujours la totalité du produit, on la traite par l'eau pour dissoudre le cyanure alcalin, qui est soluble ; on filtre les liqueurs, et l'on évapore à siccité ; mais ce traitement lui-même est d'une exécution fort difficile. On concasse la matière noire, on la met dans un entonnoir et on l'arrose avec de petites quantités d'eau froide, et cela à plusieurs reprises jusqu'à ce que l'on ait dissout presque toute la matière soluble ; on peut encore pulvériser cette matière noire, la mettre en contact avec de l'eau froide à plusieurs reprises ; mais cette manipulation réussit moins bien. Ce qui est surtout important, c'est de ne pas chauffer et de prolonger le contact le moins possible ; car autrement il se reproduirait du ferrocyanure de potassium.

Les dissolutions obtenues, il se présente une autre difficulté pour les évaporer ; en vases clos elles se décomposent ; il se fait de l'ammoniaque et de l'acide formique qui reste combiné à la potasse ; il se dégage, outre l'ammoniaque, de l'acide prussique, de sorte que le résidu est formé de cyanure de potassium, de potasse caustique, de formiate de potasse et de petites quantités de carbonate de potasse en des proportions variables, suivant que les liqueurs ont été plus ou moins étendues, ou que l'évaporation a duré pendant un temps plus long ou plus court. Si l'évaporation se fait à l'air libre, alors il se fait moins d'ammoniaque, mais il se dégage plus d'acide prussique et il se fait une plus forte proportion de carbonate.

On voit que le traitement du résidu noir charbonneux par l'eau donne un cyanure impur, qui n'est jamais semblable à lui-même. Ses effets sont toujours plus faibles que ceux du cyanure fondu. C'est cependant celui qui est presque toujours employé. Il en résulte dans l'emploi du cyanure de potassium une incertitude qui ne pourra cesser que lorsque l'on aura un procédé pour obtenir constamment ce sel dans l'état de pureté, cette circonstance appelle la plus grande prudence dans l'emploi de ce médicament dangereux.

On diminue les inconvéniens en dissolvant le cyanure noir dans l'alcool à 30°. L'évaporation est alors plus prompte et les chances d'altération sont diminuées. Cette modification dans le procédé doit être adoptée.

Le cyanure de potassium est employé dans les mêmes cas que l'acide prussique. Il a été quelquefois administré sous forme de pilules; mais, d'après la facilité avec laquelle il se décompose, la meilleure forme à employer est la solution aqueuse. M. Magendie a donné quelques formules en ce sens; il appelle hydrocyanate de potasse une dissolution d'une partie de cyanure de potassium dans 8 parties d'eau distillée. Cette dissolution ne peut être préparée à l'avance, car elle s'altère dans des vases qui n'en sont pas tout-à-fait remplis.

POTION PECTORALE.

Pr. : Eau de laitue............................ 2 onces.
      Cyanure de potassium........... 1/2 grain à quelques gr.
      Sirop de guimauve.................... 1 once.

Mêlez.

On commence par une petite dose de cyanure que l'on augmente peu à peu.

SIROP D'HYDROCYANATE DE POTASSE.

Pr. : Sirop de sucre........................... 1 livre.
      Cyanure de potassium .:.............. 8 grains.
      Eau distillée............................ 64 grains.

On dissout le cyanure dans l'eau et on mêle la dissolution au sirop. ( Magendie. ) Ce sirop contient 1/2 grain de cyanure de potassium par once, proportion qui est évidemment trop faible.

SOLUTION CALMANTE.

Pr. : Cyanure de potassium................          8 à 10 grains.
    Eau distillée..........................  )
    Alcool...................................  }  ana 1 once.
    Ether sulfurique....................  )

Mêlez.

Cette solution a été employée avec succès par MM. Trousseau et Bonnet en applications extérieures pour combattre les névralgies, les migraines ; plus souvent on emploie une simple dissolution du cyanure dans l'eau distillée.

## CYANURE DE ZINC.

Le cyanure de zinc est composé de : 1 pp. zinc (55), 1 pp. cyanogène (45).

Le cyanure de zinc est blanc et insipide, insoluble dans l'eau. On l'obtient par deux procédés :

1º. On mêle avec une dissolution de sulfate de zinc bien exempte de fer une dissolution de cyanure de potassium obtenue directement par l'action de l'eau froide sur le cyanure de potassium charbonneux. Il se précipite du cyanure de zinc insoluble ; on le lave et on le fait sécher.

Pour que cette opération réussisse bien, il faut se servir de cyanure de potassium provenant d'un prussiate ferrugineux exempt de sulfate ; autrement, ce sulfate, réduit par le charbon, se rait changé en sulfure de potassium qui précipiterait une partie de sulfate de zinc à l'état de sulfure hydraté qui se déposerait en même temps que le cyanure. Il est tout aussi important de se servir de sulfate de zinc exempt de fer, autrement il se ferait du bleu de prusse, qui colorerait le cyanure de zinc en bleu plus ou moins foncé.

2º. On prépare de l'hydrate d'oxide de zinc en précipitant une dissolution de chlorure de zinc par un petit excès de potasse caustique et en lavant le précipité avec grand soin ; on délaie ce précipité dans de l'eau distillée, et l'on fait passer dans la liqueur de la vapeur prussique jusqu'à ce qu'elle cesse d'être absorbée. L'acide prussique doit être en excès ; il faut que la liqueur, après 24 heures de contact avec la bouillie de zinc, conserve encore l'odeur hydrocyanique. La théorie de l'opération est des plus simples ; la réaction consiste dans la décomposition réciproque de l'acide hydrocyanique et de l'oxide de zinc, d'où résulte du cyanure de zinc et de l'eau.

Le cyanure de zinc est employé dans les mêmes cas que le cyanure de potassium. Le docteur Henning l'a vanté beaucoup dans les maladies vermineuses des enfans , et contre les crampes d'estomac.

On emploie le cyanure de zinc à la dose de quelques grains.

POUDRE ANTISPASMODIQUE.

Pr. : Cyanure de zinc........................... 1/2 grain.
     Magnésie calcinée........................ 4
     Canelle.................................. 3

A prendre toutes les quatre heures. ( Magendie. )

## CYANURES DOUBLES.

(Prussiates ferrugineux, ferrocyanures, ferrocyanates ; hydroferro-<br>cyanates. )

Les cyanures peuvent se combiner entre eux. Dans ces combinaisons , l'un des cyanures fait les fonctions d'acide , l'autre les fonctions de base. On appelle cyano-argentates les combinaisons où le cyanure d'argent est le principe électro-négatif, cyanohydrargirates celles où c'est le cyanure de mercure, cyanoferrates celles où il est remplacé par le cyanure de fer.

*Le protocyanure de fer* est celui qui fait le plus ordinairement partie de ce genre de combinaison. Il y est toujours en telle proportion , que la quantité de cyanogène qu'il contient est la moitié de la quantité du cyanogène contenue dans l'autre cyanure ; de sorte que ces combinaisons sont de véritables cyanures doubles, dans lesquels le cyanure de fer contient une proportion de cyanogène, et l'autre cyanure deux proportions. La nomenclature de ces composés est assez importante à établir, parce qu'elle a beaucoup varié ; on les appelle cyanures doubles, exemple : cyanure de fer et de potassium ; ferrocyanates, exemple : ferrocyanate de potassium ; hydroferrocyanates, exemple : hydroferrocyanate de potasse ; prussiates ferrugineux, exemple : prussiate ferrugineux de potasse ; toutes expressions qui ne désignent qu'un même corps , le cyanure double de fer et de potassium. Quand ce composé contient de l'eau, on emploie quelquefois l'expression d'hydroferrocyanate de potasse.

Ces *cyanoferrates* sont fort remarquables, car les réactifs n'y accusent pas la présence du fer ; aussi ce métal n'est précipité ni par les alcalis à l'état d'oxide, ni par l'hydrogène sulfuré à l'état de sulfure, ni par la noix de galle à l'état de tannate.

Quand on décompose par l'hydrogène sulfuré la combinaison du cyanure de fer avec le cyanure de plomb et beaucoup d'autres cyanures ; le soufre précipite le plomb à l'état de sulfure, et l'hydrogène forme de l'acide prussique avec le cyanogène du cyanure de plomb. Cet acide prussique se combine avec le cyanure de fer, et forme un véritable cyanure double, dans lequel le cyanure d'hydrogène (acide hydrocyanique) contient deux fois autant de cyanogène que le cyanure de fer. On a appelé ce composé acide ferrocyanique, acide hydroferrocyanique, parce qu'en effet il agit sur les bases à la manière d'un acide ; mais au moment de la réaction, voici ce qui arrive : le cyanure d'hydrogène décompose l'oxide, il se fait de l'eau et un cyanure métallique qui s'unit au cyanure de fer, de manière qu'un cyanoferrate est reformé.

Les cyanoferrates alcalins et terreux sont solubles dans l'eau ; presque tous les autres sont insolubles. Plusieurs contiennent de l'eau de combinaison, et alors la proportion en est telle que l'oxigène suffirait à changer en oxide les radicaux des deux cyanures, et l'hydrogène à convertir tout leur cyanogène en acide hydrocyanique. Les cyanures alcalins et terreux perdent leur eau par évaporation dans le vide, ou a une douce chaleur ; mais ceux des autres ferrocyanates qui contiennent de l'eau de cristallisation, ne l'abandonnent qu'à une température élevée, et alors l'eau et le cyanogène se décomposent mutuellement. Les acides forts décomposent les cyanoferrates. Ils dégagent de l'acide hydrocyanique et forment un nouveau sel ; mais le cyanure de fer se sépare toujours indécomposé ; l'acide sulfurique paraît contracter avec la plupart de ces cyanures doubles une véritable combinaison.

## PRUSSIATE DE POTASSE FERRUGINEUX.

(Cyanoferrate de potassium, ferrocyanure de potassium, hydroferrocyanate de potasse.)

Il est formé de : 1 pp. de cyanure de fer (25,26), 2 pp. de cyanure de potassium (61,92), 3 pp. d'eau (12,82).

Il forme des cristaux jaunes, qui sont des rhomboïdes. Il a une saveur légèrement amère ; il est inodore ; il s'effleurit à l'air à une douce chaleur, ou dans le vide, en perdant toute son eau de cristallisation ; et alors il devient blanc. En le chauffant quand il est bien sec, il ne donne que de l'azote et une masse noire formée de cyanure de potassium et de quadricarbure de fer. Les alcalis sont sans action sur lui. Il précipite un grand nombre de dissolutions salines ; et la couleur des précipités qui se forment est souvent caractéristique. Tous ces précipités sont des cyanoferrates insolubles. Celui qui se forme dans les sels de fer protoxidés et qui est incolore, mérite une attention particulière. Pour l'obtenir exempt de mélange, il faut verser le sel de fer dans le cyanoferrate en excès. Le précipité est formé de : 2 pp. de cyanure de potassium ; et de 7 pp. de protocyanure de fer. Quand on le lave au contact de l'air, il se change en bleu de Prusse, parce que les lavages entraînent du cyanoferrate jaune de potassium ordinaire soluble, et laissent du cyanure ferreux que l'oxigène de l'air change en bleu de Prusse.

On obtient le prussiate de potasse ferrugineux dans les arts en chauffant une matière animale, le sang desséché de préférence, avec de la potasse et des battitures de fer.

Le prussiate de potasse ferrugineux n'est pas employé en médecine ; mais nous avons dû en faire mention à cause de ses usages dans les laboratoires de pharmacie, et pour éclairer d'ailleurs l'histoire du composé suivant :

## BLEU DE PRUSSE.

### ( Cyanoferrate ferrique. )

Le bleu de Prusse est le premier des composés cyaniques qui ait été connu. On en distingue trois espèces : bleu de Prusse neutre ; bleu de Prusse soluble ; bleu de Prusse basique.

Le *bleu de Prusse neutre* est formé par la combinaison du protocyanure de fer avec le deutocyanure ; le second contenant dans la combinaison deux fois autant de cyanogène que le premier. Le bleu de Prusse contient aussi de l'eau dont on ne peut le débarrasser entièrement par la chaleur sans qu'il se décompose. Le bleu de Prusse est solide ; il a une belle couleur bleue ; il est insipide et inodore. La chaleur le décompose ; il donne pendant tout le temps que dure sa décomposition, de l'eau, du carbonate et de l'hydrocyanate d'ammoniaque, et il laisse du fer carburé. Le bleu de Prusse est insoluble dans l'eau. Il est également insoluble dans l'alcool et dans l'éther. La potasse et la soude le décomposent en formant du cyanoferrate de potassium. L'oxide de mercure décompose le bleu de Prusse à l'ébullition ; il se fait du cyanure de mercure, et il se dépose de l'oxide de fer.

### BLEU DE PRUSSE SOLUBLE.

Quand on verse un sel de peroxide de fer dans une dissolution de cyanoferrate de potassium, et qu'on entretient ce dernier sel en excès, on obtient un précipité qui ne se dissout pas tant que l'eau contient des sels en dissolution ; mais qui est soluble dans l'eau pure. Ce bleu de Prusse paraît être composé de : 2 pp. de prussiate de potasse ferrugineux, et 3 pp. de bleu de Prusse pur.

### BLEU DE PRUSSE BASIQUE.

Quand le cyanure ferreux est exposé à l'air, il devient bleu : l'oxigène de l'air oxide une partie du fer ; le cyanogène qui était combiné à ce fer, se porte sur une autre partie du protocyanure, qu'elle change en deutocyanure ; de là du bleu de Prusse ; mais celui-ci retient en combinaison l'oxide de fer qui s'est formé, de manière que ce bleu de Prusse basique pourrait être considéré comme une combinaison d'hydrocyanate de protoxide de fer avec de l'hydrocyanate de peroxide avec excès de base. Cette combinaison basique a, du reste, les mêmes propriétés que le bleu de Prusse ordinaire.

Le bleu de Prusse s'obtient en grand dans les arts ; on commence par calciner un mélange de sang et de fer, comme pour faire du prussiate ferrugineux ; mais l'on décompose les liqueurs que donne la masse calcinée, par un mélange de sulfate de fer et d'alun. Le précipité qui se forme est du bleu de Prusse, mêlé d'alumine, mais dont une partie est à l'état de ferrocyanure blanc : celui-ci exige des lavages prolongés, au contact de l'air, pour devenir bleu. Chez quelques fabricans on se sert pour produire la double décomposition, de sulfate de fer au maximum d'oxidation. Alors le bleu se forme immédiatement. Il résulte de ce qui précède, que tantôt le bleu de Prusse du commerce est un cyanoferrate neutre, et que tantôt il contient du bleu de Prusse basique.

Quand le bleu de Prusse est destiné à être pris comme médicament, on se sert de celui du commerce que l'on purifie ; à cet effet, on le pulvérise, et on le laisse en contact avec de l'acide hydrochlorique ou de l'acide sulfurique étendu ; l'acide dissout l'alumine qui est étrangère au bleu de Prusse, et souvent aussi l'oxide de fer qui y est en excès ; on lave bien le bleu et on le fait sécher.

Le bleu de Prusse a été employé en médecine comme fébrifuge à la dose de quelques grains ; on l'a conseillé aussi contre les névroses.

## SELS DE POTASSE.

### CHLORURE DE POTASSIUM.

(Muriate de potasse, hydrochlorate de potasse, sel fébrifuge de Sylvius.)

Le chlorure de potassium est incolore, inodore ; il cristallise en prismes quadrangulaires qui ne contiennent pas d'eau : sa saveur ressemble à celle du sel marin ; mais elle est un peu amère. Suivant M. Gay-Lussac, 100 parties d'eau dissolvent à zéro 29,21 parties de ce sel ; et à +109,60° 59,26 parties. Ce sel est peu soluble dans l'alcool. Il est composé de : 1 prop. potassium, 52,53 ; 1 prop. de chlore, 47,47.

Le chlorure de potassium est considéré comme fondant ; on l'emploie à la dose de 1 à 2 scrupules.

On pourrait l'obtenir directement ; mais l'évaporation des liqueurs qui restent après la précipitation du tartrate de chaux, pendant la préparation de l'acide tartrique, en donne au pharmacien plus qu'il n'en peut consommer.

## SULFATE DE POTASSE.

(Sel de duobus, tartre vitriolé.)

Le sulfate de potasse est blanc et inodore; sa saveur est amère et désagréable; il cristallise en prismes hexagonaux courts, terminés par un pointement à 6 faces, et qui ne contiennent pas d'eau de cristallisation. Il est peu soluble dans l'eau froide; 100 parties d'eau en dissolvent 8,36 parties à zéro; pour chaque degré de plus cette quantité augmente de 0,1741, de sorte qu'à 100 degrés l'eau en dissout 25,77. Il est tout-à-fait insoluble dans l'alcool.

Le sulfate de potasse est formé de : potasse 1 pp., 54,07; 1 pp. acide, 45,93.

On l'emploie en médecine comme purgatif, à la dose de 2 gros à 1 once. C'est un remède populaire pour faire passer le lait des nourrices.

Le sulfate de potasse est fourni par le commerce à l'état de pureté. On pourrait le préparer directement en saturant de l'acide sulfurique par du carbonate de potasse et faisant cristalliser.

## CHLORATE DE POTASSE.

(Muriate oxigéné de potasse.)

Le chlorate de potasse est incolore; sa saveur est fraîche et acerbe; il cristallise en lames rhomboïdales. Il ne contient pas d'eau de cristallisation. Il est soluble dans l'eau beaucoup plus à chaud qu'à froid; 100 parties d'eau à +15,4 en dissolvent 3,3 p.; à +49,1—6,9 p.; à +71, 9,16 p.; à +104,8, 60,2 p.

Ce sel détone vivement par le choc quand on le mêle avec des substances combustibles; c'est une propriété qu'il ne faut pas perdre de vue quand on fait entrer le chlorate de potasse dans quelque mélange; il doit être pulvérisé à part et mêlé aux autres substances, sans trituration et surtout sans choc brusque; il en pourrait résulter une détonation funeste à l'opérateur.

Le chlorate de potasse est formé de : potasse 1 pp. 38,49; acide chlorique 1 pp., 61,51.

Ce sel est rarement employé en médecine ; on l'a conseillé contre le scorbut, les dartres, les maladies vénériennes ; on s'est servi de sa dissolution à l'extérieur pour aviver des ulcères atoniques.

On prépare le chlorate de potasse en faisant passer du chlore dans une dissolution de carbonate de potasse pur, marquant 30° à l'aréomètre ; on continue à faire passer du chlore, jusqu'à ce que la liqueur en soit saturée, époque à laquelle elle prend une couleur jaune prononcée. L'appareil se compose, du reste, d'un vase contenant les matières propres à fournir le chlore, d'un flacon qui sert à le laver, et d'un autre flacon qui contient la dissolution alcaline. Le tube qui plonge dans la potasse doit être très-large, autrement il s'obstruerait bientôt par le dépôt de chlorate de potasse qui s'y déposerait ; on plonge par l'ouverture du flacon, une tige de fer recourbée sur elle-même à son extrémité de manière à former deux branches parallèles ; la plus longue sort du flacon ; on la tient à la main, et elle donne le moyen de guider la branche plus courte, que l'on fait mouvoir dans l'intérieur du tube pour le désobstruer. M. Berzélius conseille, pour le même objet, d'attacher à l'extrémité du tube, au moyen d'un tube de caoutchouc, un entonnoir de verre ; le courant du gaz est assez fort pour détacher continuellement la couche mince de sel qui se forme à la surface de l'entonnoir.

On observe, quand le chlore arrive dans la liqueur, qu'il se fait un dépôt de sel ; c'est du chlorure de potassium mêlé souvent de bi-carbonate de potasse, suivant l'observation de M. Geiger ; plus tard, c'est du chlorate de potasse qui se dépose et qui reste mêlé de chlorure de potassium. Le chlore, en agissant sur le carbonate, en déplace l'acide carbonique qui se porte sur la potasse non décomposée, et constitue du bicarbonate de potasse ; celui-ci est décomposé à son tour, à mesure que la proportion de chlore augmente dans la liqueur. L'action du chlore sur l'oxide alcalin donne d'abord un mélange de chlorure de potassium et d'hypochlorite de potasse, contenant tous deux une même quantité de chlore et de potassium ; c'est qu'une proportion de potasse cède son oxigène à une proportion de chlore ; d'où résulte de l'acide hypochloreux qui s'unit à une autre proportion de potasse, tandis que le potassium mis en liberté s'unit à une proportion de chlore. L'action continue ainsi tant que la liqueur est très-alcaline, et s'il se fait un dépôt, c'est du chlorure de potassium, qui ne peut plus être tenu en dissolution, et souvent aussi de bicarbonate de potasse ; mais quand la liqueur contient une assez forte proportion d'hypochlorite, l'action du chlore change totalement ; il s'empare bien du potassium de l'alcali pour former du chlorure de potassium ; mais l'oxigène, au lieu de se combiner au chlore, s'unit à l'acide hypochloreux, et le fait passer à l'état d'acide chlorique ; c'est le peu de solubilité du chlorate de potasse qui détermine cette réaction. 1 pp. d'hypochlorite prend 4 pp. d'oxigène pour devenir chlorate ; par conséquent, pour chaque proportion de chlorate qui se produit, il y a 4 pp. de potasse décomposées, et 4 pp. de chlorure de potassium formées.

Quand le chlore cesse d'agir, les produits sont un dépôt cristallin qui est un mélange de chlorate de potasse et de chlorure de potassium ; une liqueur qui contient beaucoup d'hypochlorite de potasse en dissolution, mêlée d'un peu de chlorate et de beaucoup de chlorure ; on reçoit le dépôt salin sur un entonnoir pour le laisser égoutter, et l'on soumet la liqueur à l'ébullition dans un vase évaporatoire en grès, jusqu'à ce qu'elle ait perdu l'odeur propre aux hypochlorites ; à cette époque on la laisse refroidir ; on recueille le sel qui s'est déposé, et on rejette l'eau mère qui ne contient que des traces de chlorate de potasse. Pendant la concentration, l'hypochlorite s'est décomposé ; il s'est changé en chlorure de potassium et en chlorate de potasse ; mais cette réaction est toujours accompagnée d'un dégagement de gaz oxigène.

Les sels obtenus sont réunis ; on les pèse à l'état humide, et on les fait dissoudre à l'ébullition dans deux fois leur poids d'eau ; le chlorate de potasse se dépose presque pur par le refroidissement ; on le purifie en le faisant dissoudre de nouveau dans l'eau et le laissant cristalliser ; il est pur quand il ne précipite plus la dissolution de nitrate d'argent ; les eaux mères, par de nouvelles cristallisations, peuvent donner encore du chlorate de potasse.

On a proposé de se servir de l'hypochlorite de chaux pour

la préparation du chlorate de potasse ; l'opération consiste à
changer l'hypochlorite en chlorate par l'action de la chaleur,
à dissoudre dans l'eau, et à ajouter du chlorure de potassium ;
il en résulte une double décomposition qui donne lieu à la formation du chlorate de potasse ; mais jusqu'à présent ce procédé
a été peu avantageux, parce qu'il faudrait, avant tout, éviter
la déperdition d'oxigène qui se fait quand on chauffe l'hypochlorite de chaux, et que l'on n'en connaît pas le moyen.

## NITRATE DE POTASSE.
### ( Sel de nitre , salpêtre purifié.)

Le nitrate de potasse est blanc ; sa saveur est fraîche ; il cristallise en prismes hexagonaux symétriques, terminés par un
sommet dièdre ; mais à moins qu'on n'ait fait cristalliser des
solutions très-étendues, les cristaux s'accolent et se présentent sous la forme de prismes striés. Le nitrate de potasse cristallise sans eau de cristallisation ; il est inaltérable à l'air ; l'eau
le dissout beaucoup plus à chaud qu'à froid. Suivant M. Gay-
Lussac, 100 parties d'eau dissolvent 13,3 p. de sel à zéro ;
29 p. à + 18, 74,6 p. à + 45, et 246 p. à + 100. Il est
tout-à-fait insoluble dans l'alcool absolu, et très-peu soluble
dans l'alcool qui contient de l'eau.

Le nitrate de potasse est formé de : potasse 1 pp. 46,56 ;
acide nitrique 1 pp. 53,44.

Il est fort employé en médecine, à la dose de quelques grains,
à un scrupule, un demi-gros, comme diurétique et tempé-
rant ; à une forte dose (une demi-once, une once ), il purge.
On l'emploie sous une multitude de formes, en boissons, en pilules, etc.

Le commerce nous fournit le nitrate de potasse à l'état de
pureté ; quand il est pur, sa dissolution dans l'eau ne doit pas
précipiter le nitrate d'argent ; s'il se fait un précipité caillebotté
blanc, insoluble dans l'acide nitrique, soluble dans l'ammoniaque, on peut être assuré que c'est du chlorure d'argent, et
que le nitrate de potasse était mêlé de sel marin ; il faut le purifier en le faisant cristalliser de nouveau.

## SEL DE PRUNELLE OU CRISTAL MINÉRAL.

On fait fondre du nitrate de potasse dans un creuset de Hessé, et on le coule dans une bassine d'argent plate que l'on incline en plusieurs sens pour étaler le sel en couches minces. Ce nitre fondu ne diffère nullement du nitre ordinaire, et l'opération précédente est tout-à-fait inutile. Les anciens la pratiquaient pour purifier le nitrate de potasse des nitrates terreux qui se décomposent par la chaleur.

Le Codex fait faire cette préparation en ajoutant au nitre 1/128 de soufre. Il en résulte un peu de sulfate de potasse qui altère la pureté du nitre, mais qui n'ajoute rien à ses propriétés.

Le mot sel de prunelle vient de *Pruna*, charbons allumés.

## ACÉTATE DE POTASSE.

### (Terre foliée de tartre.)

L'acétate de potasse est blanc; il a une saveur fraîche, il peut cristalliser en petits prismes aiguillés. Il est très-déliques-cent; à peine a-t-il le contact de l'air qu'il en absorbe l'humidité et se fond en gouttelettes; il est aussi excessivement soluble dans l'eau; l'alcool le dissout également en grande proportion. Ce sel est composé de : potasse 1 pp. 47, 84; acide acétique 1 pp. 52,16.

L'acétate de potasse est employé en médecine comme diurétique, mais surtout comme fondant, apéritif; on le recommande surtout dans l'ictère et les obstructions des viscères du bas-ventre, il faut en porter la dose un peu haut (un demi-gros à un gros et plus), et le continuer pendant long-temps pour en obtenir de bons effets.

Pour obtenir l'acétate de potasse, on prend du carbonate de potasse purifié, on le fait dissoudre dans l'eau distillée, et l'on verse cette dissolution petit à petit dans de l'acide acétique à 3 ou 4 degrés, en ayant soin de laisser un petit excès d'acide; on fait évaporer la liqueur à la moitié de son volume dans une bassine d'argent; on y ajoute un peu de charbon animal en poudre, on fait bouillir pendant quatre à cinq minutes; on filtre, on ajoute à la liqueur assez d'acide acétique pour la rendre légèrement acide, et l'on continue l'évaporation. Quand la liqueur est suffisamment concentrée, il se fait à la surface une croûte cristalline sans consistance ; au moyen d'une spatule, on la rejette constamment sur le côté jusqu'à ce que tout le liquide ait disparu ; alors on laisse encore pendant quelques instans l'acétate de potasse sur le feu , en le remuant doucement, pour qu'il achève de sécher, et on l'enferme encore chaud dans des vases parfaitement bouchés.

La théorie de cette opération est des plus simples ; l'acide acétique chasse l'acide carbonique et le remplace ; le charbon animal enlève en s'y combinant un peu de matière colorante qui se trouve dans la liqueur ; la filtration sépare le charbon et en même temps un léger dépôt siliceux qui provient de la silice contenue dans le carbonate alcalin ; on acidule légèrement la liqueur, parce que l'acétate de potasse perd un peu d'acide par l'évaporation , et que sans cette précaution il resterait alcalin ; on évapore à siccité , parce que l'acétate de potasse forme par cristallisation des cristaux sans consistance et que difficilement l'on en séparerait l'eau-mère ; enfin le mode de dessiccation est choisi de manière à laisser à l'acétate de potasse la forme de feuillets que l'on y cherche.

Autrefois on préparait ce sel , en saturant du vinaigre distillé par du carbonate de potasse ; on avait soin de verser le carbonate dans le vinaigre , et non le vinaigre dans le carbonate ; car l'alcali de celui-ci aurait pu alors réagir sur la matière organique contenue dans le vinaigre distillé et se colorer ; malgré cette précaution on n'obtenait pas de l'acétate de potasse blanc ; mais il était plus feuilleté que celui préparé par l'acide acétique pur. Pour blanchir cet acétate , on lui faisait subir la fusion ignée , à une température assez forte pour carboniser la matière végétale, mais assez faible pour ne pas décomposer l'acétate ; cependant celui-ci devenait par là légèrement alcalin ; depuis on a blanchi successivement l'acétate de potasse par le charbon de bois , puis par le charbon animal, enfin on a remplacé le vinaigre distillé par le vinaigre de bois.

Le commerce fournit de l'acétate de potasse qui provient de la double décomposition de l'acétate de chaux par le sulfate de potasse , ou par le tartrate de potasse ; quelquefois même on emploie l'acétate de plomb ; la terre foliée obtenue par ces moyens est rarement pure, elle peut retenir du sulfate ou du tartrate de chaux; on les reconnaît à ce que l'acétate de potasse n'est plus entièrement soluble dans l'eau et dans l'alcool, quant au plomb, sa présence est décelée par l'hydrogène sulfuré qui le précipite à l'état de sulfure de plomb noir; c'est de lui qu'il faut surtout se garantir; le mieux encore est pour le pharmacien de préparer lui-même l'acétate de potasse dont il a la consommation.

ACÉTATE DD POTASSE LIQUIDE.

Pr. : Carbonate de potasse purifié.......... Q. V.
Acide acétique de bois................ S. Q.

On fait dissoudre le carbonate de potasse dans une petite quantité d'eau ; on sature avec la dissolution l'acide acétique, et l'on filtre, si la liqueur ne marque pas 25 degrés à l'aréomètre, on l'évapore.

Chaque once de liqueur contient sensiblement 32 grains d'acétate de potasse sec ; c'est la formule de l'acétate de potasse liquide employé dans les hôpitaux de Paris.

TARTRATE DE POTASSE.

On emploie en médecine deux espèces de tartrate de potasse, le tartrate neutre et le tartrate acide.

BITARTRATE DE POTASSE.

( Tartrate acide de potasse, surtartrate de potasse, crème de tartre.)

Le bitartrate de potasse est incoloré et inodore ; sa saveur est aigre ; il craque sous la dent. Ses cristaux se groupent et forment un agrégat confus ; ils dérivent d'un prisme rhomboïdal, mais il est toujours très modifié. La crème de tartre est inaltérable à l'air, elle est peu soluble dans l'eau froide, elle en demande 95 parties pour se dissoudre ; elle n'exige que 15 parties d'eau bouillante ; elle est insoluble dans l'alcool.

Le bitartrate de potasse est composé de potasse 1 pp. 24,96, acide tartrique 2 pp. 70,28, eau 1 pp. 4,76.

L'eau et la potasse contiennent chacune la même quantité d'oxigène, et comme on ne peut éliminer l'eau qu'en la remplaçant par une autre base, on peut considérer la crème de tartre comme un sel double formé de deux sels au même état de saturation , et contenant chacun la même quantité d'acide ; savoir : le tartrate neutre de potasse et le tartrate hydrique ou tartrate d'eau.

La crème de tartre est employée en médecine à petite dose comme rafraîchissante, à plus haute dose (2 gros à 1 once) comme purgative ; elle sert également à préparer plusieurs autres médicamens ; comme le carbonate de potasse, le tartrate de potasse et tous les tartrates doubles médicinaux.

Le commerce nous fournit la crème de tartre, elle est mélangée d'un peu de tartrate de chaux qu'il est impossible d'en séparer, mais qui est sans influence sur son emploi médical ; on la falsifie avec du sable ; la fraude se reconnaît aisément en traitant la crème de tartre par l'eau bouillante, qui laisse le sable indissous.

## TARTRATE DE POTASSE.
### (Tartre tartarisé, sel végétal.)

Le tartrate de potasse est blanc ; sa saveur est amère, désagréable ; il cristallise en prismes rectangulaires, courts, terminés par un sommet dièdre, et qui ne contiennent pas d'eau de cristallisation ; ses cristaux sont inaltérables à l'air. Ce sel est beaucoup plus soluble que le bitartrate ; il faut seulement 4 parties d'eau froide pour le dissoudre ; il est soluble presque en toutes proportions dans l'eau bouillante ; sa dissolution est troublée par les acides, qui s'emparent d'une partie de sa base et qui précipitent de la crème de tartre ; aussi dans son emploi médical faut-il éviter de l'associer à des matières acides.

Le sel végétal est composé de : potasse, 1 pp. (41,52), acide 1 pp. (58,48).

Il est employé en médecine à la dose de 1 scrupule à 1 gros, comme diurétique et fondant ; à plus haute dose ( 1/2 once à 1 once ) on s'en sert comme purgatif.

Pour préparer le tartrate neutre de potasse, on met dans une bassine de l'eau froide que l'on porte à l'ébullition ; on y ajoute le quart de son poids de crème de tartre pulvérisée et l'on ajoute peu à peu du carbonate de potasse jusqu'à ce qu'il y ait saturation, c'est-à-dire jusqu'à ce que la liqueur soit sans action sur le papier de tournesol ; on filtre alors pour séparer un dépôt de tartrate de chaux provenant de la crème de tartre et un dépôt siliceux provenant de l'alcali et l'on évapore à siccité dans une bassine d'argent.

La crème de tartre prend pour se saturer autant de potasse qu'elle en contient déjà ; on pourrait obtenir le sel par cristallisation ; mais l'opération présente quelques difficultés à cause de la grande solubilité du tartrate de potasse ; on ne parviendrait à l'avoir bien cristallisé qu'autant que la liqueur serait alcaline aux réactifs.

## TARTRATE BORICO-POTASSIQUE.

### (Crème de tartre soluble.)

La crème de tartre soluble est blanche, d'une saveur extrêmement aigre ; elle ne paraît pas susceptible de cristalliser ; elle est soluble dans l'eau presque en toutes proportions ; elle n'est pas soluble dans l'alcool ; elle est composée de : potasse, 6 pp., acide tartrique, 12 pp., acide borique 1 pp.

L'oxigène est en même quantité dans l'acide borique et dans la potasse, et le sel peut être considéré comme un véritable sel double dans lequel l'acide borique fait les fonctions de base. Pour l'obtenir,

Pr. : Crème de tartre pulvérisée............ 4 parties.
      Acide borique cristallisé.............. 1
      Eau................................... 24

On opère la dissolution dans une bassine d'argent à la chaleur de l'ébullition, et l'on entretient la liqueur bouillante jusqu'à ce qu'elle soit en grande partie évaporée. A cette époque, on ménage le feu et l'on agite continuellement la matière jusqu'à ce qu'elle soit devenue très-épaisse. Alors on l'enlève en portions que l'on aplatit à la main, que l'on place sur du papier dans une manette et que l'on fait sécher à l'étuve ; quand la crème de tartre est sèche, on la pulvérise.

La faiblesse de l'action que l'acide borique et l'acide tartrique exercent l'un sur l'autre, rend leur combinaison assez difficile à effectuer. Pour parvenir à les combiner, il faut les présenter l'un à l'autre dans un état de division convenable, et faciliter en outre la réaction, par une élévation de température soutenue et un contact très-prolongé. On remplit ces conditions en employant une quantité d'eau telle, que les matières soient tenues en dissolution pendant toute l'opération, et que l'évaporation dure assez de temps pour que toute la crème de tartre puisse entrer en combinaison avec l'acide borique.

Il s'agit ici de remplacer une base plus forte ( l'eau ) par une base plus faible ( l'acide borique ), voilà pourquoi la combinaison ne se fait que par un contact intime et par l'effet d'un excès d'acide borique.

La crème de tartre que l'on emploie en médecine n'est pas du tartrate borico-potassique pur; elle contient le plus ordinairement un excès d'acide borique; celle qui m'a servi à faire l'analyse avait été obtenue en faisant agir l'acide borique sur un excès de crème de tartre, et en chassant l'excès de tartre par de fréquentes cristallisations. M. Berzélius croit que la crème de tartre soluble doit contenir plus d'acide borique; cela doit être pour la crème de tartre médicinale; mais cet excédant d'acide borique est-il en combinaison ou à l'état de mélange? Il ne faut pas penser que tout l'acide borique qui entre dans la formule se retrouve dans le produit; quand la matière s'est concentrée, la vapeur d'eau emporte une portion de cet acide; car, s'il est des plus fixes quand il est anhydre, il se volatilise au contraire facilement avec l'eau quand il est en dissolution.

J'ai observé quelquefois que la crème de tartre soluble était tout-à-fait insoluble dans l'eau froide; c'est un état isomérique particulier; si cela arrivait, il faudrait délayer la crème de tartre soluble dans deux fois son poids d'eau, porter à l'ébullition et évaporer de nouveau; l'eau bouillante détruit l'état moléculaire particulier que la crème de tartre soluble avait pris.

Il est important d'employer à la préparation de la crème de tartre soluble de l'acide borique séparé, par des lavages de l'acide sulfurique et du sulfate de soude. La présence de ces deux corps nuirait à la bonne qualité du produit; le sulfate de soude, par la saveur amère et désagréable qui lui est propre, et l'acide sulfurique, en remplaçant l'acidité franche et agréable de la crème de tartre soluble par l'acidité âpre et styptique des acides minéraux.

La crème de tartre soluble est employée comme purgative ; elle a sur la crème de tartre ordinaire l'avantage de donner des solutions complètes, même avec de petites quantités d'eau et à la température ordinaire. La dose de crème de tartre soluble est de 1/2 once à 1 once ; on sucre les liqueurs et on les aromatise à volonté.

On préparait autrefois une sorte de crème de tartre soluble en ajoutant du borax à la crème de tartre ; mais ce médicament est totalement inusité maintenant.

## SELS DE SOUDE.

### CHLORURE DE SODIUM.

( Muriate de soude, hydrochlorate de soude, sel marin.)

Le sel marin est incolore, inodore ; sa saveur est salée et agréable ; il cristallise en cubes qui ne contiennent pas d'eau ; suivant Fuchs, quand il est pur il est également soluble dans l'eau à froid et à chaud ; 100 parties d'eau dissolvent 37 parties de sel. L'alcool anhydre ne le dissout pas, mais il est soluble dans l'esprit de vin ordinaire. Il est composé de : 1 pp. sodium (39,66), 1 pp. chlore (60,34).

Le sel marin est peu employé à l'intérieur comme médicament ; cependant il entre dans la composition d'un grand nombre d'eaux minérales artificielles. A l'extérieur, à la dose de 4 à 8 onces, on l'emploie en bains de pieds comme légèrement rubéfiant.

Le commerce nous fournit le sel marin tout préparé ; mais on lui fait subir, dans le laboratoire du pharmacien, deux opérations ; savoir : la décrépitation et la dissolution.

#### SEL MARIN DÉCRÉPITÉ.

Pr. : Sel marin gris ...................... Q. V.

Mettez-le dans une bassine de fonte et chauffez, en remuant lentement avec une spatule de fer, jusqu'à ce que toute décrépitation cesse ; celle-ci est due à ce que l'eau qui est interposée entre les lames des cristaux les fait éclater avec violence; elle cesse aussitôt que toute cette eau a été chassée; mais la décrépitation a encore pour objet , par l'élévation de température qu'elle nécessite, de détruire une matière organique qui se trouve dans le sel gris, et de décomposer le muriate de magnésie qui mouille ses cristaux. Il se dégage de l'acide hydrochlorique et il se sépare de la magnésie.

### SEL MARIN PURIFIÉ.

Pr. : Sel marin décrépité.................... Q. V.

Faites dissoudre le sel à l'aide de la chaleur dans 3 à 4 fois son poids d'eau, dans une bassine d'argent ou de cuivre étamé; filtrez la dissolution chaude et reportez-la sur le feu pour la faire évaporer. A mesure que l'évaporation se fait, il se dépose du sel marin sous la forme de petits cubes blancs ; on l'enlève à mesure avec une écumoire, et on le met égoutter sur une toile; on continue ainsi jusqu'à ce qu'il ne reste plus de liquide. Le sel ainsi obtenu, on le porte à l'étuve ou au soleil pour achever de le sécher.

C'est la propriété que possède le sel marin d'être également soluble à froid et à chaud qui oblige à employer la manipulation précédente. La dissolution saturée à chaud laisserait à peine déposer des cristaux ; mais, dès que la liqueur a acquis le point de saturation, toute évaporation subséquente détermine le dépôt d'une quantité correspondante de sel marin.

### SULFATE DE SOUDE.
#### (Sel admirable de Glauber.)

Le sulfate de soude est incolore, inodore ; sa saveur est amère et désagréable. Il cristallise en prismes hexagonaux, terminés par des sommets dièdres ; mais presque toujours les cristaux s'accollent, et les formes sont confuses. Il s'effleurit à l'air avec la plus grande facilité, en perdant toute l'eau de cristallisation qu'il contient. 100 parties d'eau à zéro dissolvent 5,02 de sel ; à +17,91, 16,73 parties; à +30,75, 43,05 parties ; à +32,73, 50,65 parties ; à + 70,61, 44,35 parties, et à +103,17, 42,65 ; de sorte que le sel est plus soluble à 32,73, qu'à toute autre température, même qu'à 100 degrés. Le sulfate de soude n'est pas soluble dans l'alcool. Il est composé de : soude, 1 pp. ; 43,82 ; acide sulfurique, 1 pp. 56,18.

Quand il est cristallisé, il contient 55,77 p. 100 d'eau, ou 10 pp. dont l'oxigène est 10 fois l'oxigène de la soude.

Le sel marin est employé comme purgatif, à la dose de 2 gros à 2 onces. On l'associe souvent à d'autres purgatifs.

Le commerce nous fournit le sulfate de soude provenant de l'évaporation des eaux salines, sous le nom de sel d'Epsum de Lorraine. Il est en petits cristaux confus qui imitent le sulfate de magnésie. Il est employé sous cet état ; mais on lui fait aussi subir une nouvelle cristallisation pour l'avoir en prismes plus gros ; il prend alors le nom de sel de Glauber.

### SEL DE GLAUBER.

Pr. : Sel d'epsum de Lorraine. .............
Eau ...................................  } P. É.

On fait dissoudre à l'ébullition dans une bassine de cuivre étamé. La dissolution marque environ 22 degrés à l'aréomètre de Baumé ; on la filtre bouillante, et on la partage dans des assiettes, où on la laisse cristalliser. Après 24 heures, on sépare l'eau-mère, et aussitôt que l'on s'aperçoit que les cristaux commencent à s'effleurir, on les enferme dans des vases qui bouchent bien.

En opérant la cristallisation dans des assiettes, on se propose d'avoir des cristaux plus nets et plus isolés. Ils seraient plus gros, plus confus, si on laissait cristalliser en masse dans des terrines.

### EAU FONDANTE.

Pr. : Sulfate de soude cristallisé............  1 à 2 onces.
Sel de nitre.....................  10 grains.
Émétique .......................  1/2 grain.
Eau............................  1 litre.

Faites dissoudre et filtrez ; à prendre par verrée comme purgative.

### SEL DE GUINDRE.

Pr. : Sulfate de soude effleuri..................  6 gros.
      Sel de nitre...........................  12 grains.
      Émétique ............................  1/2 grain.

**M.**

A prendre dans de l'eau ou du bouillon aux herbes comme
purgatif. Les six gros de sulfate de soude effleuri équivalent à
environ 14 gros de sel cristallisé.

## PHOSPHATE DE SOUDE.

### (Sous-phosphate de soude.)

Le phosphate de soude est incolore et inodore ; sa saveur est
faible ; il cristallise en prismes rhomboïdaux, terminés par un
pointement à 4 faces. Les arêtes du prisme sont souvent mo-
difiées par des facettes. Il s'effleurit à l'air, en perdant des
quantités d'eau qui varient avec l'état hygrométrique de l'air ;
à +16, il se dissout dans 4 parties d'eau, et à +100 dans le
double de son poids d'eau. Il est insoluble dans l'alcool. Il est
composé de : soude, 1 pp., 46,70 ; acide phosphorique,
1 pp., 53,30.

Cristallisé, il contient 12 pp. d'eau, ou 71,72 p. 100.

Le phosphate de soude est employé en médecine comme
purgatif, à la dose de 1 à 2 onces ; sa saveur faible et peu
désagréable lui fait souvent donner la préférence sur les sels
purgatifs de soude ou de magnésie. On l'obtient de la manière
suivante :

Pr. : Os calcinés....................  12 parties.
      Acide sulfurique...................  9
      Eau..............................  36

On délaye les os dans l'eau, et l'on ajoute l'acide sulfurique
par parties en remuant avec une spatule de bois. Après quelques jours, on délaye la masse dans l'eau bouillante, et l'on
filtre sur des toiles ; on lave avec de l'eau bouillante le dépôt
resté sur les filtres ; les liqueurs réunies sont évaporées en con-

sistance sirupeuse ; on les étend d'eau, et on passe de nouveau pour séparer le sulfate de chaux qui s'est déposé. La liqueur est une dissolution de phosphate acide de chaux (*Voyez* pour la théorie, préparation du phosphore). On ajoute dans les liqueurs une dissolution de carbonate de soude en excès, de manière à ce que la liqueur verdisse fortement la couleur de violettes ; il se dégage de l'acide carbonique avec effervescence, et il se dépose du sous-phosphate de chaux ; on filtre, on lave le dépôt pour en séparer le phosphate de soude qui le mouille, et l'on fait évaporer les liqueurs jusqu'à ce qu'elles marquent 25 degrés. On les met à cristalliser, et l'on purifie les cristaux par une nouvelle cristallisation.

Le carbonate de soude en agissant sur le phosphate acide de chaux le partage en sous-phosphate qui se dépose et en acide phosphorique qui se combine à la soude ; l'acide carbonique se dégage, aucune portion n'en reste combinée à la chaux. Les liqueurs doivent verdir la violette ; car le phosphate neutre de soude possède cette propriété. Il arrive souvent, qu'après que ce sel a cristallisé, les eaux-mères sont acides, elles contiennent alors du phosphate acide de soude ; il faut les sursaturer avec une nouvelle dose de carbonate de soude avant de les concentrer et de les faire cristalliser de nouveau.

## BORATE DE SOUDE.
### (Borax, sous-borate de soude.)

Le borate de soude est un sel incolore et inodore ; sa saveur est légèrement alcaline, il verdit le sirop de violettes, il cristallise en prismes hexagonaux aplatis, terminé par un pointement à trois faces. Il n'éprouve à l'air qu'une efflorescence très-légère et superficielle. Il se dissout dans 12 parties d'eau froide et dans 2 parties seulement d'eau bouillante. Il est composé de : soude 1 pp. 30,94 ; acide borique 1 pp. 69,6. Ce sel cristallisé contient 10 pp. d'eau ou 47,1 pour 100.

Le borate de soude a été employé à l'intérieur comme fondant et emménagogue, on lui a même attribué la propriété de faciliter l'accouchement comme le fait le seigle ergoté ; quelques médecins l'emploient encore comme sédatif, à la dose de 12 à

15 grains. Son usage le plus ordinaire est pour l'extérieur, on l'emploie en gargarismes ou en collutoire contre les aphthes. On l'emploie encore en tisane ou sous forme de pommade contre certaines maladies de la peau, et en particulier dans les éruptions accompagnées de vives démangeaisons.

Le borax est fourni par le commerce, mais on en trouve deux espèces ; l'une est cristallisée en octaèdre, et ne contient que 5 pp. d'eau ; l'autre est cristallisée en prismes ; c'est celle que nous venons de décrire, c'est la seule qui soit employée en médecine.

### GARGARISME BORATÉ.

Pr. : Borate de soude........................ 1 gros.
      Infusion de feuilles de ronces......... 8 onces.
      Miel rosat............................... 1 once.

Mêlez.

### COLLUTOIRE DE BORAX.

Pr. : Borax en poudre...................... 1 gros.
      Miel ................................... 1 once.

Mêlez.

### LOTION DE BORAX.

Pr. : Borax............................... 1 à 2 gros.
      Eau.................................... 1 livre.

S.

### POMMADE DE BORAX.

Pr. : Borax en poudre..................... 1 gros.
      Axonge .................................. 8 gros.

Mêlez sur un porphyre.

## NITRATE DE SOUDE.
### (Nitre cubique.)

Le nitrate de soude est incolore et inodore, sa saveur est fraîche et amère ; il cristallise en prismes rhomboïdaux ; 100 parties d'eau en dissolvent 23 parties à + 10 , 55 parties à + 16, et 218,5 parties à + 119. Il est soluble dans l'alcool ; il attire puissamment l'humidité de l'air. Il est composé de : soude 1 pp. 36,6 ; acide nitrique 1 pp. 63,4.

Le nitrate de soude est peu employé en médecine, on s'en sert contre la dyssenterie. On le prépare en saturant de l'acide nitrique étendu avec du carbonate de soude , faisant évaporer et cristalliser. Le sel doit être renfermé dans des vases bien fermés, car il attire l'humidité de l'air.

## ACÉTATE DE SOUDE.
### (Terre foliée minérale.)

L'acétate de soude n'a ni couleur, ni odeur ; sa saveur est piquante et amère, il cristallise en longs prismes striés. Il est soluble dans un peu moins de 3 parties d'eau à la température ordinaire ; il est beaucoup plus soluble dans l'eau bouillante , l'alcool qui n'est pas très-rectifié le dissout. Il est composé de : soude 1 pp. 37,8 ; acide acétique 1 pp. 62,2. Quand il est cristallisé il contient 6 pp. d'eau ou 39,49 pour 100.

L'acétate de soude est employé en médecine comme fondant et diurétique, à la dose de 1/2 gros à 2 gros ; à plus haute dose il est purgatif. On le prépare en saturant de l'acide acétique par le carbonate de soude , filtrant la liqueur, la faisant évaporer jusqu'à ce qu'elle marque 32° bouillant, et la laissant cristalliser.

## TARTRATE DE POTASSE ET DE SOUDE.
### (Sel de Seignette, sel de la Rochelle.)

Le tartrate de potasse et de soude n'a ni couleur ni odeur, se saveur est légèrement amère. Il forme des cristaux très-réguliers et très-gros. Ces cristaux sont des prismes à huit à dix faces inégales, mais le plus ordinairement le prisme semble avoir été coupé dans la direction de son axe, ce qui a fait dire aux anciens que ce sel cristallisait en tombeaux ; ces cristaux s'effleurissent légèrement à l'air ; le tartrate de potasse et de soude est soluble dans 2 parties 1/2 d'eau froide, il est plus soluble à chaud; il est insoluble dans l'alcool. Il est formé de : 1 pp. tartrate de soude ; 1 pp. tartrate de potasse ; cristallisé il contient 5 pp. d'eau ou 30 pour 100.

Le sel de Seignette est employé en médecine comme purgatif, à la dose de 1 à 2 onces ; on le prépare de la manière suivante :

```
Pr. : Crème de tartre ..................... 4 parties.
      Carbonate de soude cristallisé , environ  3
      Eau .............................. 12
```

On met l'eau dans une bassine, et quand elle est bouillante, on y ajoute par parties et successivement la crème de tartre et le sel de soude; quand tout est ajouté, on essaye la liqueur, qui doit être légèrement alcaline ; on y ajoute au besoin un peu de carbonate de soude ; on filtre pour séparer le tartrate de chaux qui s'est déposé, et on évapore pour que les liqueurs arrivent à 40º bouillant; on met à cristalliser; les eaux-mères fournissent de nouveaux cristaux; mais il arrive un moment où elles ne donnent plus qu'un sel aiguillé. MM. Henry et Guibourt se sont assurés qu'à ce moment il y a un excès de tartrate de soude dans les liqueurs ; il faut alors tout redissoudre dans l'eau, et ajouter assez de crème de tartre pour détruire cet excès de carbonate alcalin; la dissolution fournit alors de nouveaux cristaux. On purifie d'ailleurs, par de nouvelles dissolutions et cristallisations, tout le sel qui ne s'est pas déposé en cristaux bien nets et bien blancs.

## SELS DE BARYTE.

### CHLORURE DE BARIUM.

Le chlorure de barium est blanc, sans odeur ; sa saveur est âcre ; il cristallise en prismes à 4 faces très-aplaties qui ne contiennent pas d'eau. 100 parties d'eau à zéro en dissolvent 32, 6 parties et à + 105, 6º 60 parties, suivant M. Gay-Lussac. Il est insoluble dans l'alcool. Il est composé de : barium, 1 pp., 65,94; chlore, 1 pp., 34,06.

Cristallisé, il contient 2 pp. d'eau, ou 14,75 p. 100.

Le chlorure de barium est employé en médecine pour combattre les maladies scrophuleuses et les dartres. C'est un poison actif qu'il ne faut administrer qu'avec la plus grande prudence.

On prépare ce sel en décomposant le sulfure de barium par l'acide hydrochlorique ; ou en décomposant par la fusion un mélange de sulfate de baryte et de chlorure de calcium.

### Premier procédé.

```
Pr.: Sulfate de baryte......................  5
      Noir de fumée..........................  2
      Huile.................................. S. Q.
```

On réduit le sulfate de baryte en poudre très-fine ; on le mélange exactement dans un mortier avec le noir de fumée ; on ajoute assez d'huile pour humecter légèrement le mélange, et l'on continue à triturer. On introduit le mélange dans un creuset, que l'on couvre de son couvercle luté ou dans une cornue de grès lutée, et l'on porte peu à peu au rouge. La température doit être entretenue pendant 4 à 5 heures, et la chaleur doit être aussi forte que possible ; on place le vase opératoire dans un fourneau à vent. On laisse refroidir ; on casse la cornue ; on triture la matière et on la fait dissoudre dans de l'eau distillée chaude ; on filtre, et on ajoute dans la dissolution suffisante quantité d'acide hydrochlorique pour saturer la liqueur ; on abandonne celle-ci à l'air pendant 24 heures ; on la filtre, on l'évapore, et l'on fait cristalliser.

La première partie de l'opération a pour objet de déterminer la transformation du sulfate de baryte en sulfure, par la désoxigénation de la baryte et celle de l'acide sulfurique ; il en résulte du sulfure de barium qui reste mêlé à l'excès de charbon, et la masse se dissout presque complétement dans l'eau ; mais, pour arriver à ce résultat, il faut pouvoir chauffer très-fort et très-long-temps la matière ; c'est ce qui fait que beaucoup de personnes préfèrent le second procédé de préparation à celui-ci, qui cependant est le meilleur, pourvu que l'on ait un bon fourneau à sa disposition.

La dissolution de sulfure de barium doit être décomposée à l'air libre par l'acide hydrochlorique ; il est bien même de se

placer en avant du courant d'air, et pour plus de précautions
d'allumer le gaz hydrogène sulfuré à mesure qu'il se dégage.
L'acide hydrochlorique fournit au barium le chlore qui est nécessaire pour le changer en chlorure de barium, en même temps
que l'hydrogène de l'acide et le soufre du sulfure alcalin se
dégagent à l'état de gaz hydrogène sulfuré ; quelquefois il se dépose un peu de soufre ; cet effet est produit quand la dissolution du sulfure de barium a absorbé l'oxigène de l'air et s'est
changée en partie en sulfure sulfuré.

La dissolution que l'on obtient contient souvent du fer ; il y
a plusieurs manières de s'en débarrasser ; d'abord, si on évapore à siccité et que l'on calcine, le chlorure de fer est volatilisé
en partie et transformé pour une autre partie en oxido-chlorure
insoluble ; mais on se débarrasse du fer par un procédé plus
simple ; il s'agit de filtrer la liqueur avant qu'elle soit complètement saturée par l'acide, ou bien il faut, après sa saturation, y
ajouter un peu de la solution de sulfure de barium que l'on a
conservée à cet effet ; dans l'un et l'autre cas, le fer est précipité à l'état d'hydrosulfate noir ; on le sépare par la filtration,
puis l'on achève la saturation des liqueurs par l'acide hydrochlorique.

Deuxième procédé.

Pr. : Sulfate de baryte...................... ...... 2 parties.
      Chlorure de calcium.................... 1

On réduit le sulfate de baryte en poudre fine, on pulvérise
d'autre part le chlorure de calcium bien desséché dans un
mortier chauffé, on mêle promptement les deux matières, et
on les introduit dans un creuset que l'on couvre. On porte la
matière à la chaleur rouge que l'on entretient pendant deux
heures, on laisse refroidir, on pulvérise le produit et on le jette
dans l'eau bouillante, on fait bouillir quelques instans seulement, on filtre, on évapore à pellicule et l'on met à cristalliser.

Ce procédé est de M. Bouillon-Lagrange ; il est fondé sur
la propriété que possède le sulfate de baryte et le chlorure de
calcium, de se décomposer mutuellement par la fusion, sans
doute parce qu'il en résulte deux corps plus fusibles, savoir, le

sulfate de chaux et le chlorure de baryum ; si l'on ne soumet la liqueur qu'à une ébullition légère, c'est que par la voie humide la décomposition inverse se ferait, et qu'il se reproduirait du sulfate de baryte et du chlorure de calcium.

Les eaux mères donnent par l'évaporation de nouveaux cristaux, mais il arrive un moment où elles s'épaississent, à cause de l'abondante quantité de muriate de chaux qu'elles contiennent ; on les évapore à siccité et on calcine pour faire servir le résidu à une nouvelle opération.

# SELS DE CHAUX.

## CHLORURE DE CALCIUM.
(Muriate de chaux, hydrochlorate de chaux.)

Le chlorure de calcium est blanc, inodore, d'une saveur âcre, piquante et amère, il cristallise en prismes hexagonaux terminés par des pointemens très aigus. Ce sel à l'état anhydre a une extrême affinité pour l'eau ; il attire puissamment l'humidité atmosphérique et il tombe en déliquescence en quelques instans. Il se dissout dans le quart de son poids d'eau à zéro, et il s'y dissout presque en toutes proportions à l'aide de la chaleur. L'eau qui a été saturée de chlorure de calcium n'entre en ébullition qu'à 120 degrés ; ce sel est aussi très soluble dans l'alcool. Le chlorure de calcium sec est composé de calcium, 1 pp., 36,64 ; chlore, 1 pp. 63,36 ; à l'état de cristaux, il contient 5 pp. d'eau, ou 49,13 p. 100.

Le chlorure de calcium est un stimulant que l'on a employé contre les maladies scrophuleuses à la dose de quelques grains par jour ; son principal usage médical est de servir à la préparation de certaines eaux minérales artificielles.

On ne prépare pas le chlorure de calcium par une opération spéciale ; on pourrait l'obtenir en mettant de l'acide hydrochlorique du commerce en contact avec un excès de chaux ou de craie, filtrant et évaporant les liqueurs, mais les résidus de la préparation de l'ammoniaque en fournissent plus que l'on ne peut consommer : on traite ces résidus par l'eau, on filtre, on évapore les liqueurs jusqu'à ce qu'elles marquent

40 degrés à l'aréomètre ; et on les coule, quand elles sont en partie refroidies, dans un flacon où elles cristallisent.

Quant le chlorure de calcium est destiné à agir, en raison de son affinité pour l'eau, on l'évapore à siccité, on lui donne un coup de feu vif qui le fond, et on le coule sur une pierre, on l'enferme promptement dans des vases qui bouchent bien hermétiquement.

## SULFATE DE CHAUX.

### ( Gypse, sélénite. )

Le sulfate de chaux est un sel blanc, insipide et inodore, on le trouve fort bien cristallisé dans la nature ; en cet état il contient 2 pp. d'eau ; il est peu soluble dans l'eau, il en faut environ 460 fois son poids pour le dissoudre. Il est composé de chaux, 1 pp. 32,90, acide sulfurique 1 pp. 46,31 ; eau, 2 pp. 20,79.

Ce sel n'est employé en médecine que parce qu'il entre dans la préparation de plusieurs eaux minérales. Celui que l'on obtient tout naturellement dans la préparation de l'acide tartrique, du phosphore et du phosphate de soude suffit à cette consommation. La nature nous l'offre d'ailleurs très communément à l'état de pureté.

## PHOSPHATE DE CHAUX.

### ( Os calcinés. )

Le phosphate de chaux que l'on emploie en médecine est celui qui existe naturellement dans les os. Il est remarquable par sa composition ; c'est un sulfate basique, dans lequel l'oxigène de la chaux est à l'oxigène de l'acide phosphorique comme 8 est à 15. Il est blanc, insipide, inodore, à peu près complètement insoluble dans l'eau, mais facilement soluble dans les liqueurs acides ; il est associé dans les os à un peu de phosphate de magnésie, à un peu de carbonate de chaux et d'oxide de fer. A l'état de pureté il est composé de chaux, 8 proportions, 51,55, acide phosphorique, 6 proportions, 48,45.

Les os calcinés entrent dans la préparation de la décoction blanche de Sydenham, et pour ce seul usage on en consomme de très-grandes quantités. Pour les obtenir on se sert des os de mouton de préférence, parce qu'ils sont moins durs. On met sur un rang de briques, placées de champ, une grille ordinaire de fourneau; sur les côtés de cette grille, on élève avec de nouvelles briques et un peu de terre une espèce de tour carrée qui sert de fourneau, on place les os sur la grille en ayant le soin de ne pas les tasser trop, et l'on fait du feu au-dessous; bientôt la graisse contenue dans les os s'enflamme et elle continue à brûler, en même temps que la matière animale est détruite. La chaleur se communique successivement aux couches supérieures, et, quand la combustion finit d'elle-même, l'opération est terminée. On trie alors les os avec soin, pour séparer toutes les parties qui sont restées noires, que l'on conserve pour les soumettre à une nouvelle opération; on pulvérise dans un mortier, on passe au tamis de soie, et enfin on broie sur un porphyre, jusqu'à ce que les os soient réduits en poudre impalpable. On fait avec cette pâte de petits trochisques que l'on fait sécher à l'étuve ou à l'air libre.

## ACÉTATE DE CHAUX.

L'acétate de chaux est blanc, inodore, d'une saveur amère. Il cristallise en petits prismes aiguillés, qui ont l'éclat soyeux et qui contiennent de l'eau; il est très-soluble dans l'eau et peu soluble dans l'alcool. Il est composé de : chaux, 1 pp. (35,63), acide acétique, 1 pp. (64,37).

L'acétate de chaux est conseillé comme excitant, fondant contre les scrophules, le carreau. On en fait peu d'usage.

On le prépare par l'action directe de l'acide acétique sur la chaux ou sur le carbonate de chaux; on évapore à pellicule et l'on fait cristalliser.

## SELS D'AMMONIAQUE.

### SULFATE D'AMMONIAQUE.

(Sel secret de Glauber.)

Le sulfate d'ammoniaque est un sel blanc, inodore, d'une saveur piquante et amère ; il cristallise en prismes hexagonaux terminés par un pointement à six faces ; il ne s'effleurit qué dans un air très-chaud en perdant la moitié de l'eau qu'il contient ; il est soluble dans 2 parties d'eau froide et une seule partie d'eau bouillante ; par une ébullition soutenue, il perd une partie de sa base et il devient acide. L'alcool ne le dissout pas. Le sulfate d'ammoniaque est composé de : 1 pp. ammoniaque (22,80), 1 pp. acide (53,28), 2 pp. eau (23,92).

Le sulfate d'ammoniaque est peu employé maintenant ; on s'en sert comme apéritif à la dose de 24 à 36 grains.

Le commerce fournit ce sel, qui provient de la décomposition du carbonate d'ammoniaque par le sulfate de chaux ; on peut le préparer de toutes pièces en saturant de l'acide sulfurique étendu de 7 à 8 fois son poids d'eau, avec de l'ammoniaque et du carbonate d'ammoniaque, faisant évaporer jusqu'à pellicule et laissant cristalliser. L'opération ne doit pas être faite dans un vase de cuivre, et il faut entretenir un léger excès d'alcali dans la liqueur.

### NITRATE D'AMMONIAQUE.

(Nitre inflammable.)

Le nitrate d'ammoniaque est blanc, inodore, d'une saveur amère et piquante ; il affecte des formes très-variées suivant les circonstances de la cristallisation. A une chaleur de 20 à 38°, et, par un refroidissement lent, il cristallise en prismes à six pans ; quand la dissolution a été évaporée à 100 degrés, les cristaux sont cannelés et d'une texture fibreuse ; quand il a été plus desséché au feu, il est sous la forme d'une masse blanche compacte. Davy a trouvé dans le premier sel 12 pour 100 d'eau de cristallisation ; dans le second 8 pour 100, et près de 6 pour 100 dans le troisième. C'est la première espèce que l'on emploie en médecine ; elle est formée théoriquement de : ammoniaque, 1 pp. (21,36), acide, 1 pp. (67,44), eau, 1 pp. (11,20).

Le nitrate d'ammoniaque est employé en médecine comme diurétique à la dose de quelques grains. On en fait peu d'usage.

On prépare le nitrate d'ammoniaque en saturant avec de l'ammoniaque de l'acide nitrique étendu d'eau, faisant évaporer à pellicule et laissant cristalliser. Ici encore il faut avoir le soin de laisser un petit excès d'alcali.

## ACÉTATE D'AMMONIAQUE.

L'acétate d'ammoniaque est blanc, inodore, d'une saveur âcre et fraîche ; il cristallise en longues aiguilles ; il est très-soluble dans l'eau et dans l'alcool. Il est formé de : 1 pp. ammoniaque (22,2), 1 pp. acide (66,3), 1 pp. eau, (11,5).

L'acétate d'ammoniaque n'est pas employé en médecine à l'état solide ; on l'emploie toujours sous forme liquide. Il sert en médecine comme diurétique et surtout comme diaphorétique.

### ACÉTATE D'AMMONIAQUE LIQUIDE.

Pr. : Acide acétique au 3° degré................ Q. V.
Carbonate d'ammoniaque................ Q. S.

Il faut à peu près 6 à 7 de carbonate d'ammoniaque pour saturer 100 parties d'acide. On opère de la manière suivante : on fait tiédir l'acide acétique dans un matras et on y ajoute le carbonate d'ammoniaque jusqu'à ce qu'il soit en léger excès. On filtre et l'on conserve dans un flacon bien fermé ; l'acétate d'ammoniaque devient acide à la longue, parce qu'il laisse dégager une partie de sa base. L'acétate d'ammoniaque ainsi préparé marque 5° à l'aréomètre ; il contient par once à peu près 44 grains d'acétate d'ammoniaque cristallisé ou 1/13 de son poids.

On l'emploie à la dose d'une 1/2 once à quelques onces ; on le fait entrer dans des potions ; on le mélange à la tisane dont le malade fait usage.

L'acétate d'ammoniaque liquide est désigné souvent sous le nom d'*Esprit de Mindererus* ; mais celui-ci constituait un médicament réellement différent. On employait à sa préparation le vinaigre distillé, avec la précaution de séparer, pendant la distillation les deux tiers du produit comme trop aqueux; l'ammoniaque dont on se servait était le carbonate d'ammoniaque chargé d'huile empyreumatique tel que le donne la distillation de la corne de cerf. Suivant l'observation judicieuse de M. Châussier, la présence de l'huile pyrogénée devait rendre ce médicament plus actif; c'est réellement à tort que la formule de cette préparation a été modifiée. Cet acétate ne marque pas 5°, mais on pourrait l'amener à cet état par l'évaporation, en ayant soin d'ajouter de temps en temps un peu de carbonate alcalin, pendant l'évaporation.

## HYDROCHLORATE D'AMMONIAQUE.

( Muriate d'ammoniaque, sel-ammoniac. )

L'hydrochlorate d'ammoniaque est blanc, inodore, d'une saveur piquante; il cristallise en cubes ou en octaèdres; mais le plus souvent les cristaux se réunissent et se disposent les uns à côté des autres sous l'apparence de barbes de plumes. Le sel ammoniac se dissout dans moins de trois fois son poids d'eau à + 15; l'eau bouillante en dissout un poids égal au sien; il est soluble dans l'alcool. Il est composé de : ammoniaque 1 pp. ou 4 vol. (32); acide 1 pp. ou 4 vol. (68).

Le sel ammoniac est fort employé en médecine, à l'intérieur, comme stimulant, fondant, dans l'hydropisie, les maladies scrophuleuses; on le donne à la dose de 10 à 30 grains; à l'extérieur on l'emploie en lotions résolutives à la dose de quelques gros dans une livre d'eau, en gargarismes à la dose de quelques grains à un gros, en collyres à plus petites doses.

Le sel ammoniac est fourni par le commerce en pains sublimés que l'on peut choisir très-blancs. Cependant on le soumet à la cristallisation par la voie humide pour l'avoir moins compact et plus facilement soluble. On prend le sel ammoniac sublimé, on le concasse grossièrement, et on le fait dissoudre à chaud dans une bassine d'argent, dans une quantité d'eau suffisante; on filtre la dissolution bouillante, et on la laisse cristalliser. Les eaux-mères donnent par concentration de nouveau sel; on le fait sécher à l'étuve.

# SELS DE MAGNÉSIE.

## CHLORURE DE MAGNÉSIUM.
( Muriate de magnésie, hydrochlorate de magnésie. )

Le chlorure de magnésium est blanc, inodore ; sa saveur est amère et piquante ; il cristallise en prismes aiguillés qui contiennent beaucoup d'eau de cristallisation. C'est un des sels les plus déliquescens connus. Il se dissout dans 0,66 parties d'eau froide, et dans 0,27 parties seulement d'eau bouillante ; l'alcool en dissout la moitié de son poids. Le chlorure de magnésium anhydre est formé de magnésium, 1 pp. ; 26,35 ; chlore, 1 pp., 73,65 ; cristallisé, il contient 5 pp. d'eau ou 39,43 pour 100.

Le chlorure de magnésium sec n'est pas employé en médecine ; on l'obtient en faisant agir le chlore ou l'acide hydrochlorique sur la magnésie chauffée au rouge, ou en chauffant un mélange d'hydrochlorate de magnésie et d'hydrochlorate d'ammoniaque ; quant au chlorure cristallisé, on le prépare en saturant de l'acide hydrochlorique étendu de 3 à 4 parties d'eau avec de la magnésie blanche, en mettant un petit excès de cette dernière, filtrant les liqueurs, et les faisant concentrer dans une capsule jusqu'à ce qu'elles marquent 40° bouillant à l'aréomètre ; on laisse refroidir en partie la dissolution, et on la coule dans un flacon à large ouverture où elle cristallise ; on ne pourrait arriver à obtenir ce sel par l'évaporation à siccité, car il y aurait décomposition, dépôt de magnésie et dissipation d'acide hydrochlorique.

Le chlorure de magnesium n'est employé en médecine que parce qu'il entre dans quelques eaux minérales.

## SULFATE DE MAGNÉSIE.

Le sulfate de magnésie est blanc, inodore, d'une saveur amère. Il cristallise en prismes quadrangulaires terminés par un pointement à quatre faces. Abandonné à l'air, il s'effleurit ; cependant celui du commerce ne produit pas toujours cet effet

parce qu'il contient un peu de chlorure de magnésium qui est
déliquescent. Le sulfate de magnésie cristallisé contient de l'eau
de cristallisation. L'eau à zéro en dissout 25,76 parties, et
pour chaque degré au-dessus elle en prend 0,478 parties de
plus, de sorte qu'à 100° elle en dissout 73,57; l'alcool ne le
dissout pas. Il est composé de : magnésie, 1 pp., 34,02;
acide, 1 pp., 65,92.

Cristallisé, il contient 7 proportions d'eau ou 51 pour 100.

Le sulfate de magnésie est employé comme purgatif à la
dose de 2 gros à 1 once, 1 once 1/2.

Le commerce nous fournit le sulfate de magnésie sous la forme
de petits prismes aiguillés; on donne souvent pour lui le sulfate
de soude; on distingue ce dernier sel à sa saveur et à ce qu'il
ne donne pas un précipité blanc par les carbonates alcalins;
mais quand on doit reconnaître un mélange des deux sels précédens, l'essai devient plus difficile à faire. On fait dissoudre
le sulfate de magnésie dans l'eau ; et on le précipite à l'ébullition par du carbonate de potasse, on reçoit le précipité sur un
filtre, on le lave et l'on évapore à siccité les eaux de lavage
avec les premières liqueurs; on obtient un nouveau précipité
que l'on mêle au premier, mais il faut observer si les liqueurs
qui laissent le second précipité sont alcalines ; si elles ne l'é-
taient pas, elles retiendraient de la magnésie, il faudrait y
ajouter du carbonate alcalin et les évaporer de nouveau. Les
précipités magnésiens sont calcinés et on prend le poids de la
magnésie caustique. Celle-ci retient bien un peu de silice, mais
qu'on peut négliger pour l'essai en question ; 1 partie de magnésie représente presque exactement 6 parties de sulfate de
magnésie cristallisé.

M. Liebig a donné un autre procédé plus simple ; on mêle
à la dissolution du sulfate de magnésie du sulfure de barium, qui précipite toute la magnésie, en même temps qu'il se
dépose du sulfate de baryte ; on ajoute à la liqueur filtrée de
l'acide sulfurique en petit excès pour décomposer l'excès de
sulfure de barium et séparer tout le barium à l'état de sulfate
de baryte; si la magnésie était pure, il ne reste en dissolution
que de l'acide sulfurique qui se dissipe par l'évaporation ; s'il

y avait du sulfate de soude, il reste dans les liqueurs, et on
l'obtient pour résidu de leur concentration.

Le sulfate de magnésie du commerce contient presque toujours un peu de muriate de magnésie, la purification est inutile dans ce cas ; mais quelquefois aussi il contient du fer,
dans ce cas il est important de séparer celui-ci ; on y parvient
en ajoutant à la dissolution de sulfate un peu d'hydrate de
magnésie, et faisant bouillir pendant un quart d'heure ; on
filtre, on concentre la liqueur et on la fait cristalliser ; si l'on
veut que le sel prenne la forme aiguillée de celui du commerce,
il faut agiter légèrement la dissolution pendant que la cristallisation se fait.

# SELS D'ALUMINE.

## SULFATE D'ALUMINE ET DE POTASSE.

### (Alun.)

L'alun est incolore et inodore ; sa saveur est astringente, il rougit le tournesol ; il forme des cristaux en octaèdres réguliers, qui
contiennent de l'eau de cristallisation, et qui s'effleurissent légèrement à leur surface. Il est soluble dans 18 parties d'eau
froide, et dans les trois quarts de son poids d'eau bouillante ;
il est tout-à-fait insoluble dans l'alcool. L'alun est composé de
sulfate de potasse 33,8 , sulfate d'alumine 66,2 ; cristallisé il
contient 24 proportions d'eau ou 45,47 pour 100.

L'alun du commerce au lieu de sulfate de potasse contient
quelquefois du sulfate d'ammoniaque ; mais plus souvent encore
un mélange de ces sels.

On emploie l'alun en médecine comme astringent ; à l'intérieur on s'en sert principalement contre les hémorrhagies pas-
sives, et on l'administre sous forme de potions ou de pilules à la
dose de quelques grains ; on s'en sert aussi à l'extérieur
comme astringent ou comme un léger cathéritique ; on l'emploie comme tel, sous forme de collyre à la dose de quelques
grains, sous forme de gargarisme, à la dose de 1 a 2 gros,
dans 8 onces d'eau, en lotions contre les hémorrhagies pas-
sives ou les flux hémorhoïdaux immodérés ; la dose en est
très-variable ; et doit être réglée par le médecin suivant

les circonstances ; on l'emploie aussi sous forme de poudre, et on l'insuffle dans la gorge dans quelques cas d'angines ; calciné ou privé de son eau de cristallisation, on en saupoudre les chairs baveuses des ulcères et des cautères.

### ALUN CALCINÉ.

Pr. : Alun du commerce.................. 12 à 13 onces.

Réduisez l'alun en poudre grossière ; et introduisez-le dans un pot de terre, (camion des peintres ) ; placez ce camion sur un morceau de brique, posé lui-même au milieu de la grille d'un fourneau, et faites un peu de feu autour ; le feu doit être conduit de manière à ce que l'alun fonde dans son eau de cristallisation et à ce que l'évaporation de celle-ci se fasse lentement et d'une manière continue. Les vapeurs d'eau qui se dégagent, boursoufflent beaucoup la masse qui s'élève d'une assez grande quantité en dehors du pot, l'opération est terminée quand le dégagement d'eau cesse.

Dans cette opération, si le feu est bien ménagé, l'eau de l'alun est seule éliminée; car le sulfate d'alumine, combiné à la potasse, peut supporter la chaleur rouge naissante sans être détruit ; et l'on est loin d'arriver à ce degré de température; l'alun ammoniacal ne perd même pas sa base dans l'opération. Si l'on chauffait trop, une partie du sulfate d'alumine perdrait son acide et se changerait en sous-sel ; une très-forte chaleur pourrait même aller jusqu'à chasser complétement l'acide sulfurique des deux sels, et il resterait une combinaison d'alumine et de potasse.

L'alun calciné, même bien préparé, ne se dissout souvent dans l'eau qu'avec beaucoup de lenteur; on pourrait croire d'abord qu'il y est insoluble ; mais en le laissant en contact avec l'eau froide, il finit par y disparaître en entier. Cette difficile dissolution dépend d'un état isomérique particulier, et il faut attendre assez long-temps avant de prononcer, de ce que de l'alun calciné ne se dissout pas, qu'il a été préparé à une trop forte chaleur, qui l'a décomposé en partie.

On réduit l'alun calciné en poudre, et on le conserve dans un flacon.

## PILULES ALUNÉES D'HELVÉTIUS.

Pr. : Alun.............................. 2 gros.
Sangdragon ....................... 1
Miel rosat ......................... S. Q.

F. S. A. des pilules de six grains. La formule primitive dit
de faire fondre l'alun dans son eau de cristallisation, d'y ajouter
le sang-dragon, et de faire des pilules avec la masse toute
chaude, ce qui est très-difficile. MM. Henry et Guibourt ont
proposé avec raison l'emploi du miel rosat comme excipient.


# SELS DE MANGANÈSE.

## CHLORURE DE MANGANÈSE.

(Muriate de manganèse; hydrochlorate de protoxide de manganèse.)

Le chlorure de manganèse a une couleur rose; sa saveur est
styptique. Il cristallise en lames quadrilatères; il attire l'humi=
dité de l'air; cependant, à la température de +25, il s'effleurit à
l'air. Il est très-soluble dans l'eau; à 50 degrés elle est saturée
de ce sel, et n'en dissout pas davantage par une nouvelle éléva=
tion de température; elle en contient alors la moitié de son
poids.

Le chlorure de manganèse est très-soluble dans l'alcool. Il
est composé de : manganèse, 1 prop., 34,25; chlore, 1 prop.,
65,76.

Cristallisé, il contient, suivant l'analyse de Brandes, 37,24
p. 100 d'eau ou 5 prop.

Le chlorure de manganèse en solution a été vanté pour la
guérison des aphtes; on l'a administré à l'intérieur à petites
doses pour combattre les affections dartreuses. Son principal
emploi est de servir à introduire le manganèse dans quelques
eaux minérales artificielles.

Pour obtenir le chlorure de manganèse, on traite par l'eau
le résidu de la préparation du chlore par l'acide hydrochlorique;
on évapore à siccité; on reprend par l'eau froide; on filtre;
on met en contact avec un excès de craie, pour précipiter le

fer ; après 24 heures , on filtre, et l'on évapore pour faire cristalliser.

## SULFATE DE MANGANÈSE.

Le sulfate de manganèse est blanc , avec une légère teinte
améthyste ; sa saveur est styptique ; il cristallise en prismes
rhomboïdaux qui s'effleurissent légèrement à l'air ; il se dissout
dans 2 parties 1/2 d'eau froide ; il est plus soluble dans l'eau
bouillante ; l'alcool ne le dissout pas. Il est composé de : protoxide de manganèse, 1 prop. , 47,08 ; acide sulfurique,
1 prop. , 52,92.

Cristallisé, il contient 5 prop. d'eau ou 37,26 ; quand il
s'est effleuri à l'air, il a perdu 1 prop. d'eau, et n'en contient
plus alors que 32,2 p. 100.

Le meilleur moyen pour l'obtenir consiste à précipiter le
chlorure de manganèse par le carbonate de soude ; à recueillir
le précipité de carbonate ; à le laver, à le dissoudre dans l'acide
sulfurique étendu, et à évaporer pour faire cristalliser.

Le sulfate de manganèse n'est employé en médecine que
parce qu'on le fait entrer dans la préparation de quelques eaux
minérales artificielles.

## DES PRÉPARATIONS FERRUGINEUSES.

## FER MÉTALLIQUE.

Métal d'un blanc d'argent quand il est pur, mais ordinairement d'un blanc grisâtre ; à texture fibreuse ou lamelleuse ;
d'une densité de 7,6 à 7,8 ; très-dur, très-tenace ; très-ductile
à la filière, peu ductile au laminoir ; magnétique ; fusible à 160°
pyrométriques ; facilement oxidable à l'air humide ; absorbant
l'oxigène avec beaucoup d'énergie, à une haute température ;
décomposant l'eau à la chaleur rouge. Son nombre proportionnel est 33,92. En médecine on accorde au fer des propriétés
toniques et fortifiantes , et on le recommande, ainsi que ses
préparations, dans les cas de débilité, et surtout la chlorose,
la leucorrhée, le rachitisme , etc.

Le fer du commerce n'est jamais pur ; il contient presque toujours du carbone, du phosphore, du soufre, de l'arsenic, mais qui ont peu d'influence sur ses propriétés médicales. Il vaut mieux cependant choisir du fer doux pour l'usage de la médecine, et dans le choix que l'on fait de la limaille se garder avec le plus grand soin de celle qui serait mêlée de cuivre.

Le fer métallique s'emploie toujours en poudre fine ; on pile la limaille dans un mortier pour en détacher la rouille, et on la vanne sur un van métallique. On répète ces opérations jusqu'à ce qu'il ne se sépare plus de rouille ; arrivé à ce point, on continue à piler, et l'on passe la poudre au tamis de crin ; on la porphyrise ensuite à sec et dans un lieu sec, pour éviter l'oxidation qui résulterait de l'action de l'eau aérée sur le fer. On conserve la poudre de fer dans des vases bien fermés.

On a conseillé de purifier la limaille de fer en la séparant par l'aimant. Ce procédé serait insuffisant ; car Henkel a fait voir qu'un alliage de fer et de cuivre contenant les 2/3 de son poids de cuivre est encore attirable à l'aimant. Le mieux est de porter une grande attention au choix de la limaille, et plutôt encore de la préparer soi-même avec du fer doux.

### TABLETTES MARTIALES OU CHALYBÉES.

| | |
|---|---|
| Pr. : Limaille de fer porphyrisée............. | 1/2 once. |
| Canelle en poudre......................... | 1 gros. |
| Sucre...................................... | 5 onces. |
| Gomme adragante.......................... | 1/2 gros. |

On fait un mucilage avec l'eau de canelle et la gomme, et l'on s'en sert à la préparation de pastilles de 12 grains. Chacune d'elles contient sensiblement 1 grain de fer métallique.

### PILULES CHALYBÉES.

| | |
|---|---|
| Pr. : Fer porphyrisé........................ | 1 gros. |
| Aloès succotrin........................... | 9 grains. |
| Canelle en poudre......................... | 6 grains. |
| Sirop d'armoise........................... | q. s. |

F. S. A. des pilules de 6 grains. Ces pilules ne doivent être préparées qu'à mesure du besoin, car elles acquièrent en peu de temps une très-grande dureté.

### PILULES MARTIALES DE SYDENHAM.

Pr. : Fer porphyrisé........................ 1 gros.
Extrait d'absinthe ................... S. Q.

F. S. A. des pilules de 6 grains.

## OXIDES DE FER.

Le fer forme avec l'oxigène deux combinaisons, savoir :
protoxide de fer, 1 pp. fer, 77,23 ; 1 pp. oxigène, 22,77 ;
deutoxide de fer, 1 pp. fer, 69,34 ; 1 pp. 1/2 oxigène,
30,66.

Le premier oxide n'est usité qu'en combinaison avec les acides;
il est précipité de ses dissolutions par les alcalis sous la forme
d'une poudre blanche, floconneuse, qui, en quelques instans,
passe au vert, et plus tard au rouge jaunâtre en absorbant
l'oxigène de l'air.

Le peroxide de fer est usité; il a une couleur rouge dont
la teinte varie suivant la méthode que l'on a suivie pour le préparer; en outre, on emploie une combinaison de protoxide et
de peroxide sous le nom d'oxide noir de fer.

## PEROXIDE DE FER.
(Deutoxide de fer, oxide ferrique, oxide rouge de fer.)

## COLCOTHAR.

On prend du sulfate de fer du commerce; on le chauffe dans
une bassine de fonte au rouge sombre, pour lui faire perdre son
eau de cristallisation, il devient par là d'une couleur blanche';
en cet état on l'introduit dans un creuset couvert ou dans une
cornue de grès, et on l'entretient à la chaleur rouge vive jusqu'à ce qu'il cesse de se dégager des vapeurs acides. On pulvérise la masse rouge qui résulte de cette calcination, on la
lave à plusieurs reprises à l'eau bouillante, jusqu'à ce que les
eaux de lavage ne précipitent plus par le prussiate de potasse
ferrugineux; on la fait sécher et on la porphyrise.

Le sulfate de fer calciné à blanc contient le fer à l'état de
protoxide; par une plus forte chaleur, l'acide sulfurique est en

partie décomposé; il fournit l'oxigène nécessaire à la suroxidation du fer, et se transforme en acide sulfureux; en même temps il se dégage une partie d'acide sulfurique anhydre qui échappe à l'action décomposante du feu, tandis qu'une autre portion de cet acide se change en oxigène et en acide sulfureux.

Si la chaleur n'est pas assez long-temps continuée, il arrive qu'une portion d'acide sulfurique reste combinée au peroxide de fer; c'est ce qui nécessite les lavages de la masse. L'eau entraîne le sulfate neutre de peroxide qui a pu se former; mais elle est impropre à séparer le sulfate basique qui se trouve alors plus abondamment dans la masse, parce que ce dernier sel n'est ni soluble, ni décomposable par l'eau; sa présence n'a qu'un faible inconvénient, parce que ses propriétés médicales sont les mêmes que celles du colcothar.

### SAFRAN DE MARS ASTRINGENT.

On prend l'hydrate de peroxide de fer, connu sous le nom de safran de mars apéritif, et on le chauffe au rouge dans une cuillère de fer si on opère sur une petite quantité; dans un creuset si on agit sur une plus grande masse. L'eau se dégage, et le peroxide reste. Ce peroxide, ainsi obtenu, n'est pas toujours chimiquement pur, parce que le safran de mars retient souvent un peu de fer qui n'est pas peroxidé. La proportion en est trop faible pour qu'elle puisse avoir aucune influence sur la valeur de la préparation; si on voulait avoir cet oxide parfaitement pur, ce qui, je le répète, est inutile, il faudrait alors calciner l'hydrate obtenu par précipitation.

On préparait encore autrefois le safran de mars astringent en calcinant au contact de l'air, l'oxide connu sous le nom de battitures qui se forme quand on chauffe le fer au contact de l'air; mais cet oxide est dense, sa suroxidation est toujours plus difficile à obtenir et le produit est moins fin.

### HYDRATE DE PEROXIDE DE FER.
#### (Hydrate ferrique.)

Il est formé de 2 pp. peroxide, 85,3; 1 pp. 1/2 eau, 14,7.

L'oxide de fer contient deux fois autant d'oxigène que l'eau. Pour obtenir cet hydrate, on doit opérer de la manière suivante :

On met dans une bassine de fonte, ou mieux de grès ou de porcelaine, une livre de sulfate de fer, exempt de cuivre, avec deux litres d'eau ; et 3 onces d'acide sulfurique concentré. La capsule doit être tout au plus remplie à moitié ; on porte à l'ébullition et l'on ajoute par petites quantités, et à des instans très-rapprochés de l'acide nitrique du commerce, jusqu'à ce que la dernière affusion ne donne plus lieu à un dégagement de vapeurs rutilantes ; on retire la capsule du feu ; on étend la liqueur avec 20 à 30 fois son poids d'eau froide, et l'on précipite par de l'ammoniaque en excès ; on lave le précipité un grand nombre de fois avec de l'eau pure ; et on le conserve sous forme de bouillie claire dans des vases fermés.

La première partie de l'opération a pour effet de changer le protosulfate de fer en sulfate de peroxide ; l'acide sulfurique est ajouté pour que le sel conserve son état de neutralité ; en effet, à mesure que le fer prend plus d'oxigène, il ne trouve plus assez d'acide pour le saturer, et il formerait en partie un sulfate basique qui se déposerait ; la présence d'un excès d'acide nitrique n'empêcherait pas complètement cette précipitation ; mais l'excédant d'acide sulfurique ajouté est suffisant pour satisfaire à l'augmentation de capacité de saturation du fer, et tout est converti en sulfate neutre de peroxide, qui est un sel extrêmement soluble.

Dès que les affusions d'acide nitrique commencent, chacune d'elles est accompagnée d'un dégagement abondant de vapeurs nitreuses, et la liqueur prend une couleur foncée. On est assuré que tout le fer est à l'état de peroxide quand l'acide nitrique ne produit plus de vapeurs rutilantes dans la liqueur bouillante.

La précipitation de l'oxide de fer doit être faite par l'ammoniaque ; si l'on employait la potasse ou la soude, et qu'on en mît un excès, l'oxide de fer retiendrait en combinaison une portion de l'alcali ; si l'alcali n'était pas prédominant, le précipité serait un sous-sulfate.

L'hydrate de peroxide de fer peut être desséché à la température ordinaire sans éprouver de décomposition ; mais celui que l'on destine à la médecine doit être conservé humide ; il est destiné à servir de contre-poison à l'acide arsenieux. Il se combine avec lui et forme un arsenite basique qui n'est nullement vénéneux ; mais cet effet ne se produit bien qu'autant que l'on présente à l'acide arsenieux le peroxide de fer dans l'état gélatineux, et de faible cohésion qu'il ne possède qu'autant qu'il est pris encore à l'état humide, tel qu'il a été précipité au milieu de l'eau.

### SAFRAN DE MARS APÉRITIF.

On fait dissoudre à chaud du sulfate de fer exempt de cuivre dans l'eau ; on filtre la dissolution ; d'autre part on fait une dissolution de carbonate de soude cristallisé ( environ 20 parties pour 17 de sulfate ). On met dans un grand vase la dissolution froide de sulfate, on étend d'eau et l'on y verse peu à peu la liqueur alcaline également froide, jusqu'à ce qu'il cesse de se former un précipité et même qu'il y ait un excès d'alcali ; on laisse déposer, on décante la matière surnageante ; on lave le dépôt à l'eau froide jusqu'à ce que les eaux de lavage soient sans saveur ; on le recueille sur une toile, on le laisse égoutter, puis on le fait sécher à l'ombre en lui faisant présenter le plus de surface possible ; quand il est sec on le pulvérise et on le passe au tamis de soie.

Le mélange du carbonate de soude au sulfate de fer donne lieu à la formation de sulfate de soude qui reste en dissolution et qui est emporté par les lavages et à celle d'un précipité blanc, qui est du carbonate de protoxide de fer ; mais bientôt ce précipité absorbe l'oxigène de l'air, devient vert, puis rougeâtre, effet qui se continue pendant les lavages et la dessiccation, et le protoxide de fer passe entièrement à l'état de peroxide ; la couleur verte est due à la formation intermédiaire d'une combinaison de protoxide et de peroxide de fer, qui est elle-même convertie lentement en peroxide. En cet état le peroxide est combiné avec de l'eau constituant un hydrate, et c'est de peur de le détruire que l'on fait les précipitations et les lavages à l'eau froide. Le nom de carbonate de fer, que l'on donne à ce composé, lui est donc, appliqué fort improprement. Cependant il fait presque toujours effervescence avec les acides; cela peut provenir quelquefois de ce qu'il n'est pas resté assez long-temps exposé à l'air, et de ce qu'il retient du carbonate de protoxide; mais il présente encore ce caractère quand tout le protoxide de fer a disparu, ce qui tient à ce que l'hydrate reste mêlé d'un peu de carbonate de peroxide avec excès de base. J'ai trouvé 8 pour 100 d'acide carbonique dans un safran de mars qui était resté assez long-temps exposé à l'air, qui avait été lavé avec le soin que l'on peut apporter au lavage d'une substance qui est destinée à l'analyse, et qui ne donnait pas la moindre trace de précipitation avec le chlorure d'or.

La composition du safran de mars ordinaire est un peu varia ble; il contiendra d'autant plus de carbonate d'oxidule qu'il aura été desséché avec plus de rapidité; la proportion du carbonate basique de peroxide y sera d'autant moindre encore que la matière aura été conservée plus long-temps à l'état humide.

## ETHIOPS MARTIAL.

L'Ethiops martial est une combinaison de protoxide et de peroxide de fer. Il a reçu les noms de deutoxide de fer, oxide de fer noir, oxide ferrosoferrique. Il est composé de : 1 prop. oxide ferreux, 31; 2 prop. oxide ferrique, 69.

Il y a trois fois autant d'oxigène dans le peroxide que dans le protoxide.

Pour obtenir l'Etiops martial, le meilleur procédé est celui que l'on doit à MM. Trusson et Bouillon-Lagrange.

Pr. : Safran de mars apéritif............... 8 parties.
　　　 Vinaigre distillé...................... 3

On mêle les deux matières; on les introduit dans une cornue de grès, que l'on chauffe d'abord doucement pour chasser toute l'eau, puis, que l'on finit par porter au rouge; à cette température l'acide acétique est décomposé, en donnant des produits empyreumatiques variés; mais une partie de son hydrogène et de son carbone forme de l'eau et de l'acide carbonique avec une partie de l'oxigène du peroxide de fer, et le ramènent à l'état d'oxide noir; la décomposition ne va pas plus loin. Plusieurs pharmacopées remplacent le vinaigre par de l'huile, en quantité suffisante pour graisser légèrement l'oxide. L'opération marche aussi bien. L'on reproche à ce procédé de laisser un peu de charbon dans le produit; c'est un inconvénient nul pour l'usage médical.

M. Cavezzali a donné un procédé qui a été depuis étudié par M. Guibourt, et qui est encore recommandé par beaucoup de personnes, mais qui ne réussit pas très-bien sur de petites quantités. On prend une quantité voulue de limaille de fer, soit 8 à 10 livres; on la pile dans un mortier et on la passe dans un tamis de crin, et on la lave par décantation dans une terrine, jusqu'à ce que l'eau n'entraîne plus de rouille. On la tasse alors au fond de la terrine, et l'on fait égoutter toute l'eau non adhérente au fer. De temps en temps on remue la masse et on l'humecte avec un peu d'eau, de manière à en saturer la masse, sans qu'il y en ait un excédant qui puisse couler quand on vient à incliner la terrine; au bout de cinq à six jours ou plus, on délaye le fer dans l'eau; on sépare par décantation l'oxide qui s'est formé; on le reçoit sur un filtre; on l'exprime et on le fait sécher à l'étuve. Le fer qui n'a pas été oxidé est soumis à un traitement semblable, jusqu'à ce qu'il ait été converti entièrement en oxide noir.

Le fer ne décompose pas l'eau à la température ordinaire; mais il commence à s'oxider par l'oxigène tenu en dissolution par l'eau que l'on emploie à l'opération. Aussitôt que le fer est couvert d'une couche d'oxide, ces deux corps constituent un élément voltaïque qui décompose l'eau; son oxigène oxide le fer, tandis que son hydrogène se dégage, et se fait évidemment reconnaître à son odeur. L'oxide qui se forme est l'éthiops, qui est celui qui se produit toujours lors de la décomposition de l'eau par le fer. Pendant que cette réaction se produit la température s'élève; mais elle ne dépasse jamais 50°.

L'oxide de fer noir, obtenu par ce procédé, qui est du reste fort économique, contient toujours un peu d'ammoniaque qui se produit suivant la remarque de M. Austin, par la combinaison de l'hydrogène de l'eau avec l'azote de l'air; il est presque constamment mélangé encore de peroxide, qui provient de ce que l'oxigène de l'air continue à oxider le fer pendant tout le cours de l'opération, et de ce que l'oxide noir continue à absorber ce gaz pendant tout le temps qui est nécessaire pour le séparer et le dessécher.

### POUDRE CACHECTIQUE D'HARTMANN.

Pr. : Safran de mars apéritif............... 1 partie.
     Canelle en poudre................. 2
     Sucre............................. 5

F. S. A.

Cette poudre est employée comme tonique.

### PILULES DE FER DE SWEDIAUR.

Pr. : Oxide de fer noir.................... 1 gros.
     Extrait d'absinthe ................. S. Q.

F. S. A. des pilules de 6 grains.

### TABLETTES MARTIALES.

Pr. : Oxide de fer noir.................... 1 once.
     Canelle ........................... 2 gros.
     Sucre............................. 5 onces.
     Mucilage de gomme adragante......... S. Q.

F. S. A. (Pharmacopée d'Anvers.)

### EMPLATRE DE CANET.

Pr. : Emplâtre simple .....................⎫
     — diachylon gommé...........⎪
     Cire jaune.......................⎬ ana P. E.
     Huile d'olive....................⎪
     Colcothar........................⎭

On broye sur un porphyre le colcothar avec une partie de l'huile pour en faire une pate molle bien fine, d'autre part on liquéfie les autres substances, et l'on mélange le tout.

Des compositions analogues, connues sous les noms d'emplâtres styptiques, défensifs, se trouvent dans un grand nombre de pharmacopées.

## CHLORURES DE FER.

On connait deux chlorures de fer. Le premier est formé de fer, 1 pp. 43,38, chlore, 1 pp. 56,62.

Le deutochlorure contient, fer, 1 pp. 33,81, chlore 1 pp. 1/2, 66,19.

Le protochlorure est blanc, d'une saveur styptique ; volatil à une forte chaleur rouge ; très-soluble dans l'eau, l'alcool ; insoluble dans l'éther, très-soluble dans la liqueur d'Hoffmann ; très altérable à l'air humide qui le change en deutochlorure soluble et en oxidochlorure insoluble dans l'eau ; le deutochlorure de fer est d'une couleur rouge ; d'une saveur fortement astringente, volatil à une température assez modérée, très-soluble dans l'eau, l'alcool, l'éther.

## PROTOCHLORURE DE FER.

( Chlorure ferreux, muriate de fer oxidulé, hydrochlorate de protoxide de fer.)

On dissout de la limaille de fer dans de l'acide hydrochlorique jusqu'à ce qu'elle refuse d'en prendre davantage ; on commence l'opération à froid et on le termine à une douce chaleur, on filtre la liqueur et on l'évapore à siccité pour chasser l'eau et l'excès d'acide, et aussi rapidement que possible pour éviter que le fer ne s'oxide. La dissolution du protochlorure dans l'eau doit être d'une couleur verte, elle a une teinte jaune rougeâtre plus ou moins foncée quand il est mêlé de deutochlorure.

Ce chlorure desséché est le chlorure de fer médicinal, on pourrait l'obtenir cristallisé sous la forme de cristaux d'une couleur verte ; en cet état il contient 5 pp. d'eau ou 36,6 pour 100.

En mettant le chlorure ferreux dans une cornue et le chauffant fortement, il passe d'abord un peu d'eau, d'acide hydrochlorique et de chlorure ferrique ; si on continue à chauffer très fortement, le protochlorure se sublime sous la forme d'écailles blanches, et il reste dans la cornue un oxidochlorure d'une couleur verte foncée.

On recommande à tort de faire cette sublimation dans un creuset de terre, recouvert d'un autre creuset, après que les jointures ont été lutées ; les paillettes ont alors une couleur jaune, parcequ'elles sont un mélange de proto et deutochlorure de fer. Cette opération est du reste fort inutile.

Le protochlorure de fer a les mêmes propriétés que les sels de fer protoxidés. Il entre dans la préparation de quelques eaux minérales.

TEINTURE DE PROTOCHLORURE DE FER.

Pr. : Chlorure de fer desséché.............. 1 partie.
Alcool à 22 degrés............... 6

C'est là la formule de la pharmacopée Batave.

Cette teinture doit être divisée dans de petits flacons très bien bouchés ; au contact de l'air elle laisse déposer un précipité, parce que une partie du fer s'oxide ; il se précipite un composé d'apparence ochréuse formé de peroxidé et de deuto-chlorure de fer, et il reste du perchlorure en dissolution. Cette préparation, à cause de sa difficile conservation, est à peu près abandonnée.

## DEUTOCHLORURE DE FER.

(Chlorure ferrique, hydrochlorate de peroxide de fer.)

Le perchlorure de fer est d'une couleur brune ; il a un éclat très vif quand il a été sublimé ; il est volatil à une chaleur très modérée ; il est excessivement soluble dans l'eau, il tombe en déliquescence aussitôt qu'il a le contact de l'air humide ; il est également très soluble dans l'alcool et dans l'éther ; ce dernier l'enlève à sa dissolution aqueuse. Quand on évapore une dissolution de ce sel, vers la fin de l'opération il se dégage du gaz hydro-chlorique, et il se dépose une quantité correspondante d'oxide de fer. Quand la matière paraît sèche, si on la chauffe dans une cornue, il se dégage un peu d'eau d'acide hydrochlorique et de chlore, il se sublime du perchlorure en belles écailles brillantes, et il reste un résidu de peroxide de fer qui retient du chlore. On obtient ce sel par plusieurs procédés.

1°. On sature de l'acide hydrochlorique du commerce avec de l'hydrate de peroxide de fer sec ou encore humide ; on commence la dissolution à froid ; on la continue à l'aide d'une douce chaleur ; quand l'acide ne dissout plus d'oxide, on filtre

la liqueur, on lave le résidu avec un peu d'eau que l'on ajoute
à la première liqueur, et l'on évapore à siccité dans une capsule de porcelaine; en ayant soin de modérer la chaleur et de
remuer continuellement, vers la fin de l'opération.

On introduit le produit de cette première opération dans
une cornue de grés ou de verre lutée, et on chauffe graduellement en portant le fond de la cornue au rouge naissant
vers la fin de l'opération; on a soin de ne pas mettre de
feu sur la voute de la cornue ; d'abord, il se dégage
quelques vapeurs aqueuses et acides; quand elles paraissent
cesser à se produire, on adapte à l'ouverture de la cornue un
bouchon qui ne la ferme pas exactement, et l'on continue le
feu. Le perchlorure se sublime ; on le retire en cassant la cornue, et on l'enferme aussitôt dans des vases de petite capacité
bien secs, que l'on bouche avec le plus grand soin.

Le résidu qui est au fond de la cornue, dissous dans l'acide
hydrochlorique, peut servir à une nouvelle opération.

Ce procédé est le meilleur de tous pour se procurer le perchlorure de fer sec. On pourrait également dissoudre le fer
métallique dans un mélange de 3 parties d'acide hydrochlorique et 1 partie d'acide nitrique ; lorsque la matière se dessèche,
si elle dégageait du gaz hyponitrique, ce serait une preuve que
l'acide hydrochlorique n'était pas en suffisant excès, il faudrait
en ajouter une nouvelle quantité et recommencer la dessiccation.

2°. On met dans un tube de verre luté des battitures de
fer, et l'on place le tube en travers sur un fourneau ; le tube
doit être assez long pour dépasser le fourneau d'une assez
grande quantité ; la portion qui contient le fer doit occuper la
partie du tube qui traverse le fourneau ; on fait arriver par
l'extrémité du tube, un courant de chlore desséché, et en
même temps l'on chauffe le tube au-dessous du rouge ; le
premier effet du chlore est de transformer le fer en protochlorure, mais comme ce composé est peu volatil, il reste exposé
à une nouvelle action du chlore qui le sature et le change en
perchlorure qui est volatil à une assez faible chaleur, et qui
vient occuper la partie froide du tube qui est en dehors du
fourneau.

Ce procédé est bon, mais il est d'un usage moins commode que le précédent.

3°. On prépare une dissolution de perchlorure de fer ainsi qu'il a été dit ci-dessus (n° 1). On l'évapore en consistance sirupeuse ; puis on le place dans une capsule sous une cloche avec de la chaux vive ; on peut, si l'on veut, opérer dans le vide, mais cela n'est pas nécessaire. L'évaporation de la liqueur continue à se faire avec lenteur ; la chaux absorbe à mesure la vapeur d'eau qui se forme, et la liqueur finit par se prendre en une masse sèche, cristallisée confusément. Ce procédé de M. Béral réussit très-bien ; M. Béral conseille d'employer en médecine le chlorure cristallisé, mais on doit préférer le chlorure sec qui a une composition constante. En effet, on ne sait pas quelle quantité d'eau le sel cristallisé contient ; il est bien certain, d'ailleurs, que dans ce mode de préparation, cette quantité doit être variable.

### TEINTURE DE PERCHLORURE DE FER.

(Teinture de fer muriaté, alcoolé de fer chloruré.)

Pr. : Perchlorure de fer sec .................. 1 partie.  
     Alcool rectifié: ........................... 7

Cette formule est dans les proportions conseillées par M. Béral, avec cette différence que j'emploie le chlorure de fer anhydre au lieu du chlorure hydraté.

Plusieurs pharmacopées font préparer cette teinture avec la dissolution de perchlorure obtenue par la dissolution de l'oxide de fer dans l'acide hydrochlorique, ce qui donne un dosage moins exact ; toutefois, comme une légère différence dans la quantité de fer n'est pas d'une grande importance, nous allons rapporter cette formule.

On prend acide hydrochlorique liquide à 22° 100 parties ; on y ajoute de l'hydrate de peroxide de fer sec et en poudre, jusqu'à saturation, c'est-à-dire jusqu'à ce qu'il refuse de se dissoudre. On commence l'opération à froid ; on l'achève à l'aide de la chaleur. On ajoute à la liqueur assez d'alcool rectifié pour qu'elle pèse 425 parties (alcool ajouté environ 300 parties). La teinture contient alors très-sensiblement 1/8 de son poids de perchlorure de fer.

## TEINTURE DE BESTUCHEF.

Pr. : Perchlorure de fer sec................. 1 partie.
      Liqueur d'Hoffmann................... 7

On met le chlorure de fer dans un flacon à l'émeril qui est rempli de la liqueur d'Hoffmann ; la dissolution s'opère avec facilité.

Le perchlorure de fer se dissout parfaitement dans l'éther et la liqueur d'Hoffmann. La dissolution est fortement coloré en jaune.

En exposant au soleil la teinture de Bestuchef ; elle se décolore, parce que le deutochlorure passe à l'état de protochlorure. Si l'on se servait d'éther pur, le protochlorure se déposerait à mesure sous forme de cristaux blancs. En même temps que la liqueur se décolore elle prend une odeur d'éther muriatique ; en cet état, c'est la teinture blanche de Bestuchef. On conseillait autrefois cette décoloration même pour la teinture jaune ; elle changeait l'odeur et la saveur du produit. Mais peu à peu le protochlorure s'oxidait de nouveau par l'action de l'air dans des vases mal bouchés, et devenait perchlorure et peroxide de fer ; l'acide hydrochlorique qui s'était formé sous l'influence des rayons du soleil, transformait cet oxide formé en perchlorure qui restait dissous.

Le procédé que nous avons prescrit donne une teinture constante dans ses proportions, ce qui n'arrive pas avec la plupart des recettes qui sont employées ; ainsi un grand nombre de pharmacopées prescrivent d'agiter, avec de l'éther, l'huile de mars ou le liquide que l'on obtient par la déliquescence du perchlorure de fer à la cave, de séparer la liqueur éthérée ferrugineuse, et de la mêler avec de l'esprit de vin. Les proportions de fer dans un produit obtenu par cette méthode sont nécessairement variables.

D'autres mêlent à l'éther la teinture alcoolique de perchlorure de fer ; mais il faut alors préparer une teinture plus concentrée que celle dont nous avons donné la formule. Après avoir obtenu la dissolution muriatique de fer, on l'évapore à une chaleur douce en consistance de sirop, et l'on y ajoute

assez d'alcool rectifié pour que la totalité de la liqueur pèse
212 ( si l'on a opéré sur 100 parties d'acide hydrochlorique ).
On mélange cette teinture avec un poids égal au sien d'éther
sulfurique.

C'est à Trommsdorf que l'on doit la connaissance exacte de
la composition de la teinture de Béstucheff. Il a montré le pre-
-mier que le fer devait être employé saturé de chlore, et que le
protochlorure de fer était d'un mauvais emploi. En effet, la
teinture éthérée, de même que la teinture alcoolique préparée
avec ce dernier sel, se trouble sans cesse par l'oxidation du fer
et le dépôt d'un oxidochlorure ; en outre, le protochlorure qui
est tout-à-fait insoluble dans l'éther pur ; se dissout mal dans
la liqueur d'Hoffmann. Par la même raison le codex a eu tort
de prescrire l'emploi du protochlorure de fer sublimé, car c'est
un mélange en proportions variables des deux chlorures. Il
n'est vrai, comme il le dit, que l'on dissolve ainsi la plus
grande quantité de chlorure qu'autant que celui-ci est au
-maximum. C'est en cet état sans doute, que l'a employé Dor-
-furt, à qui l'on a emprunté cette recette.

## CHLORURE FERROSO-AMMONIQUE.

( Muriate de fer et d'ammoniaque, fleurs martiales ammoniacales.)

Pr. : Protochlorure de fer desséché. . . . . . . . . 1 partie.
Sel ammoniac. . . . . . . . . . . . . . . . . . . . 3

On dissout les deux sels dans la plus petite quantité d'eau
possible, et l'on évapore à siccité en remuant continuellement.
On conserve le produit dans un flacon bien bouché.

On faisait autrefois cette préparation par un autre procédé :
on mêlait du fer métallique et du sel ammoniac, l'on humectait
ce mélange, puis, après quelques jours de contact, on le sé-
chait et on le sublimait. Le fer s'oxidait aux dépens de l'air,
l'oxide de fer chassait une partie de l'ammoniaque et formait
avec l'acide hydrochlorique de l'eau et un chlorure de fer. Par
la sublimation, il se sublimait du sel ammoniac, du chlorure
ferreux combiné avec du sel ammoniac, et du chlorure ferrique
qui communiquait au mélange une couleur jaune; il restait
dans la cornue un mélange de fer et d'oxido-chlorure vert. On

conceyra facilement la formation de tous ces produits si l'on se rappelle la manière dont le chlorure de fer se comporte au feu.

On n'obtenait par cette méthode que des mélanges en proportions variables du sel ammoniac avec les chlorures de fer ; aussi est-ce avec juste raison que les pharmacopées ont abandonné ce procédé pour recourir au simple mélange des deux sels.

## IODURE DE FER.

(Iodure ferreux, hydriodate de fer.)

Ce sel est brun ; d'une saveur styptique ; difficilement cristallisable ; il est déliquescent, extrêmement soluble dans l'eau ; sa dissolution s'altère rapidement à l'air ; il se précipite de l'oxide de fer qui entraîne de l'iodure, et il se fait du periodure de fer qui reste en dissolution.

L'iodure ferreux est composé de : iode, 1 pp. (82,32), fer, 1 pp. (17,68).

On l'obtient en dissolution, comme il a été dit en parlant de la préparation de l'iodure de potassium. La liqueur filtrée est évaporée rapidement jusqu'à siccité. On conserve l'iodure dans un vase bien fermé.

L'iodure de fer participe des propriétés du fer et de celles de l'iode ; on l'emploie avec succès pour combattre l'aménorrhée et les fleurs blanches. Le docteur Pierquin a donné les formules suivantes :

### TEINTURE D'HYDRIODATE DE FER.

Pr. : Hydriodate de fer...................... 2 gros.
Alcool ..........................................
Eau................................................ } anâ 2 onces.

### VIN D'HYDRIODATE DE FER.

Pr. : Vin de Bordeaux...................... 1 livre.
Hydriodate de fer...................... 4 gros.

Une cuillerée à bouche soir et matin pour les adultes.

### EAU HYDRIODATÉE.

Pr. : Hydriodate de fer...................... 4 gros.
Eau............................................... 2 liv.

En lavemens, lotions, injections plusieurs fois par jour.

### CHOCOLAT AVEC L'HYDRIODATE DE FER.

Pr. : Hydriodate de fer.............. 125 grains.
      Chocolat ......................, 1 livre.

D'abord une demi-tasse, puis une tasse entière.

### PASTILLES AVEC L'HYDRIODATE DE FER.

Pr. : Hydriodate de fer ................... 1 gros.
      Safran pulvérisé..................... 4 gros.
      Sucre............................... 8 onces.

Pour 240 pastilles : 8 à 10 par jour d'abord, puis on augmente d'une pastille tous les quatre jours.

### POMMADE D'HYDRIODATE DE FER.

Pr. : Hydriodate de fer................... 1 gros.
      Axonge ............................. 1 once.

Gros comme une noisette matin et soir pour frictionner
la partie supérieure de chaque cuisse.

### BAINS AVEC L'HYDRIODATE DE FER.

Pr. : Hydriodate de fer................... 2 onces.
      Eau................................. Q. S.

On augmente successivement la dose de 4 gros.

## SULFURE DE FER.

Pr. : Limaille de fer..................... 6 parties.
      Soufre en poudre................... 4

On réduit la limaille en poudre et on la mêle au soufre ; alors
on fait rougir un creuset et on y projette le mélange par portions ; quand une partie de matière est en fusion on en ajoute
une autre, que l'on mêle à la première en agitant avec une
tige de fer ; quand toute la matière a été introduite dans le
creuset, on donne un violent coup de feu et on laisse refroidir.

Le produit se rapproche beaucoup de la composition du fer
sulfuré magnétique naturel composé de 2 pp. de proto-sulfure,

et de 1| pp. deutosulfure de fer; il n'est cependant qu'un mé-
lange de différens sulfures entre eux ; on ne peut obtenir le
protosulfure de fer pur par ce moyen.

Le sulfure de fer précédent n'est pas employé en médecine.
Il sert à la préparation du gaz hydrogène sulfuré.

## SULFATE DE FER.

( Sulfate ferreux, vitriol vert, couperose verte.)

Le sulfate de fer protoxidé est le seul employé en médecine.
C'est un sel d'une saveur d'encre, blanc à l'état sec, vert-éme-
raude quand il est cristallisé, et alors en prismes rhomboïdaux
obliques ; il est soluble dans son poids d'eau froide et les 3/4
de son poids d'eau bouillante, insoluble dans l'alcool; il est
formé de : oxide de fer, 1 pp. (27,19), acide sulfurique , 1 pp.
(31,03), eau, 6 pp. (41,78).

Le sulfate de fer destiné à l'usage médical doit être bien
exempt de cuivre. On trouve dans le commerce quelques variétés de sulfate qui sont dans ce cas : mais il est plus souvent mêlé
de cuivre dont on reconnaît la présence en plongeant dans la
dissolution aqueuse une lame de fer qui se couvre de cuivre.
On le prépare de toute pièce ou bien l'on purifie le vitriol cu-
prifère.

On prend de la limaille de fer pur, on verse dessus de l'acide
sulfurique étendu de 7 à 8 parties d'eau ; on commence l'opération à froid, on la termine à une douce chaleur ; elle est
terminée quand l'action cesse, malgré qu'il reste du fer inat-
taqué ; on filtre la liqueur , on la fait concentrer jusqu'à 32° et
on la laisse cristalliser. L'eau-mère fournit de nouveaux cristaux
par la concentration. Dans cette opération l'eau est décomposée,
son oxigène se combine au fer et le change en protoxide , qui
se combine à l'acide sulfurique ; son hydrogène se dégage à
l'état de gaz.

Veut-on purifier le vitriol du commerce, on le met dans une
bassine de fonte avec trois fois son poids d'eau et le dixième de
son poids de limaille de fer; on fait dissoudre le sulfate , on
abandonne les matières à elles-mêmes pendant 24 heures ; en
agitant de temps à autre; au bout de ce temps on filtre une pe-

lite quantité de la liqueur, et on l'essaie par une lame de fer pour s'assurer qu'elle ne contient plus de cuivre; si elle en contient encore, on prolonge le contact; quand tout le cuivre est séparé on filtre la liqueur, on l'évapore à 32° et on la fait cristalliser.

Ce procédé de purification est basé sur l'affinité plus grande du fer que du cuivre pour l'oxigène; le fer s'empare de l'oxigène de l'excès de cuivre, se change en protoxide qui reste combiné à l'acide sulfurique, tandis que du cuivre, ramené à l'état métallique, se dépose.

La fabrication du sulfate de fer de toutes pièces est préférable à cette purification parce que, en outre du sulfate de cuivre, le vitriol du commerce contient souvent des sulfates de zinc, de manganèse, d'alumine, de magnésie qui ne sont pas précipités par le fer et qui accompagnent le vitriol vert dans sa cristallisation.

Si on met le sulfate de fer dans une bassine de fonte et qu'on chauffe, il fond dans son eau de cristallisation et se réduit en une matière sèche, blanche, pulvérulente, qui est le sulfate sans eau de cristallisation ou sulfate de fer calciné à blanc. Il a souvent une teinte jaunâtre qu'il doit à un peu de peroxide. Il a les mêmes propriétés que le sulfate ordinaire. Il contient, sur 100 parties, 46,71 de protoxide de fer, et 53,29 d'acide sulfurique.

Le sulfate de fer est un bon médicament, astringent, tonique, corroborant, qui est encore employé sous un grand nombre de formes, mais presque toujours sur des prescriptions spéciales; quand on l'emploie en dissolution dans l'eau, elle ne doit être préparée qu'en petite quantité à la fois, car à l'air elle se trouble en formant un dépôt ocreux. Cet effet est dû à ce que l'oxigène de l'air fait passer le fer à l'état de peroxide, qui, ne trouvant pas assez d'acide sulfurique pour le saturer, se dépose en partie avec une portion d'acide sulfurique, constituant un sulfate sébasique; il reste dans la liqueur une partie de sulfate neutre de peroxide qui se combine avec du sulfate de protoxide non décomposé et forme un sel double sur lequel l'oxigène de l'air n'a plus d'action.

### SIROP CHALYBÉ DE WILLIS.

Pr. : Sulfate de fer........................... »     1 gros.
Eau.......................................      2
Sirop de gomme..........................  onces  6

On dissout le sulfate de fer dans l'eau à chaud, et on mêle la dissolution au sirop. Celui-ci contient 4 grains de sulfate par once, ce qui est bien assez. Les auteurs admettent dans cette préparation, des doses très-variées et généralement plus fortes de sel de fer.

### PILULES DE BLAUD.

Pr. : sulfate de fer..................... once 7 gros.
Carbonate de potasse sec..............      7
Gomme arabique .......................  »     1

On triture les deux sels dans un mortier de fer, pendant une demi-heure ; ils se liquéfient ; on ajoute la gomme et l'on roule tout de suite en pilules, car la masse prend promptement de la consistance.

La dose précédente fournit 298 pilules. Elles sont vantées comme un spécifique assuré contre les maladies chlorotiques et la leucorrhée.

La liquéfaction qui se produit lors du mélange des deux sels, provient de ce qu'ils se décomposent mutuellement. Il en résulte du carbonate de fer, du sulfate de potasse et de l'eau ; il y a un excès de sulfate de fer qui ne se décompose pas pendant la trituration. Avec le temps, le fer passe à l'état de peroxide et il se fait probablement un sel double, composé de sulfate de potasse et de sulfate de peroxide basique, composé qui est fort soluble. Reste-t-il du carbonate de fer indécomposé ? Se fait-il un carbonate double de potasse et de peroxide de fer ? Cette préparation demande à être étudiée sous le rapport chimique.

### EAU CHALYBÉE.

( Voyez *Eaux minérales artificielles*.

## MALATE DE FER IMPUR.

### (Extrait de mars pommé.)

Pr. : Limaille de fer........................1 partie.
  Suc de pommes acides ...................... 8

On fait digérer à chaud, pendant deux ou trois jours; on fait évaporer à moitié; on passe et on évapore au bain marie en consistance d'extrait. On le conserve à l'abri du contact de l'air. Ce composé contient tous les principes sucrés et mucilagineux de la pomme, plus, du malate de protoxide et du malate de peroxide de fer. Ce dernier sel est très soluble dans l'eau et l'alcool, et il rend la masse déliquescente.

Ce composé, dont les propriétés sont les mêmes que celles des autres préparations de fer, est peu employé maintenant.

## ACÉTATE DE FER.

L'acétate de fer employé en médecine est l'acétate ferrique, ou de peroxide de fer. Il est composé de : peroxide de fer 2 pp. 33,65; acide acétique 3 pp. 66,35; c'est un sel extrêmement soluble; qui abandonne facilement une partie de sa base. Pour l'obtenir, on ajoute à l'acide acétique concentré (vinaigre de bois), de l'hydrate de peroxide de fer récemment précipité, jusqu'à ce que ce dernier cesse de se dissondre ; à cette époque, on ajoute un petit excès d'acide pour rendre la dissolution complète, et l'on évapore à siccité à la chaleur du bain marie.

Il faut conserver ce sel dans un flacon bouché à l'émeril; si on le met dans un vase mal fermé et même dans un flacon bouché en liége, si celui-ci n'est pas mastiqué, l'acétate laisse dégager lentement une partie de son acide, et alors il cesse d'être entièrement soluble dans l'eau. Cet inconvénient ne se présente pas avec l'acétate conservé dans un flacon bouché hermétiquement.

On prépare un acétate de fer liquide en saturant à une douce chaleur de l'acide acétique marquant 10 degrés à l'aréomètre, par de l'hydrate de peroxide de fer; 100 parties d'acide forment, à peu de chose près, 100 parties d'acétate supposé sec, et 134 parties d'acétate liquide. Celui-ci contient donc les 3/4 de son poids d'acétate sec.

### ALCOOLÉ D'ACÉTATE DE FER.

Pr. : Acétate de fer sec ....................... 1 partie.
Alcool à 22 degrés..................... 7

ou

Acétate de fer liquide ................. 1 partie 1/3
Alcool à 22 degrés................... 6      2/3

### VIN D'ACÉTATE DE FER.

Pr. : Acétate de fer blanc .................... 32 grains.
Vin blanc. ............................. 1 livre.

ou

Acétate de fer liquide................ 44 grains.
Vin blanc ............................. 1 livre.

On agite le vin blanc avec un peu d'hydrate d'oxide de fer que l'on laisse en contact pendant deux ou trois jours ; on filtre et on ajoute l'acétate. Cette manipulation, conseillée par M. Béral , a pour objet de séparer d'abord la matière astringente du vin ; sans quoi il resterait noirâtre.

Ce vin contient 2 grains d'acétate de fer par once.

### VINAIGRE CHALYBÉ.

Pr. : Limaille de fer................... 1 partie.
Vinaigre blanc...................... 12

Faites macérer pendant huit jours , filtrez.

L'eau se décompose et oxide le fer. L'oxide formé se combine à l'acide acétique. Il y a sans doute dans cette préparation du tartrate de potasse et de fer.

En évaporant ce vinaigre en consistance d'extrait, on a l'extrait de mars.

Ce vinaigre ne contient pas toujours la même quantité de fer, parce que l'état d'acidité du vinaigre est variable. Mieux

2.
31

vaudrait ajouter à chaque once de vinaigre, de l'acétate de fer, 2 grains d'acétate ferrique sec, ou 2 grains 2/3 d'acétate liquide.

### TEINTURE DE KLAPROTH.

(Teinture éthérée d'acétate de fer; éther acétique ferré de Klaproth.)

Pr. : Acide acétique à 10 degrés ............. Q. V.
Hydrate de peroxide de fer .............. S. Q.

On sature l'acide acétique à une douce chaleur, avec l'hydrate de fer, et l'on filtre. Cette dissolution contient sensiblement les 3/4 de son poids d'acétate de fer.

Pr. : De la dissolution précédente .......... 9 parties.
Éther acétique .......................... 2
Alcool rectifié .......................... 1

**M.**

Cette teinture contient à peu de chose près la moitié de son poids d'acétate de fer peroxidé. Elle a les mêmes propriétés que les autres préparations ferrugineuses.

## TARTRATE DE POTASSE ET DE FER.

Les formules relatives à l'emploi du tartrate de potasse et de fer appartiennent à une époque ancienne, et elles ont été consacrées par l'usage, sans que l'on se soit jamais occupé de déterminer bien exactement leur composition, au moins proportionnelle. Celle-ci est très-variable, et quoique l'action médicale de cette sorte de médicament ne laisse pas craindre de résultats bien fâcheux d'une légère variation dans la dose, toutefois, il est plus avantageux de se servir de formules qui précisent avec exactitude la quantité de matière médicamenteuse prise par le malade. Tout ce que les formulaires renferment de relatif à l'emploi du tartrate de potasse et de fer est loin de présenter cet avantage. Il est d'autant plus nécessaire d'éclairer ce qui se rattache à cette question que le tartrate de potasse et de fer peut présenter dans l'emploi médical des avantages que l'on ne retrouverait peut-être pas dans les autres préparations ferrugineuses. Il est très-soluble, et cependant il n'a qu'à un faible degré la saveur styptique désagréable des sels de fer ; en outre, ce métal y existe dans un état intime de combinaison que les alcalis les plus énergiques ne peuvent détruire, et qui peut avoir quelque influence sur les propriétés médicales.

Le tartrate de protoxide de fer est un sel d'une couleur verte pâle, d'une saveur styptique, qui est très-peu soluble dans l'eau, qu'il colore en jaune ; mais il se dissout plus abondamment dans des liqueurs acides. Exposé à l'air, il en attire l'oxigène, et se colore fortement par l'oxidation du fer qu'il contient. Il est composé de 1 pp. oxide de fer 34,59, et 1 pp. d'acide tartrique 65,41. Il contient en outre 2 pp. d'eau où 15,05 pour 100. Dans l'état de pureté, il n'a jamais été employé en médecine ; mais il fait partie de quelques-unes des formules que nous examinerons bientôt.

Le tartrate de peroxide de fer est un sel d'une couleur brune rougeâtre, excessivement soluble dans l'eau. La solution est inaltérable à l'air ; il est formé de 2 pp. peroxide 28,19, 3 pp. acide 71,81. L'emploi de ce sel à l'état de pureté n'est pas plus indiqué dans les pharmacopées que celui du sel précédent ; mais comme lui il fait partie de quelques préparations.

Le tartrate de potasse peut se combiner au tartrate de fer, et former un sel double ; celui-ci est le tartrate de potasse et de peroxide de fer. Les ouvrages de chimie indiquent bien une combinaison de tartrate de protoxide avec le tartrate de potasse ; cette combinaison est possible, mais je ne sache pas que personne l'ait encore effectuée. Je me suis assuré que ce qui a été désigné comme tel n'est que du tartrate de fer, ou son mélange avec du tartrate de potasse, plus souvent encore le mélange de ces deux sels avec de la crème de tartre. Ce sont tous ces composés qui constituent les médicamens connus sous les noms de tartre chalybé, tartre martial soluble, teinture de mars tartarisée, extrait de mars, boules de mars ou de Nancy.

Pour apprécier la valeur de chacune de ces préparations, il est nécessaire de bien préciser l'action chimique qui peut résulter du contact du fer, de la crème de tartre et de l'eau ; ainsi que l'influence que l'air atmosphérique peut exercer sur les résultats: en effet, toutes les préparations précédentes s'obtiennent, avec quelques modifications dans les procédés opératoires, par les décompositions et combinaisons qui peuvent résulter de la réaction mutuelle de tous ces corps.

Quand on abandonne à elle-même une pâte faite avec de la limaille de fer, du tartrate acide de potasse et de l'eau, sous l'influence de l'excès d'acide tartrique de la crême de tartre, l'eau est décomposée ; son oxigène s'unit au fer pour le changer en protoxide, d'où résulte un dégagement d'hydrogène, et la formation du tartrate de protoxide de fer. Cette action peut se continuer jusqu'à ce que tout l'excédant d'acide tartrique ait été saturé ; il reste en ce moment un mélange de tartrate ferreux, et de tartrate de potasse, mais si l'on se contente de laisser ainsi la matière en pâte, l'action est lente, et ne se complète pour ainsi dire jamais; aussi est-on dans l'usage d'étendre d'eau, et de faire bouillir plus ou moins de temps pour compléter l'oxidation du fer, et sa conversion en tartrate. La nature de la dissolution que l'on obtient varie avec les proportions de fer et de tartre dont on s'est servi, et avec le temps pendant lequel l'ébullition a été soutenue. Si le fer est suffisant, ou plus que suffisant pour saturer l'excès d'acide tartrique de la crême de tartre, celle-ci est convertie tout entière en tartrate de protoxide de fer et en tartrate neutre de potasse. Ce dernier se dissout tout entier ; mais la majeure partie de tartrate de fer se dépose, et la liqueur n'en retient guère que la quantité qui peut y exister en raison de la solubilité propre de ce sel: c'est une faible proportion. Si le fer n'est pas en excès, ou si l'action n'a pas été poussée assez loin pour que son oxidation complète ait lieu ; si enfin il reste de la crême de tartre indécomposée ; la liqueur est plus chargée de tartrate de fer ; parce que ce dernier sel est plus soluble dans une liqueur acide que dans le tartrate de potasse, mais la quantité en est encore variable avec l'acidité de la liqueur.

Le contact de l'air peut modifier les résultats définitifs en faisant passer au maximum d'oxidation la base du tartrate formé; la proportion d'oxigène absorbée change nécessairement aussi avec les conditions particulières de l'opération elle-même. La forme des vases, l'étendue de la surface, l'abord plus ou moins facile de l'air atmosphérique, la masse, des substances sur lesquelles on opère, le temps plus ou moins long que l'on emploie à terminer l'opération, l'époque de celle-ci à laquelle l'air est absorbé, sont autant de circonstances qu'il est impossible de régulariser à volonté. Entre les deux limites, dont il serait possible de se rendre maître; 1° de la transformation complète du tartrate de protoxide de fer en tartrate de peroxide et., 2° de la soustraction entière des matières à l'action oxigénante de l'air atmosphérique, se trouvent tous les degrés intermédiaires que l'on ne peut jamais, être assuré de saisir à volonté. Je dois dire, pour terminer cet exposé; que si le tartrate de protoxide de fer s'oxide quand la liqueur contient encore de la crème de tartre, celle-ci fournit l'excédant d'acide nécessaire pour compléter la neutralisation du sel de peroxide formé ; mais, lorsque l'oxidation a lieu en présence seulement du tartrate neutre de potasse, il y a encore dissolution; il se fait, à la vérité, une portion de sel basique, qui ne se dissout pas ; la liqueur, qui est jaunâtre tant qu'elle ne contient que du tartrate de protoxide de fer, prend une couleur brune, en dissolvant du tartrate au maximum, et sa couleur est plus foncée à mesure qu'elle en a dissous davantage.

Ainsi toutes les formules des pharmacopées ne peuvent donner que des préparations infidèles que l'opérateur ne peut être assuré de reproduire toujours pareilles à elles-mêmes ; cependant le tartrate de potasse et de fer paraît être un bon médicament. L'extrême solubilité du fer dans cette combinaison, l'espèce de fixité qu'il y acquiert, ne peuvent être des circonstances indifférentes pour l'emploi médical, et il serait malheureux de voir les médecins y renoncer; mais, pour régulariser son emploi, ils devraient s'abstenir de faire usage de ces vieilles formules nées à une époque où la science ne permettait pas de mieux faire. Ils trouveront dans la combinaison bien définie du tartrate de potasse avec le tartrate de peroxide de fer un composé qui réunit tous les avantages des anciennes formules, sans en avoir les inconvéniens.

## TARTRATE DE POTASSE DE FER.

### (Tartrate ferrico-potassique.)

```
Pr. : Crême de tartre pulvérisée............ 1 partie.
      Eau distillée......................... 6
      Hydrate de peroxide de fer humide..... S. Q.
```

On fait bouillir le tout dans une capsule de porcelaine ou dans un vase de verre jusqu'à ce que la liqueur refuse de dissoudre une nouvelle quantité d'hydrate. On filtre et on évapore à siccité à une douce chaleur. On obtient ce sel à l'état pulvérulent ; il est d'une couleur rougeâtre, d'une saveur styptique assez faible et très-soluble dans l'eau.

Il est composé de 45 parties de tartrate de peroxide et de 55 parties de tartrate de potasse. Il contient 13 pour 100 d'oxide de fer ; 1 gros contient 32 grains de tartrate de fer ou 9 grains de peroxide.

### TARTRE CHALYBÉ.

```
Pr. : Limaille de fer...................... 1 partie.
      Crême de tartre...................... 4
      Eau................................. 20
```

On fait bouillir pendant deux heures ; on filtre, on évapore et on fait cristalliser. Le produit est un mélange de tartrate de potasse, avec de la crême de tartre et des proportions extrêmement variables, mais toujours faibles, de tartrate de fer. C'est donc là une préparation peu ferrugineuse, inconstante dans les proportions de son principe actif, et qui manque par conséquent du caractère essentiel de toute bonne préparation pharmaceutique.

### TEINTURE DE MARS TARTARISÉE.

```
Pr. : Limaille de fer...................... 6 onces.
      Crême de tartre pulvérisée........... 15
```

On met ces matières dans une marmite de fer, et on y ajoute assez d'eau pour faire une pâte molle, que l'on abandonne à elle-même pendant 24 heures. On la délaie alors dans :

```
Eau................................. 6 litres.
```

Et on la fait bouillir pendant 2 heures au moins, en agitant et ajoutant de l'eau de temps en temps ; on laisse reposer, on décante, on filtre et on évapore jusqu'à ce que la liqueur marque 32° à l'aréomètre de Baumé ; on y ajoute :

Alcool rectifié ............................ 3 onces.

Cette liqueur est d'une couleur foncée, et elle contient, ainsi que nous l'avons dit, des quantités variables de fer. M. Boutron croit que lorsqu'on laisse le fer trop long-temps en contact avec le tartre, son action peut aller jusqu'à séparer une portion d'alcali. Je crois plutôt que la liqueur devient alcaline quand, ayant été saturée de tartrate neutre ferreux, celui-ci devient basique en s'oxidant à l'air, et reste cependant en dissolution.

L'alcool que l'on ajoute à la teinture de mars, a pour objet de l'empêcher de moisir, ce à quoi elle est très-sujette.

### EXTRAIT DE MARS.

Pr. : Teinture de mars tartarisée ............. Q. V.

Évaporez en consistance d'extrait. Sa composition est la même que celle de la teinture, seulement il y a une chance de plus pour la conversion du tartrate de protoxide en tartrate de peroxide.

### TARTRE MARTIAL SOLUBLE.

Pr. : Tartrate neutre de potasse............... 1 partie.
      Teinture de mars tartarisée............. 4

On réduit le tartrate de potasse en poudre ; on le mêle à la teinture, et on évapore dans un vase de fer jusqu'à siccité.

Le Codex fait remarquer qu'en remplaçant le tartrate de potasse par le sel de Seignette, le produit est moins déliquescent.

### BOULES DE MARS OU DE NANCY.

Pr. : Limaille de fer ...................... 12 parties.
      Espèces vulnéraires ................... 2
      Eau .................................. 12

On fait une décoction des espèces vulnéraires ; on passe avec expression ; on met la liqueur avec la limaille dans une grande bassine de fonte ; on passe avec expression et l'on pulvérise. Cette première manipulation commence l'oxidation du fer et le rend friable.

<pre>
Pr. : Limaille préparée...................... la totalité.
      Tartre rouge en poudre ............... 12 parties.
      Espèces vulnéraires................... 4
      Eau .................................. 44
</pre>

On fait une nouvelle décoction des plantes ; on la met avec la limaille et le tartrate dans une bassine de fonte, et on évapore en consistance de pâte ferme. On abandonne la matière à elle-même pendant un mois, temps pendant lequel elle devient friable ; on la pulvérise.

<pre>
Pr. : Composition ci-dessus................. 2 parties 1/2
      Tartre rouge pulvérisé................ 2         1/2
      Décoction vulnéraire.................. 3
</pre>

On met les quantités ci-dessus de matières dans une bassine de fonte, et on évapore à un feu modéré en agitant continuellement jusqu'à ce que la matière soit arrivée au point de pouvoir se durcir complètement par le refroidissement. On reconnaît ce point, lorsque le fond de la bassine se dessèche, et qu'il se dégage de la masse une fumée odorante et noire. Tandis que la matière est encore chaude on la roule en boule de 1 once à 2 onces que l'on recouvre d'une légère couche d'huile.

On étend ces boules sur une table dans un lieu sec, à l'abri du soleil, afin qu'elles achèvent de durcir sans se gercer. Au bout d'un mois on les enveloppe de papier.

J'ai emprunté cette formule à la pharmacopée de MM. Henry et Guibourt. En raison de la matière extractive fournie par les plantes, les boules sont bien liées, et forment une masse homogène qui ne se gerce pas. Ce qui importe encore beaucoup, pour la beauté des boules, c'est que le contact des substances soit très-prolongé.

Les boules de mars sont un remède populaire contre les contusions. Mises en contact avec l'eau, elles la colorent parce qu'il se dissout du tartrate de potasse et de fer. Celui-ci est en partie à l'état de protoxide ; mais l'air contenu dans l'eau le change en sel de peroxide très-soluble qui rend l'eau ferrugineuse.

### VIN CHALYBÉ.

Pr. : Limaille de fer...................... 1 once.
     Vin blanc.............................. 1 litre.

Faites macérer pendant six jours ; passez.

A la faveur des acides malique et tartrique, il y a décomposition de l'eau, dégagement d'hydrogène et oxidation du fer au minimum. L'oxide formé s'unit aux acides ; il en résulte du malate et du tartrate de fer, qui restent en dissolution, le premier, à raison de sa solubilité propre, et le second parce qu'il forme un sel double soluble avec le tartrate de potasse. On conçoit que la proportion de fer dissoute sera d'autant plus grande qu'on se sera servi d'un vin plus acide, et les effets ne seront pas constans ; aussi, pour avoir un vin toujours identique, Parmentier a-t-il proposé, avec juste raison, de faire le vin chalybé, en ajoutant à du vin ordinaire de la teinture de mars tartarisée.

Suivant la formule suivante.

Pr. : Teinture de mars...................... 1 once.
     Vin blanc.............................. 1 litre.

Mêlez.

# PRÉPARATIONS DU ZINC.

## ZINC MÉTALLIQUE.

Le zinc est un métal blanc ; d'une densité de 6,8 à 7,2. Il est peu ductile ; on le réduit difficilement en fils ; quand il a été chauffé entre 100 et 150 degrés, il devient plus ductile ; alors on le tire à la filière et on le lamine facilement ; mais il perd cette ductilité en se refroidissant. Il entre en fusion à + 360° ; au rouge-blanc il se volatilise ; quand il est chauffé au contact de l'air, il brûle avec un vif éclat, en produisant un oxide sous la forme de flocons blancs légers. Le zinc appartient à la série des métaux très-oxidables ; il décompose l'eau à la chaleur rouge ; il se dissout dans les acides étendus avec dégagement d'hydrogène. Son nombre proportionnel est 40,32.

Le zinc métallique ne s'emploie en médecine que parce qu'il est la base d'autres préparations.

## OXIDE DE ZINC.

L'oxigène se combine avec le zinc en deux proportions, mais le second degré d'oxigénation, qui s'obtient par l'action de l'eau oxigénée sur l'hydrate de protoxide est inusité en médecine. Le protoxide de zinc est composé de : zinc, 1 proportion ( 80,13 ), oxigène, 1 proportion ( 19,87 ). Il est blanc, insipide, inodore ; il devient jaune quand on le chauffe, et il redevient blanc par le refroidissement ; il n'est pas volatil ; il est insoluble dans l'eau ; mais la plupart des acides le dissolvent avec facilité.

L'oxide de zinc est employé en médecine comme antispasmodique, pour combattre les affections nerveuses ; à l'extérieur il entre dans plusieurs formules de pommade anti-ophtalmique. Il était connu des anciens sous les noms de *nihil album*, laine philosophique, pompholix, fleurs de zinc.

On obtient l'oxide de zinc pour l'usage de la médecine, par l'oxidation directe du zinc au contact de l'air ou par la voie humide.

### Premier procédé.

On prend un grand creuset de terre, on le dispose dans un fourneau sous un angle d'environ 45 degrés ; on le recouvre d'un dôme, et on lute avec de la terre les intervalles entre le fourneau et le dôme ; on a la précaution de mettre en avant et sous la partie la plus basse du creuset, un petit morceau de fer ou de carreau, qui serve à supporter le couvercle. On met alors du zinc dans le creuset et on le porte au rouge ; à ce moment le métal brûle avec la plus vive lumière, et forme de l'oxide qui est entraîné dans le laboratoire sous la forme de flocons blancs lanugineux ; une partie cependant est arrêtée contre la paroi supérieure du creuset, et, pour en perdre moins encore, on place le couvercle devant l'ouverture ; de temps en temps, au moyen d'une spatule ou d'une cuillère de fer, on enlève l'oxide qui s'est formé ; en même temps on découvre la surface du zinc pour faciliter sa combustion ; on continue ainsi l'opération jusqu'à ce que tout le zinc ait été oxidé. Il arrive quelquefois que l'on enlève des portions de métal en même temps que l'oxide, mais il continue de brûler et de s'oxider au contact de l'air. L'oxide est très-divisé parce que l'oxidation s'est faite sur du zinc en vapeurs.

### Deuxième procédé.

On prend du sulfate de zinc du commerce, on le réduit en poudre, on le mélange avec le dixième de son poids de nitrate de potasse également pulvérisé, et l'on projette le mélange par portions dans un creuset de terre, chauffé au rouge naissant ; la matière entre en fusion ; on la chauffe encore quelque temps, quand elle est desséchée, sans élever davantage la température ; puis on la retire en cassant le creuset et on la fait dissoudre dans l'eau. On ajoute à la dissolution, après qu'elle est refroidie, environ autant de craie pulvérisée que l'on a employé de nitre. On agite de temps en temps pendant 24 heures, puis on filtre. On ajoute à la liqueur assez de carbonate de soude pour qu'il cesse d'y faire un précipité. On lave ce précipité avec soin, on le fait sécher à l'étuve, on le pulvérise et on le calcine au rouge dans un camion à la manière de la magnésie ; on laisse refroidir. Le produit est de l'oxide de zinc.

Le chauffage du zinc avec le nitrate de potasse, a pour objet de porter le fer au maximum d'oxidation, par l'oxigène que lui fournit l'acide nitrique ; la craie agit en précipitant tout le peroxide que la liqueur contient ; mais il est bien essentiel de la faire agir à froid ; car à chaud, elle décomposerait le sulfate de zinc en formant du sulfate de chaux et du carbonate de zinc, tous deux insolubles.

Le carbonate de soude précipite le zinc à l'état de carbonate, et la calcination fait passer le carbonate à l'état d'oxide. Il est à remarquer qu'il a une couleur jaune, assez foncée, au moment où il vient d'être calciné ; mais il la perd peu à peu en refroidissant, et à mesure qu'il a le contact de l'air ; cependant, l'oxide ainsi préparé conserve toujours un léger reflet jaunâtre ; il est préférable, pour l'usage médical, à l'oxide obtenu par calcination, parce qu'il est plus divisé.

Outre cet oxide de zinc préparé dans nos laboratoires, quelques formules exigent l'emploi d'un oxide impur que l'on obtient dans le traitement métallurgique des minéraux zincifères, et qui est connu sous le nom de tuthie ou de cadmie des fourneaux ; on devrait renoncer à son emploi , car sa composition est très-variable, et elle contient souvent de l'arsenic.

#### POMMADE OU ONGUENT DE TUTHIE.

```
Pr. : Tuthie porphyrisée ....................  1 gros;
      Onguent rosat.........................  2
      Beurre lavé à l'eau de roses............  2
```

**M.**

— Employée comme ophthalmique.

#### CÉRAT DE HUFELAND.

```
Pr. : Cérat simple ........................  4 gros.
      Oxide de zinc.......................  18 grains.
      Lycopode ..........................  18 grains.
```

**M.**

— Employée contre l'ulcération des paupières.

### SELS DE ZINC.

#### CHLORURE DE ZINC.
( Beurre de zinc, hydrochlorate de zinc. )

Le chlorure de zinc est blanc, caustique ; il entre en fusion un peu au-dessous de 100 degrés ; il ne se volatilise qu'à la chaleur rouge ; il est soluble dans l'eau, en quelque sorte en toutes proportions. Il est composé de : zinc 1 pp. 47,67 ; chlore 1 pp. 52,33.

Il est employé en médecine, à l'intérieur , à petite dose, comme antispasmodique; mais son plus grand usage est comme caustique. Le docteur Campoin l'a mis en vogue dans ces derniers temps, pour le traitement des cancers.

Pour le préparer , on opère de la manière suivante : on fait dissoudre le zinc du commerce dans l'acide hydrochlorique du commerce; on ajoute à la dissolution un peu d'acide nitrique pour porter le fer à l'état de peroxide, et l'on fait évaporer à siccité dans une capsule de porcelaine pour chasser l'excès d'acide ; alors on rédissout le chlorure de zinc dans l'eau ; on y délaie un peu de craie, et, après 24 heures de contact, on filtre et l'on évapore de nouveau à siccité. En cet état, le chlorure de zinc contient une certaine quantité d'eau ; quelques chimistes le considèrent comme un hydrochlorate.

### PATE DU DOCTEUR CAMPOIN.

N° 1. Pr. : Chlorure de zinc sec ..................... 1 partie.
            Farine.................................... 2

N° 2. Pr. : Chlorure de zinc.................... 1 partie.
            Farine ................................. 3

N° 3. Pr. : Chlorure de zinc.................... 1 partie.
            Farine.................................. 4

On délaye ces poudres dans le moins d'eau possible, et on laisse la pâte exposée à l'air pour qu'elle attire l'humidité de l'atmosphère.

Cette pâte est élastique et non déliquescente ; on la roule au rouleau comme une pâte de pâtissier ; et on la coupe par morceaux de grandeur convenable.

En ajoutant un peu de chlorure d'antimoine, la pâte prend une consistance de cire molle, et se moule aisément sur les parties.

     Pr. : Chlorure d'antimoine................. 1
          — zinc........................... 2
        Farine.............................. Q. V.

### ÉTHER ZINCÉ.

#### ( Zincaster des Allemands.)

     Pr. : Chlorure de zinc .................... 1 partie.
        Alcool ................................ 2
        Ether sulfurique...................... 4

M.

A prendre par gouttes comme antispasmodique.

## SULFATE DE ZINC.

(Vitriol blanc, couperose blanche.)

Le sulfate de zinc est blanc, inodore; sa saveur est styptique; il cristallise en prismes quadrangulaires terminés par un pointement à quatre faces; il est soluble dans deux fois et demi son poids d'eau froide; il est beaucoup plus soluble dans l'eau chaude; il est composé de: oxide de zinc, 1 pp. 50,10; acide sulfurique 1 pp. 49,93. Cristallisé, il contient 7 pp. d'eau ou 43,49 p. 100.

Le sulfate de zinc est astringent; on l'emploie rarement à l'intérieur, car si l'on en augmente un peu la dose, 10 à 12 grains, il devient émétique; à l'extérieur, on s'en sert comme astringent, en dissolution comme collyre, ou en injections dans la gonorrhée.

Le sulfate de zinc du commerce contient du sulfate de fer, dont il est important de le priver; autrement ses dissolutions se troublent au contact de l'air, et laissent déposer une poudre ocreuse de sulfate de fer sébasique. Pour priver le sulfate de zinc du fer, il faut le calciner dans un creuset; le sulfate de fer, qui est plus décomposable, s'altère, et il se fait du sous-sulfate de péroxide insoluble et un peu de sulfate neutre soluble; en même temps, il se sépare un peu d'oxide de zinc; mais en faisant bouillir dans de l'eau la masse calcinée, cette portion d'oxide de zinc sert à précipiter le fer: on filtre les liqueurs et on les fait évaporer et cristalliser.

On peut aussi faire dissoudre le sulfate de zinc dans une petite quantité d'eau, porter à l'ébullition, ajouter un peu d'acide nitrique, et continuer à faire bouillir pendant dix minutes, pour s'assurer que le fer soit tout entier peroxidé. On étend la liqueur avec de l'eau distillée, on la laisse refroidir, et on la traite à froid par un excès de carbonate de chaux en poudre. Après vingt-quatre heures de contact, on filtre, on évapore, et l'on retire le sulfate de zinc par des cristallisations successives. Le peu de nitrate de chaux qui s'est formé reste dans les eaux-mères.

### COLLYRE AU SULFATE DE ZINC.

Pr. : Sulfate de zinc...................... 18 grains.
Eau de roses......................... 8 onces.

**S.**

### INJECTION DE SULFATE DE ZINC.

Pr. : Sulfate de zinc................... 1 gros.
Eau de roses..................... 1 livre.
Laudanum de Sydenham............. 1 gros.

**S.**

## ACÉTATE DE ZINC.

L'acétate de zinc est blanc, inodore, d'une saveur amère et styptique; il cristallise en lames hexagonales: il est très-soluble dans l'eau, et plus à chaud qu'à froid. Il est composé de: oxide de zinc, 1 pp. 43,9; acide acétique, 1 pp. 56,1.

L'acétate de zinc cristallisé contient de l'eau de cristallisation; mais on ne sait pas en quelles proportions.

Il est quelquefois employé en médecine; on ne s'en sert qu'à l'extérieur, en collyre ou en injections, comme astringent, à la dose de 2 à 3 grains par once d'eau.

On le prépare en dissolvant le carbonate de zinc (voir sulfate de zinc, p. 491) par de l'acide acétique, faisant évaporer et cristalliser.

## PRÉPARATIONS DE PLOMB.

Le plomb est un métal d'un blanc grisâtre qui a beaucoup d'éclat, mais qui se ternit promptement à l'air. Il est très-mou et peut être facilement plié en tous sens et coupé au couteau, sa densité est de 11,435. Il a peu de ténacité; il se tire fort mal en fils; mais il peut être laminé facilement et fournir des feuilles très-minces. Il fond à 322 degrés; à la chaleur rouge blanche il bout et se volatilise. Il est décomposé par l'eau; mais il absorbe facilement l'oxigène, et il forme avec lui au moins deux oxides différens.

Le plomb métallique n'est pas employé en médecine, si ce n'est en feuilles pour des pansemens.

## OXIDE DE PLOMB.

Le plomb forme avec l'oxigène, deux oxides différens, et même plusieurs chimistes admettent un sous-oxide que d'autres considèrent comme un mélange de protoxide et de peroxide de plomb.

*Le protoxide de plomb* est jaune, fusible à la chaleur rouge brune et passant, quand il est fondu, à travers les creusets de terre. Il est blanc à l'état d'hydrate. Il est connu dans les arts sous le nom de massicot, et en cet état, il n'est pas employé en médecine. Il est composé de : plomb 1 pp. 92,83 ; oxigène 1 pp. 7,17.

Le protoxide de plomb qui provient des usines où l'on traite les minerais de plomb argentifères, est fondu et cristallin ; il porte le nom de litharge. Mais cette litharge n'est pas de l'oxide pur, elle contient toujours de l'oxide de fer et un peu de minium qui lui donne une teinte rougeâtre, presque toujours aussi de l'oxide de cuivre ; en outre, elle est souvent mélangée d'autres matières étrangères. Nous avons donné (t. Ier, p. 327), le moyen de reconnaître si elle est suffisamment pure pour la préparation des emplâtres ; mais comme elle sert souvent à la préparation des sels de plomb, on peut l'analyser plus exactement de la manière suivante. On prend un poids donné de litharge ; on le fait dissoudre dans de l'acide nitrique, étendu de 7 à 8 fois son poids d'eau ; si elle a été mêlée de brique pilée ou de sable, ces corps ne se dissolvent pas ; on concentre la dissolution nitrique pour chasser une grande partie de l'excès d'acide ; on étend d'eau, on ajoute à la liqueur du sulfate de soude qui précipite tout le plomb à l'état de sulfate ; on verse alors dans la liqueur de l'ammoniaque en excès qui précipite l'oxide de fer et qui redissout l'oxide de cuivre. Le poids du sulfate de plomb fait connaître le poids de l'oxide de plomb ; on pèse l'oxide de fer après l'avoir calciné ; quant au cuivre, on peut juger suffisamment de sa quantité par la couleur bleue plus ou moins foncée des liqueurst.

La litharge n'est la base réelle d'aucun médicament; mais elle sert à la préparation d'un assez grand nombre d'entre eux; elle est l'oxide que l'on préfère pour la préparation des emplâtres.

*Le peroxide de plomb* est d'une couleur puce. Il abandonne avec une extrême facilité la proportion d'oxigène qui le distingue du protoxide; il ne se combine pas aux acides; on l'a obtenu en faisant agir l'acide nitrique étendu sur le minium qui se partage alors en protoxide qui se dissout et en peroxide qui se dépose. Le peroxide de plomb est composé de : plomb 1 pp. 86,62; oxigène 2 pp. 13,38.

On a fait quelques tentatives pour introduire cet oxide dans la matière médicale, mais elles n'ont pas eu de suite.

## MINIUM.

On donne le nom de minium à un oxide de plomb composé qui est formé par la combinaison de : protoxide de plomb 2 pp. 65; peroxide de plomb 1 pp. 35.

Chacun des oxides, dans cette combinaison, contient une égale quantité d'oxigène. La couleur est d'un beau rouge vif, et les acides détruisent la combinaison en s'emparant du protoxide et mettant le peroxide de plomb en liberté; mais le minium du commerce est loin d'avoir cette composition; M. Dumas y a trouvé jusqu'à la moitié de son poids de massicot à l'état de mélange; le minium est d'autant plus beau, que la proportion de l'oxide composé y est plus considérable.

Le minium est souvent falsifié avec des matières terreuses rouges; on le reconnaît en le traitant par une dissolution d'acétate de plomb qui s'empare du protoxide et qui ne doit laisser que de l'oxide pucé, si le minium est pur.

Le minium est rarement employé seul en médecine; mais il entre dans quelques pommades ou emplâtres, par exemple, l'emplâtre de Nuremberg.

## SELS DE PLOMB.

### CARBONATE DE PLOMB.

( Céruse, Blanc de plomb. )

Le carbonate de plomb est blanc, inodore, insipide; il est insoluble dans l'eau; il se présente sous la forme d'une poudre blanche, souvent agglomérée en petits pains coniques. Il est composé de : protoxide de plomb 1 pp. 83,46 ; acide carbonique 1 pp. 16,54.

La céruse n'est employée en médecine qu'à l'extérieur; on lui attribue, comme à tous les oxides de plomb, la propriété de faciliter la cicatrisation des plaies; on la croit sédative et elle a été employée, dans ces derniers temps, en applications à l'extérieur, pour guérir des névralgies rebelles.

La céruse du commerce est souvent mélangée avec de la craie, du sulfate de plomb ou du sulfate de baryte; nous avons donné (t. I, p. 832) les moyens de reconnaître cette falsification. La céruse entre dans la préparation de l'emplâtre qui porte son nom (t. I, p. 332). Elle est la base de la pommade de Rhazis.

### POMMADE DE RHAZIS.

( Onguent blanc raisin, onguent blanc Rhazis. )

Pr. : Céruse ....................................... 1 partie.
Axonge ............................................... 5

Mêlez.

Cette pommade est employée comme dessiccative, pour faciliter la cicatrisation ; on la préparait autrefois à l'avance avec un cérat simple et la céruse ; mais comme elle rancit très-vite, et qu'elle acquiert par là de l'âcreté, il vaut mieux ne la préparer qu'au moment où elle est demandée.

### CÉRAT CONTRE LA NÉVRALGIE.

Pr. : Céruse ............................... 1 once.
Cérat ................................... 1/2

On porphyrise la céruse et on l'incorpore au cérat ; on étend

une couche d'une ligne d'épaisseur de cette pommade sur toute
la partie occupée par la douleur ; on recouvre d'un papier gris,
puis d'une compresse. Quand la pommade se détache en écailles,
on la remplace par une nouvelle couche. (Dr Ouvrard.) M. Fouquier avait donné auparavant la formule suivante :

    Pr. : Céruse............................... 1/2 once.
          Extrait d'opium ..................... 1 gros.
          Axonge .............................. 1 once.

On dissout l'opium dans la plus petite quantité d'eau possible et on l'incorpore à l'axonge ; on ajoute la céruse à la fin. En
hiver, si la consistance de la pommade est trop grande, on la
ramollit avec un peu de baume tranquille.

## ACÉTATE DE PLOMB.

On emploie en médecine deux espèces d'acétate de plomb,
l'acétate neutre et le sous-acétate. L'acétate neutre de plomb
est composé de : oxide de plomb, 1 pp. ( 68,44 ), acide acétique, 1 pp. ( 31,56 ). Cristallisé il contient 3 pp. d'eau
( ou 14,21 pour 100 ). C'est un sel blanc, d'une saveur d'abord
sucrée, puis styptique ; il cristallise en prismes quadrangulaires,
terminés par des sommets dièdres. Il s'effleurit légèrement à
l'air. Il est très-soluble dans l'eau, et plus à chaud qu'à froid ;
sa dissolution n'est pas troublée par l'acide carbonique ; elle
dissout facilement l'oxide de plomb.

L'acétate de plomb s'emploie à l'extérieur comme astringent,
résolutif ; mais on lui préfère l'acétate basique. À l'intérieur on
l'administre avec quelque succès pour combattre les sueurs
nocturnes des phthisiques ; on en porte la dose successivement
jusqu'à 12 à 15 grains par jour. M. Fouquier emploie la formule suivante :

        PILULES D'ACÉTATE DE PLOMB.

    Pr. : Acétate de plomb cristallisé......... 1 gros.
          Poudre de guimauve................... 1 gros.
          Sirop de guimauve.................... S. Q.

F. S. A. 36 pilules.

## SOUS ACÉTATE DE PLOMB.

C'est un sel blanc qui cristallise en lames opaques. Il est soluble dans l'eau ; sa dissolution est précipitée par l'acide carbonique qui sépare tout l'oxide excédant, et qui ramène le sel à l'état de neutralité. Il est composé de : oxide de plomb, 3 pp. (86,67), acide acétique 1 pp. (13,33). C'est l'acétate de plomb triplombique. Il n'est employé en médecine que sous forme de dissolution, et toujours à l'extérieur ; on s'en sert comme calmant résolutif, pour prévenir ou détruire l'inflammation, pour hâter la cicatrisation des plaies.

### EXTRAIT DE SATURNE.

Pr. : Acétate de plomb cristallisé............ 3 parties.
   Litharge pulvérisée.................... 1
   Eau distillée........................... 9

On fait bouillir dans une bassine de cuivre jusqu'à ce que l'oxide soit dissous, et que la dissolution marque 30° à l'aréomètre. Il reste un dépôt blanc qui est formé par le carbonate de plomb qui était contenu dans la litharge, et qui ne peut être dissous par l'acétate.

On pourrait tout aussi bien faire l'opération à froid., mais en diminuant la quantité d'eau selon la formule suivante :

Pr. : Acétate de plomb cristallisé............ 3 parties.
   Litharge en poudre fine ............... 1
   Eau distillée.......................... 8

On dissout l'acétate dans l'eau, on ajoute la litharge, et l'on abandonne pendant quelques jours, en remuant de temps à autre. Tout l'oxide de plomb se dissout, il reste un résidu blanc formé de carbonate de plomb. La liqueur marque ordinairement 30° ; une petite différence dans la quantité du carbonate contenu dans la litharge, peut en amener une dans la densité.

L'extrait de saturne contient un mélange d'acétate neutre et de sous-acétate de plomb, car la quantité d'oxide que l'on ajoute est bien loin d'équivaloir à celle qui serait nécessaire pour transformer l'acétate neutre en acétate tribasique. Quand on en verse dans l'eau, celle-ci devient laiteuse, et finit par former un sédiment abondant. Cet effet est dû à la décomposition des carbonates et sulfates contenus dans l'eau par l'acétate de plomb ; le précipité est formé par du carbonate et du sulfate de plomb ; mais il reste en dissolution de l'acétate de plomb non décomposé, car les sels contenus dans l'eau ne suffisent pas à une décomposition complète de l'acétate. On emploie 1 à 4 gros d'acétate par livre d'eau, et c'est sous cette forme que l'acétate de plomb est le plus souvent employé.

## EAU DE GOULARD.

### (Eau végéto-minérale.)

```
Pr. : Sous-acétate de plomb liquide..............    4 gros.
       Eau distillée............................    2 livres.
       Alcoolat vulnéraire......................    2 onces.
```

Cette liqueur est à peine laiteuse.

## CÉRAT DE GOULARD.

```
Pr. : Cérat de Galien.........................    1 once.
       Extrait de saturne......................    1/2 gros à 1 gros.
```

M. (Codex.)

## POMMADE DE GOULARD.

```
Pr. : Cire jaune..............................    4 gros.
       Huile rosat.............................    9 gros.
       Extrait de saturne......................    1 gros.
       Camphre pulvérisé.......................    2 grains.
```

F. S. A.

# PRÉPARATIONS DE L'ÉTAIN.

L'étain est un métal d'un blanc argentin, très-mou et très-malléable ; quand on le ploie sur lui-même, il fait entendre un bruit particulier que l'on appelle le cri de l'étain ; sa densité est 7,28 à 7,29. Il fond à 228°; il appartient à la série des métaux qui absorbent l'oxigène à une température élevée, et qui décomposent l'eau à la chaleur rouge. Il s'écarte cependant beaucoup, par ses ordres d'affinités, des métaux auxquels il est réuni par les caractères précédens : ainsi ses oxides ont peu de disposition à remplir les fonctions de base, et le deu-toxide est un véritable acide. Le nombre proportionnel de l'étain est 73,52.

ÉTAIN MÉTALLIQUE.

L'étain métallique est employé, en médecine, comme an-thelmintique : on le prescrit de préférence contre le ténia. On l'administre à la dose de 1 gros à 1 once. Il est important de se servir d'étain fort pur : une grande partie de l'étain du commerce contient du plomb, qui peut lui communiquer des propriétés très-nuisibles ; on a recours à l'étain de Malaca, dit étain en chapeau. Au reste, on s'assure que l'étain ne contient pas de plomb, en le traitant par l'acide nitrique fort, qui fait passer l'étain à l'état de peroxide ; on évapore presque à siccité ; on étend d'eau, l'on filtre, et l'on verse dans la liqueur du sulfate de soude : pour peu que l'étain contienne du plomb, il se fait un précipité blanc de sulfate de plomb.

L'étain métallique est employé sous forme de poudre ; comme ce métal est ductile, sa pulvérisation demande cer-taines manipulations particulières.

1° On frotte l'étain avec une râpe à bois, de manière à le réduire en limaille ; on administre cette limaille au malade, et, pour qu'il ait moins de difficultés à la prendre, on l'enveloppe avec quelque matière épaisse, du miel, par exemple, qui lui donne la consistance d'opiat.

Quelques médecins croient que c'est sous cette forme seule-ment que l'emploi de l'étain est efficace, et qu'il agit en quel-que sorte mécaniquement. Le ver, disent-ils, est rendu en une pelotte toute hérissée à sa surface par la limaille d'étain.

2° On prend de l'étain en feuilles très-minces, on le broie avec du sel marin ou du sulfate de potasse, jusqu'à ce que l'on ait obtenu une poudre impalpable ; l'étain, quoique ductile, finit par se diviser parfaitement par l'intermède de la matière saline dure dont on a fait usage : on lave la matière à plusieurs reprises à l'eau bouillante ; on reçoit l'étain sur un filtre, et on la fait sécher.

Ce procédé doit être rejeté, parce que les feuilles d'étain du commerce contiennent toujours du plomb.

3° On prend une boîte en fer, sphérique, s'ouvrant en deux parties, à parois rudes ; on la blanchit intérieurement en la frottant avec de la craie ; on fait chauffer la boîte modérément, on y verse l'étain fondu, on la recouvre de son couvercle, également chauffé ; on l'enveloppe d'un linge et l'on remue continuellement et vivement entre les mains, jusqu'à ce que la température ait assez baissé pour que l'étain se soit solidifié. Grâce à cette agitation, les particules d'étain restent séparées les unes des autres : on les passe à travers un tamis de soie très-fin.

Cette manipulation est d'une exécution assez difficile, et il arrive souvent qu'une grande partie de l'étain est solidifiée en masse, et a besoin d'être traitée de nouveau.

On peut remplacer la boîte de fer par une boîte de bois ; mais il y a plus d'avantage à se servir de la boîte de fer, que l'on peut chauffer.

4° On fait chauffer un grand mortier de fer en y mettant des charbons ardens ; on chauffe également la tête du pilon : le mortier doit être assez chaud pour que l'étain y reste quelque temps fondu ; on agite vivement avec le pilon, que l'on tient avec des manipules, jusqu'à ce que l'étain soit solidifié : on le passe à travers un tamis très-fin. Cette manipulation demande de l'habitude, et ne réussit bien qu'autant que l'on opère à la fois sur de petites quantités de métal.

5° On fait chauffer un mortier, comme dans l'opération précédente ; d'autre part, on fait fondre du sel marin à la chaleur rouge dans un creuset ; on essuie bien le mortier ; on y coule le sel marin, puis aussitôt l'étain fondu, et l'on triture vivement. Comme le sel est très-chaud, l'étain reste assez longtemps encore en fusion pour que les parties aient le temps de se diviser entre les particules de sel ; on retire la matière du mortier, on la lave à l'eau bouilllante, on la fait sécher, et l'on passe au tamis de soie. Ce procédé, que j'ai emprunté à la pharmacopée belge, réussit bien.

## ÉLECTUAIRE D'ÉTAIN.

      Pi. : Poudré d'étain...................... 1 partie.
           Miel............................... 1

M.

## BOLS D'ÉTAIN.

      Pr. Poudre d'étain.................... 1 partie.
          Écorces d'oranges confites:....... 2
          Sirop de sucre.................... S. Q.

M. (Swédiaur.)

## AMALGAME D'ÉTAIN.

      Pr. : Étain pur...................... 3 parties.
           Mercure coulant................. 1

On fait fondre l'étain dans une cuillère de fer ; on ajoute le
mercure ; on remue avec une tige de fer pour faciliter la combinaison ; on laisse refroidir et l'on pulvérise. Cet amalgame
est employé comme vermifuge, à la dose de quelques grains,
jusqu'à un gros. On le donne en poudre ou sous forme d'électuaire.

La quantité de mercure indiquée dans cette formule est la
plus petite qu'il soit possible d'employer pour avoir un alliage
qui puisse se pulvériser facilement.

## OXIDE D'ÉTAIN.

L'étain forme avec l'oxigène deux oxides différens : le peroxide d'étain est blanc. Il possède plutôt les propriétés d'un
acide que celles d'une base ; il est composé de 1 pp. d'étain et
2 pp. d'oxigène. Le protoxide d'étain a une couleur grise noirâtre ; à l'état d'hydrate, il est blanc ; il est inodore et insipide : il ne se dissout pas dans l'eau. Il est composé de : étain,
1 pp. 88,03 ; oxigène, 1 pp. 11,97.

Cet oxide est employé en médecine, contre le ténia, à la
dose de 10 à 12 grains. On l'a conseillé aussi contre la
phthisie.

On prépare le protoxide d'étain destiné à l'usage médical, par le procédé suivant :

On met l'étain dans une cuillère de fer, ou, si l'on agit sur de plus grandes quantités, dans une marmite de fonte; on le fait fondre et on le laisse sur le feu; bientôt il absorbe l'oxigène de l'air, et il se couvre d'une couche grise, qui est du protoxide. A mesure qu'il se forme, on jette cet oxide sur le côté au moyen d'une spatule de fer, et l'on continue ainsi jusqu'à ce que tout l'étain soit converti en oxide; on laisse celui-ci sur le feu encore quelque temps, pour achever d'oxider les portions de métal qui y sont restées mélangées.

## SULFURE D'ÉTAIN,
### PERSULFURE D'ÉTAIN OU OR MUSSIF.

L'étain forme avec le soufre trois combinaisons différentes formées de 1 pp. d'étain, 1 pp., 1 pp. 1/2 et 2 pp. de soufre. On emploie plus habituellement le persulfure.

Il est d'un jaune d'or; il est cristallisé en paillettes brillantes, douces au toucher; il est insipide, inodore, insoluble dans l'eau, il contient 1 pp. d'étain (64,63), 2 pp. de soufre(35,37).

On l'emploie en médecine pour combattre le ténia. On l'administre à la dose de 2 gros à 1/2 once, ordinairement mélangé avec du miel, sous forme d'électuaire.

On a plusieurs moyens de préparer ce sulfure. Celui destiné à l'usage de la médecine est obtenu ainsi qu'il suit :

<pre>
Pr.: Étain pur.................................  12 parties.
     Mercure...................................   6
     Fleurs de soufre..........................   7
     Sel ammoniac .............................   6
</pre>

On commence par amalgamer à chaud l'étain avec le mercure; on broie l'amalgame avec le soufre et le sel ammoniac de manière à faire un mélange bien intime; on introduit ce mélange dans un matras de verre, et on le chauffe doucement au bain de sable jusqu'à ce qu'il ne se dégage plus de vapeur blanche et que l'odeur d'hydrogène sulfuré ne se fasse plus sentir; on chauffe ensuite au rouge obscur; il se sublime du sul-

fure de mercure et du protochlorure de mercure ; il reste au
fond du matras le persulfure d'étain.

Dans cette opération l'étain se combine au soufre ; mais la
formation de l'or mussif ne pourrait avoir lieu d'une manière
directe ; le mercure a pour effet de diviser l'étain et de permettre un contact intime entre ce métal et le soufre ; quant au
sel ammoniac, son rôle, suivant M. Berzélius, est d'empêcher
la température de s'élever beaucoup, car cet excès de chaleur
aurait évidemment pour effet de transformer l'or mussif en protosulfure d'étain ; comme le sel ammoniac est volatil, il absorbe,
pour se réduire en vapeurs, une grande partie de la chaleur qui
se produit par la réaction du soufre sur l'étain.

Quelques pharmacopées font préparer le sulfure d'étain médicinal en fondant de l'étain avec du soufre, mais l'on n'obtient
ainsi que de l'étain mélangé de sulfure et quelquefois de soufre.
On ne parvient à obtenir le protosulfure d'étain pur qu'en fondant à deux fois l'étain avec un excès de soufre ; quant au deutosulfure, il ne peut être préparé par l'action directe du soufre
sur l'étain. Van-Mons conseille de verser de l'hydrosulfate de
potasse dans le protochlorure d'étain, ce qui donne du proto-
sulfure d'étain pur ; mais le persulfure est plutôt employé.

## PRÉPARATIONS DU BISMUTH.

Le bismuth est un métal blanc, avec un reflet jaunâtre ; sa
texture est lamelleuse ; il est cassant ; sa densité est de 9,83 ;
il fond à 246° ; il est volatil, mais à une très-haute température ; il se combine directement à l'oxigène, et il se transforme en protoxide d'une couleur jaune, qui est composé d'une
proportion de bismuth et d'une proportion d'oxigène. Le
nombre proportionnel de bismuth est 83,69.

Le bismuth du commerce contient presque toujours de l'arsenic, et quelquefois du soufre, dont il est important de le débarrasser ; le procédé le plus simple, donné par M. Sérullas,
consiste à réduire le bismuth en poudre ; à le mélanger avec le
vingtième de son poids de nitrate de potasse, et à le chauffer
au rouge. Le soufre et l'arsenic s'acidifient et passent dans les
scories à l'état de sulfate et d'arseniate de potasse. On répète la

fusion de bismuth avec une nouvelle quantité de nitre pour être sûr de l'avoir débarrassé de tout l'arsenic.

La seule préparation de bismuth dont on fasse usage en médecine est le sous-nitrate.

## NITRATE DE BISMUTH.

Le bismuth se dissout dans l'acide nitrique, et la dissolution donne par la concentration des gros prismes à 4 faces. Ils constituent le nitrate neutre de bismuth qui est formé de 1 proportion d'oxide, et 1 proportion de base, et qui contient 3 pp. d'eau de cristallisation. Ce sel est décomposé par l'eau ainsi que tous les sels de bismuth ; il se change en sel avec excès d'acide qui reste en dissolution dans l'eau, et en sel avec excès de base qui se précipite. C'est ce dernier sel qui est employé en médecine. On le désigne quelquefois assez improprement sous le nom d'oxide de bismuth. Il a porté les noms de *magistère de bismuth*, *blanc de fard*. On l'emploie en médecine comme antispasmodique. Il a réussi surtout dans quelques affections nerveuses de l'estomac.

Le sous-nitrate de bismuth est blanc, insipide et inodore, il est un peu soluble dans l'eau, et quand on chauffe sa dissolution, il se précipite sous la forme de petits cristaux brillans ; il est formé de, oxide de bismuth, 4 pp., acide nitrique, 1 proportion. C'est un nitrate quadribasique. Suivant M. Grouvelle il contiendrait 4 pp. d'eau ; suivant M. Menigaut il n'en contiendrait pas. Il est employé en médecine comme antispasmodique. On le prépare de la manière suivante :

Pr. : Bismuth purifié...................... 1 partie.
Acide nitrique à 35 degrés............... 3

On réduit le bismuth en poudre ; d'autre part on met l'acide dans un matras, et l'on y ajoute le bismuth par petites parties. L'action est des plus violentes, il se développe beaucoup de chaleur, et il se dégage une abondante quantité de vapeurs hyponitriques ; quand tout le métal a été introduit, on achève la dissolution sur un bain de sable à l'aide d'une douce chaleur ;

quand elle est terminée, on laisse reposer la liqueur, on la décante et on la fait évaporer aux 2/3 dans une capsule de porcelaine; on verse la liqueur dans 40 fois son poids d'eau, puis on ajoute peu à peu et en remuant continuellement de l'ammoniaque très-étendue, jusqu'à ce que les liqueurs ne rougissent plus que modérément le papier de tournesol; on lave à plusieurs reprises le précipité par décantation; enfin on le recueille sur un filtre ou sur une toile; on le laisse égoutter; on le met à la presse, et on le fait sécher.

La bismuth en se dissolvant dans l'acide nitrique donne lieu à un dégagement très-violent de vapeurs nitreuses. Il s'oxide et se transforme en nitrate qui reste en dissolution dans l'excès d'acide. La concentration des liqueurs a pour objet de vaporiser une grande partie de cet excès d'acide, qui augmenterait inutilement la proportion de l'oxide de bismuth qui resterait en dissolution dans l'eau. Au contact de l'eau le nitrate de bismuth se décompose en nitrate de bismuth quadribasique qui se dépose, et en nitrate acide qui se dissout. L'ammoniaque, en saturant cet excès d'acide, détermine la précipitation d'une nouvelle quantité de sous-nitrate, mais il ne faut pas aller jusqu'à saturer exactement les liqueurs, car on pourrait décomposer le sous-nitrate lui-même. Les eaux de lavage retiennent une certaine quantité de nitrate de bismuth en dissolution; on en précipite l'oxide de bismuth par le carbonate de soude; on recueille le précipité après l'avoir lavé, et on le conserve pour une nouvelle opération : on le fait dissoudre dans l'acide nitrique.

## PRÉPARATIONS DU CUIVRE.

### CUIVRE MÉTALLIQUE.

ET

### OXIDES DE CUIVRE.

Le cuivre est un métal d'une couleur rouge, sa densité quand il a été fondu est 8,85, et quand il a été forgé ou laminé elle est de 8,95; c'est un des métaux les plus malléables et les plus ductiles. Il est aussi extrêmement tenace. Il fond vers le 788e degré du thermomètre. Il s'oxide lentement à l'air, à la température ordinaire, et se couvre d'une rouille verte, qui est du carbonate de cuivre et que l'on appelle vert de gris. Il absorbe plus vite l'oxigène à une température élevée, et il se transforme successivement en protoxide et en deutoxide. Le protoxide de cuivre est rouge, on le rencontre dans la nature ; à l'état d'hydrate il est jaune ; il se combine mal avec les acides, et le plus ordinairement ils le transforment en cuivre métallique et en deutoxide de cuivre qui se dissout. Il est formé de 1 proportion de cuivre (88,78); et 1/2 proportion d'oxigène (11,22). Le deutoxide de cuivre est noir ; à l'état d'hydrate il est d'un bleu clair ; il se combine très-bien aux acides et forme avec eux des sels qui sont bleus ou verts. Il se compose de 1 proportion de cuivre (79,83) et de 1 proportion d'oxigène (20,17). Enfin il existe un troisième oxide de cuivre que l'on obtient par l'action de l'eau oxigénée sur l'hydrate de deutoxide, et qui est promptement dissous par les acides avec dégagement d'oxigène ; il contient 1 proportion de métal (66,43) et 2 pp. d'oxigène (33,57).

Le nombre proportionnel de cuivre est 89,14; à l'état métallique il n'est pas employé comme médicament, non plus que ses oxides ; mais il faut ne se servir qu'avec prudence de préparations dont il est la base, car elles sont toutes vénéneuses.

## SELS DE CUIVRE.

### CHLORURE DE CUIVRE.

Le cuivre forme avec le chlore deux combinaisons différentes. Le protochlorure, qui est formé de 1 pp. de cuivre (64,13), et de 1 pp. de chlore (35,87) est en cristaux blancs grénus, qui absorbe l'oxigène de l'air, et se change en oxido-chlorure de cuivre. Le deutochlorure de cuivre contient 1 pp. de cuivre (47,20), et 1 pp. de chlore (52,80); il a une couleur brune jaunâtre ; mais quand il est cristallisé, il forme de petites aiguilles vertes qui contiennent de l'eau ; quand on évapore une dissolution de ce sel a une chaleur douce, il se sépare de l'eau et il reste du chlorure anhydre ; si l'on évapore brusquement il se dégage de l'eau et du chlore , et il reste du protochlorure. Le deutochlorure de cuivre est très soluble dans l'eau et dans l'alcool; on l'obtient en faisant dissoudre l'oxide de cuivre dans l'acide hydrochlorique, faisant évaporer et cristalliser. Ce sel est peu employé en médecine à l'état isolé; associé à l'hydro-chlorate d'ammoniaque, il a été conseillé contre l'épilepsie, mais surtout pour le pansement des ulcères vénériens. Van-Mons a donné la formule suivante.

Pr. : Hydrochlorate de cuivre................. 1 gros.
— d'ammoniaque .......... 4 gros.
Eau................................... 5 onces.

Solv :

Deux scrupules de liqueur contiennent 1 grain d'hydro-chlorate de cuivre.

On désigne encore sous le nom de muriate de cuivre ammo-niacal une préparation toute différente : on précipite l'hydro-chlorate de cuivre par l'ammoniaque, on redissout le précipité dans de l'ammoniaque liquide ; ou bien on se contente de précipiter par l'ammoniaque en dissolution d'hydrochlorate d'ammoniaque et de cuivre, et l'on emploie le précipité. En supposant que ce médicament doive être conservé, il faudra s'occuper d'abord de l'obtenir toujours identique ; on préfère généralement l'emploi du sulfate de cuivre ammoniacal.

## SULFATE DE CUIVRE.

### ( Vitriol bleu , vitriol de de Chypre. )

Le sulfate de cuivre est un sel d'une belle couleur bleue, d'une saveur styptique désagréable ; il cristallise en un prisme oblique très-modifié ; ses cristaux contiennent de l'eau de cris-tallisation ; il se dissout dans 4 parties d'eau froide, et dans 2 parties d'eau bouillante. Il est composé de deutoxide de cuivre, 1 pp. 49,73 , acide sulfurique 1 pp. 50,27.

Cristallisé, il contient 5 pp. d'eau ou 36,07 pour 100.

Le sulfate de cuivre est employé à l'extérieur comme un léger cathérétique ; on touche les aphthes avec un cristal de ce sel ; on l'emploie en dissolution dans l'eau, en collyres, en injections, associé à l'axonge à la dose de 1/2 gros par once pour faire une pommade qui sert au pansement des ulcères vénériens ; on l'a même administré à l'intérieur, mais à faible dose, pour combattre des blennorrhées opiniâtres ; il ne faut pas oublier que c'est un médicament très-dangereux.

Le sulfate de cuivre du commerce contient presque toujours du sulfate de fer, pour le purifier il faut le faire bouillir en y ajoutant un peu d'acide nitrique pour porter le fer au maximum d'oxidation ; on fait bouillir ensuite la liqueur avec un excès d'hydrate de cuivre qui précipite l'oxide de fer ; on filtre et l'on fait cristalliser.

## SULFATE DE CUIVRE AMMONIACAL.

Le sulfate de cuivre ammoniacal est un sel d'une belle couleur bleue, d'une saveur métallique désagréable ; il est composé de deutoxide de cuivre, 1 pp. 32,22, ammoniaque, 2 pp. 27,89, acide sulfurique, 1 pp. 32,58, eau, 1 pp. 7,31.

Dans ce sel, l'oxide de cuivre est à l'acide sulfurique dans le même rapport que dans le sulfate neutre, et l'ammoniaque saturerait 2 fois autant d'acide qu'il en existe dans le composé. L'eau décompose ce sel, elle dissout du sulfate d'ammoniaque et un peu de sulfate de cuivre et elle précipite du sulfate de cuivre basique ; quand on conserve ce sel dans des vases mal fermés, il prend une couleur bleu-de-ciel ; il a perdu alors la moitié de l'ammoniaque qu'il contient ; si on l'expose à l'air libre, en même temps qu'il perd la moitié de l'ammoniaque qu'il contient, il abandonne aussi toute l'eau ; en cet état il est d'une couleur verte.

Le sulfate de cuivre ammoniacal est un excitant très-actif ; on l'a employé pour combattre l'épilepsie et contre la danse de Saint-Guy ; on commence par des fractions de grains, on va jusqu'à 4 et 5 grains par jour ; c'est sous forme de pilules qu'on l'administre ordinairement.

Pour préparer le sulfate de cuivre ammoniacal, on réduit

en poudre fine du sulfate de cuivre cristallisé, et l'on verse dessus de l'ammoniaque liquide concentrée jusqu'à ce que tout soit dissous; on verse alors de l'alcool très-fort dans la liqueur ammoniacale, et l'on recueille le précipité bleu cristallin qui se forme ; on le lave avec un peu d'alcool, et on le fait sécher promptement à l'air. On le conserve dans des vases de verre exactement bouchés. Il est fort difficile de sécher convenablement ce sel, car il commence à se décomposer avant que les dernières parties d'alcool soient évaporées.

On emploie en collyre excitant et résolutif, la préparation suivante qui a beaucoup d'analogie avec le sel précédent ; c'est le même composé, mais contenant un excès d'ammoniaque.

### EAU CÉLESTE.

```
Pr. : Sulfate de cuivre cristallisé............ 1 grain.
      Ammoniaque liquide...................... S. Q.
      Eau distillée........................... 1 once.
```

On dissout le sulfate de cuivre dans l'eau distillée; on filtre la dissolution et l'on y ajoute peu-à-peu de l'ammoniaque ; jusqu'à ce que le précipité de sous-sulfate de cuivre qui se forme d'abord soit redissout ; la liqueur contient un petit excès d'ammoniaque ; elle est d'une couleur bleue magnifique ; on l'emploie comme collyre, mais après l'avoir étendue d'une nouvelle quantité d'eau distillée.

### CARBONATE DE CUIVRE ET D'AMMONIAQUE.

Ce sel n'est employé qu'en dissolution. La pharmacopée de Ferrare donne la formule suivante.

```
Pr. : Sulfate de cuivre cristallisé............ 2 parties.
      Carbonate de potasse.................... S. Q.
```

On dissout le sulfate de cuivre dans l'eau, et on le précipite par un excès de carbonate alcalin ; on lave avec soin le précipité de cuivre, on en sépare l'eau par expression, et on le met en contact avec une dissolution faite suivant les proportions suivantes.

Pr. : Sesqui carbonate d'ammoniaque. . . . . . . .    3 parties.
      Eau distillée. . . . . . . . , . . . . . . . . . . . . . . . . , . . .   13

Le carbonate de cuivre se dissout.

La liqueur contient presque exactement 1 pp. chimique de carbonate de cuivre et 3 pp. chimiques de carbonate d'ammoniaque ou en poids, 1 partie de carbonate de cuivre, et 3 parties de carbonate d'ammoniaque; chaque gros contient 4 grains de carbonate de cuivre et 12 grains de carbonate d'ammoniaque.

Ce carbonate de cuivre ammoniacal est très-rarement usité en médecine; on ne l'a donné que dans quelques cas rares, pour combattre des fièvres qui avaient résisté à tout autre moyen.

## ACÉTATE DE CUIVRE.

Deux espèces d'acétate de cuivre sont employées en médecine, savoir l'acétate neutre ou verdet cristallisé, et l'acétate basique ou verdet.

### ACÉTATE NEUTRE DE CUIVRE.
(Verdet cristallisé, cristaux de Vénus.)

L'acétate neutre de cuivre est d'un vert foncé; sa saveur est désagréable comme celle de tous les sels de cuivre; ses cristaux sont des rhomboèdres qui contiennent de l'eau de cristallisation; il est soluble dans l'eau, plus à chaud qu'à froid; il demande 5 parties d'eau bouillante pour se dissoudre; il est aussi un peu soluble dans l'alcool. Il est composé de : deutoxide de cuivre 1 pp. 43,52; acide acétique 1 pp. 56,48.

À l'état de cristaux il contient une proportion d'eau ou 8,99 pour 100.

L'acétate de cuivre est employé en médecine absolument dans les mêmes cas que le sulfate; on s'en sert surtout dans les laboratoires pour préparer le vinaigre radical; le commerce le fournit à l'état de pureté.

## ACÉTATE BASIQUE DE CUIVRE.

### (Verdet, vert de gris.)

Le deutoxide de cuivre forme avec l'acide acétique quatre combinaisons basiques.

1º. *Acétate bicuivrique.* Il constitue le verdet bleu du commerce, ou verdet de Montpellier. Il est composé suivant l'analyse de Philips de : deutoxide de cuivre, 2 pp. (42,93), acide acétique, 1 pp. (27,85), eau, 6 pp. (29,22).

Une chaleur de 60º suffit pour déterminer une réaction entre ses élémens; il se change en acétate neutre et en acétate tribasique de cuivre. Quand on le traite par l'eau il se dissout de l'acétate neutre de cuivre et de l'acétate sesqui-basique, et il se dépose de l'acétate tribasique sous forme d'une poudre verte.

2º. *Acétate tricuivrique.* C'est le dépôt que laisse le verdet quand on le dissout dans l'eau. Il est formé de 3 pp. d'oxide de cuivre (64,68), 1 pp. d'acide (27,98), et 3 pp. d'eau (7,34).

3º. *Acétate sesqui-basique.* Il est composé de 1 pp. 1/2 d'oxide de cuivre (43,13), 1 pp. d'acide acétique (37,30), et 6 pp. d'eau, (19,57). Il se forme quand on traite le verdet bleu par l'eau ; par l'évaporation spontanée de sa dissolution, il grimpe le long des vases en une masse non cristalline; il fait partie de la variété de verdet du commerce, qui est connue sous le nom de verdet vert. Il y est associé avec l'acétate tribasique.

4º. *Acétate percuivrique.* Il se fait quand on traite le verdet par l'eau bouillante. Il contient 48 pp. d'oxide de cuivre (92,27), 1 pp. d'acide acétique (2,49), et 12 pp. d'eau (5,24).

Le verdet bleu ou verdet de Montpellier ( acétate de cuivre bibasique), est la seule espèce qui soit employée en médecine. On s'en sert comme escarrotique, tantôt en poudre, tantôt en dissolution dans l'huile, tantôt incorporé avec un corps gras.

Il est la base de l'emplâtre de cire verte employé contre les cors aux pieds ( t. I, p. 325 ).

### ONGUENT DE CUIVRE OU ONGUENT VERT.

Pr. : Verdet ............................... 1 partie.
     Onguent basilicum..................... 15

Mêlez.

Employé pour le pansement des ulcères vénériens.

### ONGUENT ÆGYPTIAC.

Pr. Miel ............................... 14 parties.
    Vinaigre........................... 7
    Verdet pulvérisé................... 5

Mêlez, et faites cuire dans une bassine de cuivre jusqu'à solution de l'acétate, coloration du miel en pourpre, et consistance du miel.

Il est nécessaire d'opérer dans une bassine d'une grande capacité, parce que la matière se boursoufle beaucoup par le dégagement des gaz.

Le mélange a, d'abord, une couleur verte : elle disparaît bientôt, parce que le vinaigre se combine au sous-acétate de cuivre, et le dissout. En même temps, le miel se caramélise, et par ses élémens combustibles, l'hydrogène et le carbone, il réduit l'oxide de cuivre, d'où résulte du cuivre métallique, qui donne à la composition une couleur rouge, de l'eau et de l'acide carbonique. Ceux-ci se dégagent avec bouillonnement, en soulevant la masse. En même temps, il se volatilise de l'acide acétique et de l'eau, et, sans doute, d'autres produits de la décomposition du miel et de l'acide. Il reste dans la composition du cuivre réduit, du miel caramélisé, et un peu d'acétate de cuivre, avec le résidu du vinaigre à demi altéré. M. Henry s'est assuré qu'il ne reste presque plus d'acide acétique, et de cuivre oxidé.

L'onguent ægyptiac se sépare au bout de quelques jours; les

parties cuivreuses se précipitent, et sont surnagées par un sirop coloré. On mélange les deux couches au moment d'employer ce médicament, qui du reste est toujours réservé pour l'usage externe ; il est employé comme détersif ; on en fait surtout usage dans la médecine vétérinaire.

## PRÉPARATIONS DU MERCURE.

### MERCURE MÉTALLIQUE.

Le mercure est le seul métal qui soit liquide à la température ordinaire de l'atmosphère ; il est blanc, très-éclatant ; il se solidifie à —40° ; en cet état il est malléable, et il occupe moins de volume qu'à l'état solide ; sa densité est de 13,53 à 13,61 ; il bout à 360° ; quand il est mêlé à l'eau, il se vaporise avec elle en assez grande quantité. Le mercure se combine directement à l'oxigène à une température moyenne : à la température ordinaire ou à une chaleur forte il ne peut s'y unir ; bien plus, cette forte chaleur sépare l'oxigène des oxides de mercure. Le nombre proportionnel du mercure est 253,16.

Le mercure du commerce n'est pas très-pur ; il contient souvent du plomb, de l'étain, du bismuth, du zinc ; quand la proportion en est considérable, il fait la queue, c'est-à-dire qu'au lieu de couler en gouttelettes rondes, chaque goutte de métal s'alonge en pointe en arrière ; mais ce caractère n'est pas très-sûr, parce que le mercure humide le présente souvent, et parce que le mercure impur ne le présente pas toujours. Il faut rectifier le mercure du commerce, et on y parvient de la manière suivante : on met du mercure dans une cornue de verre, et mieux de fer ; on adapte à la cornue un récipient dans lequel on met de l'eau, le col de la cornue doit arriver près de la surface de l'eau sans y plonger ; on entoure l'extrémité du col avec un linge, que l'on tourne plusieurs fois tout autour, que l'on assujétit avec une ficelle, et qu'on laisse pendre dans l'eau. On procède ensuite à la distillation du mercure.

Ce procédé ne donne pas du mercure parfaitement pur, parce que ses amalgames, et en particulier ceux de zinc et de bismuth, sont un peu volatils. Quand on veut avoir du mercure très-pur, il faut mêler 2 parties de cinnabre avec 1 partie de limaille de fer ou de chaux vive, et distiller dans une cornue de grès, ou mieux, dans une cornue de fer, en disposant l'appareil comme nous l'avons dit plus haut; on porte la chaleur jusqu'au rouge; le fer ou la chaux se combinent au soufre, et le mercure passe à la distillation.

### EAU MERCURIELLE SIMPLE.

```
Pr. : Mercure.............................  1 partie
      Eau...................................  2
```

Faites bouillir pendant deux heures, décantez l'eau. On dit que cette eau est vermifuge; cependant M. Girardin n'y a pas trouvé la moindre trace de mercure. L'effet médical est nécessairement plus assuré, quant, à l'exemple de plusieurs pharmacopées, on emploie des infusions végétales amères pour faire la décoction.

### MERCURE SACCHARIN.

```
Pr. : Mercure .............................  1 partie.
      Sucre bien sec........................  2
```

On triture à sec jusqu'à ce que le mercure ait disparu. L'opération se fait bien. Ce médicament est surtout destiné aux enfans; on le leur fait prendre facilement dans du chocolat.

### TABLETTES MERCURIELLES.

```
Pr. : Mercure ...........................  2 onces.
      Gomme arabique ......................  1
      Sucre ...............................  9
      Vanille..............................  1/2 gros.
```

On fait un mucilage avec la gomme arabique et une once d'eau, et l'on triture le mercure avec le mucilage, jusqu'à ce que l'on n'aperçoive plus le moindre globule de mercure; on ajoute le sucre, dans lequel on a divisé la vanille par trituration; et l'on fait des tablettes de 12 grains. Chaque tablette contient 2 grains de mercure.

### MERCURE GOMMEUX DE PLENCK.

```
Pr. : Mercure ............................... 1 gros.
      Gomme arabique...................... 3 gros.
      Sirop diacode........................ 1/2 once.
```

On éteint le mercure par trituration. Ce médicament est employé à l'intérieur et à l'extérieur.

### PILULES DE PLENCK.

```
Pr. : Mercure.............................. 1 gros.
      Gomme arabique...................... 2
      Extrait de ciguë .................... 1
      Eau................................. 2
      Poudre de guimauve.................. S. Q.
```

On fait un mucilage avec l'eau et la gomme ; on y éteint le mercure, on ajoute l'extrait de ciguë, et enfin la poudre de guimauve ; il en faut environ de 1 gros 1/2 à 2 gros. ( formule de M. Planche. )

### PILULES MERCURIELLES SIMPLES OU PILULES BLEUES.

```
Pr. : Mercure....................environ 2 gros.
      Conserve de roses.................... 3
      Poudre de réglisse................... 1
```

On éteint le mercure dans la conserve de roses ; on ajoute la poudre de réglisse et l'on fait des pilules de 3 grains.

### PILULES DE BELLÔSTE.

```
Pr. : Mercure ............................ 6 gros.
      Miel ......................environ 9
      Poudre d'aloès...................... 6
      —    rhubarbe ................... 3
      —    scammonée.................. 2
      —    poivre noir................ 1
```

On triture le mercure dans un mortier de marbre avec le

miel ; quand il est éteint, on ajoute les poudres ; on fait des pilules de 4 grains, qui contiennent chacune à peu près 1 grain de mercure, 1 grain d'aloès, 1/2 grain de rhubarbe, et 1/3 de grain de scammonée.

Cette formule est celle des pilules de Renaudot. ( *Voyez* le travail de MM. Henry et Guibourt sur ce sujet. *Journal de Pharmacie.* )

### DRAGÉES DU DOCTEUR VAUME.

Pr. : Mercure.......................... 1 once.
    Sirop de raisin...................... 1 livre
    Amandes décorticées................. 4 onces.
    Fiel de bœuf ....................... 3
    Poudre de riz....................... 12
    —    de guimauve ................. 3

Pour 9,500 dragées, que l'on recouvre d'un enduit de sucre et de gomme à la manière des confiseurs. Chaque dragée contient 1/16 de grain de mercure.

### PILULES DU DOCTEUR LAGNEAU.

Pr. : Onguent mercuriel. ................ 4 gros.
    Poudre de guimauve................. 3

Mêlez et divisez en 144 pilules. Chaque pilule contient 1 grain de mercure.

### PILULES DU DOCTEUR SÉDILLOT.

Pr. : Onguent mercuriel................. 3 gros.
    Savon médicinal.................... 2
    Poudre de réglisse................. 1

Pour des pilules de 4 grains. Chaque pilule contient 1 grain de mercure.

## POMMADE MERCURIELLE.

(Onguent mercuriel, onguent napolitain.)

Pr. : Axonge .............................. } ana P. E.
Mercure............................... 

On triture, dans un mortier de fer ou de marbre, le mercure avec le tiers de la graisse. Quand on n'aperçoit plus aucun globule de mercure à la loupe, après avoir frotté un peu de pommade entre deux morceaux de papier gris, on ajoute le reste de la graisse.

La préparation de cette pommade demande beaucoup de temps. On a cherché à l'abréger, et il a été proposé successivement pour y parvenir un grand nombre de méthodes : les uns, observant que l'extinction du mercure se fait plus rapidement dans un vase à large surface, et partant de l'idée hypothétique que le mercure est à l'état d'oxide dans la pommade mercurielle, ont proposé de triturer le mercure avec de la graisse rance, ou de la graisse oxigénée, ou de l'oxide de mercure. M. Dufilho a conseillé de battre le mercure avec de l'eau, pour le diviser ; mais par ce procédé il reste de l'eau dans la graisse.

M. Dumesnil fait triturer le mercure avec le tiers de son poids d'un mélange fait avec 4 parties d'axonge et une once d'huile d'amandes douces.

M. Planche conseille d'employer 3 gros d'huile d'œuf ancienne, pour chaque livre de mercure.

M. Chevallier fait battre dans une bouteille la graisse fondue avec son poids de mercure, et quand le mélange est refroidi en consistance de sirop, il le fait couler dans une terrine où il continue à le triturer.

M. Hernandès fait triturer le mercure avec la moitié de son poids d'axonge, dans un mortier chauffé à 70°.

M. Simonin fait employer de la graisse qui a été exposée en couches minces à l'action de l'humidité.

M. Desmaretz conseille d'employer parties égales de mercure et de graisse légèrement rance.

M. Baudrimont veut que l'on se serve de graisse qui a été agitée pendant tout le temps de son refroidissement, de manière à ne contenir aucune partie de graisse cristalline.

M. Emile Mouchon conseille de se servir de graisse qui a été fondue avec un cinquième de son poids de cire blanche.

Tous ces procédés ont été vantés et abandonnés tour-à-tour. Les deux qui m'ont le mieux réussi sont l'emploi de l'onguent napolitain ancien, et celui de la graisse rancie à la cave.

Dans le premier procédé, on triture le mercure avec 2 à 3 onces par livre de vieil onguent mercuriel. Aussitôt que le métal a disparu, on ajoute une quantité de graisse égale à celle du mercure dont on s'est servi.

Dans la deuxième méthode, empruntée à M. Coldefy et à M. Simonin, on fait liquifier l'axonge et on le fait tomber par filet dans un grand vase plein d'eau froide, de manière à le diviser ; on le place alors sur un tamis de crin ou sur des claies à la cave. La graisse acquiert peu à peu la propriété d'éteindre le mercure avec plus de facilité ; au bout de 15 à 20 jours, elle en éteint déjà 7 à 8 fois son poids. Cette proportion va toujours croissant et après quelques mois la graisse agit facilement sur 32 fois son poids de mercure. On prend axonge préparé 2 à 3 onces et mercure 3 livres, et on les triture ensemble. Si l'axonge était trop ferme, on ajouterait un peu d'huile d'olives ; on complète avec de l'axonge fraîche un poids égal à celui du métal.

L'on n'est pas d'accord sur l'état du mercure dans l'onguent napolitain ; les uns croient qu'il y est oxidé ; d'autres, en plus grand nombre, pensent qu'il y est à l'état métallique. M. Wahren surtout a défendu la première opinion, M. Vogel et M. Boullay la seconde.

Voici sur quelle base s'est appuyé M. Wahren.

1° De l'onguent mercuriel ayant été mêlé à de la potasse liquide jusqu'à sa saponification, et le savon ayant été dissous dans l'eau froide, il est resté une poudre sans éclat métallique ;

2° De l'onguent préparé avec du mercure et de la graisse oxigénée s'est comporté de même ;

3° Du mercure éteint dans la térébenthine fut traité par l'alcool. Il laissa un résidu non métallique.

4° Du mercure fut séparé par l'eau du mercure gommeux de Plenck : il était noir grisâtre et sans éclat métallique ;

5° En chauffant les trois premières préparations dans un tube à la chaleur de l'eau bouillante, il se précipite plus ou moins promptement du mercure métallique. C'est que dans ce cas l'oxide est réduit ; car, en préparant de la pommade avec de l'oxide de mercure, préparé par agitation dans l'air, il est également presque réduit par la fusion ;

6° De l'onguent mercuriel recouvert d'une feuille d'or ne l'a pas blanchie.

D'après MM. Vogel et Boullay, en traitant l'onguent mercuriel par l'alcool, on dissout toute la graisse, et le mercure reste à l'état métallique. Ce même effet est produit à froid par l'éther sulfurique. Il reste seulement un peu d'oxide gris qui équivaut au plus à la cinquantième partie du mercure.

L'onguent mercuriel étant traité par l'acide sulfurique, étendu de trois parties d'eau à une douce chaleur, le mercure reparaît à l'état métallique, et le liquide ne contient pas de mercure.

L'acide muriatique ne donne pas de mercure doux avec l'onguent napolitain.

L'acide acétique laisse le mercure métallique, et il ne se fait pas d'acétate.

L'onguent préparé avec la graisse et de l'oxide noir de mercure ne donne pas de mercure métallique.

Le mercure gommeux, traité par l'eau, donne du mercure métallique.

Enfin, de ce qu'une feuille d'or n'est pas blanchie par la pommade mercurielle, il n'en faut pas conclure que le métal y est oxidé ; car une pièce d'or appliquée sur un amalgame mou d'étain ne blanchit pas.

En comparant entre elles ces différentes expériences, on est amené à penser que le mercure est à l'état métallique dans la pommade mercurielle. L'erreur de M. Wahren provient de ce qu'il a considéré comme de l'oxide la poudre **obtenue dans** ses essais, et qui n'était réellement que du mercure divisé.

Cependant M. Berzélius dans son Traité de Chimie, rapporte que Donovan a reconnu qu'une partie de mercure est dissoute dans la graisse à l'état d'oxide mercureux, et qu'il conclut de ses expériences qu'il n'y a que cette partie dissoute qui agisse, et que la portion qui est à l'état métallique est sans action. Donovan prescrit de préparer la pommade mercurielle avec 1 livre d'axonge et 6 gros d'oxide mercureux que l'on a d'abord trituré avec un peu de graisse. Il fait digérer ce mélange, pendant une heure à une température de 65° à 70°, et il remue ensuite jusqu'à refroidissement. Si l'on chauffait à 90°, l'oxide mercureux serait changé en oxide de mercure, et en mercure métallique. Donovan dit que cette pommade contient par once 21 grains d'oxide mercureux dissous ; le reste est à l'état de mélange.

ONGUENT GRIS.

Pr. : Onguent napolitain..................... 1 partie.
     Axonge ............................... 3

Mêlez.

POMMADE MERCURIELLE AU BEURRE DE CACAO.

L'ancienne formule de cette pommade prescrit de ramollir le beurre de cacao avec le quart de son poids d'huile de Ben, et de triturer avec le mercure dans un mortier échauffé, jusqu'à extinction du mercure. Il est très-long, très-difficile, pour ne pas dire impossible, d'éteindre le mercure par ce moyen. On a proposé de mélanger de la pommade mercurielle avec du beurre de cacao ; mais le produit conserve une odeur de graisse désagréable. M. Planche conseille de triturer 1 once de mercure avec vingt gouttes d'huile d'œufs pendant un quart-d'heure dans un mortier de marbre. D'autre part, on échauffe un mortier de porcelaine, et l'on y met 1 once de beurre de cacao. Quand il est liquéfié, on ajoute le mercure, et on triture pendant une demi-heure, à une température telle que le mélange conserve une certaine liquidité. On laisse refroidir graduellement, en continuant la trituration. Si quelques globules de mercure reparaissaient par suite du refroidissement, on nettoierait le pilon, et on le chaufferait de nouveau de manière à ramollir le beurre de cacao, sans le liquéfier. Après quelques minutes d'une nouvelle agitation, le mercure disparaîtrait.

M. Guibourt fait triturer 5 parties de mercure dans un mortier de marbre échauffé, avec 4 parties de beurre de cacao, et une partie d'huile d'amandes douces fondues ensemble. Quand la pommade devient trop ferme, il présente le pilon qui en est chargé devant quelques charbons allumés pour le ramollir, et triture de nouveau. Il répète cette manipulation jusqu'à ce que le mercure soit éteint.

### CÉRAT MERCURIEL.

Pr. : Onguent mercuriel double............... 4 parties.
     Cérat simple sans eau...................... 10

Mêlez.

### DIGESTIF MERCURIEL.

Pr. : Onguent mercuriel.................... } ana P. E.
     Digestif simple....................... }

### POMMADE MERCURIELLE DE JADÉLOT.

Pr. : Savon blanc râpé.................... 1 partie.
     Huile d'olives........................ 2
     Protochlorure de mercure à la vapeur.. 1

On ajoute au savon le huitième de son poids d'eau et on le ramollit au bain-marie ; on le délaie dans l'huile et on ajoute le mercure doux à froid. On passe au porphyre.

### EMPLATRE MERCURIEL.

(Emplâtre de Vigo-cum-mercurio.)

| | | | | |
|---|---|---|---|---|
| Pr. : Emplâtre simple | 2 liv. | 8 onc. | | |
| Cire jaune | « | 2 | | |
| Résine de pin | « | 2 | | |
| Gomme ammoniaque | « | 5 | | |
| Oliban | « | 5 | | |
| Bdellium | « | 5 | | |
| Myrrhe | « | 5 | | |
| Poudre de safran | « | 3 | | |
| Mercure | « | 12 | | |
| Axonge préparée | « | 1 | 4 gros. | |
| Térébenthine | « | 2 | « | |
| Styrax liquide | « | 6 | « | |
| Huile de lavande | « | « | 1/2 | |

On triture le mercure avec la graisse préparée à la cave
comme pour l'onguent mercuriel. D'autre part, on fait fondre
l'emplâtre simple et la cire; on y ajoute la poix, le styrax et la
térébenthine qui ont été liquéfiés ensemble et passés à travers
un linge ; on mêle ensuite à la masse les gommes résines qui
ont été dissoutes et évaporées en consistance de miel épais, et
quand l'emplâtre est en grande partie refroidi, on y ajoute le
mercure éteint dans la graisse, et enfin le safran et l'huile de
lavande. On malaxe l'emplâtre promptement et avec le moins
d'eau possible pour ne pas dissoudre la matière colorante de
safran, et on le roule en magdaléons.

Au moment où l'emplâtre de Vigo vient d'être préparé il a
une teinte jaunâtre; il la perd bientôt pour ne conserver que la
couleur gris d'ardoise qu'il doit au mercure.

La formule précédente ne diffère de celle du Codex que par
la manière dont on éteint le mercure ; elle permet d'économiser
singulièrement sur le temps qu'il fallait pour faire cette préparation, quand il s'agissait d'éteindre le mercure dans le styrax
et la térébenthine.

SPARADRAP DE VIGO.

Pr. : Emplâtre de Vigo..................... 12 onces.
     Térébenthine....................... 6 gros.
     Résine élémi...................... 1 gros.
F. S. A.

LINIMENT MERCURIEL AMMONIACAL.

Pr. : Onguent mercuriel double........... 1 partie.
     Huile d'olives...................... 1
     Ammoniaque liquide.............. 1

On fait ramollir l'onguent mercuriel avec l'huile, à une très-douce chaleur, dans un petit flacon à large ouverture; on ajoute l'ammoniaque, et l'on mélange bien par l'agitation.

Ce liniment est employé pour résoudre les bubons indolens.

## OXIDES DE MERCURE.

Le mercure a deux oxides différens; le protoxide est formé de : 1 pp. de mercure (96,20), 1 pp. oxigène (3,80).

Le deutoxide de mercure est formé de : 1 pp. de mercure (92,68), 2 pp. oxigène (7,32).

## PROTOXIDE DE MERCURE.

(Oxide mercureux, oxide gris de mercure.)

Cet oxide est peu employé à l'état d'isolement; on l'obtient suivant Donovan en mettant rapidement du protochlorure de mercure, avec un excès de dissolution de potasse, et à froid; autrement on a un mélange de mercure métallique et de deutoxide; en effet, M. Guibourt a fait voir que toutes les fois que l'on précipite un sel de protoxide de mercure par un alcali, le précipité que l'on obtient est un mélange de mercure métallique et de deutoxide de mercure.

MERCURE SOLUBLE DE MASCAGNI.

Pr. : Mercure doux................... 1 partie.
     Eau de chaux .................. 160 parties.

On fait bouillir quelques instans, on lave et on fait sécher.
Le mercure doux est décomposé par la chaux en chlorure de
calcium qui se dissout et en protoxide de mercure ; mais celui-ci se sépare en un mélange grisâtre formé de deutoxide de
mercure et de mercure métallique.

Le mercure soluble de Moretti ne diffère pas de la préparation précédente ; Moretti le faisait préparer avec le sulfate de
protoxide de mercure de préférence au chlorure.

### EAU PHAGÉDÉNIQUE NOIRE.

Pr. : Mercure doux à la vapeur.............. 1 grain.
Eau de chaux ....................... 1 once.

Mêlez.

Le mercure doux prend une couleur brune, parce qu'il est
décomposé en chlorure de calcium, et en oxide noir de mercure. On emploie cette liqueur en pansemens et en injections ;
dans ce cas, on y ajoute un peu de gomme pour que le dépôt
mercuriel reste mieux en suspension.

## DEUTOXIDE DE MERCURE.

(Oxide mercurique, oxide rouge de mercure, précipité rouge.)

Le deutoxide de mercure est rouge, à l'état d'hydrate il est
jaune ; il est décomposé par une chaleur inférieure au rouge,
en oxigène et en mercure ; il est un peu soluble dans l'eau à
laquelle il donne une saveur métallique ; il s'unit très-bien aux
acides.

On ne s'en sert en médecine qu'à l'extérieur, comme un
léger cathérétique, et pour le pansement des ulcères vénériens ; à petite dose il est fréquemment employé contre les
ophtalmies chroniques.

Pour préparer l'oxide rouge de mercure, on décompose le
nitrate de mercure par la chaleur.

Pr. : Mercure métallique................. } ana P. E.
Acide nitrique à 36 degrés........... }

On met le mercure dans un matras à fond plat, que l'on place sur un bain de sable; on verse l'acide nitrique, et on laisse agir sans le secours du feu; quand l'action cesse, on chauffe doucement pour amener d'abord la matière à siccité, puis l'on continue à chauffer pour décomposer le nitrate et le transformer en oxide rouge de mercure. Tout le succès de l'opération dépend de la conduite du feu: ordinairement on met plusieurs matras sur un grand bain de sable que l'on chauffe au bois, et l'on porte le feu de côté ou d'autre, suivant que l'on remarque que l'opération est plus avancée ou moins avancée dans certains matras que dans les autres; l'opération doit être menée jusqu'à ce qu'il ne se dégage plus de vapeurs nitreuses; mais comme à la fin de l'expérience, ce phénomène devient de plus en plus difficile à saisir; on introduit de temps en temps par le col des matras une petite baguette de verre, avec laquelle on tâte la matière; tant qu'elle est dure et que le verre n'y pénètre pas, c'est la preuve qu'il y a encore du nitrate qui n'est pas décomposé; mais quand on sent que sur tous les points, la matière cède sous la baguette et qu'on retire celle-ci couverte de petites écailles rouges, alors l'opération est terminée. Une trop faible chaleur laisserait du nitrate indécomposé, et le précipité rouge serait caustique; une chaleur trop forte réduirait l'oxide de mercure: toutefois pour la qualité du produit ce dernier inconvénient est moins à craindre que l'autre.

Ce qui se passe dans cette opération est fort simple; le mercure décompose l'acide nitrique, d'où résulte du deutoxide d'azote qui se dégage, et du nitrate de mercure; celui-ci est un mélange de nitrate de protoxide et de nitrate de deutoxide: mais lors de la calcination, le protoxide décompose une nouvelle quantité d'acide nitrique et prend l'oxigène qui lui manque.

On préparait autrefois l'oxide rouge de mercure en chauffant le mercure pendant deux semaines, à une température voisine de son ébullition, dans un matras à fond plat dont le col se terminait par une pointe affilée. Il se faisait ainsi une combinaison directe de l'oxigène avec le mercure.

### EAU PHAGÉDÉNIQUE.

Pr. : Sublimé corrosif...................... 2 grains.
Eau de chaux...................... 1 once.

On fait dissoudre le sublimé corrosif dans une très petite quantité d'eau et on mêle la solution à l'eau de chaux; il se fait de suite un précipité jaune.

La dose d'eau de chaux et de sublimé varie avec chaque formulaire. M. Guibourt a fait judicieusement observer que le résultat varie en même temps; tant que le sublimé ne dépasse pas 3,7 grains par once d'eau de chaux, le précipité est de l'oxide de mercure, et la liqueur retient du chlorure de calcium et peut-être un peu d'oxide de mercure; si l'on porte au-delà la dose du sublimé, alors sa décomposition est incomplète; le précipité est de l'oxidochlorure de mercure, et la liqueur contient du chlorohydrargirate de chaux, c'est-à-dire une combinaison saline, dans laquelle le sublimé corrosif est l'acide, et le chlorure de calcium est la base.

L'eau phagédénique s'emploie trouble, pour le pansement des ulcères vénériens et scrophuleux.

### POMMADE DE PRÉCIPITÉ ROUGE.

Pr. : Précipité rouge.................... 1 partie.
Axonge ........................... 16

M.

Les doses varient suivant les circonstances, et doivent être prescrites à chaque fois par le médecin.

La pommade faite suivant les doses précédentes, mais avec longuent rosat, est employée contre l'inflammation chronique des paupières sous le nom de *pommade de Lyon.*

### ONGUENT BRUN.

Pr. : Onguent basilicum .................... 16 parties.
Précipité rouge.................... 1

M.

### POMMADE OPHTHALMIQUE DE SAINT-YVES.

Pr. : Précipité rouge....................... 18 grains.
Oxide de zinc........................ 18 grains.
Camphre............................ 6 grains.
Cire ............................... 1 gros 1/4
Beurre frais......................... 1 once.

**F. S. A.**

### POMMADE OPHTHALMIQUE DE DESAULT.

Pr. : Précipité rouge...................... 1 gros.
Tuthie préparée...................... 1
Alun calciné......................... 1
Acétate de plomb cristallisé........... 1
Sublimé corrosif..................... 12 grains.
Pommade rosat...................... 1 once.

**F. S. A.**

### POMMADE DE RÉGENT.

Pr. : Précipité rouge...................... 10 grains.
Acétate de plomb cristallisé........... 10
Camphre............................ 1
Beurre lavé à l'eau de roses........... 2 gros.

**F. S. A.**

## SULFURE DE MERCURE.

Le mercure forme avec le soufre deux combinaisons différentes. Le protosulfure de mercure est composé de : 1 pp. de mercure (92,64), et 1 pp. de soufre (7,36) ; le deutosulfure contient 1 pp. de mercure (86,29), et 2 pp. de soufre (13,71).

Le protosulfure est noir ; il se décompose très-facilement en mercure métallique et en deutosulfure ; il n'est jamais employé en médecine à l'état de pureté. Le deutosulfure est d'un rouge très-vif quand il a été pulvérisé; il est volatil; à l'air, à une température élevée, il se change en acide sulfureux et en mercure; il est insoluble dans l'eau. On le connaît ordinairement sous le nom de cinnabre, et quand il a été pulvérisé sous le nom de vermillon.

## DEUTOSULFURE DE MERCURE.

(Cinnabre, vermillon.)

Le cinnabre se prépare en grand dans les arts, qui nous le fournissent tantôt en masses cristallisées, et tantôt en poudre; quand il est cristallisé il est à peu près impossible de le falsifier sans que la fraude ne s'aperçoive aisément; quand il est en poudre, il devient plus facile de le faire; mais comme le cinnabre est complétement volatilisable par la chaleur; il suffit, pour l'essayer, d'en mettre une petite quantité au fond d'un tube de verre et de chauffer; si le cinnabre est pur, il ne laisse pas de résidu.

Le cinnabre est rarement employé en médecine à l'intérieur; les uns le disent excitant, d'autres antispasmodique; on en fait plus d'usage à l'extérieur contre certaines maladies de la peau et les affections vénériennes.

### POUDRE TEMPÉRANTE DE STAHL.

Pr. : Sulfate de potasse...................... 9 parties.
  Nitrate de potasse........................ 9
  Cinnabre.................................. 2

Mêlez par porphyrisation.

### BOLS ROUGES.

Pr. : Cinnabre porphyrisé.................. 1 scrupule.
  Conserve de roses........................ S. Q.

Pour 1 bol.

### POMMADE ANTIHERPÉTIQUE.

Pr. : Cinnabre porphyrisé ................. 1 gros.
  Camphre................................. 1 scrupule.
  Cérat .................................. 1 once.

F. S. A. ( Alibert. )

### FUMIGATION DE CINNABRE.

Pr. : Cinnabre .............................. 1 gros à 2 gros

On projette le cinnabre sur une plaque de fer chauffée assez fortement pour le volatiliser. Le malade, placé dans une chaise fermée, reçoit les vapeurs ; on peut également les diriger avec un entonnoir sur quelques parties du corps. Le cinnabre est en partie détruit par l'oxigène de l'air, et la fumigation se compose réellement d'un mélange d'acide sulfureux, avec de la vapeur de mercure et de la vapeur de cinnabre.

## ÉTHIOPS MINÉRAL.

### (Sulfure noir de mercure.)

L'éthiops minéral n'est pas un sulfure de mercure particuier, mais un mélange de sulfure de mercure avec du soufre, et quelquefois du mercure métallique.

Pr. : Mercure............................... 1 partie.
Soufre sublimé et lavé............... 2 parties.

On triture ces deux corps dans un mortier de verre, jusqu'à ce que le mélange ait pris une couleur noirâtre, et que l'on n'aperçoive plus aucun globule de mercure.

An moment où cette préparation vient d'être faite, elle est constituée par un mélange de mercure métallique, de soufre et de sulfure de mercure ; avec le temps on s'aperçoit qu'elle noircit ; c'est parce que le mercure finit par se combiner complétement avec le soufre ; alors, comme M. Mitscherlich s'en est assuré par l'analyse, ce n'est plus qu'un mélange de soufre et de cinnabre.

La préparation de l'éthiops minéral demande beaucoup de temps ; pour l'activer, M. Destouches fait ajouter au mélange 1/10 de sulfure de potasse liquide ; qu'il fait ensuite séparer par des lavages ; l'opération est certainement hâtée par ce moyen, et le mercure est alors plus promptement converti en sulfure.

Le Codex donne un second procédé pour la préparation de l'éthiops minéral ; il conseille de faire fondre 2 parties de soufre dans un creuset , et on y fait tomber le mercure sous forme de pluie en le forçant à passer à travers une peau de chamois ; on agite continuellement jusqu'à ce que tout le mercure soit introduit ; on retire du feu , et l'on continue à remuer jusqu'à refroidissement.

Le sulfure noir ainsi préparé ne diffère pas sensiblement du cinnabre, il contient seulement un excès de soufre ; on préfère, pour l'usage médical , l'éthiops qui a été obtenu par simple trituration.

L'éthiops minéral est principalement employé en médecine comme vermifuge , mais on le donne aussi dans les maladies scrophuleuses à la dose de 12 à 48 grains par jour.

### SUCRE VERMIFUGE MERCURIEL.

```
Pr. : Ethiops minéral .................... 2
      Mercure............................. 3
      Sucre .............................. 7
```

On triture le mercure avec le sulfure, et, quand il est éteint, on ajoute le sucre. ( Baumé. )

### CHOCOLAT VERMIFUGE.

```
Pr. : Éthiops minéral....................... 1 partie.
      Chocolat ............................. 15
```

Liquéfiez le chocolat, incorporez-y l'éthiops minéral et divisez en tablettes de 16 grains.

### PILULES ANTISCROPHULEUSES.

```
Pr. : Scammonée.......................... 4 gros.
      Ethiops minéral .................... 4
      Antimoine diaphorétique............. 1
      Savon médicinal..................... 7
```

F. S. A.

Cette formule est celle qui a été proposée par MM. Henry

et Guibourt pour remplacer celle du Codex, dans laquelle il entre une petite quantité de cloportes, qui sont inutiles, et une dose de savon beaucoup trop faible.

## ÉTHIOPS ANTIMONIAL DE MALOUIN.

Pr. : Sulfure d'antimoine porphyrisé........ 2 parties.
     Mercure métallique...................... 1

Triturez jusqu'à extinction du mercure.

## CHLORURE DE MERCURE.

Le chlore se combine avec le mercure en 2 pp. : le protochlorure de mercure est formé de : mercure, 1 pp. 85,12 ; chlore, 1 pp. 14,88 ; le deutochlorure de mercure est formé de : mercure, 1 pp. 79,09 ; chlore, 1 pp. 25,91.

## DEUTOCHLORURE DE MERCURE.

(Chlorure mercurique, muriate oxigéné de mercure, sublimé corrosif.)

Le deutochlorure de mercure, ou sublimé corrosif est blanc ; sa saveur est excessivement âcre et désagréable. C'est un poison des plus énergiques ; il est volatil, plus que le protochlorure de mercure ; il se dissout dans seize fois son poids d'eau froide ; il ne faut que trois parties d'eau bouillante pour le dissoudre ; il se dépose par le refroidissement en cristaux qui ne contiennent pas d'eau ; il est plus soluble dans l'alcool que dans l'eau ; il faut moins de trois parties d'alcool froid pour le dissoudre : il est beaucoup plus soluble encore dans l'alcool chaud.

Le sublimé corrosif, à l'intérieur ou à l'extérieur, est principalement employé contre les maladies syphilitiques ; c'est un remède fort dangereux, qui ne doit être administré qu'avec la plus grande prudence : on le prépare par la double décomposition du deutosulfate de mercure et du chlorure de sodium.

Pr. : Deutosulfate de mercure.............. 5 parties.
        Sel marin décrépité.................. 5
        Peroxide de manganèse............... 1

On pulvérise séparément chacune de ces matières ; on les mélange exactement, et l'on en remplit à moitié des matras de verre
à fond plat ; on place ces matras sur un bain de sable, où on les
enterre jusqu'au col. Après trois à quatre jours, on commence
le feu ; celui-ci se fait ordinairement au moyen du bois, qui
donne une chaleur suffisante et qui permet plus facilement
d'activer le feu sur un point ou sur un autre. Le bain de sable
doit d'ailleurs être placé sous une hotte qui tire bien. On
chauffe d'abord doucement pour dégager l'humidité que la
matière peut retenir. Tant qu'il en sort, on laisse les matras
ouverts ; quand elle paraît tout-à-fait dissipée, on enlève du
sable pour que chaque matras ne soit couvert qu'à moitié,
l'on met sur chaque matras un petit pot renversé, et l'on augmente le feu ; il doit être conduit régulièrement, et n'être ni
trop faible, ni trop fort : il faut qu'il soit suffisant pour déterminer la volatilisation du sublimé, et qu'il ne soit pas assez
fort pour qu'une partie du sublimé s'échappe en vapeurs. L'o-
pération dure huit à dix heures. Quand elle est terminée, on
donne un coup de feu pour fondre le sublimé, afin que les
pains aient de la cohérence : cette partie de l'opération est difficile ; car si l'on chauffe trop, on perd une partie du produit.
On recouvre les matras de sable chaud, et on les laisse refroidir lentement, de peur qu'ils ne se brisent en morceaux ;
quand ils sont froids, on les casse, et l'on enlève les pains de
sublimé corrosif qui se sont formés.

Le sulfate de mercure, que l'on emploie à l'opération précédente, est quelquefois tout entier à l'état de sulfate de deutoxide. Assez souvent cependant il contient un peu de sulfate
de protoxide, et c'est pour cette raison, comme nous le dirons
bientôt, que l'on ajoute du peroxide de manganèse. Le sublimé résulte d'un échange qui se fait entre le chlorure de sodium
et l'oxide de sulfate de mercure ; 2 pp. de sodium cèdent 2 pp.
de chlore, et prennent 2 pp. d'oxigène, d'où résulte 2 pp. de
soude qui se combinent à l'acide sulfurique du sulfate de

mercure ; 1 pp. de mercure , qui a cédé 2 pp. d'oxigène au sodium, prend les 2 pp. de chlore que celui-ci a abandonnées, et
il en résulte du deutochlorure de mercure qui se volatilise.

Elémens de la réaction :

Sodium 2 pp. + chlore 2 pp. = sel marin.

Mercure 1 pp. + oxigène 2 pp. = deutoxide de mercure.

Le produit :

Sodium 2 pp. + oxigène 2 pp. = soude.

Mercure 1 pp. + chlore 2 pp. = deutochlorure.

Si on opérait la décomposition entre le sel marin et le sulfate de protoxide de mercure; comme la base de celui-ci ne
contient qu'une proportion d'oxigène, il ne se ferait qu'une
seule proportion de soude et il ne se séparerait qu'une seule
proportion de chlore, qui, se combinant avec la proportion
de mercure, donnerait du protochlorure de mercure : c'est ce
qui arrive toujours en partie dans l'opération précédente , parce que le sulfate de mercure que l'on emploie contient presque toujours du sulfate de protoxide. Mais cela est peu important dans une fabrication continue, parce que le mercure
doux étant moins volatil que le sublimé corrosif, il ne se volatilise qu'en dernier , et on le retrouve à la partie inférieure
des pains.

L'oxide de manganèse a pour effet de s'opposer à cette formation de mercure doux. L'excès d'acide sulfurique que
contient le sulfate, favorise la séparation d'une partie de
l'oxigène du peroxide de manganèse. Cet oxigène se porte sur
le sodium, et met du chlore en liberté : celui-ci fait passer à
l'état de deutochlorure le mercure doux qui s'est formé par la
décomposition mutuelle du sel marin et du protosulfate de
mercure.

LIQUEUR DE VAN SWIETEN.

Pr. : Sublimé corrosif...................... 8 grains.  
      Eau distillée........................ 14 onces 1/2  
      Alcool rectifié..................... 1 once 1/2

On dissout le sublimé corrosif dans l'alcool, et l'on ajoute
l'eau distillée. Chaque once de cette liqueur contient 1/2 grain
de sublimé corrosif.

### COLLYRE DE SUBLIMÉ CORROSIF.

Pr. : Sublimé corrosif....................... 1 grain.
Eau distillée.......................... 6 onces.

S.

### INJECTION DE SUBLIMÉ CORROSIF.

Pr. : Sublimé corrosif....................... 1 grain.
Eau distillée.......................... 1 once.

S.

### LOTION ANTIPSORIQUE.

Pr. : Sublimé corrosif....................... 1 gros.
Eau distillée.......................... 1 livre.

S.

### GARGARISME ANTISYPHILITIQUE.

Pr. : Sublimé corrosif....................... 1 à 2 grains.
Eau distillée.......................... 6 onces.

S. (Codex.)

### EAU ROUGE D'ALIBERT.

Pr. : Sublimé corrosif ...................... 1 gros.
Eau distillée.......................... 1 livre.
Infusion de coquelicots ............... S. Q.

Employé pour bassiner les dartres.

### PILULES MERCURIELLES DE DUPUYTREN.

Pr. : Sublimé corrosif ..................... 1/2 grain.
Extrait de quinquina.................. 5
—        opium..................... 1/2
Poudre de quinquina ................. S. Q.

Pour une pilule.

### PILULES MERCURIELLES MAJEURES D'HOFFMANN.

Pr. : Sublimé corrosif...................... 18 grains.
Mie de pain .......................... 6 gros.
Eau distillée......................... 1 gros.

**F. S. A.** 216 pilules. Chacune d'elles contient 1/12 de grain de sublimé corrosif. M. Guibourt s'est assuré qu'après un temps assez long une partie du sublimé corrosif existe encore libre dans ces pilules, tandis qu'une autre portion fait partie d'un composé insoluble.

Toutes les fois que l'on met le sublimé corrosif en contact avec de l'albumine végétale, si on opère sur des solutions, il devient partie constituante d'un nouveau composé insoluble dans l'eau, mais qui peut se dissoudre dans un excès du liquide albumineux; le deutochlorure de mercure paraît avoir été ramené à l'état de protochlorure, et celui-ci paraît former avec l'albumine, peut-être avec l'hydrochlorate d'albumine, une combinaison particulière; en tous cas cette combinaison, soluble dans les liqueurs albumineuses, doit être facilement absorbée quand on a recours à cette sorte de médication; de là l'avantage que les médecins ont trouvé à administrer le sublimé corrosif mêlé au lait, à un lait de poule, au gluten de la farine; un grand nombre de matières organiques paraissent suceptibles de produire un effet analogue; il a été constaté en particulier par M. Caillot pour l'extrait d'opium. Les sirops chargés des principes extractifs des plantes décomposent aussi peu à peu le sublimé corrosif que l'on y ajoute; il se fait du protochlorure de mercure qui se dépose à la longue; ce protochlorure finit par être lui-même décomposé et transformé en mercure métallique; aussi le mélange du sublimé corrosif avec les sirops ne doit-il pas être fait long-temps à l'avance; le sirop de Cuisinier, auquel on associe souvent le sublimé, est l'un de ceux qui produisent le plus promptement cet effet.

POMMADE DE CIRILLO.

Pr. : Deutochlorure de mercure................. 1 gros.
    Axongé ...................................... 1 once.

**M.**

A employer en frictions à la dose de 1/2 gros à 1 gros.

### TROCHISQUES ESCARROTIQUES.

Pr. : Sublimé corrosif............................ 1 partie.
Amidon...................................... 2
Mucilage de gomme adragante........... S. Q.

Faites des trochisques en grains d'avoine. ( Codex. )

### TROCHISQUES DE MINIUM.

Pr. : Sublimé corrosif............................ 2 gros.
Minium ..................................... 1
Mie de pain tendre .......................... 8
Eau distillée ............................... 1/2

Faites des trochisques en forme de grains d'avoine, du poids
de 3 grains humides; ils en pèsent deux, après la dessiccation.

## MURIATE AMMONIACO-MERCURIEL.

Il y a deux espèces de muriates ammoniaco-mercuriel: l'un
est soluble dans l'eau, et il résulte de la combinaison du deutochlorure de mercure avec le sel ammoniac; l'autre est insoluble et il se fait lors de la précipitation du sublimé corrosif par
l'ammoniaque.

Le muriate double soluble est formé de : deutochlorure
de mercure, 1 pp. (68,5); hydrochlorate d'ammoniaque,
1 pp. (27), eau, 1 pp. (4,5).

Ce sel cristallise en prisme rhomboïdal ou en prisme hexa-
gonal symétrique; ses cristaux s'effleurissent à l'air et y deviennent opaques; 2 parties d'eau froide en dissolvent 3 parties;
il est soluble en quelque sorte en toutes proportions dans l'eau
bouillante.

Le muriate ammoniaco-mercuriel insoluble est blanc, inodore, insipide; il est insoluble dans l'eau, mais celle-ci lui enlève
toujours de plus en plus de l'hydrochlorate d'ammoniaque; il
est représenté dans sa composition par : 1 pp. deutoxide de
mercure (82,41), 1 pp. hydrochlorate d'ammoniaque (17,59).

### MURIATE AMMONIACO-MERCURIEL SOLUBLE.
#### ( Sel alembroth. )

Pr. : Sublimé corrosif porphyrisé.......... }
Sel ammoniac porphyrisé........... } ana **P. E.**

**M.**

Ce mélange ne représente pas le sel double, mais il lui est préférable ; le sel cristallisé ne s'obtient à l'état de pureté que par des cristallisations successives d'un mélange avec excès de sel ammoniacal ; si l'on emploie les proportions chimiques de chaque sel, une partie du sel ammoniac se volatilise pendant l'opération ; et il y a un excès de sublimé dans le produit. Le rapport de 1 à 1, adopté dans la formule précédente, est très-commode dans la pratique ; le sel alembroth a sur le sublimé corrosif l'avantage d'être extrêmement soluble dans l'eau ; il donne le moyen de se servir de solutions très-concentrées.

### MURIATE AMMONIACO-MERCURIEL INSOLUBLE.
( Oxichlorure ammoniacal de mercure, précipité blanc, mercure de vie.)

Pr. : Sublimé corrosif...................... **Q. V.**
Ammoniaque liquide.................. **S. Q.**

On fait une dissolution du sublimé corrosif, et l'on y verse un petit excès d'ammoniaque ; il se fait un précipité blanc que l'on lave à plusieurs reprises et que l'on fait sécher. Ce produit est quelquefois désigné sous le nom de précipité blanc, mais il faut se garder de le confondre avec le précipité blanc ordinaire, car il est beaucoup plus actif.

### POMMADE ANTISPSORIQUE.

Pr. : Muriate ammoniaco-mercuriel ........ 1 partie.
Axonge............................. 8 à 16
**M.**

## PROTOCHLORURE DE MERCURE.
(Mercure doux, calomélas, panacée mercurielle, muriate de mercure doux, chlorure mercureux.)

Le protochlorure de mercure est blanc, inodore, insipide ;

il cristallise en prismes à quatre faces terminés par des sommets à quatre faces; il est volatil, moins que le sublimé corrosif; il est insoluble dans l'eau et dans l'alcool; le chlore le transforme en deutochlorure; les alcalis le colorent en noir.

C'est un médicament très-usité comme vermifuge, purgatif; on l'emploie plus encore dans les maladies vénériennes, scrophuleuses, les lésions de la peau. On le prépare en combinant au sublimé corrosif autant de mercure qu'il en contient déjà.

1'r. : Sublimé corrosif...................... 4 parties.<br>
Mercure métallique................... 3

On broie le sublimé dans un mortier de bois avec une petite quantité d'eau pour l'humecter légèrement; on ajoute le mercure et l'on triture jusqu'à ce qu'il soit tout-à-fait éteint; on fait sécher la matière à l'étuve; on en remplit à moitié des matras à fond plat, et l'on sublime par une chaleur ménagée.

Si une portion de mercure a échappé à l'action du sublimé, il adhère au protochlorure; on sépare les parties qui en sont salies pour les faire servir à une nouvelle opération.

La théorie de cette opération est simple, puisqu'il s'agit de présenter au deutochlorure du mercure très-divisé qui s'unit à la moitié du chlore, en ramenant le sublimé corrosif à l'état de protochlorure.

Hermstaed et M. Planche ont donné un procédé qui consiste à sublimer un mélange de protosulfate de mercure et de sel marin; nous avons déjà dit qu'un pareil mélange se changeait en sulfate de soude et en protochlorure de mercure; mais comme le protosulfate de mercure est fort difficile à obtenir par l'action directe de l'acide sulfurique sur le mercure, on le remplace par un mélange du deutosulfate et de mercure métallique. On prend 17 parties de mercure, on les transforme en deutosulfate par l'acide sulfurique ainsi que nous l'avons dit; on broie celui-ci avec une petite quantité d'eau et un poids de mercure égal à celui de la première partie de mercure employée; on sèche le mélange, on le mêle avec 10 parties de sel marin décrépité, et l'on sublime. Ce procédé est avantageux, en ce qu'il évite la préparation du sublimé corrosif; cependant il est généralement inusité, parce qu'il faut beaucoup de temps pour éteindre le mercure dans le sulfate de mercure.

Le mercure doux, avant d'être employé en médecine, doit être porphyrisé et lavé avec de l'eau distillée chaude, jusqu'à ce que les lavages ne précipitent plus par la potasse caustique, et ne se teignent plus par l'hydrogène sulfuré ; on est certain alors qu'il a été dépouillé complètement du sublimé corrosif.

#### MERCURE DOUX A LA VAPEUR.

La préparation du mercure doux à la vapeur, consiste à faire arriver en même temps, dans un même espace, de la vapeur d'eau et du mercure doux vaporisé ; les vapeurs de celui-ci se condensent au contact de la vapeur d'eau, parce que leur température se trouve abaissée au-dessous du point où elles peuvent conserver l'état aériforme ; mais elles restent sous la forme d'une poudre fine, parce que la vapeur d'eau qui s'est interposée entre elles, met un obstacle mécanique, à ce qu'elles puissent se réunir en une masse cohérente. La première préparation de ce genre a été faite par Josias Jewel ; mais M. Ossian Henry a décrit depuis un appareil plus convenable, et qui est encore employé presque sans modifications. L'appareil se compose d'un ballon en grès de la capacité de 20 litres environ, à

Fig. 19.

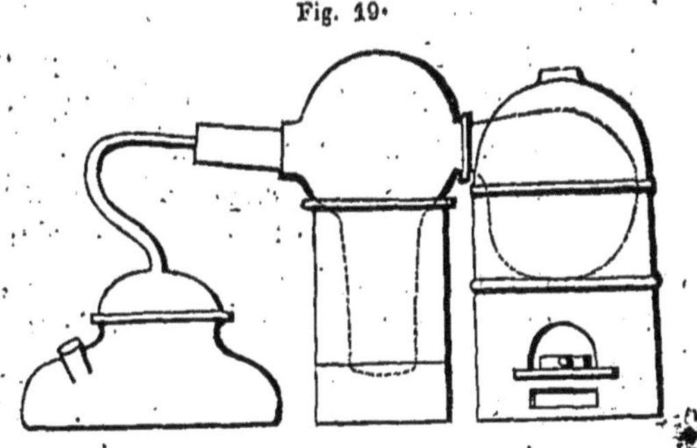

col très-large, et qui porte sur le côté deux tubulures, dont une est au moins très-grande. Ce ballon est renversé, il appuie par sa partie large sur les bords d'un seau en grès et son col y plonge tout entier ; le seau contient assez d'eau pour que l'extrémité du col du ballon y plonge de quelques lignes ; à la tubulure la plus large du ballon vient s'adapter une cornue en grès, à col très-large et très-court. C'est cette cornue qui contient le mercure doux; elle a été lutée, à l'avance, avec de la terre, et elle est placée dans un fourneau à réverbère, à la manière ordinaire; la tubulure la plus étroite du ballon reçoit l'extrémité d'un tube destiné à amener la vapeur d'eau produite dans une chaudière; cette chaudière porte un robinet que l'on ouvre ou que l'on ferme à volonté pour graduer la quantité de vapeur que l'on envoie dans l'appareil; on lute les jointures des tubulures avec soin; celle qui communique avec la chaudière avec un lut de pâte d'amandes, et celle qui reçoit le col de la cornue avec de la terre; on recouvre la cornue avec un grillage en fer qui descend jusqu'aux 2/3 de sa hauteur; on adapte le dôme; on laisse sécher les luts, et on commence l'opération. On met en même temps du feu sous la chaudière pour porter l'eau à l'ébullition, et du feu sous la cornue; on place d'abord sous celle-ci quelques charbons seulement; de manière à élever lentement et graduellement la température; c'est pour éviter la fracture du vase. Pendant tout le cours de l'opération, on entretient à la partie inférieure de la cornue un feu très-ménagé; quand la cornue et le fourneau commencent à être échauffés, on introduit par la cheminée quelques petits charbons allumés, et peu à peu, et successivement on en augmente la quantité, de manière à entretenir la voûte de la cornue à une température supérieure à celle qui est nécessaire pour vaporiser le mercure doux; c'est pour éviter qu'aucune partie de mercure doux ne s'y condense, et pour que sa vapeur soit assez chaude pour arriver sans être condensée dans le récipient; c'est dans le même but que l'on emploie une cornue à col très-court et très-large. La conduite du feu est une condition importante pour le succès; il doit être mené de manière à ce que le chlorure de mercure ne se vaporise que lentement dans le fond de la cornue, et à ce qu'aucune partie de ce qui a été vaporisé ne puisse se condenser dans le vase distillatoire. Il faut s'arranger de manière à ce que la vapeur d'eau arrive en abondance au moment où la cornue verse des vapeurs de mercure doux. On entretient dans la chaudière une ébullition soutenue et régulière; on est guidé d'ailleurs, dans ce point, par le bruit que fait la vapeur en déplaçant le liquide du vase de grès ; si le dégagement était trop lent on activerait un peu le feu ; s'il était trop rapide, il faudrait ouvrir en partie le robinet de la chaudière pour diminuer la quantité de vapeur. Il y a avantage à ce que la vapeur d'eau soit abondante ; aussi l'opération marche moins bien lorsqu'on fait fournir la vapeur d'eau par une cornue, comme l'avait fait d'abord M. Henry, au lieu d'avoir recours à une chaudière. On conçoit, du reste, qu'avec un peu d'intelligence on pourra remplacer la chaudière à vapeurs par un alambic ordinaire.

Le mercure doux, après sa préparation, doit être lavé [avec le plus grand soin, car il contient un peu de sublimé corrosif, soit qu'il en contienne d'abord, soit parce que l'on ne peut volatiliser ce composé sans qu'une petite partie ne soit changée en mercure métallique et en deutochlorure ; cette transformation a l'inconvénient de donner un produit moins blanc ; aussi pour l'éviter, on ajoute au mercure doux, qui doit être sublimé, une petite quantité de sublimé corrosif; celui-ci transforme d'ailleurs en protochlorure les portions de mercure métallique que les pains de mercure doux sont sujets à contenir. C'est pour la même raison que l'on opère sur du mercure doux déjà préparé ; le mélange du sublimé corrosif et du mercure métallique étant beaucoup plus sujet à laisser passer du mercure non combiné.

Le mercure doux à la vapeur est presque le seul état sous lequel on emploie maintenant le mercure doux ; son état de division le rend plus actif ; aussi ne faut-il le délivrer que sur une prescription spéciale.

## PRÉCIPITÉ BLANC.

Pr. : Mercure métallique .................... 1 partie.
   Acide nitrique à 25 degrés ............ 1
   Sel marin ............................ S. Q.

On fait bouillir l'acide nitrique sur le mercure dans un matras jusqu'à ce qu'il commence à se faire un sédiment jaune ; on laisse refroidir ; on met toute la matière, liquide, sel cristallisé et mercure métallique, dans un mortier de verre ou de porcelaine, et l'on triture avec de l'eau aiguisée avec une petite

quantité d'acide nitrique ; on décante la liqueur claire ; on
triture avec de nouvelle eau acidulée, et l'on continue ainsi
jusqu'à ce que tout le sel soit dissout. ( *Voir* NITRATE DE
MERCURE, p. 553.)

D'autre part on fait une dissolution dans l'eau du sel marin
purifié ; on filtre la liqueur et on l'acidule légèrement avec
l'acide nitrique ; alors on ajoute cette dissolution à celle du
mercure ; on lave avec beaucoup de soin le précipité qui se
forme ; on le recueille et on le fait sécher.

La décomposition se fait entre du nitrate de protoxide de
mercure et de l'hydrochlorate de soude ; la soude se combine à
l'acide nitrique pour former du nitrate de soude qui reste en
dissolution ; l'acide hydrochlorique et le protoxide de mercure
se décomposent mutuellement pour donner de l'eau et du protochlorure de mercure.

La dissolution de nitrate de mercure contient un excès d'a-
cide qui est indispensable pour tenir le nitrate en dissolution ;
en cet état, si on l'étendait d'eau, il se formerait du sous-
nitrate insoluble ; le même effet serait produit par la dissolution de sel marin, et le protochlorure de mercure resterait
mêlé à du sous-nitrate que les lavages n'enlèveraient pas ;
c'est pour éviter cette précipitation qu'il faut aciduler aussi
la solution de sel marin, car une eau acidulée ne précipite
pas de sous-nitrate de mercure. Il se fait toujours pendant
l'opération un peu de sublimé corrosif ; c'est qu'une partie d'a-
cide hydrochlorique est séparée de la soude par l'acide nitrique
qui est contenu dans les liqueurs et que, en réagissant sur l'a-
cide nitrique, il forme du chlore qui transforme une partie de
protochlorure en deutochlorure de mercure. Cet effet se produit
à un très-faible degré quand les liqueurs sont très-étendues ;
aussi y a-t-il avantage à dissoudre les sels dans une grande
quantité d'eau.

Au lieu de se servir de sel marin, on peut employer de l'a-
cide hydrochlorique étendu d'eau pour précipiter le protochlorure ; mais dans ce cas il est encore bien plus important d'é-
tendre les liqueurs pour éviter la formation du chlore, et, par
suite, celle du deutochlorure.

Quand le précipité blanc a été bien lavé, il a absolument la même composition que le mercure doux ; seulement il retient presque toujours un peu d'eau interposée ; il est fort actif, parce qu'il est très-divisé ; il se rapproche beaucoup du mercure doux à la vapeur, mais l'état de cohésion n'est pas le même ; le précipité blanc forme une poudre qui se tasse et se grumèle comme la plupart des poudres obtenues par précipitation ; le mercure doux préparé à la vapeur a quelque chose de plus cristallin.

Le mercure doux est la base d'une multitude de préparations qui sont plus généralement magistrales qu'officinales, et qui varient pour les doses et pour la composition. Nous en donnons seulement quelques exemples.

TABLETTES DE MERCURE DOUX.

( Pastilles vermifuges.)

Pr. Mercure doux à la vapeur.................. 1 once.
Sucre..................................... 1 onces.
Gomme adragante...................... 54 grains.
Eau...................................... 6 gros.

Faites des tablettes de 12 grains ; cette formule est celle qui a été donnée par MM. Henry et Guibourt. Ces pastilles sont employées comme vermifuges pour les enfans.

PILULES MINÉURES D'HOFFMANN.

Pr. Mercure doux porphyrisé.............. 36 grains.
Mie de pain ............................. 36 grains.
Eau...................................... S. Q.

F. S. A. 72 pilules.

CHOCOLAT PURGATIF.

Pr. Mercure doux ....................... 1 once.
Jalap.................................... 1 once 1/2
Chocolat ............................... 1 livre.

Faites des pastilles de 1 gros ( Pierquin ). Chaque pastille contient environ 4 grains de mercure doux.

POUDRE DE GODERNAUX.

La poudre de Godernaux, suivant l'analyse qu'en a faite

M. Braconnot, n'est autre chose que le protochlorure de mercure obtenu par précipitation; sa formule varia cependant, comme il arrive presque toujours à tous les remèdes secrets. Suivant Alyon, la poudre de Godernaux a été de l'antimoine oxidé et grisâtre; MM. Chevreuse et Planche l'ont trouvée composée d'un peu de mercure doux et de mercure métallique.

### POMMADE DE MERCURE DOUX.

```
Pr. : Mercure doux ......................... 1 à 2 gros.
      Axonge ............................... 8 gros.
```

Mêlez.

### INJECTION DE MERCURE DOUX.

```
Pr. : Mercure doux à la vapeur ............. 1 gros.
      Gomme arabique ....................... 2
      Eau .................................. 4 onces.
```

Mêlez.

### POUDRE MERCURIELLE ARSÉNICALE DE DUPUYTREN.

```
Pr. : Mercure doux à la vapeur ............. 199 parties.
      Acide arsénieux ...................... 1
```

Mêlez.

Conseillée contre les dartres rongeantes.

## IODURE DE MERCURE.

Deux combinaisons d'iode et de mercure sont employées en médecine, savoir : le proto-iodure et le deuto-iodure de mercure. Le proto-iodure est formé de , mercure, 1 pp. (61,58), iode, 1 pp. (88,42).

Le deuto-iodure est formé de : mercure, 1 pp. (44,49), iode, 2 pp. (55,51).

Ces deux iodures sont employés tant à l'intérieur qu'à l'extérieur, contre les maladies vénériennes et scrophuleuses.

## DEUTO-IODURE DE MERCURE.

(Iodure mercurique.)

Le deuto-iodure de mercure est d'une belle couleur rouge ; au feu il devient jaune ; puis il fond ; se sublime et se condense en cristaux d'un beau jaune, qui deviennent rouges en se refroidissant ; il est insoluble dans l'eau ; l'alcool en dissout plus à chaud qu'à froid, et il le laisse déposer cristallisé par le refroidissement ; il jouit de la propriété de se combiner avec les iodures alcalins en jouant, par rapport à eux, le rôle d'acide.

Pour l'obtenir, on fait dissoudre séparément, dans une grande quantité d'eau, environ 100 parties d'iodure de potassium et 80 parties de sublimé corrosif ; on verse une des deux liqueurs dans l'autre ; on lave le précipité rouge qui se forme, on le fait sécher et on le conserve dans un flacon à l'abri de la lumière.

Si on verse la dissolution d'iodure de potassium dans la dissolution de sublimé, le précipité rouge qui apparaît au moment de la première affusion se redissout par l'agitation dans la liqueur ; c'est qu'il se fait une combinaison soluble d'iodure de mercure et de chlorure de mercure ; en ajoutant une nouvelle quantité d'iodure, il arrive un moment où le précipité formé subsiste, mais il est d'un rouge pâle ; c'est une autre combinaison d'iodure et de chlorure de mercure, plus riche en iodure que la précédente ; une nouvelle quantité d'iodure alcalin achève de décomposer le sublimé qui s'y trouve, et la matière prend une couleur d'un rouge vif ; c'est alors de l'iodure de mercure. Il faut s'arrêter à ce point, car, si l'on ajoutait une nouvelle quantité d'iodure de potassium, il dissoudrait l'iodure de mercure pour former un sel double soluble.

Quand on verse, au contraire, le sublimé dans l'iodure de potassium, le premier précipité d'iodure de mercure qui se forme se redissout par l'agitation ; c'est qu'il se fait une combinaison soluble d'iodure de mercure et d'iodure alcalin ( iodohydrargirate de potassium ) ; et le deuto-iodure de mercure continue à se dissoudre jusqu'à ce que cette affinité soit satisfaite ; une nouvelle affusion de sublimé le précipite en décomposant

de nouveau de l'iodure de potassium ; le précipité est d'un beau
rouge ; c'est de l'iodure de mercure pur ; il conserve cette couleur jusqu'à la fin, si l'on conserve dans la liqueur un petit
excès d'iodure alcalin ; car du moment que celui-ci serait entièrement détruit, le sublimé corrosif agirait en formant le
composé pâle dont nous avons parlé. Le remède serait d'ajouter à la liqueur un peu de la solution d'iodure de potassium.
On voit donc, en résumé, que soit que l'on verse le sublimé
dans l'iodure, ou l'iodure dans le sublimé, la condition nécessaire à remplir pour avoir un produit d'une belle couleur et
exempt de chlorure de mercure, c'est de laisser dans les liqueurs un petit excès d'iodure de potassium ; à la vérité, il rédissout un peu d'iodure de mercure, mais le précipité est
superbe.

## SOLUTION ALCOOLIQUE DE DEUTO-IODURE DE MERCURE.

Pr. : Deuto-iodure de mercure.................. 20 grains.
　　 Alcool à 36 degrés.................... 1 once 1/2

S. (Magendie.)

On emploie cette solution par gouttes, délayée dans de l'eau ;
celle-ci précipite le deuto-iodure de mercure.

## SOLUTION ÉTHÉRÉE DE DEUTO-IODURE DE MERCURE.

Pr. : Deuto-iodure de mercure ............... 20 grains.
　　　 Ether sulfurique.................... 1 once 1/2

S. (Magendie.)

## PILULES DE DEUTO-IODURE DE MERCURE.

Pr. : Deuto-iodure de mercure ............... 1 grain.
　　　 Extrait de genièvre ................. 12
　　　 Poudre de réglisse .................. S. Q.

F. S. A. 8 pilules.

Chaque pilule contient 1/8 de grain d'iodure. (Magendie.)

### POMMADE DE DEUTO-IODURE DE MERCURE.

Pr. : Deuto-iodure de mercure ............... 20 grains.
Axonge.......................................... 1 once 1/2

M. (Magendie.)

### PROTO-IODURE DE MERCURE.
(Iodure mercureux.)

Le proto-iodure de mercure est d'un jaune verdâtre; il rougit par la chaleur et devient jaune en se refroidissant; il est volatil; il est insoluble dans l'eau et dans l'alcool; l'iode le transforme facilement en deuto-iodure. La meilleure manière de l'obtenir est celle qui a été donnée par M. Berthemot.

Pr. : Mercure................................... 100 parties.
Iode ....................................... 62
Alcool ..................................... S. Q.

On met dans un mortier de porcelaine l'iode et le mercure ; on ajoute assez d'alcool pour transformer la masse en une pâte molle; l'on continue de triturer jusqu'à ce que le mercure ait entièrement disparu, et que le mélange ait pris l'apparence d'une poudre d'un vert-jaunâtre; on fait sécher le produit dans une étuve, à l'abri de la lumière, et on le conserve dans des vases couverts de papier noir.

L'iode et le mercure sont employés en proportions exactement convenables pour former du proto-iodure ; l'alcool facilite la combinaison, en dissolvant l'iode, en le présentant au mercure dans un plus grand état de division, et en produisant plus tard le même effet sur le deuto-iodure qui se forme d'abord, et facilitant ainsi sa combinaison avec le mercure métallique. Quand on opère sur de petites quantités, quelques gouttes d'alcool suffisent; mais quand on opère sur des quantités un peu plus considérables, il vaut mieux forcer la proportion d'alcool, car la matière s'échauffe beaucoup, et quelquefois même s'enflamme et s'échappe du mortier avec une sorte d'explosion. Il est même prudent, quand on a à préparer de fortes quantités de ce produit, de fractionner l'opération, de manière à n'agir que sur 7 à 8 onces de matière à la fois.

M. Boullay fils conseillait d'obtenir le proto-iodure de mercure en précipitant le proto-acétate de mercure par l'iodure de potassium ; c'était pour éviter la formation du sésqui-iodure de mercure. Mais M. Berthemot a fait voir que ce procédé est peu convenable, parce que le proto-acétate de mercure est à peine soluble à froid, et qu'à chaud il se change en deuto-acétate.

Un procédé, qui est encore très-recommandé, consiste à décomposer le proto-nitrate de mercure par l'iodure de potassium ; on fait dissoudre le nitrate dans de l'eau aiguisée avec la plus petite quantité possible d'acide nitrique, et l'on verse peu à peu dans cette dissolution celle de l'iodure de potassium ; on continue cette affusion tant que le précipité est verdâtre ; dès qu'on s'aperçoit que sa nuance passe au jaune, il faut s'arrêter, et recueillir le précipité qui s'est formé. Il est à peu près impossible d'arriver à un bon résultat par ce procédé ; la dissolution du nitrate est nécessairement acide ; malgré cette condition, si on la verse dans de la dissolution d'iodure de potassium, elle se décompose pour former du sous-nitrate qui se mêle au précipité ; si on l'acidifie davantage pour éviter cet effet, alors l'acide nitrique décompose l'iodure de potassium, sépare de l'iode, qui change le proto-iodure de mercure en deuto-iodure. Il y a un autre inconvénient à verser le nitrate dans l'iodure ; c'est que l'iodure de potassium décompose une partie du proto-iodure de mercure à mesure qu'il est formé et le change en mercure métallique qui se dépose, et en deuto-iodure qui se dissout d'abord, et qui plus tard se mêle au proto-iodure. On verse donc l'iodure dans le nitrate ; mais cela n'empêche ni la formation du sous-nitrate, ni la décomposition de l'iodure de potassium par l'excès d'acide nitrique, ni la formation du deuto-iodure qui en est la conséquence ; cette dernière action devient surtout manifeste quand une partie de la précipitation a été faite ; c'est alors que le précipité prend une couleur jaune ; il constitue en cet état un iodure intermédiaire formé de 1 proportion de mercure et de 1 proportion 1/2 d'iode.

### PILULES DE PROTO-IODURE DE MERCURE.

1° Pr. : Proto-iodure de mercure ................. 1 grain.
         Extrait de réglisse.. .................... 12
         Poudre de réglisse....................... S. Q.

F. S. A. 12 pilules. ( Magendie. )

2° Pr. : Proto-iodure de mercure .............. 6 grains.
         Poudre d'amidon..................... 24
         Sirop de gomme..................... S. Q.

F. S. A. 24 pilules. ( Lugol. )

### POMMADE DE PROTO-IODURE DE MERCURE.

Pr. : Proto-iodure de mercure............... 20 grains.
      Axonge................................. 1 once 1/2

M. ( Magendie. )

Pr. : Proto-iodure de mercure .............. 24 à 48 grains.
      Axonge, ................................ 1 once.

M. ( Biett. )

## CYANURE DE MERCURE

(Prussiate de mercure, cyanure mercurique.)

Le cyanure de mercure est incolore; sa saveur est désagréable; il est vénéneux; il cristallise en prismes rhomboïdaux
qui ne contiennent pas d'eau de cristallisation; il est soluble
dans l'eau et plus à chaud qu'à froid; l'alcool n'en dissout
qu'une très-faible quantité. Il est composé de : mercure, 1 pp.
(79,33), cyanogène, 2 pp. (20,67).

Ce sel est employé en médecine; on le préfère au sublimé
corrosif, parce qu'il est plus soluble et moins facilement décomposable, ce qui permet de l'associer sans inconvéniens aux
parties extractives des plantes; il n'est pas non plus aussi sujet
à produire des douleurs épigastriques.

On prépare ce sel de la manière suivante :

Pr. : Bleu de Prusse ..................... 4 parties.
      Oxide de mercure.................... 3
      Eau distillée...................... S. Q.

On réduit en poudre très-fine par le porphyre l'oxide de mercure et le bleu de Prusse, on fait bouillir dans une capsule de porcelaine ou de grès, avec 6 à 7 parties d'eau ; quand la matière a pris une couleur d'un brun-clair, on sépare le liquide par la filtration et l'on fait bouillir le résidu pendant quelques instans avec une nouvelle quantité d'eau ; on filtre de nouveau; on évapore les liqueurs et on les fait cristalliser.

Il arrive assez souvent que l'on n'obtient pas du premier coup du cyanure de mercure pur, qui se reconnaît à ce qu'il est incolore, et à ce que sa dissolution l'est également, à ce que les cristaux sont bien nets, à faces planes et sans végétations en choux-fleurs. Une liqueur colorée annonce un excès de fer, des cristaux mamelonnés annoncent un excès d'oxide de mercure ; dans le premier cas on fait digérer le cyanure de mercure avec de l'oxide de mercure pour achever de précipiter le fer ; mais alors on forme une partie de cette combinaison d'oxide de mercure et de cyanure de mercure, qui cristallise en agglomérations mamelonnées ; pour la détruire, on fait passer un peu d'hydrogène sulfuré jusqu'à ce que la liqueur, bien agitée, conserve une légère odeur d'acide hydrocyanique. L'hydrogène sulfuré décompose une partie de cyanure de mercure en formant du sulfure noir, qui se dépose, et de l'acide hydrocyanique ; tant qu'il y a de l'oxide de mercure dans la liqueur, l'acide hydrocyanique le décompose en eau et en cyanure mercuriel, et, aussitôt que l'odeur hydrocyanique persiste après l'agitation, c'est une preuve que tout l'oxide de mercure a été transformé ; à cette époque on filtre ; on évapore et l'on fait cristalliser.

Quant à la réaction de l'oxide de mercure sur le bleu de Prusse, elle est fort simple. Le bleu de Prusse contient du protocyanure et du deutocyanure de fer ; il s'établit un échange entre ces deux composés et l'oxide de mercure, d'où résulte du cyanure de mercure, du protoxide et du deutoxide de fer ; ce sont ces deux oxides qui se déposent et qui forment le résidu de l'opération, avec l'alumine, que le bleu de Prusse du commerce contient toujours à l'état de mélange.

Winckler a conseillé, pour préparer le cyanure de mercure, de prendre l'acide obtenu par le procédé de Gea-Pessina :

on met à part une partie de l'acide, et on verse le reste sur
de l'oxide de mercure pulvérisé; on agite jusqu'à ce que l'odeur
hydrocyanique ait disparu ; la liqueur contient de l'oxidocyanure de mercure; on la sépare et l'on y mêle l'acide hydrocyanique que l'on a conservé, dans la proportion convenable
pour transformer l'oxidocyanure en cyanure simple; on filtre,
on évapore et l'on fait cristalliser. L'opération réussit bien ;
mais l'opération n'est pas plus avantageuse que l'ancien procédé. Il faut se garder d'augmenter la dose d'acide sulfurique pour préparer l'acide hydrocyanique ; ainsi que Wine-
kler l'a proposé, car alors l'acide prussique serait mêlé d'acide
formique qui réduirait une partie de l'oxide de mercure.

### LIQUEUR ANTISYPHILITIQUE DE CHAUSSIER.

Pr. Cyanure de mercure...................... 1 grain.
     Eau distillée............................. 2 onces.

M.

### POMMADE DE CYANURE DE MERCURE.

Pr. Cyanure de mercure ...................... 16 grains.
     Axonge ................................... 1 once.
     Essence de roses.......................... 15 gouttes.

M. ( Ratier. )

### OXIDOCYANURE DE MERCURE.
#### (Cyanure basique de mercure.)

C'est le composé dont il a été question dans l'article précédent : il forme de petits cristaux aciculaires qui sont beaucoup
plus solubles que le cyanure simple de mercure ; il est composé
de : cyanure de mercure, 4 pp. (82,4), deutoxide de mercure,
1 pp. (17,6).

On le prépare en faisant digérer dans l'eau 100 parties de
cyanure de mercure et 22 parties d'oxide de mercure ; on
filtre et on évapore à siccité à une chaleur très-douce, car ce
composé est facilement décomposable par la chaleur.

L'oxidocyanure de mercure a été recommandé par M. Parent, qui a donné les formules suivantes :

### TEINTURE CYANURÉE.

Pr. : Extrait de buis...................... 3 onces.
      —       aconit....................... 3 gros.
    Sel ammoniac................. 3 gros.
    Huile volatile d'anis ou de sassafras..... 24 grains.
    Oxidocyanure de mercure............. 24 grains.
    Eau distillée...................... 14 onces.
    Alcool 3/6...................... 10 onces.

**F. S. A.**

On doit avoir 24 onces de teinture filtrée ; on en administre
une petite cuillerée matin et soir. Chaque once contient : extrait de buis, 1 gros ; d'aconit, 9 grains ; sel ammoniac, 9
grains ; huile d'anis, 1 grain, oxidocyanure, 1 grain.

### PILULES CYANURÉES.

Prenez toutes les substances de la formule précédente, moins
l'eau et l'alcool. Divisez en 400 pilules ; 16 pilules équivalent à
une once de teinture.

### PILULES D'OXIDO-CYANURE DE MERCURE OPIACÉES.

Pr. : Oxidocyanure de mercure............... 6 grains.
    Opium brut...................... 12 grains.
    Mie de pain...................... 4 gros.

**F. S. A.** 96 pilules.

### SOLUTION CYANURÉE.

Pr. : Oxidocyanure................... 6 à 10 grains.
    Eau distillée..................... 1 livre.

**S.**

### POMMADE CYANURÉE.

Pr. : Cyanure de mercure.............. 12 grains.
    Axonge...................... 1 once.

**M.**

## SELS DE MERCURE.

Les sels de mercure sont à base de protoxide ou de deutoxide. Les premiers se reconnaissent à ce qu'ils sont précipités
en noir par les alcalis, même par l'ammoniaque, et en blanc par
l'acide hydrochlorique ou le sel marin; les sels de deutoxide sont
précipités en jaune par les alcalis, en blanc par l'ammoniaque;
le sel marin ne les précipite qu'autant que leur dissolution est
concentrée ; dans ce cas le produit est du sublimé corrosif qui
se redissout dans une plus grande quantité d'eau.

## SULFATE DE MERCURE.

Le protosulfate de mercure est un sel blanc très-peu soluble,
qui exige pour se dissoudre 500 parties d'eau froide et 287
parties d'eau bouillante. Il est formé de 84 parties de protoxide
de mercure et de 16 parties d'acide sulfurique ; on l'obtient par
double décomposition, ou en faisant chauffer, sans faire bouillir, du mercure avec de l'acide sulfurique, et arrêtant l'opération aussitôt que tout le mercure est converti en poudre
blanche. Ce sel est inusité.

Le deutosulfate de mercure est blanc; il exige 2,000 parties
d'eau froide et 600 parties d'eau bouillante pour se dissoudre.
Il est formé de 73,16 parties de deutoxide de mercure et de
26,84 parties d'acide sulfurique. Il est employé à la préparation des chlorures de mercure, et à celle d'un sous-sulfate, qui
est désigné sous le nom de turbith minéral, à cause de sa couleur jaune qui le fait ressembler à la résine du *Convolvulus
turpethum.*

### DEUTOSULFATE DE MERCURE.

Pr. : Mercure métallique...................... 2 parties.
Acide sulfurique à 66 degrés........... 3

On met le mercure et l'acide sulfurique dans une cornue de
grès lutée; on place la cornue dans un fourneau de réverbère;
on y adapte une alonge que l'on fait arriver (si on opère sur
des masses un peu considérables), dans un tonneau qui contient

de l'eau, et qui n'a qu'une petite ouverture ; l'extrémité de l'a-
longe doit arriver à la surface de l'eau et n'y pas plonger ; on
met du feu sous la cornue pour déterminer la réaction de l'acide
sur le métal , et l'on entretient une chaleur modérée jusqu'à la
fin de l'opération ; il reste dans la cornue une masse blanche ,
sèche , de deutosulfate de mercure ; c'est en cet état que ce sel
est employé pour la préparation du sublimé corrosif ; il contient un petit excès d'acide ; si on voulait l'avoir pur , il faudrait le laver avec un peu d'eau froide.

### SOUS-DEUTOSULFATE DE MERCURE.
(Turbith minéral, sulfate trimercurique.)

On prend du sulfate de mercure, et on le traite à plusieurs
reprises par de l'eau chaude. Il se décompose en sulfate avec
excès d'acide qui se dissout , et en sous—sulfate d'une couleur
jaune qui se dépose. C'est ce dernier sel , bien lavé, qui est le
turbith minéral des officines ; il contient trois fois plus de deutoxide de mercure que le sulfate neutre. Il est , par conséquent,
composé de : oxide de mercure, 3 pp. , acide sulfurique, 1 pp.

### POMMADE DE TURBITH MINÉRAL.

Pr. : Turbith minéral. ........................ 1 gros.
      Axonge ............................. 1 once.

Mêlez. Employée contre certaines dartres.

### POMMADE ANTIHERPÉTIQUE DE CULLERIER.

Pr. : Turbith minéral........................ 1 gros.
      Laudanum de Sydenham............... 1 gros.
      Fleurs de soufre...................... 1/2 gros.
      Axonge.............................. 1 once.

Mêlez.

### NITRATE DE MERCURE.

Deux nitrates de mercure sont employés en médecine, savoir : le protonitrate et le deutonitrate de mercure.

## PROTONITRATE DE MERCURE.

Le protonitrate de mercure neutre est un sel facilement cristallisable, que l'on obtient en faisant dissoudre le mercure dans un excès d'acide nitrique à froid, ou en faisant dissoudre le nitrate basique de mercure dans de l'acide nitrique. Il est formé, suivant M. Mitscherlich, de : protoxide de mercure, 1 pp. (74,47), acide nitrique, 1 pp. (19,16), eau, 2 pp. (6,37).

Ce sel n'est pas employé en médecine.

Le protonitrate de mercure employé en médecine est un sel basique qui, suivant M. Mitscherlich, est composé de : protoxide de mercure, 3 pp. (82,40), acide nitrique, 2 pp. (14,08), eau, 3 pp. (3,52).

Il cristallise en gros prismes incolores, qui rougissent le tournesol; l'eau le partage en nitrate acide soluble, et en un autre sous-nitrate plus basique insoluble dans l'eau; quand on le traite par l'eau bouillante, il se précipite une poudre d'un jaune verdâtre, qui est un autre sous-nitrate, qui était connu autrefois sous le nom de turbith nitreux. On prépare le protonitrate de mercure de la manière suivante :

<pre>
Pr. : Mercure .......................... 1 partie.
      Acide nitrique à 25 degrés........ 1
</pre>

On fait dissoudre la majeure partie du mercure dans l'acide nitrique, et on laisse cristalliser; on conserve le sel sur le mercure; quand on n'a pas fait bouillir long-temps, il arrive que le sel que l'on obtient est du nitrate neutre qui cristallise en aiguilles; mais au contact du mercure il change peu à peu de forme et de composition, et il devient nitrate sesquibasique; la condition indispensable pour l'obtenir constamment, c'est d'employer un excès de mercure et de l'acide nitrique étendu; il ne se fait pas de deutoxide, ou s'il s'en fait, il est décomposé à mesure par le mercure métallique.

Quand le protonitrate de mercure ne doit pas être employé cristallisé, on peut pousser l'opération plus loin, jusqu'à ce qu'il se fasse un sédiment jaune; celui-ci contient plus de base que le nitrate blanc, mais comme il est destiné à être redissout dans l'acide nitrique, peu importe cet excès de base. C'est ainsi que M. Guibourt conseille d'opérer, quand le protonitrate de mercure est destiné à la préparation du précipité blanc ou du mercure d'Hahemann.

Le protonitrate de mercure est employé comme un cathérétique puissant contre les ulcérations vénériennes chroniques; on s'en sert plus rarement à l'intérieur, parce que ce sel, très-décomposable, est bientôt détruit par les matières organiques auxquelles on l'associe.

### PILULES DE PROTONITRATE DE MERCURE.

Pr. : Protonitrate de mercure cristallisé .... 10 grains.
Extrait de réglisse........................ 40

**F. S. A. 60 pilules. (Ste-Marie.)**

### DEUTONITRATE DE MERCURE.

Le deutonitrate de mercure est un sel incristallisable ; quand sa dissolution cristallise, les cristaux sont, suivant M. Mitscherlich, un sel bibasique composé de 1 pp. de deutoxide de mercure (75,18), 1 pp. d'acide nitrique (18,63), et 2 pp. d'eau (6,19). Le nitrate neutre est formé de : deutoxide de mercure, 1 pp. (66,86), acide nitrique, 2 pp. (33,14).

Le deutonitrate de mercure est très-caustique ; l'eau froide en précipite un peu d'oxide de mercure ; l'eau chaude le décompose en nitrate avec excès d'acide, et en sous-nitrate d'un blanc rosé qui se dépose ; il n'est employé qu'à l'extérieur comme caustique, principalement dans les maladies vénériennes.

### NITRATE ACIDE DE MERCURE.

Pr. : Mercure............................. 2 parties.
Acide nitrique à 35 degrés............. 4

Faites dissoudre le mercure, et faites évaporer jusqu'à ce que la liqueur égale 4 parties 1/2. C'est cette dissolution très-concentrée qui est employée dans les hôpitaux de Paris. Elle contient 71 pour 100 de nitrate de mercure et un excès d'acide nitrique.

### EAU MERCURIELLE.

Pr. : Mercure........................... 4 parties.  
Acide nitrique à 33 degrés............. 5

Faites dissoudre à une douce chaleur , ajoutez :

Eau distillée........................ 30 parties.

La liqueur contient un mélange de protonitrate et de deuto-nitrate de mercure. (Codex.)

### POMMADE CITRINE.

( Onguent citrin , graisse avec le nitrate de mercure. )

Pr. : Axonge ........................... 1 livre.  
Mercure ........................... 1 once.  
Acide nitrique à 32 degrés............. 1 once 1/2.

On fait dissoudre le mercure dans l'acide à une douce cha-leur ; on verse cette solution dans l'axonge fondu et à demi re-froidi ; on agite, et l'on coule dans des moules en papier.

Dans la première partie de l'opération, qui consiste à dis-soudre le métal dans l'acide nitrique, il se fait du nitrate de mercure. L'acide est, en partie, décomposé ; il se dégage du deutoxide d'azote, qui est transformé en acide hyponitrique par sa combinaison avec l'oxigène, à mesure qu'il a le contact de l'air. L'oxigène provenant de la décomposition de l'acide nitri-que fait passer le mercure à l'état d'oxide, lequel s'unit à la portion d'acide nitrique qui n'a pas été décomposée. La disso-lution est un mélange de nitrate de protoxide et de nitrate de deutoxide de mercure dissous dans un excès d'acide.

La réaction exercée par le nitrate de mercure, sur la graisse, dans la préparation de la pommade oxigénée, a la plus grande analogie avec celle qui se produit, pendant l'essai des huiles, par le réactif de M. Poulet. M. Boudet, qui s'est occupé de cette réaction, a reconnu que le réactif de Poulet est une dis-solution dans l'acide nitrique de protonitrate et de deutonitrate de mercure, contenant, en outre, de l'acide hyponitrique, et peut-être du nitrite de mercure. C'est l'acide hyponitrique qui déterminé le changement de nature de l'huile, et ce changement consiste dans la transformation de l'huile d'olives, en une matière grasse qui n'entre en fusion qu'à 36° (élaïdine), dans la production d'une petite quantité d'une matière jaune soluble dans l'alcool, et celle d'une portion d'un savon de mercure, dont l'acide est l'acide élaïodique (fusible à 44°), c'est-à-dire le même acide qui résulterait de la saponification de l'élaïdine. Le mélange retient du nitrate de mercure dans un état que M. Boudet n'a pas examiné.

Dans la préparation de la pommade citrine, la dissolution du nitrate de mercure est de même nature que celle du réactif de Poutet; le mercure s'y trouve sous deux états différens d'oxidation, et la présence de l'acide hyponitrique y est manifestée par la couleur rouge de la liqueur, et par son odeur nitreuse. Les mêmes phénomènes chimiques doivent donc résulter de son action sur le corps gras; mais la décomposition est plus profonde, parce que la proportion de la dissolution mercurielle est plus forte, et parce que le mélange se fait à une température plus élevée que la température ordinaire; l'on en trouve la preuve dans le dégagement d'acide carbonique et de deutoxide d'azote qui se produit pendant l'opération. La graisse agit sur l'acide nitrique du nitrate de mercure, elle agit même sur l'oxigène de la portion de mercure qui est à l'état de deutoxide; et elle les amène, au moins en partie, à l'état de sous-nitrate de protoxide ou turbith nitreux, qui concourt avec la matière colorante jaune organique, à donner à la pommade sa couleur citrine.

Au moment de sa préparation, la pommade citrine peut donc être considérée comme un mélange d'élaïdine, de matière jaune, d'un peu d'élaïodate de mercure et de nitrate de mercure, dont une bonne partie, au moins, est à l'état de turbith nitreux. La consistance ferme de la pommade s'explique, d'ailleurs, par la formation de l'élaïdine plus consistante que l'axonge.

L'action décomposante sur le nitrate de mercure continue après le refroidissement de la pommade. Elle est accompagnée d'un dégagement lent de gaz, qui est du deutoxide d'azote, suivant Vogel, mais qui pourrait bien être de l'azote, ou en contenir, suivant une observation de M. Boudet. Les portions

de graisse qui ont pu échapper à la première action, se transforment sans doute en élaïdine, et celle-ci, peut-être,
exerce aussi une action décomposante sur l'acide nitrique
et l'oxide de mercure. Les portions de nitrate, qui avaient
pu rester neutres, deviennent successivement basiques, et
plus tard, suivant l'observation de M. Laudet, le nitrate de
mercure disparaît en entier de la pommade. Elle a blanchi,
alors, dans toute sa masse. Plus tard, encore, la pommade
prend une couleur grise, parce que le mercure est réduit à
l'état métallique.

Pour diminuer cette chance d'altération, MM. Henry et
Guibourt ont augmenté la proportion d'acide. Ils la portent au
double du poids du mercure, et ils prennent de l'acide à 35 et
non à 32. Une autre modification qui est préférable consiste
dans l'emploi simultané de parties égales de l'axonge de porc,
et de l'huile d'olives ; la pommade durcit moins vite, et
reste d'un meilleur emploi. Cette modification, proposée par
Thomson, a été adoptée depuis par MM. Henry et Guibourt.
M. Planche avait même proposé de n'employer que de l'huile ;
mais il avait en même temps augmenté la proportion du nitrate.

Quand on mélange la pommade citrine avec du cérat ou
quelque autre corps gras, surtout à chaud, elle prend une
couleur grise, parce que l'action désoxidante sur le nitrate se
reproduit avec plus d'énergie sur un corps gras encore vierge ;
et elle entraîne la réduction complète du mercure. Cet effet est
produit d'une manière plus prononcée encore par l'addition des
huiles essentielles faite à la pommade dans le but de l'aromatiser.

## MERCURE SOLUBLE D'HAHNEMANN.

### (Protonitrate ammoniaco-mercuriel.)

Pr. : Protonitrate de mercure................ Q. V.
    Ammoniaque liquide.................... S. Q.

Après avoir obtenu le protonitrate de mercure, on met
dans un mortier de verre ou de porcelaine dissolution, cristaux et excès de métal, et l'on triture avec de l'eau aiguisée d'acide
nitrique jusqu'à ce que tout le sel soit dissout ; on emploie à faire

cette dissolution la plus petite quantité d'acide nitrique possible.

On verse alors dans cette dissolution, en remuant continuellement, de l'ammoniaque liquide étendue de 30 à 40 fois son poids d'eau; on verse l'ammoniaque par petites parties, et l'on s'arrête aussitôt que le précipité n'a plus une teinte foncée; on le lave et on le fait sécher à une douce chaleur.

Le précipité que l'ammoniaque fait dans le protonitrate de mercure est un composé qui peut être représenté dans sa composition par de l'hydrochlorate d'ammoniaque et du protoxide de mercure. Suivant l'analyse de M. Mitscherlich, il est formé de : protoxide de mercure, 3 pp. (38,95), ammoniaque, 1 pp. (2,46), acide nitrique (7,32).

L'ammoniaque dans ce composé est justement en proportions convenables pour saturer l'acide nitrique; la quantité d'oxidule de mercure formerait avec l'acide un nitrate tribasique. On conçoit qu'à mesure que l'ammoniaque précipite de l'oxide de mercure, celui-ci se combine avec une portion du nitrate d'ammoniaque qui se forme en même temps.

En même temps que se fait le nitrate ammoniaco-mercuriel précédent, il se forme un autre précipité de couleur blanche, dont la proportion, très-faible dans les premiers précipités, augmente successivement, et qui se fait surtout en plus grande quantité quand les liqueurs sont très-acides; de là la nécessité d'arrêter la précipitation avant que tout le nitrate de mercure soit décomposé, et celle de dissoudre ce sel dans la plus petite quantité possible d'acide nitrique. Le précipité blanc qui se forme a une composition analogue à celle du précipité gris, seulement il contient du peroxide de mercure au lieu de protoxide. M. Mitscherlich attribue cet effet à ce que le deutoxide de mercure ayant plus d'affinité pour le nitrate d'ammoniaque, celui-ci détermine la transformation du protoxide en mercure qui fait partie du précipité noir, et en deutoxide, qui fait partie du précipité blanc. Si ce précipité blanc est plus abondant vers la fin de la précipitation, ou quand on a mis un excès d'acide dans la liqueur, n'est-ce pas qu'alors la proportion de nitrate d'ammoniaque étant plus considérable, son action pour réduire l'oxidule de mercure est aussi plus marquée. M. Mohnheim a trouvé que la proportion de nitrate ammoniacal blanc augmente si l'on est long à verser l'ammoniaque et si on laisse le précipité séjourner long-temps dans la liqueur. Il est certain encore que l'on obtient du mercure d'Hahnemann d'autant plus beau que l'on a opéré sur des liqueurs moins acides, et que l'on a poussé moins loin la précipitation.

### PILULES D'HAHNEMANN.

Pr. : Mercure d'Hahnemann........................ 8 grains.
Extrait de réglisse............................ 2 gros.

F. S. A. 64 pilules, qui contiennent chacune 1/8 de grain de mercure soluble.

### SIROP D'HAHNEMANN.

Pr. : Mercure soluble d'Hahnemann.......... 18 grains.
Gomme arabique pulvérisée............ 1 gros.
Sirop de guimauve..................... 3 onces.

On mêle le mercure soluble à la gomme, et l'on triture dans un mortier de verre ou de porcelaine avec une petite quantité de sirop, de manière à obtenir une division parfaite ; on délaie ensuite dans le reste du sirop.

### ACÉTATE DE MERCURE.

L'acide acétique et le mercure forment deux combinaisons différentes, savoir : l'acétate de protoxide et l'acétate de deutoxide de mercure.

L'acétate de deutoxide de mercure est un sel blanc, d'une saveur forte ; il a la forme de lames demi-transparentes ; il est très-soluble dans l'eau ; cette dissolution exposée à l'air laisse précipiter de l'oxide de mercure. L'alcool et l'éther décomposent également ce sel et en précipitent presque toute la base. Il contient 68 de deutoxide de mercure et 32 parties d'acide acétique ; il a été employé en médecine, mais sa facile altération lui a fait préférer l'acétate de protoxide qui seul est employé maintenant. On l'obtient en faisant dissoudre le deutoxide de mercure dans l'acide acétique et laissant cristalliser.

## ACÉTATE DE PROTOXIDE DE MERCURE.

(Terre foliée mercurielle.)

L'acétate neutre de protoxide de mercure est un sel inodore et incolore, il a peu de saveur; il est gras au toucher et se présente sous la forme de paillettes nacrées ou de lames micacées d'un blanc argentin, qui noircissent facilement à la lumière. Il se dissout dans 333 parties d'eau froide; il est beaucoup plus soluble à chaud; mais, dans ce cas, une partie se décompose en mercure métallique et en acétate de deutoxide; une chaleur de 40 degrés suffit pour commencer cette décomposition. Ce sel a été étudié par M. Garot; il est composé de: protoxide de mercure, 1 pp. (80,36), acide acétique, 1 pp. (19,64).

L'acétate de mercure est employé en médecine comme antisyphilitique; son action est plus douce que celle du sublimé. On l'emploie le plus ordinairement sous forme de pilules. Pour l'obtenir, on décompose une dissolution de protonitrate de mercure par une dissolution d'acétate de potasse de soude ou de chaux. A cet effet on triture le protonitrate de mercure avec de l'eau acidulée par l'acide nitrique jusqu'à ce que tout soit dissout. ( *Voyez* p. 562 ) et l'on verse dans la dissolution la liqueur qui contient l'acétate alcalin; on met un excès de cette liqueur pour s'assurer que tout le nitrate est décomposé. L'acétate de mercure se précipite; on le lave à l'eau froide, et on le fait sécher à l'abri de la lumière.

### PILULES OU DRAGÉES DE KEYSER.

Pr. : Acétate de protoxide de mercure...... 12 grains.
Manne en larmes ....................... 3 gros.

F. S. A. 72 pilules, que vous roulerez dans l'amidon; chacune contient 1/6 de grain d'acétate de mercure. La formule des pilules de Keyser a singulièrement varié, avec Keyser lui-même, et chaque auteur a eu en quelque sorte la sienne.

## TARTRATE DE MERCURE.

On connaît deux combinaisons de l'acide tartrique avec les oxides de mercure, savoir : le tartrate mercureux, ou tartrate de protoxide, et le tartrate mercurique, ou tartrate de deutoxide ; le premier est le seul qui figure dans le Codex. Le tartrate mercurique s'obtient aisément en versant de l'acide tartrique dans une dissolution d'acétate mercurique ; il se précipite aussitôt ; on le purifie par des lavages et on le fait sécher à l'abri de la lumière. Il est composé de : 1 pp. de peroxide de mercure (62,18), et de 2 pp. d'acide tartrique (37,82). C'est un sel extrêmement peu soluble dans l'eau.

Le tartrate mercureux, ou tartrate de mercure médicinal, est un sel blanc, d'une saveur mercurielle faible, qui n'a ni couleur ni odeur. Il est insoluble dans l'eau ; la lumière l'altère rapidement, aussi faut-il le conserver dans des flacons couverts de papier noir ; autrement la portion du sel qui reçoit les rayons lumineux noircit. Ce sel est formé de : protoxide de mercure, 1 pp. (76,01), acide tartrique, 1 pp. (23,99).

Pour préparer du prototartrate de mercure, on fait dissoudre du protonitrate de mercure dans de l'eau faiblement acidulée par l'acide nitrique, ainsi qu'il a été dit ( p. 562), et l'on verse cette dissolution dans une dissolution de tartrate de potasse. Il se fait aussitôt un précipité de tartrate de mercure, on le lave, on le fait sécher à l'abri de la lumière, et on le conserve à l'obscurité.

La formation de ce sel provient de la double décomposition du nitrate de mercure par le tartrate de potasse, d'où résulte du nitrate de potasse qui reste en dissolution et du tartrate de mercure qui se dépose. Il faut se servir d'une dissolution de nitrate de mercure aussi peu acide que possible, pour éviter qu'il ne se fasse de la crème de tartre qui se mêlerait au sel mercuriel ; pour la même raison il vaut mieux verser le sel de mercure dans le sel de potasse que d'opérer d'une manière inverse. Il est important de ne pas sécher ce sel à la chaleur, car elle le décompose avec une singulière facilité.

On trouve cité dans toutes les pharmacopées un tartrate

double de potasse et de mercure : tout ce qui a été employé comme tel jusqu'à présent a été un mélange en proportions variables de tartrate de mercure, de tartrate de potasse neutre, et de crème de tartre. Nous ne connaissons pas de procédé pour obtenir à l'état pur la combinaison des deux tartrates potassique et mercuriel. C'est ce sel double qui devait faire partie de la liqueur de Pressavin, abandonnée avec raison par les praticiens comme un médicament infidèle. J'ai répété tous les procédés qui ont été donnés pour l'obtenir, je les ai variés singulièrement ; j'ai cherché par tous les moyens que la théorie m'a suggérés à obtenir une dissolution constante de tartrate de mercure par le tartrate de potasse, ou par la crème de tartre, et je n'ai pu réussir. Le tartrate mercurique a trop de cohésion pour pouvoir se dissoudre en totalité, et le tartrate mercureux se décompose à l'ébullition en mercure et en tartrate mercurique.

## PRÉPARATIONS DE L'ARGENT.

L'argent est un métal du blanc le plus pur et d'un grand éclat ; après l'or, c'est le plus ductile des métaux. Il est très-tenace ; sa densité varie entre 10,47 et 10,54 ; il est inaltérable à l'air ; il fond à environ $+$ 450° ; il se volatilise à une très-haute température. Il forme deux combinaisons avec l'oxigène ; la plus oxidée ne s'obtient qu'en faisant agir la pile voltaïque sur une faible dissolution d'argent. Le protoxide d'argent se combine facilement aux acides, et il peut être précipité de sa combinaison par un alcali. Il est formé de : 1 pp. d'argent (93,11), et 1 pp. d'oxigène (6,89). La proportion chimique de l'argent métallique est 134,16.

L'argent n'est employé en médecine qu'à l'état de nitrate.

## NITRATE D'ARGENT.

Le nitrate d'argent est blanc, d'une saveur très-caustique ; il tache la peau en violet d'une manière indélébile ; il cristallise en lames larges et minces qui ne contiennent pas d'eau de cristallisation ; il n'a pas d'action sur le papier de tournesol ; il se colore en noir à la lumière du soleil ; il est soluble dans un poids d'eau égal au sien. L'alcool le dissout aussi à chaud en grande quantité, mais il se précipite pour la plus grande partie par le refroidissement. Il est composé de : oxide d'argent, 1 pp. (68,19), acide nitrique, 1 pp. (31,81).

Ce sel est employé en médecine comme caustique ; en dissolution dans l'eau on s'en sert comme d'un cathérétique faible ; on l'administre quelquefois à l'intérieur contre l'épilepsie.

On prépare le nitrate d'argent de la manière suivante :

> Pr. : Argent de coupelle .................... 1 partie.
>       Acide nitrique à 33 degrés ........... 2

On met l'argent dans un matras ; on y introduit l'acide nitrique et l'on opère la dissolution à l'aide d'une douce chaleur ; il se dégage du deutoxide d'azote et il se fait du nitrate d'argent. On verse la dissolution dans une capsule, et elle donne du nitrate cristallisé par le refroidissement ; les eaux-mères évaporées donnent une nouvelle quantité de cristaux.

Le nitrate d'argent ainsi obtenu contient un excès d'acide interposé entre ses lames ; quand on le destine à l'usage intérieur, il faut le purifier par une dissolution dans l'eau distillée et une nouvelle cristallisation. Il donne alors des cristaux moins lamelleux de forme rhomboïdale.

Quand l'argent dont on s'est servi contient du cuivre, la dissolution acide a une couleur bleue, et les cristaux eux-mêmes retiennent une certaine quantité de ce métal ; il y a plusieurs manières de le purifier.

1°. On fait cristalliser l'argent à plusieurs reprises dans l'eau distillée ; comme le nitrate de cuivre est excessivement soluble, il reste dans les eaux mères.

2°. On concasse légèrement les cristaux de nitrate et on les lave dans un entonnoir avec de l'acide nitrique concentré qui dissout le nitrate de cuivre et ne dissout pas le nitrate d'argent ; on achève la purification de celui-ci par une dissolution et une cristallisation dans l'eau distillée.

3°. On évapore à siccité la dissolution d'argent, et on fait fondre le sel dans un creuset d'argent ; le nitrate de cuivre est décomposé, et le nitrate d'argent se redissout dans l'eau tout-à-fait pur, tandis que l'oxide de cuivre reste indissout.

### PILULES DE NITRATE D'ARGENT.

Pr. : Nitrate d'argent cristallisé .............. 1 grain.
Mie de pain ............................. 1 gros.

F. S. A. 16 pilules.

Employées contre l'épilepsie.

### COLLYRE CATHÉRÉTIQUE.

Pr. : Nitrate d'argent ...................... 10 grains.
Eau distillée ........................... 1 once.

S. Employé contre les ophthalmies purulentes.

### POMMADE OPHTHALMIQUE.

Pr. : Nitrate d'argent ...................... 1 grain.
Axonge ................................ 1 gros.

Mêlez sur un porphyre (Velpeau).

## NITRATE D'ARGENT FONDU.
### (Pierre infernale.)

On fait dissoudre l'argent dans l'acide nitrique à la manière ordinaire, et l'on sépare les cristaux qui se forment par le refroidissement; on met l'eau mère qui les surnage dans une capsule, et on l'évapore à siccité à la chaleur du bain de sable.

Alors on met sur un morceau de brique au milieu de la grille d'un fourneau, un creuset d'argent; on le remplit aux trois quarts de nitrate d'argent, et l'on chauffe de manière à amener le sel en fusion; on facilite la fusion complète en agitant de temps en temps le nitrate avec une baguette d'argent; aussitôt qu'il est en fusion tranquille, on le coule dans une lingotière préalablement chauffée et qui a été enduite d'un peu de suif pour empêcher que le nitrate d'argent n'adhère à ses parois. Quand le nitrate d'argent est solidifié, on ouvre la lingotière, on retire les cylindres, on les essuie et on les place dans une boîte.

Les premières parties de pierre infernale sont blanches; mais quand on a remis dans le creuset les fragmens qui pro—

viennent de la lingotière, les cylindres que l'on obtient sont d'une couleur ardoisée, parce qu'il y a en suspension un peu d'argent réduit très divisé ; comme on est dans l'habitude de voir le nitrate d'argent avec cette couleur, on ajoute un peu de suif à la première fonte pour avoir un produit de couleur uniforme.

La pierre infernale est du nitrate d'argent pur ; elle n'a perdu par la fusion que le peu d'eau et d'acide en excès que le nitrate avait retenu.

On conserve souvent les batons de nitrate d'argent dans des flacons que l'on remplit avec de la graine de lin ou de la semence de psyllium pour éviter que les chocs ne brisent les cylindres ; à la longue ces graines font éprouver une décomposition au nitrate, et elles se couvrent d'un enduit d'argent métallique.

## PREPARATIONS DE L'OR.

### (Or métallique.)

L'or est un métal d'une couleur jaune, d'un éclat métallique très-vif ; il a peu de dureté ; c'est le plus malléable des métaux ; sa densité varie entre 19,4 et 19,65. Il est moins fusible que l'argent et le cuivre, il fond vers $+ 705°$ ; il ne se volatilise qu'au foyer d'un miroir ardent ; il ne se combine pas directement à l'oxigène ; mais il peut former avec lui au moins deux, peut-être trois combinaisons. Le nombre proportionnel de l'or est 248,6.

### POUDRE D'OR.

L'or étant très ductile ne peut être réduit en poudre directement ; on emploie pour l'obtenir sous cette forme plusieurs procédés.

1°. On prend des feuilles d'or ; on les broye dans un mortier avec 7 à 8 fois leur poids de sulfate de potasse, jusqu'à ce que l'on n'aperçoive plus aucun fragment de feuilles ; on traite cette poudre par l'eau, qui dissout le sucre et qui laisse l'or sous la forme d'une poudre fine.

2°. On fait dissoudre du chlorure d'or dans l'eau ; on remplit aux trois quarts avec la dissolution un flacon que l'on puisse boucher exactement, on achève de le remplir avec une dissolution concentrée et bien limpide de sulfate de protoxide de fer ; on ferme le flacon et l'on abandonne le tout pendant 24 à 36 heures ; l'or se précipite sous la forme d'une poudre très fine que l'on débarrasse par des lavages des liqueurs qui la souillent. Ce procédé est le meilleur que l'on puisse employer, il donne l'or métallique dans un état parfait de division ; il est basé sur l'affinité puissante du protoxide de fer pour l'oxigène ; on peut admettre que l'eau est décomposée, que son oxigène fait passer le protoxide de fer à l'état de peroxide, et que son hydrogène forme de l'acide hydrochlorique avec le chlore du chlorure d'or ; l'or se précipite seul ; car l'acide hydrochlorique suffit à satisfaire la capacité de saturation plus grande que l'oxide de fer à acquise en passant à l'état de peroxide. On peut dire aussi que le chlore se porte directement sur une partie de fer métallique, et que l'oxigène qui y était uni s'en sépare pour peroxider une autre partie du protoxide. Il est important de mettre un excès de sulfate de fer, si l'on ne veut pas perdre une partie de l'or qui resterait dans la liqueur.

3°. Brugnatelli conseille d'amalgamer l'or avec six parties de mercure, et de traiter l'alliage par l'acide nitrique qui dissout le mercure et laisse l'or divisé. Je n'ai pas répété ce procédé, mais on conçoit qu'il doive réussir.

La poudre d'or, ainsi que les autres préparations d'or, est employée contre les maladies scrophuleuses ou vénériennes : on l'emploie en frictions sur la langue et les gencives ou pour des pansemens.

### SIROP D'OR.

Pr. : Or divisé .......................... 24 grains.
Sirop de sucre ...................... 1 once. —

M.

Cette préparation est employée en lotions sur les chancres et les ulcères vénériens (Niel).

## POMMADE D'OR.

Pr. ? Or divisé.............................. 1 gros.
Axonge ...................................°4
M.

Employée en frictions sur les ulcérés indolens.


## OXIDE D'OR.

L'or forme avec l'oxigène deux combinaisons bien distinctes : elles ont ceci de remarquable, qu'elles ne se combinent pas aux acides ; le protoxide d'or est une poudre verte formée d'une proportion d'or (96,13), et d'une proportion d'oxigène (3,87) ; il se transforme avec la plus grande facilité en or métallique et en peroxide d'or. Celui-ci est seul employé en médecine sous le nom d'oxide d'or ; il est brun à l'état sec, et d'un jaune rougeâtre quand il est hydraté ; il se réduit avec une grande facilité ; aussi faut-il le conserver dans des flacons couverts de papier noir et à l'abri de la lumière ; il se combine aux alcalis, mais il ne se combine pas aux acides ; il est insoluble dans l'eau. Il est formé de, or 1 pp. 89,23, oxigène 3 pp. 10,77.

L'oxide d'or est employé aux mêmes usages que l'or métallique.

Le procédé qui m'a le mieux réussi pour la préparation de l'oxide d'or, est celui qui a été donné par M. Pelletier.

On prend une dissolution de chlorure d'or, qui a été privée par l'évaporation du trop grand excès d'acide qu'elle contient, on l'étend d'eau et où la met sur le feu dans une capsule de porcelaine, avec un excès de magnésie caustique ; on chauffe légèrement ; on lave le précipité à l'eau tiède à plusieurs reprises ; et l'on a soin de conserver les eaux de lavage.

On met le précipité en contact avec de l'acide nitrique marquant 12 degrés à l'aréomètre ; on lave l'oxide-d'or qui reste, et on le fait sécher à l'abri de la lumière et à l'air. Le produit est de l'oxide d'or hydraté d'une couleur jaune rougeâtre.

La théorie de ce procédé est celle-ci, la magnésie décompose presque complétement la dissolution d'or, il se fait du chlorure de magnésium soluble qui reste en dissolution, et il se précipite une combinaison insoluble d'oxide d'or et de magnésie (aurate de magnésie); cependant une faible quantité d'or reste dans les liqueurs. Le grand avantage du procédé de M. Pelletier consiste précisément dans cette précipitation presque complète de l'oxide d'or. L'acide nitrique en agissant sur l'aurate de magnésie insoluble, s'empare de la magnésie et laisse l'oxide d'or à l'état d'hydrate; si l'on employait de l'acide nitrique fort, l'oxide aurait une couleur brune et ne contiendrait pas d'eau. L'acide nitrique en agissant sur l'aurate de magnésie entraîne aussi un peu d'or en dissolution.

M. Pelletier conseille pour retirer l'oxide d'or de la liqueur magnésienne de l'évaporer à siccité et de la reprendre par l'eau, et cela à plusieurs reprises; mais j'ai vu que le dépôt qui restait alors contenait et de l'or et de la magnésie; que 4 à 5 évaporations successives ne dépouillaient pas la liqueur de tout l'or qui y était contenu; aussi je préfère précipiter de suite ces liqueurs magnésiennes par le sulfate de fer pour en retirer l'or métallique qui y est contenu et qui sert pour une autre opération.

Les liqueurs nitriques retiennent aussi de l'or en dissolution, bien qu'en plus petite quantité; le mieux est de les évaporer à siccité, de chauffer un peu fortement le résidu, et de reprendre par un acide faible qui laisse l'or métallique.

Je dois parler encore de la préparation de l'oxide d'or par le procédé de M. Chrestien, parce que ce procédé est encore recommandé par de bonnes pharmacopées.

On se procure une dissolution peu acide de chlorure d'or; on la met dans un matras de grande capacité, on la porte à une température voisine de l'ébullition et l'on y ajoute par petites parties une dissolution de bi-carbonate de potasse jusqu'à ce qu'il n'y ait plus d'effervescence, et dit-on, jusqu'à ce que la liqueur ne soit plus colorée; on lave le précipité qui est l'oxide d'or, et on le fait sécher à l'abri de la lumière et de la chaleur.

Quand la liqueur cesse de faire effervescence, elle est encore colorée et une nouvelle quantité de bicarbonate n'en précipite pas l'or qui y est contenu. En abandonnant la liqueur à elle-même, elle laisse déposer à la longue de l'oxide d'or sous la forme d'une poudre noire, mais on obtient moins d'oxide par ce procédé que par celui de M. Pelletier.

Dans la préparation de l'oxide d'or on ne peut recourir à l'emploi de la potasse ou de la soude caustique, à cause de la propriété que possède l'oxide d'or de former avec ces alcalis des combinaisons solubles ; en effet quand on verse de la potasse dans une dissolution de chlorure d'or ( le chlorure restant en excès) le précipité ne se fait de suite qu'autant que l'on élève la température ; c'est de l'oxide d'or qui relient du chlorure d'or et de la potasse ; la liqueur retient une forte quantité de chlorure d'or indécomposé ; si l'on emploie un excès d'alcali au lieu d'un excès de chlorure, le précipité représente à peine le dixième de l'or dissout, parce que l'oxide d'or est redissout en partie par l'excès d'alcali. Ici tout le chlorure d'or est bien détruit ; mais l'oxide d'or reste dans la liqueur à l'état d'aurate de potasse. M. Pelletier pense que si même une partie de l'oxide n'est pas redissout, c'est qu'il est déshydraté et qu'en cet état sa cohésion plus grande lui permet de se soustraire à l'action de l'alcali.

PILULES FONDANTES DE PIERQUIN.

Pr. Oxide d'or....................................... 6 grains.
Extrait de garou................................ 2 gros.

F. S. A. 60 pilules.

## POURPRE DE CASSIUS.

( Oxide d'or par l'étain. )

La composition du pourpre de Cassius est mal connue ; on sait qu'il contient de l'or, de l'oxigène et de l'étain ; quelques chimistes pensent que l'or y est à l'état métallique, ce qui est peu probable, car le pourpre est soluble dans l'ammoniaque, et le mercure métallique ne forme pas avec lui un amalgame d'or ; d'autres croient que ce composé est une combinaison de deutoxide d'étain ( oxide stannique ) avec le protoxide d'or ; M. Berzélius est plus disposé à voir dans ce composé une combinaison du protoxide d'étain ( oxide stanneux ) avec un oxide d'or intermédiaire au protoxide et au peroxide d'or. Il a trouvé par l'analyse 64,5 oxide stannique, 28,35 or, et 7,65 eau ; mais ces proportions sont très-sujettes à varier, parce que le pourpre contient des proportions variables d'oxide d'étain à l'état de mélange.

On a donné bien des procédés pour préparer le pourpre de Cassius ; mais, jusqu'à présent, nous n'en avons aucun qui réussisse constamment bien. Voici celui qui est rapporté par M. Thénard comme le plus employé :

On prend de l'eau régale, formée de 1 parties d'acide hydrochlorique, et 2 parties d'acide nitrique ; on y fait dissoudre l'or et l'on étend la dissolution d'eau ; après l'avoir filtrée, on l'étend d'eau de nouveau et en grande quantité.

D'autre part on dissout l'étain dans une eau régale faite avec 1 partie d'acide nitrique, 2 parties d'eau, et 1/32 de sel marin ; l'étain doit être bien pur ; on en jette d'abord un petit fragment en grenaille ou en feuille dans l'acide, puis, quand il est dissout, on en jette un autre, et ainsi de suite jusqu'à ce que la dissolution soit d'un jaune clair. L'opération doit se faire lentement et dans un lieu frais ; après quoi on filtre la liqueur, et on l'étend d'environ 100 fois son volume d'eau.

Alors on fait tomber goutte à goutte la dissolution d'étain dans la dissolution d'or en agitant sans cesse, jusqu'à ce que la liqueur prenne une teinte d'un rouge foncé : bientôt le pourpre apparaît en gros flocons et se dépose ; on le lave et on le fait sécher à l'abri de la lumière.

On peut admettre que l'eau est décomposée, que son oxigène oxide l'or et l'étain, tandis que l'hydrogène forme de l'acide hydrochlorique ; les deux oxides se combinent et se déposent.

Le pourpre de Cassius est peu employé en médecine, et, avec raison, à cause du peu de constance de sa composition. M. Chrestien l'a employé au même usage que les autres préparations d'or [illegible]

## CHLORURE D'OR.
### (Muriate d'or.)

Le chlorure d'or employé en médecine est celui qui correspond au peroxide d'or ; dans l'état de pureté ; c'est un corps d'un rouge-brun foncé, qui donne dans l'eau, où il est très-soluble, une liqueur d'un rouge de rubis très-intense ; quand on le chauffe, il se décompose d'abord en chlore et en sous-chlorure d'or d'un jaune pâle ; puis celui-ci se décompose à son tour en chlore et en or métallique. Le chlorure d'or est formé de : or, 1 pp. (65,18), chlore, 3 (34,82).

Ce que l'on emploie en médecine sous le nom de chlorure d'or ou muriate d'or, est un sel d'une couleur jaune, qui cristallise en petits prismes aiguillés, qui est moins soluble que le chlorure simple : sa dissolution dans l'eau est d'un jaune d'or ; il est formé de la combinaison du chlorure d'or avec le chlorure d'hydrogène ( acide hydrochlorique) ; quand on le soumet à une douce chaleur, il laisse dégager d'abord de l'acide hydrochlorique, puis de l'acide hydrochlorique et du chlore, de manière que le chlorure simple commence à se décomposer avant que le chlorure d'hydrogène ait été entièrement volatilisé. Il se conserve sans altération dans un air sec, il se liquéfie dans un air humide. C'est ce chlorure double dont il va être question, car le chlorure simple n'est pas usité en médecine.

Le muriate d'or est employé comme toutes les préparations d'or, contre les maladies scrophuleuses et vénériennes. On dit qn'il est plus actif que le sublimé corrosif sans en avoir les inconvéniens. Pour l'obtenir , on opère de la manière suivante :

```
Pr. : Or pur laminé........................  1
       Acide hydrochlorique à 22 degrés .....  3
       —  nitrique à 35 degrés..............  1
```

On met l'or dans un matras, on ajoute les acides et l'on facilite la dissolution à l'aide d'une douce chaleur ; quand la dissolution est opérée, on verse la liqueur dans une capsule de porcelaine ; on lave le matras avec de petites quantités d'eau que l'on ajoute aux liqueurs ; et l'on fait évaporer à une douce chaleur jusqu'à ce que l'on sente une légère odeur de chlore ; on laisse-refroidir ; le sel se prend en une masse cristalline.

L'eau régale dissout l'or par le chlore qui résulte de la décomposition mutuelle des acides nitrique et hydrochlorique ; l'évaporation a pour effet de chasser l'excès des acides et il ne reste que la combinaison de chlorure d'or et d'acide hydrochlorique.

Le muriate d'or s'emploie à l'intérieur, incorporé dans du sucre, des extraits, des sirops, toutes matières qui l'altèrent promptement, suivant l'observation de M. Pelletier. Pour s'en servir en frictions sur les gencives, et pouvoir le dôser exactement. M. Chrestien le fait diviser dans de la poudre d'Iris de Florence, privé par l'eau et l'alcool de tous ses principes solubles ; on fait le mélange dans un mortier de verre échauffé, et l'on renferme les paquets dans un flacon bouché.

CAUSTIQUE DE RÉCAMIER.

Pr. : Chlorure d'or ...................... 6 grains.
      Eau régale ...................... 1 once.
S.

On trempe un pinceau de charpie dans cette solution ; et l'on s'en sert pour cautériser. L'escharre tombe au bout de quelques jours.

### CHLORURE D'OR ET DE SODIUM.
( Muriate d'or et de soude, chloro-aurate de sodium. )

Le chlorure d'or forme, avec les chlorures alcalins, des sels dans lesquels il remplit les fonctions d'acide. Ce sont les chloro-aurates ; leur composition est telle que le chlorure d'or contient trois fois autant de chlore que le chlorure alcalin. Une seule de ces combinaisons est employée en médecine ; c'est le chloro-aurate de sodium ; il cristallise en longs prismes à quatre faces, d'une couleur orange ; il est soluble dans l'eau ; il est inaltérable à l'air, ce qui le rend d'un emploi plus commode que le chlorure d'or simple. Il est composé de : chlorure de sodium, 1 pp. (14,68), chlorure d'or, 1 pp. (76,32), eau, 4 pp. (9,00).

```
Pr. : Or métallique .......................... 2 parties.
      Acide nitrique à 35 degrés............ 2
       —  hydrochlorique à 22 degrés ...... 6
      Sel marin purifié..................... 3
```

On fait dissoudre l'or dans l'eau régale comme pour la préparation du chlorure d'or; on ajoute à la dissolution le sel marin, et l'on évapore à siccité dans une capsule de porcelaine. Le produit contient parties égales de chlorure d'or et de chlorure de sodium; il ne retient pas d'eau, ce qui tient à la facilité avec laquelle le sel double fond dans son eau de cristallisation et la laisse évaporer. Le produit n'est pas, comme on le voit, la combinaison pure des deux chlorures; il contient un excès de sel marin; mais outre que celui-ci ne nuit en rien aux effets, on trouve dans la manipulation précédente, l'avantage d'avoir un médicament qui contient exactement la moitié de son poids de chlorure d'or, et sur la composition duquel on peut plus compter, que lorsqu'il a été obtenu par cristallisation; le chlorure double pouvant alors retenir des quantités variables de chlorure de sodium à l'état de mélange.

#### SIROP DE CHLORURE D'OR ET DE SODIUM.

```
Pr. : Chlorure double.................... 1 grain.
      Sirop de sucre ou tout autre......... 6 onces.
```

S. (Chrestien.)

#### PASTILLES DE CHLORURE D'OR ET DE SODIUM.

```
Pr. : Chlorure double.................... 5 grains.
       Sucre........................... 1 once.
      Mucilage de gomme adragante......... S. Q.
```

F. S. A. 60 pastilles, dont chacune contient 1/12 de grain de sel d'or. (Chrestien.)

### PILULES DE CHLORURE D'OR ET DE SODIUM.

Pr. : Chlorure double...................... 10 grains.
    Fécule de pommes de terre........... 4 grains.
    Gomme arabique ..................... 1 gros.
    Eau distillée ....................... S. Q.

F. S. A. 120 pilules. (Chrestien.)

En général, ces préparations d'or ne doivent être faites qu'en petite quantité, et au moment même du besoin, à cause de la décomposition lente qu'éprouve le chlorure d'or par les matières organiques qui le ramènent à l'état métallique.

### POMMADE DE CHLORURE D'OR ET DE SODIUM.

Pr. : Chlorure double..................... 20 grains.
    Axonge .............................. 1 once.

M. ( Niel. )

## IODURE D'OR.

L'iodure d'or est d'un jaune verdâtre; il est insoluble dans l'eau froide; l'eau bouillante n'en dissout que de petites quantités; il se décompose à une température qui ne dépasse pas 150 degrés. Il est composé de : 1 pp. or (61,15), 1 pp. iode (38,85).

Il correspond au protoxide d'or, et non pas au peroxide; il est rarement employé en médecine.

Pour l'obtenir, on recommande de verser dans une solution de chlorure d'or de l'hydriodate de potasse; mais il faut chauffer les liqueurs pour dégager un excès d'iode qui se précipite avec l'iodure. Ce procédé n'est pas très-bon, car, lorsqu'on chauffe, l'iodure d'or se réduit en partie.

Peut-être pourrait-on, après avoir achevé la précipitation, séparer la liqueur, et laver le précipité avec de l'alcool qui enlèverait l'excès d'iode qui s'est précipité. Cet excès d'or provient de ce que le chlorure d'or, dont on se sert, correspond au peroxide, tandis que l'iodure qui se précipite, correspond seulement au premier degré d'oxidation.

## CYANURE D'OR.

Le cyanure d'or se présente sous la forme d'une poudre jaune insoluble dans l'eau : il correspond au peroxide d'or. Il est formé de : or, 1 pp. 71,53 ; cyanogène, 3 pp. 28,47.

Pour obtenir le cyanure d'or, on se sert du chlorure d'or, qui a été obtenu en évaporant au bain-marie une dissolution d'or dans l'eau régale, afin d'en chasser l'excès d'acide ; on le dissout dans l'eau, et l'on y verse une dissolution de cyanure de potassium qui vient d'être préparée, en dissolvant dans l'eau la masse noire qui résulte de la calcination du prussiate de potasse ferrugineux ; on ajoute du cyanure jusqu'à ce qu'il cesse de former un précipité : mais il ne faut pas en mettre un excès, car il redissoudrait le cyanure d'or formé. Il est presque impossible qu'il ne reste pas un peu d'or dans les liqueurs ; aussi faut-il avoir le soin de ne pas rejeter celles-ci : elles valent la peine d'être traitées pour en retirer l'or qu'elles contiennent.

On peut encore préparer le cyanure d'or en mettant l'oxide d'or hydraté en contact avec de l'acide hydrocyanique. L'acide doit être en petit excès, de manière à ce que la conversion de l'oxide en cyanure soit assurée : mais il faut se garder d'en mettre trop, car il dissoudrait le cyanure d'or.

Le cyanure d'or a les mêmes propriétés médicales que les autres préparations d'or. Suivant M. Chrestien, il serait moins excitant que le chlorure, et surtout il aurait l'avantage de ne pas être décomposé par les matières organiques.

#### POUDRE DE CYANURE D'OR.

Pr. : Cyanure d'or ......................... 1 grain.
     Poudre d'iris............................. 2

Diviser en paquets (de 6 à 15), à employer en frictions sur la langue (Chrestien).

#### PILULES DE CYANURE D'OR.

Pr. : Cyanure d'or. ........................ 1 grain.
     Extrait de mézéréum.................... 16

F. S. l'ordonnance 12 ou 16 pilules (Chrestien).

**PASTILLES DE CYANURE D'OR.**

> Pr. : Cyanure d'or ........................ 1 grain.
> Chocolat ............................ S. Q.

Faites des pastilles contenant 1/16 ou 1/12 de cyanure, suivant l'ordonnance.

# PRÉPARATIONS DE L'ANTIMOINE.

L'antimoine pur est un métal d'un blanc argentin, d'un éclat vif ; sa texture est lamelleuse et à très-petits grains, tandis que celle de l'antimoine du commerce est à larges facettes ; il est cassant ; sa densité varie de 6,86 à 6,7 ; il fond à $+ 425°$ ; il se volatilise à la chaleur rouge blanche ; il peut être combiné directement avec l'oxigène : il se transforme alors en oxide d'antimoine et en acide antimonieux. La proportion chimique de l'antimoine pèse 161,29.

L'antimoine du commerce s'obtient en chauffant le sulfure d'antimoine avec du fer, ou bien en l'oxidant par un grillage, et le fondant avec du tartre ou du charbon et un peu de carbonate de soude. Le charbon réduit l'oxide, tandis que l'alcali s'empare du soufre et forme avec lui une scorie qui nage sur le pain d'antimoine. Dans les laboratoires, on opère ainsi qu'il suit :

> Pr. : Sulfure d'antimoine du commerce..... 8 parties.
> Tartre .............................. 6
> Nitre............................... 3

On projette ce mélange par parties dans un creuset rougi, en ayant soin de couvrir aussitôt. On pousse la matière à la fusion, et on laisse refroidir. On trouve un culot d'antimoine recouvert par une scorie. La principale réaction se passe entre le nitre et le soufre : il en résulte du sulfate de potasse ; une partie du carbone du tartre est brûlé pour former de l'acide carbonique, qui reste uni à une autre partie d'alcali ; comme les élémens de la matière organique sont en excès, et qu'ils sont plus oxidables que l'antimoine, celui-ci est préservé de l'oxidation ; cependant une partie est oxidée, et se trouve, dans les scories, à l'état d'antimoniate de potasse : il se trouve encore dans les scories une petite quantité de sulfure double d'antimoine et de potassium. Ainsi obtenu, le régule d'antimoine n'est pas pur ; il contient du fer, du plomb, du soufre, de l'arsenic, etc. Il est surtout fort important de le priver de ce dernier, qui l'accompagne dans toutes ses préparations. La méthode qui réussit le mieux consiste à fondre l'antimoine à plusieurs reprises avec un vingtième de son poids de nitre. Les métaux les plus oxidables sont les premiers attaqués, ainsi que l'arsenic, et ils se séparent sous forme de scorie avec la potasse. L'antimoine, ainsi, purifié, ne présente plus la texture à grandes lames et la cristallisation superficielle en forme de fougère de l'antimoine du commerce. Son grain, devenu très-serré, est formé de lames fines. Il est bon d'ailleurs de ne pas s'en rapporter à ce caractère, et de rechercher la présence de l'arsenic par le procédé que l'on doit à M. Serullas. On réduit un peu d'antimoine en poudre très-fine, on le mélange avec du tartre, et on chauffe à une forte chaleur dans un creuset couvert. On obtient un alliage de potassium et d'antimoine, qui décompose l'eau avec dégagement d'hydrogène. Si l'antimoine était arsenical, il se fait de l'hydrogène arseniqué, dont la présence est facile à constater. Il suffit de brûler le gaz obtenu dans une cloche étroite ; s'il contient de l'arsenic, il se fait un dépôt brun sur les parois de la cloche.

Pour employer l'antimoine en médecine, il faut le réduire en poudre très-fine par la porphyrisation. En cet état, il est facilement tenu en suspension par les liquides mucilagineux. Autrefois, on en faisait de petites balles, que l'on avalait, et que l'on rendait par les selles à peu près telles qu'on les avait prises ; elles pouvaient ainsi servir un grand nombre de fois : aussi avaient-elles pris le nom de *pilules perpétuelles*. On employait encore des gobelets faits en antimoine, dans lesquels on laissait séjourner du vin blanc : l'antimoine, qui s'oxide lentement par l'air, éprouve plus facilement cet effet en présence d'une liqueur acide qui dissout l'oxide à mesure qu'il est formé. On n'obtenait ainsi qu'un médicament infidèle, parce qu'il était impossible de maîtriser les circonstances de l'opération de manière à ce que le vin fût toujours également chargé.

L'antimoine métallique est rarement employé en médecine. M. Trousseau s'en est servi pour combattre la pneumonie, le rhumatisme articulaire, en élevant la dose jusqu'à 1 gros. Il l'a administré sous forme de pilules, ou en suspension dans un looch ou dans une potion mucilagineuse. En le mêlant avec deux parties d'axonge, il a obtenu une pommade qui peut remplir le même effet que la pommade émétisée.

## OXIDES ET ACIDES DE L'ANTIMOINE.

L'antimoine forme quatre combinaisons différentes avec l'oxigène, 1° un sous-oxide; 2° un oxide salifiable; 3° l'acide antimonieux; 4° l'acide antimonique. Le sous-oxide d'antimoine est d'un brun noir; il se forme quand on emploie l'antimoine comme conducteur positif d'une pile voltaïque. Le protoxide ou oxide antimonique est blanc, facilement fusible, volatil; c'est le seul des oxides d'antimoine qui se combine avec les acides. L'acide antimonieux, ou deutoxide d'antimoine, est blanc, insipide, infusible; à l'état d'hydrate humide, il rougit le tournesol; il est insoluble dans l'eau; il se combine aux bases. L'acide antimonique, ou peroxide d'antimoine, a une couleur jaune pâle; à l'état d'hydrate il est blanc, et il rougit le tournesol; une forte chaleur le transforme en oxigène et en acide antimonieux; il se combine très-bien aux bases. Les combinaisons précédentes sont formées, savoir : protoxide d'antimoine, 1 pp. métal (84,32), 3 pp. oxigène (15,68); acide antimonieux, 1 pp. métal (80,13), 4 pp. oxigène (19,87); acide antimonique, 1 pp. métal (76,34), 5 pp. oxigène (23,66).

Ces composés oxigénés de l'antimoine sont à peine employés en médecine; les anciens faisaient usage sous le nom de céruse d'antimoine d'un mélange d'acide antimonieux et d'acide antimonique. Ils employaient, sous le nom de fleurs argentines d'antimoine, le protoxide cristallisé que l'on obtient en mettant de l'antimoine au fond d'un grand creuset et par dessus, et à quelque distance un couvercle percé d'un trou, puis en fermant le creuset avec son couvercle, et chauffant la partie du creuset où se trouve l'antimoine. On trouve l'oxide cristallisé à

la surface du culot métallique; on se procure plus facilement
cet oxide en faisant bouillir l'oxidochlorure d'antimoine avec
une dissolution de carbonate de soude , lavant bien le précipité,
et le faisant sécher.

L'acide antimonieux s'obtient en chauffant de l'antimoine
avec de l'acide nitrique , évaporant à siccité, et calcinant ; mais
quand on veut s'en servir en médecine , il vaut mieux décomposer par un acide l'antimoniate de potasse ; on obtient alors
l'acide antimonieux hydraté, et dans un moindre état de cohésion. A cet effet , on fait fondre, à une chaleur très-modérée,
1 partie d'acide antimonieux obtenu par l'acide nitrique , avec
un poids égal au sien de carbonate de potasse , et l'on met la
masse dans de l'eau acidulée par de l'acide nitrique, de manière à dissoudre tout l'alcali , et à ne laisser que l'acide antimonieux.

Quant à l'acide antimonique , on le prépare en traitant de
la même manière l'antimoniate de potasse.

M. Trousseau a cherché à remettre en vogue ces diverses
préparations d'antimoine comme contre-stimulans ; il les dit
douées des mêmes propriétés , et préférables à l'antimoniate de
potasse qu'on emploie ordinairement.

## SULFURE D'ANTIMOINE.
( Antimoine cru, sulfure antimonique, protosulfure d'antimoine. )

L'antimoine se combine avec le soufre en formant trois combinaisons qui correspondent, par leur composition, aux divers
degrés d'oxigénation du métal ; de ces sulfures , un seul est employé en médecine; c'est le protosulfure ou sulfure antimonique. Cependant le deutosulfure fait partie du mélange que nous
étudierons plus tard sous le nom de soufre doré d'antimoine.
Le sulfure antimonique est formé de : antimoine, 1 pp.
(72,67), soufre, 3 pp. (27,33).
Il a une couleur grise et l'éclat métallique; il cristallise en
longs prismes aiguillés. Il entre facilement en fusion ; chauffé au
contact de l'air, il s'y transforme en acide sulfureux et en oxide
d'antimoine; il se combine à l'eau , et il forme avec elle un
sulfure hydraté couleur de feu; il se combine avec les sul-

fures alcalins; il peut aussi se combiner avec l'oxide d'antimoine. On le prépare dans les arts par la simple fusion du mi-
nerai d'antimoine; le sulfure qui est beaucoup plus fusible que
la gangue, s'en sépare avec facilité. Il contient du sulfure de
plomb, du sulfure de fer, et souvent du sulfure d'arsenic : ce
dernier, surtout, peut lui communiquer des propriétés très-
vénéneuses; on conseille, pour le purifier, de le réduire en
poudre très-fine, et de laisser en contact pendant plusieurs
jours avec de l'ammoniaque qui dissout le sulfure d'arsenic; le
plus sûr est de préparer ce sulfure de toutes pièces, en fondant ensemble 2 parties 1/2 d'antimoine et 1 de soufre, dans
un creuset, et, quand la matière est en fusion, en donnant un
coup de feu vif pour chasser l'excès du soufre.

Le sulfure d'antimoine est employé dans les maladies de la
peau et les maladies scrophuleuses; on en donne jusqu'à 1 à 2
gros par jour.

### POUDRE DE SULFURE D'ANTIMOINE.

Pr. : Sulfure d'antimoine....................... Q. V.

On le pulvérise dans un mortier de bronze, et l'on passe la
poudre au tamis; on le met sur un porphyre, et on le broie
avec de l'eau, jusqu'à ce que l'on n'aperçoive plus de parcelles
métalliques; on délaie alors cette poudre dans l'eau; on sépare
par lévigation les parties les plus fines, et l'on remet sur le
porphyre celles qui n'étaient pas suffisamment divisées; on
continue ainsi l'opération jusqu'à ce que tout le sulfure d'antimoine ait été réduit en poudre impalpable.

### TABLETTES ANTIMONIALES DE KUNKEL.

Pr. : Amandes douces....................... 2 onces.
     Sucre ............................... 1 livre.
     Semences de petit cardamome......... 1 once.
     Canelle ............................ 1/2 once.
     Sulfure d'antimoine porphyrisé ........ 1 once.
     Gomme adragante .................... 2 gros.

On pulvérise les amandes à la faveur du sucre; on ajoute les
autres poudres, et à l'aide du mucilage, on fait des tablettes
de 12 grains. (Codex.)

Les pharmacopées varient toutes dans la formule des pastilles de Kunkel, soit pour la dose du sulfure d'antimoine, soit pour la dose ou la nature des aromates.

## OXIDOSULFURE D'ANTIMOINE.

Le sulfure d'antimoine et l'oxide d'antimoine peuvent former ensemble une combinaison définie qui est formée de : 1 pp. oxide d'antimoine (33,31), 2 pp. sulfure d'antimoine (66,69). Cette combinaison existe dans la nature, et l'on peut se la procurer artificiellement dans les laboratoires. C'est une poudre jaunâtre insoluble dans l'eau, qui est inusitée en médecine, mais qu'il était important de signaler, parce que nous la retrouverons dans la préparation du kermés minéral, et parce qu'elle fait partie d'autres préparations qui sont des mélanges en proportions diverses d'oxide d'antimoine avec du sulfure ou de l'oxidosulfure, et qui étaient connues sous les noms de verre d'antimoine, foie d'antimoine, safran des métaux, rubine d'antimoine.

Le verre d'antimoine est un mélange de beaucoup d'oxide d'antimoine, avec un peu d'oxidosulfure ; il contient en outre, suivant l'analyse de Vauquelin, 10 p. 100 de silice et de l'oxide de fer. Il est en plaques demi-transparentes d'une couleur hyacinte.

Pour préparer le verre d'antimoine, on grille le sulfure d'antimoine sur un têt en terre, de manière à brûler le soufre et à oxider l'antimoine. Il faut agiter la matière pendant toute l'opération, et ménager le feu avec attention, surtout vers le commencement de l'opération, afin que le grillage se fasse sans que le sulfure entre en fusion. A mesure que l'opération avance, on peut élever davantage la température, car la fusibilité diminue à mesure que le sulfure est remplacé par de l'oxide. Quand la masse a acquis une couleur grise-blanche, on la fond dans un creuset, et on la coule en plaques minces.

Le grillage à l'air a pour objet de brûler le soufre qui se dégage à l'état d'acide sulfureux, et d'oxider l'antimoine. Il se fait du protoxide, et aussi, suivant M. Berzélius, de l'acide antimonieux ; mais ce dernier est détruit à la fusion, car il réagit sur le sulfure restant, qu'il transforme en acide sulfureux et en protoxide.

*Le foie d'antimoine* diffère du verre d'antimoine en ce qu'il contient plus de sulfure ; on l'obtient par le même procédé ; mais on ne pousse pas le grillage aussi loin ; on s'arrête quand la matière a pris une couleur de cendre ; alors on la fond dans un creuset ; on obtient une masse presque opaque d'une couleur brune, de là son nom. Quand on réduit cette masse en poudre, elle prend le nom de *Crocus metallorum*, ou safran des métaux. Cette poudre est fort employée dans la médecine vétérinaire comme vermifuge et purgative, à la dose de 1 à 2 once. Elle était la base du vin émétique des anciens, qui se préparait en laissant en contact 1 partie de Crocus et 8 parties de vin blanc ; c'était un médicament variable, car le vin dissolvait des proportions d'oxide d'antimoine différentes, suivant qu'il était plus ou moins acide.

On se procurait encore le foie d'antimoine en fondant le sulfure avec son poids de nitre ; ou mieux, suivant Lemery, avec la moitié de son poids de nitre, quand la matière était en fusion, on la coulait dans un cône de fer pour faciliter la séparation des scories ; on réduisait le crocus en poudre et on le lavait avec soin. Le nitre avait pour effet d'oxider l'antimoine et le soufre, tandis qu'une autre portion du soufre réagissait sur la potasse : de là du sulfate de potasse, de l'hypo–antimonite de potasse, du sulfure de potassium et du sulfure d'antimoine, qui constituaient la scorie ; puis un mélange d'oxide d'antimoine et de sulfure double de potassium et d'antimoine, qui constituait le crocus ; aussi, ce médicament ainsi préparé était–il plus énergique que le crocus ordinaire, malgré le lavage qu'on lui faisait subir, qui ne suffisait pas à enlever tout le sulfure alcalin. On devrait certainement préférer cette préparation au crocus préparé par la fonte ; mais cela n'est pas, parce qu'elle revient à un prix plus élevé.

*La rubine d'antimoine* était un composé analogue au verre d'antimoine, mais plus chargé de sulfure.

## CHLORURE D'ANTIMOINE.

(Chlorure antimonique, muriate d'antimoine, beurre d'antimoine.)

Le chlorure d'antimoine est solide, blanc, demi-transparent, excessivement caustique. Il fond à + 100°; il se volatilise à une température modérée; il peut se dissoudre dans une très-petite quantité d'eau; mais une proportion d'eau un peu forte le décompose en oxidochlorure insoluble qui se dépose, et en acide hydrochlorique, qui dissout du chlorure d'antimoine. Le chlorure d'antimoine est composé de : 1 pp. antimoine (54,84), 3 pp. chlore (45,16).

Le chlorure d'antimoine est employé comme caustique ; il sert à la préparation de l'oxidochlorure.

### Premier procédé.

Pr. : Sublimé corrosif...................... 100 parties.
      Antimoine métallique................. 33

On réduit l'antimoine et le sublimé corrosif en poudre très-fine ; on les mélange et on les introduit dans une cornue de verre, dont on choisit le col large ; on place la cornue sur un triangle dans un fourneau à réverbère ; on y adapte un récipient et l'on distille à une chaleur-modérée. S'il arrivait que le produit s'arrêtât dans le col de la cornue, on le ferait couler en approchant un charbon ardent.

Le chlorure d'antimoine, ainsi obtenu, résulte de la décomposition du chlorure de mercure par l'antimoine ; il est coloré par un peu de mercure ou d'antimoine, qui ont été entraînés à la distillation ; on le purifie par une nouvelle distillation.

Après avoir obtenu le chlorure d'antimoine, il est bon de continuer la distillation avec les précautions convenables pour obtenir le mercure ( *Voyez* MERCURE, p. 517).

### Deuxième procédé.

Pr. : Sulfure d'antimoine pulvérisé ......... 1 partie.
      Acide hydrochlorique à 22 degrés...... 5 parties.

On met le sulfure d'antimoine dans une cornue de grès ; on

ajoute l'acide et l'on fait dissoudre à l'aide d'une douce chaleur ;
on peut, si l'on veut, recueillir le gaz hydrosulfurique, et l'u-
tiliser à la préparation de l'eau hydrosulfurée ou du sulfure de
sodium ( *Voyez* ces mots ). Quand le dégagement du gaz cesse,
on retire la matière de la cornue, on laisse déposer et on décante le liquide ; on le met dans une capsule et on le fait évaporer sous une cheminée qui tire bien, jusqu'à ce qu'un peu
de liqueur, prise avec une baguette de verre, et posée sur une
capsule forme des cristaux en se refroidissant ; alors on introduit la liqueur dans une cornue de verre, et on la distille
presque entièrement au bain de sable. On a pour produit du
chlorure d'antimoine très-blanc, qui est surnagé par un peu
de liquide acide, qui contient très-peu d'antimoine, et que l'on
sépare avec la plus grande facilité.

Ce procédé est le meilleur et le plus économique de tous ceux
qui ont été proposés pour la préparation du chlorure d'antimoine ; mais il faut remplacer la concentration à la cornue, qui
a été conseillée par l'évaporation à l'air libre ; car la distillation à la cornue est longue et elle est accompagnée de violens
soubresauts. L'expérience m'a prouvé d'ailleurs que le liquide
qui passe à la distillation contient à peine de l'antimoine.

## CHLORURE D'ANTIMOINE LIQUIDE.

Pr. : Chlorure d'antimoine................: Q. V.

Laissez-le exposé à l'air jusqu'à ce qu'il soit tout-à-fait
liquéfié.

Ce procédé donne un liquide dense, extrêmement caustique
et d'un usage plus commode que le chlorure solide ; l'eau est
absorbée lentement par le chlorure qui n'en prend que ce qui
est nécessaire pour le liquéfier, et sans qu'il se fasse de dépôt
d'oxidochlorure. Beaucoup de pharmacopées étrangères préparent ce chlorure liquide en distillant un mélange de crocus,
de sel marin décrépité et d'acide sulfurique ; mais on obtient
ainsi un liquide moins concentré et qui renferme de l'acide
hydrochlorique libre.

## OXIDOCHLORURE D'ANTIMOINE.
### (Poudre d'Algaroth, mercure de vie.)

On fait dissoudre du sulfure d'antimoine dans l'acide hydrochlorique ainsi qu'il a été dit pour la préparation du beurre
d'antimoine; on sépare la dissolution de son dépôt, et on
la fait concentrer à l'air libre jusqu'à ce qu'elle cristallise par
le refroidissement. C'est afin de chasser complètement tout
l'hydrogène sulfuré qu'elle peut retenir, et la plus grande
partie de l'acide en excès ; on délaie alors dans une quantité
d'eau froide telles que la liqueur ne fasse plus de précipité
par une nouvelle quantité d'eau ; on lave le précipité à l'eau
froide à plusieurs reprises , et on le fait sécher.

L'eau a pour effet de décomposer une partie de chlorure;
il se fait de l'oxide antimonique qui se précipite, entraînant en
une combinaison insoluble du chlorure non décomposé ; il se
fait en même temps de l'acide hydrochlorique qui retient en
dissolution un peu de chlorure d'antimoine.

On remarque que le précipité de poudre d'Algaroth qui est
blanc et caillebotté au moment où il se fait, devient peu à peu
grenu et forme des cristaux distincts, en éprouvant un mouvement moléculaire particulier. Il paraît être composé de 4 pp.
d'oxide, et de 1 pp. de chlorure d'antimoine. Il était employé
autrefois comme émétique, mais il est à peu près inusité sous
ce rapport. Il est intéressant en ce qu'il sert à la préparation
de l'émétique; mais quand on le destine à cet usage, il faut le
laver à plusieurs reprises avec de l'eau bouillante; par là on
parvient à décomposer une partie de chlorure d'antimoine qui
le constitue, et à augmenter la proportion de l'oxide.

## ANTIMOINE DIAPHORÉTIQUE.

L'oxide antimonique, l'acide antimonieux et l'acide antimonique peuvent tous les trois se combiner aux oxides
et constituer des sels : si l'on fait chauffer l'oxide d'antimoine ou l'oxidochlorure avec de la potasse caustique, le précipité est une combinaison insoluble d'oxide d'antimoine et de

potasse (hypoantimonite), tandis que la liqueur alcaline retient en dissolution du protoxide d'antimoine.

Si l'on chauffe l'acide antimonieux dans un creuset avec 3 à 4 fois son poids de carbonate de potasse, et qu'on lave la masse à l'eau froide, celle-ci entraîne l'excès d'alcali, et ne dissout pas sensiblement l'antimonite. Celui-ci bouilli dans l'eau à plusieurs reprises, se sépare en un précipité insoluble ( c'est du bi-antimonite de potasse), et en une liqueur qui donne par évaporation une masse jaune soluble d'antimonite neutre.

En faisant déflagrer dans un creuset un mélange de 1 partie d'antimoine et 4 parties de nitre, et lavant la masse à l'eau froide, on enlève du nitrate de potasse et de l'alcali; puis en reprenant la matière insoluble par l'eau bouillante, il se dissout de l'antimoniate neutre, et il se dépose du bi-antimoniate.

Si on traite l'antimoine par son poids de nitre seulement, le produit contient en même temps de l'oxide antimonique, de l'acide antimonieux et de l'acide antimonique, tous les trois combinés à la potasse. Ce produit est précisément l'antimoine diaphorétique.

     Pr. : Antimoine......................... 1 partie.
          : Nitrate de potasse .................. 1

On réduit les matières en poudre; on les mélange exactement, et on les projette par parties dans un creuset rougi au feu; à chaque fois il y a une déflagration assez vive due à la décomposition du nitre, d'où résultent des oxides d'antimoine et un dégagement d'azote et d'oxide d'azote; la matière est tenue sur le feu au rouge pendant une demie-heure, pendant laquelle la décomposition du nitre continue à se faire. On projette la matière dans l'eau et on la lave à l'eau froide à plusieurs reprises, jusqu'à ce que celle-ci soit tout-à-fait insipide; les premiers lavages enlèvent le nitrate et le nitrite de potasse; puis quand la liqueur n'est plus alcaline, il se dissout des combinaisons neutres antimoniques, tandis que le précipité retient un excès d'acide. Ce précipité bien lavé contient de l'hypoantimonite, de l'antimonite et de l'antimoniate acide de potasse. C'est lui qui constitue l'antimoine diaphorétique lavé, que le Codex a fort mal à propos nommé oxide blanc d'antimoine et qui est demandé sous ce nom.

La matière avant son lavage portait autrefois le nom d'antimoine diaphorétique non lavé; elle est sans emploi. Les eaux de lavage laissent déposer par les acides un précipité blanc, qui était connu sous le nom de matière perlée de kerkringius, de magistère ou de céruse d'antimoine et qui est un mélange de tous les oxides de ce métal.

L'antimoine diaphorétique est un médicament variable dans sa composition et plusieurs causes concourent à ce résultat. Le rapport entre le nitre et l'antimoine, la chaleur plus ou moins forte ou prolongée à laquelle on soumet le mélange, la manière dont les lavages sont opérés, sont autant de circonstances qui ont pour effet de modifier la nature des produits; or, les pharmacopées sont loin de s'accorder à ce sujet, Macquer et le Codex font employer parties égales de nitre et d'antimoine; tandis que d'autres emploient deux et trois fois plus de nitre que de métal; les uns font laver à l'eau froide; les autres font les lavages à l'eau tiède ou à l'eau bouillante.

Quand le nitre réagit sur l'antimoine, ce métal passe à un état d'oxidation qui varie suivant les proportions du nitrate de potasse: si la proportion de celui-ci est forte, et que l'on soutienne la chaleur pendant quelque temps, tout est transformé en antimoniate de potasse; mais si les proportions de nitre sont plus petites, l'antimoine s'oxigène moins, et le plus souvent l'antimoine diaphorétique est un mélange d'hypoantimonite, d'antimonite et d'antimoniate, dans des proportions qui varient à chaque opération; car une calcination prolongée a pour effet de détruire le nitrite qui s'est formé, en oxidant davantage l'antimoine. M. Berzélius a vu même qu'en chauffant long-temps et fortement deux parties de nitre et une d'antimoine, on pouvait arriver à obtenir une masse entièrement soluble dans l'eau. Ajoutons que lorsque les lavages de l'antimoine diaphorétique sont faits à l'eau froide, la décomposition se fait partiellement et seulement à la longue, tandis que l'eau bouillante sépare nettement la masse en deux parties, savoir: la combinaison neutre soluble et la combinaison acide insoluble dans l'eau. Ces différences dans la composition de ce produit ont cependant peu d'influence sur ses propriétés, car M. Trousseau a reconnu que l'hypoantimonite, l'antimonite et l'antimoniate ont des propriétés semblables, ainsi qu'il en est pour leurs acides à l'état isolé.

Cependant il paraît qu'une faible proportion de nitre, ou qu'un chauffage trop peu de temps prolongé, laisse à l'antimoine diaphorétique une propriété émétique : c'est au moins ce que Lemery avait observé. Cet effet est surtout très-sensible dans la poudre cornachine ou de tribus, qui contient en même temps de la crême de tartre et de l'antimoine diaphorétique, et qui devient émétique avec le temps si elle a été faite avec un antimoine diaphorétique peu oxigéné.

### SULFATE TRIANTIMONIQUE.
#### (Sous-sulfate d'antimoine.)

Le sous-sulfate d'antimoine est une poudre grise, peu sapide et insoluble dans l'eau : celle-ci le décompose lentement en entraînant à chaque fois une nouvelle quantité d'acide. Le sous-sulfate d'antimoine est composé de : oxide d'antimoine, 1 pp. ; acide sulfurique 1 pp. L'oxigène est en même quantité dans l'oxide et dans l'acide.

Le sous-sulfate d'antimoine n'est employé que pour préparer l'émétique ; on l'obtient de la manière suivante :

Pr. : Antimoine pulvérisé .................... 1 partie.
     Acide sulfurique à 66 degrés............ 5

On met l'antimoine et l'acide dans une cornue de grès, on chauffe graduellement, jusqu'à ce qu'il ne distille plus rien, en ayant soin toutefois de modérer le feu pour ne pas décomposer le sulfate. Il faut se débarrasser du gaz sulfureux et des vapeurs sulfuriques en opérant en plein air, ou sous une bonne cheminée, ou en condensant ces produits. La masse qui reste dans la cornue est lavée à plusieurs reprises : elle se partage en acide sulfurique, qui se dissout en entraînant un peu d'oxide d'antimoine, et en sous-sulfate qui reste, et que l'on fait sécherr.

2.                                    38

Le Codex, d'après Philips, prescrit d'employer 1 partie d'antimoine et 1/2 partie d'acide ; mais cette quantité d'acide est insuffisante : le produit est alors mélangé de beaucoup d'antimoine, qui n'a pas été attaqué.

## TARTRATE ANTIMONICO-POTASSIQUE.
(Tartrate de potasse et d'antimoine ; tartre stibié, tartre émétique, émétique.)

Le tartrate de potasse et d'antimoine est incolore et inodore ; sa saveur est âcre et désagréable ; il cristallise en tétraèdres ou en octaèdres transparens, qui s'effleurissent lentement à l'air. Il est soluble dans 1,88 d'eau bouillante, et dans 14 d'eau froide. L'eau commune, qui contient des carbonates de chaux et de magnésie, en précipite lentement de l'oxide d'antimoine à la température ordinaire, et instantanément à l'ébullition ; les plantes astringentes, et entre autres le quinquina, en séparent l'oxide d'antimoine en un composé insoluble. L'émétique est composé de : tartrate potassique, 1 pp. 32,57 ; tartrate triantimonique, 1 pp. 62,29 ; eau, 2 pp. 5,14.

M. Henry, qui a examiné la valeur comparative des différens procédés employés à la préparation de l'émétique, a donné la préférence à celui de la pharmacopée de Dublin. On l'exécute de la manière suivante :

Pr. : Oxidochlorure d'antimoine............ 1 partie.
      Crème de tartre pulvérisée............ 1          1/2
      Eau................................... 10

On fait bouillir pendant 1/2 heure dans une bassine d'argent ; on filtre, on fait évaporer les liqueurs, jusqu'à ce qu'elles marquent 25 degrés à l'aréomètre, et on les fait cristalliser. L'eau mère est acide ; on la sature à froid par de la craie ; on filtre ; on lave le dépôt avec de l'eau froide ; on réunit les liqueurs et on les fait évaporer et cristalliser. De nouvelles évaporations donnent encore de l'émétique, mais il n'est pas pur ; on a besoin de le purifier par de nouvelles cristallisations. On observe que sur la fin il se fait de gros prismes : c'est de l'émétique qui contient un peu de chlorure de potassium : la modification dans la forme est due à ce que l'émétique a cristallisé dans un milieu très-chargé de muriate de chaux.

La crème de tartre, à la faveur de son excès d'acide, enlève l'oxide d'antimoine à l'oxichlorure, et s'y combine ; mais en même temps le chlorure, devenu libre, se change en oxide, qui se combine aussi à l'acide tartrique, et en acide hydrochlorique. Ce dernier décompose une portion du tartrate de potasse, met en liberté de l'acide tartrique, et fait du chlorure de potassium ; de sorte que la liqueur contient de l'émétique, du chlorure de potassium, de l'acide tartrique et de l'acide hydrochlorique ; la craie, que l'on ajoute aux eaux mères, a pour effet de saturer ces deux acides ; le tartrate de chaux se précipite, mais le muriate de chaux reste dans les liqueurs, et gène les dernières cristallisations.

Philips a conseillé de préparer l'émétique en faisant bouillir P. E. de crème de tartre et de sous-sulfate d'antimoine. La liqueur, après l'ébullition, contient de l'acide tartrique, de l'acide sulfurique, du sulfate de potasse et de l'émétique ; c'est que l'acide sulfurique du sous-sulfate enlève une portion de potasse à la crème de tartre ; mais l'affinité de l'acide tartrique éliminé contrebalance bientôt par sa masse l'affinité plus grande de l'acide sulfurique. Ici encore l'acidité de la liqueur nuit à la cristallisation ; aussi est-il avantageux de saturer l'excès d'acide par la chaux après la première cristallisation. Ce qui rend le procédé de Philips peu avantageux, c'est que le procédé de préparation du sulfate d'antimoine est lui-même peu commode.

On préparait autrefois l'émétique en faisant bouillir 3 parties de crème de tartre avec 2 parties de verre d'antimoine porphyrisé ; on évaporait à siccité, pour détruire l'état gélatineux de la silice, qui se dissolvait dans la liqueur. On faisait redissoudre dans l'eau et cristalliser. Comme le verre d'antimoine contient du fer, il se faisait du tartrate de potasse et de fer, dont on ne parvenait à débarrasser l'émétique que par de nombreuses cristallisations : c'est ce qui a fait abandonner ce procédé. Il restait dans les dernières eaux mères, suivant Hallequist, un sel, avec excès d'antimoine, qui est incristallisable.

En même temps qu'il se fait de l'émétique pendant l'action de la crème de tartre sur le verre d'antimoine, il se dégage de l'hydrogène sulfuré, il se dépose une sorte de kermès, les liqueurs se colorent, et on obtient, au-dessus de l'émétique, un dépôt cristallisé de tartrate de chaux.

La crème de tartre, en agissant sur le verre d'antimoine, enlève l'oxide d'antimoine et se sature.

Tous les autres phénomènes sont accessoires. L'hydrogène sulfuré qui se dégage est le résultat de la décomposition d'une petite quantité du sulfure d'antimoine et de l'eau sous l'influence de la crème de tartre. Le kermès provient de ce que le sulfure d'antimoine se trouvant en contact avec l'eau au moment où il sort de la combinaison, s'y combine et fait du kermès. La coloration des liqueurs est due à l'oxide de fer, qui forme avec la potasse un sel double soluble. Le tartrate de chaux existait dans la liqueur à la faveur du tartrate de potasse. Il se sépare une quantité correspondante de tartrate neutre de potasse qui reste dans les eaux mères, comme M. Thénard l'a observé.

L'émétique est employé en potions, en tisanes ou à l'extérieur sous forme d'emplâtre, sur des formules qui sont faites par le médecin suivant l'indication du moment.

VIN ÉMÉTIQUE.

Pr. : Émétique .............................. 2 grains.
  Vin de Malaga ....................... 1 once.

S.

POMMADE D'AUTENRIETH.

Pr. : Émétique............................... 5 parties.
  Axonge................................ 16 -

On mêle les deux substances et on broie la pommade sur un porphyre; on en prend gros comme une noisette et on l'emploie en frictions comme un dérivatif puissant, surtout dans les cas de coqueluche, de catarrhes, etc. Les doses d'émétique et d'axonge peuvent être variées à l'infini.

POUDRE DE JAMES.

Pr. : Sulfure d'antimoine en poudre grossière. }
  Corne de cerf râpée................... } ana P. E.

On mêle ces deux matières et on les fait griller sur un têt chauffé, en les agitant continuellement, jusqu'à ce que la masse ait acquis une couleur grise ; on la réduit en poudre fine et on la chauffe dans un creuset à l'incandescence pendant deux heures.

Cette formule est celle du Codex de Paris et de la pharmacopée d'Edimbourg. Elle donne une poudre analogue à celle qui a été analysée par M. Berzélius, et qu'il a trouvé composée de 2/3 d'acide antimonieux et de 1/3 de phosphate de chaux, avec 1 pour 100 d'antimonite de chaux ; ce dernier provenant de la combinaison de l'acide antimonieux avec la chaux du carbonate calcaire contenu dans la corne de cerf. Suivant le docteur Ure, c'est de l'oxide d'antimoine et non de l'acide antimonieux qui se trouve dans le produit, et le fait est que ce doit être tantôt l'un, tantôt l'autre, ou l'un et l'autre, suivant que le grillage a été conduit ; on conçoit, du reste, qu'il ne s'y trouve pas d'acide antimonique, qui serait détruit à la température à laquelle on opère.

La recette précédente de la poudre de James est basée sur une recette donnée par James lui-même ; mais cette poudre, comme tous les médicamens secrets, a varié plusieurs fois dans sa composition. Philips et Richard ont analysé de la poudre de James, qui contenait 2,3 de phosphate et 1/3 d'oxide : Pearson et Philips, dans une autre analyse, ont trouvé des proportions intermédiaires.

Les pharmacopées de Londres et de Dublin font employer 1 partie de sulfure et 2 parties de corne de cerf.

Chenevix conseille, pour obtenir la poudre de James, de faire dissoudre 1 partie d'oxide d'antimoine et 1 partie d'os calcinés dans la plus petite quantité d'acide hydrochlorique, et de précipiter par une eau ammoniacale. Ce procédé a été adopté par Van-Mons et par Coxe ; mais il donne un produit différent, car, la poudre de James, qui en résulte, est soluble dans les acides, tandis que celle obtenue par calcination ne l'est pas. Cette poudre contient aussi moins de phosphate de chaux, et, si on veut en augmenter la quantité, la poudre, suivant l'observation de Brandes, devient graveleuse en séchant.

D'autres formules de poudre de James font entrer une certaine quantité de nitre dans la préparation. Elles ont pour point de départ une recette évidemment fausse, déposée par James à la chancellerie, suivant Donald-Monro ; elle consiste à calciner le sulfure d'antimoine dans un creuset avec un peu de nitre et d'huile animale, et à ajouter au mélange une petite quantité d'une composition faite avec le mercure, l'argent, l'antimoine, le sel ammoniac et le nitre. Coxe fait observer, avec raison, qu'autant vaut prendre l'antimoine diaphorétique.

Enfin j'ai analysé une poudre de James venue de Genève, où elle est très-vantée, et je l'ai trouvée composée de : 3 parties de phosphate de chaux et de 1 partie de phosphate d'antimoine. On l'imite parfaitement en dissolvant les deux phosphates dans l'acide hydrochlorique, et en précipitant par l'ammoniaque.

Il n'est pas étonnant qu'avec toutes ces variations de formulés la poudre de James soit considérée comme un médicament infidèle, et, ce qui est bien certain, c'est qu'à Londres, deux héritiers de James vendent sa poudre chacun de leur côté, et que chacun aussi fabrique une poudre différente.

On prétend que la poudre de James est diaphorétique, purgative. Elle a été surtout vantée contre les fièvres. James, après avoir purgé avec sa poudre, donnait le quinquina à haute dose ; de là les succès qu'il a obtenus.

## KERMÈS MINÉRAL.

Hydrosulfate d'antimoine, sous-hydrosulfate d'antimoine, oxydosulfure d'antimoine hydraté.)

Le kermès a été découvert par Glauber ; un de ses élèves le fit connaître à Chastenay, qui lui-même le communiqua à La Ligerie, chirurgien à Paris. Un chartreux, le père Simon, l'employa avec grand succès pour guérir un moine de son couvent ; cette guérison fit grand bruit, mit le kermès en réputation, et le gouvernement, en 1720, acheta le secret de La Ligerie.

Le procédé de préparation du kermès le plus anciennement publié est celui de La Ligerie. Il consiste à faire bouillir pendant deux heures, dans 8 parties d'eau pure, 4 parties de sulfure d'antimoine et 1 partie de nitre fixé par les charbons

( carbonate de potasse ), on filtre bouillant. Quand la liqueur est refroidie, on la sépare du dépôt de kermès qui s'est formé, et on la fait bouillir de nouveau avec le résidu insoluble, après y avoir ajouté une nouvelle quantité de l'alcali, égale au quart de celui qui a été employé déjà ; on réitère une nouvelle fois cette manœuvre, on lave le kermès obtenu et on le fait sécher à l'ombre.

Les méthodes de préparations, qui sont maintenant usitées, peuvent se réduire à trois principales, 1º on fait bouillir le sulfure d'antimoine avec du carbonate de potasse ou de soude ; 2º on remplace le carbonate alcalin par une solution d'alcali caustique ; 3º on fait fondre, à la chaleur rouge, un mélange de sulfure d'antimoine et de carbonate alcalin, et l'on traite la masse fondue par l'eau bouillante.

Les auteurs varient singulièrement pour les proportions d'alcali et de sulfure d'antimoine qu'il convient d'employer. Toutefois, on s'accorde généralement à préférer à la potasse la soude qui donne un kermès d'une plus belle couleur. Une des conditions qu'il faut remplir dans tous les procédés, est de faire refroidir les eaux du kermès avec le plus de lenteur possible ; car celui-ci est d'autant plus fin et velouté qu'il s'est déposé plus lentement. Je décrirai successivement, comme exemples de chacune des méthodes de préparation du kermès, savoir : pour l'emploi du carbonate de soude, le procédé de Cluzel ; pour l'emploi des dissolutions d'alcali caustique, le procédé de Piderit ; et enfin comme méthode de préparation par la fonte, le procédé de Berzélius.

### PROCÉDÉ DE CLUZEL.

```
Pr. : Sulfure d'antimoine en poudre très-fine.  1 partie.
      Carbonate de soude cristallisé.........  22,5
      Eau de rivière........................  250
```

On porte l'eau à l'ébullition dans une chaudière de fonte ou de tôle, afin d'en chasser l'air ; on ajoute le carbonate de soude et ensuite le sulfure d'antimoine. On fait bouillir pendant deux heures environ ; on retire le feu ; on laisse déposer, on sépare par décantation tout ce qu'il est possible d'enlever de liqueur claire, et l'on verse le reste de la liqueur bouillante sur des filtres placés au-dessus de terrines, qui sont elles-mêmes plongées dans de l'eau chaude, pour que le refroidissement se fasse avec plus de lenteur. Quand toute la liqueur a filtré, on couvre les terrines, et on laisse refroidir. Le lendemain on trouve le kermès déposé; on le sépare par la filtration; on le lave avec de l'eau froide non aérée, on l'exprime, et on le fait sécher dans une étuve modérément chauffée. Les eaux mères qui ont laissé déposer le kermès, sont remises dans la chaudière avec les matières qui avaient refusé de se dissoudre. On fait bouillir pour avoir une autre dose de kermès. Les nouvelles eaux-mères et le nouveau résidu peuvent encore donner du kermès par de nouvelles ébullitions, mais comme la couleur du kermès obtenue alors serait moins foncée, si l'on veut continuer l'opération, on ajoute alternativement une fois de l'alcali, une autre fois du sulfure d'antimoine.

Le procédé de Cluzel est celui qui donne le plus beau kermès. Il est d'un rouge brun foncé, et d'un aspect velouté; malheureusement il faut employer des masses considérables de liquide pour n'avoir que peu de produit.

PROCÉDÉ DE PIDERIT.

<pre>
Pr. : Potasse caustique liquide............... 3 parties.
      Sulfure d'antimoine................... 1
      Eau................................... 1
</pre>

On opère absolument comme pour le procédé de Cluzel.

Les alcalis caustiques donnent proportionnellement plus de kermès que les carbonates alcalins; mais il a une couleur plus rouge et plus terne. C'est, en général, une mauvaise méthode, et qui n'a été recommandée que par un bien petit nombre de praticiens.

PROCÉDÉ DE BERZÉLIUS.

<pre>
Pr. : Sulfure d'antimoine ................. 3 parties.
      Carbonate de potasse................. 8
</pre>

On mélange ces deux matières, et on les fait fondre dans un creuset couvert. Quand la masse est refroidie, on la casse par morceaux, et on la fait bouillir dans l'eau, en s'en tenant aux indications qui ont été données en décrivant le procédé de

Cluzel. Les eaux mères et les résidus, ici encore, peuvent fournir de nouveau kermès.

Ce procédé de préparation du kermès et d'autres analogues sont le plus généralement usités, parce qu'ils donnent beaucoup plus de produit. Le kermès est plus rouge, moins fin et moins velouté que celui de Cluzel. Cependant quand on prend toutes les précautions convenables, le produit est de bonne qualité.

M. Berzélius a étudié avec soin les phénomènes chimiques qui se produisent pendant la réaction du sulfure d'antimoine sur une solution d'alcali caustique. Il se fait un échange entre les élémens de l'oxide alcalin et du sulfure d'antimoine, d'où résulte du sulfure de potassium ou de sodium, et du protoxide d'antimoine. A la chaleur de l'ébullition, le sulfure de potassium se sature de sulfure d'antimoine. En même temps, une partie de l'oxide d'antimoine formé, se combine avec la potasse, et donne naissance à des composés particuliers (hypo-antimonites) : l'un avec excès de potasse reste en dissolution, un autre avec excès d'oxide d'antimoine, se dépose. La seconde partie d'oxide d'antimoine se combine avec une portion de sulfure d'antimoine, et constitue un autre composé insoluble, d'une couleur jaune, connu sous le nom de *crocus*, ou oxido-sulfure d'antimoine.

La filtration de la liqueur bouillante a pour effet de laisser sur les filtres le crocus, l'hypoantimonite insoluble, et le sulfure qui n'a pas été attaqué. La liqueur est une solution d'hypo-antimonite, et d'un peu d'antimonite de potasse (celui-ci formé par l'oxigénation de l'hypoantimonite au contact de l'air), avec du proto-sulfure de potassium saturé de sulfure d'antimoine.

Par le refroidissement, une partie du sulfure d'antimoine se sépare ; mais comme cet effet est produit au milieu d'une masse d'eau, à mesure que chaque molécule de sulfure sort de combinaison, elle en contracte une nouvelle avec l'eau, et se précipite à l'état d'hydrate ; c'est le kermès. Les lavages ont pour effet d'en séparer l'eau mère qui y était restée adhérente. Une autre cause concourt, quoique moins puissamment, à la précipitation du kermès ; c'est l'oxidation lente du sulfure de potassium par l'oxigène de l'air. Il se fait de la potasse et du sulfure sulfuré. Celui-ci ne peut tenir le sulfure d'antimoine en dissolution, et, par conséquent, il se dépose une nouvelle quantité de celui-ci, correspondante à la quantité de sulfure sulfuré qui s'est produite.

La liqueur, après la séparation du kermès, contient du protosulfure de potassium, un peu de deutosulfure, du sulfure d'antimoine, de l'hypo-antimonite, et de l'antimonite de potasse. Elle est propre à redissoudre à chaud une certaine quantité de sulfure d'antimoine, par la saturation du sulfure alcalin. Si on vient à verser un acide ( sulfurique, hydrochlorique, acétique) dans cette liqueur, il se dégage de l'hydrogène sulfuré, et il se dépose un précipité léger, couleur de feu, qui était connu des anciens chimistes sous le nom de *soufre doré d'antimoine*. Celui-ci est un mélange en proportions variables de sulfure d'antimoine hydraté ordinaire, avec un autre sulfure d'antimoine plus sulfuré correspondant à l'acide antimonieux. Sa formation s'explique aisément.

Quand un acide vient à agir sur l'eau mère de kermès, il détermine la décomposition de l'eau, d'où résulte de la potasse avec le radical du protosulfure et celui du sulfure sulfuré; l'hydrogène de l'eau se combine au soufre, et forme de l'hydrogène sulfuré, et tout le soufre en excès se dépose; en même temps l'acide réagit sur l'antimonite et sur l'hypo-antimonite de potasse, s'empare de leur base, et met les deux oxides d'antimoine en liberté. Ceux-ci sont réduits par l'hydrogène sulfuré, en deutosulfure d'antimoine hydraté d'une couleur jaune doré, et en protosulfure hydraté couleur de feu. Mais celui-ci, à mesure qu'il se forme, rencontrant le soufre qui se sépare du sulfure sulfuré de potassium, s'y combine et se change en deutosulfure; et il subirait même, en totalité, cette transformation, si le contact de l'air avait été assez prolongé pour qu'il se soit fait une quantité suffisante de sulfure sulfuré alcalin.

Je dois ajouter qu'à mesure que le sulfure de potassium est détruit par l'acide, le kermès qu'il tenait dissous se sépare; mais il se combine, à mesure, avec une portion du soufre qui se dépose en même temps, et il se trouve changé en soufre doré. Quant au dégagement d'hydrogène sulfuré, il provient de ce qu'une partie de l'oxide d'antimoine, s'étant séparée à l'état de crocus et d'hypo-antimonite insoluble au commencement de l'opération, l'hydrogène sulfuré n'a plus rencontré dans la liqueur qu'une partie des combinaisons oxidées d'antimoine que par sa quantité il était susceptible de réduire.

Les phénomènes chimiques sont les mêmes quand on fait bouillir le sulfure d'antimoine avec les carbonates alcalins. Seulement une partie de celui-ci est décomposé en alcali caustiqué et en acide carbonique. Cet acide se porte à mesure sur une partie de carbonate indécomposé, et le change en sesquicarbonate, dont l'action sur le sulfure d'antimoine est presque nulle. C'est là une des causes qui rendent cette opération si peu productive.

La théorie du procédé par la fonte est à peu près semblable; mais ici l'acide carbonique est chassé et l'on obtient un mélange de sulfure d'antimoine combiné au sulfure de potassium, d'hypoantimonite de potasse et de crocus ( oxydo-sulfure): si la température est très-élevée, il se réduit de l'antimoine; c'est que tout ou partie du protoxide d'antimoine prend à la potasse l'oxygène qui lui est nécessaire pour se changer en acide antimonieux. Le potassium enlève à son tour du soufre à une partie du sulfure d'antimoine, dont le radical se sépare. Il se pourrait bien que l'antimoine provînt de la décomposition du protoxide d'antimoine en acide antimonieux et en antimoine métallique. On conçoit, d'ailleurs, qu'à l'ébullition dans l'eau on voie se reproduire tous les phénomènes que nous avons signalés, lors de l'emploi de l'alcali liquide. Quelques personnes ajoutent du soufre au mélange d'alcali et de sulfure d'antimoine; il se fait alors du sulfure sulfuré de potassium, et il se dissout moins de sulfure d'antimoine. La quantité de kermès est donc diminuée, mais il se fait aussi plus de soufre doré : c'est même un procédé auquel on peut avoir recours pour obtenir directement celui-ci.

Dans ce qui précède, nous avons considéré le kermès comme un sulfure d'antimoine hydraté. C'est l'opinion qui a été émise par M. Berzélius; suivant ce chimiste, on n'y trouverait d'oxide d'antimoine qu'autant que le kermès retiendrait de l'hypoantimonite de potasse. Cette opinion n'est pas partagée par les chimistes français ; ils s'accordent tous à considérer le kermès comme

une combinaison de sulfure d'antimoine , d'oxide d'antimoine
et d'eau ( oxydo-sulfure hydraté ), et il est de fait que l'on
retrouve toujours de l'oxide d'antimoine dans le kermès médicinal.

Un fait d'une grande importance est la présence du sulfure
de potassium ou de sodium dans le kermès. Geoffroy, il y
a déjà bien long-temps , y avait reconnu la présence de l'alcali , mais il avait été démenti, à tort, par Baumé et Deyeux.
Depuis, Brandes , analysant plusieurs kermès obtenus par des
méthodes diverses, a constaté dans tous la présence de la potasse et de la soude. Je me suis assuré par des expériences di-
rectes , que lorsque l'on fait bouillir le sulfure d'antimoine
avec une dissolution de sulfure de potassium pur, l'espèce de
kermès qui se dépose par le refroidissement, retient du sulfure
alcalin qu'on ne peut lui enlever par des lavages. Si après avoir
lavé ce kermès avec de l'eau froide, on le traite par l'eau
bouillante, une partie du sulfure alcalin se sépare, entraînant
en dissolution du sulfure d'antimoine; mais , quelques multi-
pliés que soient ces traitemens, on ne peut jamais séparer tout
le sulfure alcalin : cette circonstance montre la nécessité de
faire les lavages du kermès à l'eau froide. J'ai vu en outre que
le sulfure d'antimoine hydraté couleur de feu , mis en contact
à froid avec une dissolution de sulfure de sodium , se change
immédiatement en une poudre brune tout-à-fait semblable au
kermès. Ces réactions me paraissent donner quelque probabi-
lité à l'opinion des chimistes qui regardent l'oxide d'antimoine
contenu dans le kermès, comme y existant à l'état d'hypoantimonite alcalin , le sulfure d'antimoine y étant lui-même combiné avec du sulfure de sodium.

M. Liebig a trouvé dans du kermès préparé par le procédé
de Cluzel , oxide d'antimoine 21 à 22 parties , sulfure d'antimoine 70 parties , eau 5 parties , alcali, à l'état de sulfure ou
de sel antimonique, environ 3 parties.

Le kermès est employé en médecine comme diaphorétique
incisif ; c'est un purgatif et vomitif à plus haute dose. On le
fait souvent entrer dans la composition de potions ou de pilules
magistrales.

### TABLETTES DE KERMÈS.

Pr. : Kermès minéral....................... 1 partie.
    Sucre............................... 71
    Mucilage de gomme arabique......... S. Q.

On fait une masse bien ferme, que l'on divise en tablettes de 12 grains qui contiennent chacune 1/6 de grain de kermès. On doit les conserver dans des vases bien fermés.

On fait les pastilles de kermès avec le mucilage de gomme arabique ; alors, suivant l'observation de MM. Pouget et Boutigny, elles se conservent mieux sans altération.

Le soufre doré d'antimoine a des propriétés analogues à celles du kermès ; il est beaucoup moins employé.

### POUDRE DE PLUMER.

Pr. : Mercure doux ..................... }
     Soufre doré d'antimoine............. } ana P. E.

Mêlez et renfermez dans un vase bien sec et bien bouché.

Cette poudre doit être préparée au moment du besoin, car suivant l'observation de M. Vogel, elle se décompose à l'air humide en prenant une couleur grise. Il se fait du sulfure de mercure, de l'oxide d'antimoine et de l'acide hydrochlorique.

## PRÉPARATIONS D'ARSENIC.

### ARSENIC MÉTAL.

L'arsenic est un métal d'une couleur gris d'acier, et d'un éclat très-vif ; mais il se ternit promptement à l'air en se recouvrant d'une couche noirâtre ; sa densité est 5,70 ; il se volatilise à 180° sans entrer en fusion ; ses vapeurs ont une odeur alliacée très-remarquable ; il est cassant. Il se combine avec l'oxigène de l'air à la température ordinaire et se transforme en sous-oxide noir ; il brûle dans l'oxigène, à une température élevée, avec une flamme d'un bleu pâle, et il forme alors de l'acide arsénieux ; enfin, par des corps oxidans comme l'acide nitrique, le nitrate de potasse, on peut le charger d'une plus grande quantité d'oxigène, et il devient acide arsénique. Le nombre proportionnel de l'arsenic est 47.

L'arsenic, métal, n'est pas employé en médecine. Il constitue la matière vendue dans le commerce sous le nom de cobalt, cobolt ou poudre aux mouches.

## ACIDE ARSÉNIEUX.

( Arsenic, oxide blanc d'arsenic. )

L'acide arsénieux est blanc, âcre, nauséeux, très-vénéneux ; il est volatil. Quand on le chauffe sur des charbons incandescens, il répand une vapeur blanche, d'une forte odeur alliacée ; cette odeur est due à une portion d'arsenic métal, qui a été revivifiée par le charbon. Il est peu soluble dans l'eau, et sa solubilité n'est pas toujours la même, comme l'a observé M. Guibourt ; 100 parties d'eau dissolvent, à la température ordinaire, 0,96 parties d'acide arsénieux vitreux, et à l'ébullition, 9,68 p.; la liqueur refroidie en retient 1,78 partie. 100 parties d'eau dissolvent au contraire, à la température ordinaire, 1,25 parties d'acide arsénieux devenu opaque, et à $+ 100$, 11,47 parties ; il en reste dans la liqueur, après le refroidissement, 2,9 parties. L'acide arsénieux se combine aux bases et forme des sels dans lesquels l'oxigène de la base est à l'oxigène de l'acide comme $1 : 1,5$. L'acide arsénieux est composé lui-même de : 1 pp. arsenic (75,81), 1 pp. 1/12 oxigène (24,19).

L'acide arsénieux est un des poisons les plus dangereux ; aussi la loi prescrit-elle aux pharmaciens de ne le délivrer qu'à des personnes connues, et sur leur demande signée. On l'emploie cependant en médecine comme médicament ; à l'intérieur on le donne contre les affections intermittentes rebelles, contre les fièvres, contre les maladies scrophuleuses ou vénériennes, qui attaquent les systèmes glandulaires ou osseux. C'est un remède des plus violens, et qui ne doit être administré qu'avec la plus grande circonspection ; à l'extérieur on l'a recommandé pour combattre les tumeurs cancéreuses et certaines maladies de la peau.

On emploie l'acide arsénieux à l'intérieur, en dissolution dans l'eau ou sous forme de poudre, de pilules. Les graves accidens qui pourraient résulter d'un malentendu, devraient engager les médecins à ne pas se servir de formules toutes faites, mais à les faire toujours eux-mêmes au moment du besoin.

### POUDRE DE FONTANEILLES.

Pr. : Arsenic blanc porphyrisé..............	2 grains.
  Mercure doux.....................	16 grains.
  Opium brut .......................	2 grains.
  Gomme arabique.................	1 gros.
  Sucre ...........................	1 gros.
M.

Recommandée contre les fièvres intermittentes rebelles.

### PILULES DE DARTON.

Pr. : Arsenic blanc porphyrisé..............	2 grains.
  Opium ...........................	0
  Savon médicinal..................	22

F. S. A. 36 pilules; chacune contient 1/18 de grain d'acide arsénieux.

### PILULES ASIATIQUES.

Pr. : Acide arsénieux porphyrisé..........	16 grains.
  Poivre noir pulvérisé.............	2 gros 1/4
  Gomme arabique .................	30 grains.
  Eau .............................	S. Q.

On triture pendant très-long-temps le poivre et l'arsenic dans un mortier de fer, on ajoute la gomme et l'eau, et l'on divise la masse en 200 pilules. Chaque pilule contient 1/12 de grain d'arsenic.

### POUDRE ARSÉNICALE DE ROUSSELOT.

Pr. : Arsenic porphyrisé................	1 parties.
  Sangdragon .....................	8
  Cinnabre porphyrisé.............	8
M.

Cette poudre est employée pour cautériser les plaies cancéreuses. Au moment de s'en servir on en fait une pâte avec de la salive ou de l'eau légèrement gommée. Il entrait autrefois dans cette composition de la cendre de vieilles semelles.

Cette composition remplace la pâte arsénicale du frère Cosme, qui en diffère peu, et celle du docteur Patrix, dans laquelle la proportion de cinnabre est double.

### POUDRE ARSÉNICALE DE JUSTAMOND.

    Pr. : Antimoine cru......................... 2 onces.
          Arsenic blanc......................... 1

On mélange les deux poudres et on les fait fondre dans un creuset ; on pulvérise le produit et l'on y ajoute, suivant l'ordonnance spéciale du chirurgien :

          Extrait d'opium....................... 2 à 6 gros.

### POMMADE ARSÉNICALE.

    Pr. : Arsenic porphyrisé................... 1 gros.
          Axonge............................... 1 once.
    M.

### LINIMENT ARSÉNICAL DE SWEDIAUR.

    Pr. : Arsenic porphyrisé................... 1 gros.
          Huile d'olives....................... 1 once.
    M.

## ARSÉNITE DE POTASSE.

Les propriétés chimiques de l'arsénite de potasse sont mal connues. C'est un sel blanc, d'une saveur âcre, très-vénéneux, soluble dans l'eau, qui le laisse par l'évaporation sous la forme d'une masse saline sans indice de cristallisation. Il est composé de : potasse, 1 pp. (48,76), acide arsénieux, 1 pp. (51,24). Il est employé aux mêmes usages que l'acide arsénieux ; mais on ne s'en sert jamais à l'état de pureté ; on emploie toujours une solution d'acide arsénieux dans le carbonate de potasse, faite suivant des doses qui varient avec chaque formulaire ; elles ont toutes cela de commun que l'alcali y est en proportion plus grande qu'il ne faudrait pour saturer l'acide arsénieux. La formule la plus employée est celle du docteur Fowler.

### LIQUÉUR DE FOWLER.

Pr. : Acide arsénieux....................... 1 gros 18 grains.
    Carbonate de potasse pur............ 1 gros 18 grains.
    Eau distillée.......................... 1 livre.

On fait bouillir dans un matras pour opérer la dissolution ; on laisse refroidir et l'on ajoute :

    Alcoolat de mélisse composé.......... 1/2 once.
    Eau distillée......................... S. Q.

On emploie une quantité d'eau telle que la solution pèse en tout 1 livre. La liqueur contient exactement 1 pour 100 de son poids d'acide arsénieux, et 1/50 d'arsénite ; un gros de liqueur renferme sensiblement 3/4 de grain d'acide, et 1 grain 1/2 d'arsénite.

## ACIDE ARSÉNIQUE ET ARSÉNIATES.

L'acide arsénique est solide, d'un blanc de lait ; sa saveur est très-acide ; il exerce sur l'économie animale une action délétère des plus énergiques. Il attire l'humidité de l'air ; 2 parties d'eau froide suffisent pour le dissoudre. Il est composé de : arsenic, 1 pp. (65,28), oxigène, 2 pp. 1/2 (34,72).

L'acide arsénique n'est pas employé en médecine ; mais il sert à la préparation de l'arséniate d'ammoniaque ; on le prépare de la manière suivante :

Pr. : Acide arsénieux..................... 1 partie.
    —   hydrochlorique à 22 degrés ..... 2
    —   nitrique à 35 degrés........... 4

On verse les deux acides sur l'acide arsénieux, et l'on chauffe au bain de sable dans une cornue de verre, munie d'une alonge et d'un récipient ; quand tout l'acide arsénieux a été dissout, et qu'il ne reste plus que 1/6 de la liqueur ; on place la cornue sur un petit bain de sable dans un fourneau de réverbère, on continue la distillation, et l'on chauffe la matière jusqu'au rouge sombre. L'acide arsénique reste sous la forme d'une poudre blanche, incristallisée. Il faut éviter de chauffer trop, car l'acide perdrait de l'oxigène, et se changerait d'abord en

2.                                                    39

un mélange d'acide arsénieux et d'acide arsénique, puis à une
température plus élevée en oxigène et en acide arsénieux. L'a-
cide arsénique qui a été trop chauffé, ne se dissout que partiellement dans l'eau, parce qu'il laisse de l'acide arsénieux indissous ; mais il faut attendre quelque temps pour prononcer, car
l'acide pur, mis en contact avec l'eau, ne se dissout totalement
qu'avec beaucoup de lenteur ; mais la dissolution finit par être
complète.

## BI-ARSÉNIATE DE POTASSE.
### ( Sel arsénical de Macquer. )

L'acide arsénique forme, avec la potasse, deux sels à différens
états de saturation ; le sel neutre est très-déliquescent, incristallisable ; il n'est pas employé en médecine ; le sel, avec excès
d'acide, est seul usité. Le bi-arséniate de potasse est blanc ; sa
saveur est acide ; son action, sur l'économie animale, est des
plus vénéneuses. Il donne de gros cristaux prismatiques à
quatre faces, terminés par un sommet à quatre faces, qui ne
s'altèrent pas à l'air. Il est composé de : potasse, 1 pp. (45,03),
acide arsénique, 2 pp. (54,97) ; cristallisé, il contient 2 prop.
d'eau de cristallisation, ou 9,98 pour 100.

Ce sel est employé en médecine, à très-petite dose, aux
mêmes usages que l'acide arsénieux. On le prépare de la manière suivante :

Pr. : Arsenic blanc ..............................  } anâ P. E.
     Nitrate de potasse ..........................

On réduit les deux matières en poudre, on les mélange, et
on les introduit dans une cornue de grès : on chauffe la cornue
graduellement jusqu'au rouge, et l'on continue le feu jusqu'à ce
qu'il ne se dégage plus de vapeurs ; on casse la cornue quand
elle est refroidie, et l'on fait dissoudre dans l'eau distillée la
masse blanche qui s'y trouve ; on filtre, on évapore, et l'on
fait cristalliser.

L'acide arsénique se forme ici par la suroxidation de l'acide
arsénieux ; les proportions employées sont convenables pour
que tout soit transformé en bi-arséniate alcalin.

## ARSÉNIATE DE SOUDE.

La soude forme avec l'acide arsénieux deux combinaisons différentes, savoir : un arséniate neutre et un bi-arséniate ; mais à l'inverse des composés correspondans de potasse, l'arséniate acide est incristallisable, ou du moins très-difficilement cristallisable, tandis que l'arséniate neutre cristallise facilement; c'est ce qui a motivé le choix, pour l'usage médical, de l'arséniate acide de potasse, et de l'arséniate neutre de soude.

L'arséniate neutre de soude cristallise en beaux prismes hexagonaux réguliers qui contiennent de l'eau de cristallisation ; sa saveur est âcre ; il est facilement soluble dans l'eau. Il est composé de : soude, 1 pp. (35,19), acide arsénique, 1 pp. (64,81); à l'état de cristaux, il contient 12 pp. d'eau, ou 54,85 p. 100. Il est employé comme l'arséniate de potasse, contre les fièvres intermittentes et les maladies de la peau. On le prépare de la manière suivante :

<pre>
Pr. : Nitrate de soude........................ 100 parties.
      Acide arsénieux ......................... 110
</pre>

On opère la sur-oxigénation de l'acide arsénieux de même que dans la préparation du bi-arséniate de potasse; mais comme c'est de l'arséniate neutre de soude que l'on veut obtenir, il faut ajouter à la solution d'arséniate, assez de carbonate de soude pour saturer l'excès d'acide ; il faut même en mettre assez pour que la liqueur ait une réaction alcaline prononcée ; et si, après avoir fait cristalliser, les eaux-mères étaient acides, il faudrait les sursaturer de nouveau avec le carbonate de soude pour en obtenir des cristaux.

### LIQUEUR ARSÉNICALE DE PEARSON.

<pre>
Pr. : Arséniate de soude cristallisé........... 1 grain.
      Eau distillée............................. 1 once.
</pre>

S.

## ARSÉNIATE D'AMMONIAQUE.

L'arséniate d'ammoniaque médicinal est l'arséniate neutre. C'est un sel blanc, cristallisé en prismes rhomboïdaux, qui s'effleurissent à l'air; mais par cette efflorescence ils ne perdent que de l'ammoniaque et pas d'eau. Ce sel est très-soluble dans l'eau, plus à chaud qu'à froid. Il est composé de : ammoniaque, 1 pp. (19,3); acide arsénique, 1 pp. (65,4); eau, 6 pp. (15,3).

L'arséniate d'ammoniaque est employé aux mêmes usages que les arséniates de potasse et de soude. On l'emploie plus spécialement pour combattre les maladies de la peau. On le prépare en saturant de l'acide arsénique par l'ammoniaque ou par le carbonate d'ammoniaque, en ayant soin de laisser un excès d'alcali, faisant évaporer et cristalliser : on remplace à mesure la portion d'ammoniaque qui s'est dissipée pendant l'évaporation.

### SOLUTÉ D'ARSÉNIATE D'AMMONIAQUE.

Pr. : Arséniate d'ammoniaque............... 8 grains.
     Eau distillée ......................... 2 onces.
     Esprit d'angélique ................... 1/2 once.

S.

## ARSÉNIATE DE FER.

On emploie en médecine l'arséniate de protoxide de fer. C'est un sel blanc, insoluble, qui s'altère rapidement à l'air aussitôt après sa précipitation, et qui se change en un composé vert qui est une combinaison d'arséniate de protoxide, et d'arséniate de peroxide de fer. On obtient ce sel par double décomposition de l'arséniate de soude et du sulfate de fer.

L'arséniate de fer est employé à l'intérieur pour combattre les affections cancéreuses, et les dartres ulcérées. Il a été conseillé par les médecins anglais ; M. Biett fait usage de la formule suivante :

### PILULES D'ARSÉNIATE DE FER.

Pr. : Arseniate de fer.................... 3 grains.
     Extrait de houblon .................. 2 gros.
     Poudre de guimauve................ S. Q.

F. S. A. 48 pilules : chacune d'elles contient 1/10 de grain d'arséniate.

### IODURE D'ARSENIC.

L'iodure d'arsenic est solide, d'un rouge de laque; il est volatil, il est soluble dans l'eau ; quand on évapore brusquement sa dissolution à siccité, on retrouve l'iodure tel qu'on l'a employé; mais si on la concentre et qu'on l'abandonne à elle-même, il s'y forme des cristaux sous la forme de feuillets blancs nacrés : c'est de l'oxido-iodure d'arsenic, qui s'est formé par l'oxidation d'une partie de l'arsenic. La même chose arrive quand on traite l'iodure d'arsenic par de petites quantités d'eau, ou quand on la dissout à chaud et que l'iodure se trouve en excès dans la dissolution refroidie. Il se dépose de l'oxido-iodure, et il reste en dissolution de l'iodure d'arsenic et de l'acide hydriodique. L'iodure d'arsenic est composé de : arsenic 16,55, iode, 83,45.

L'iodure d'arsenic est employé en médecine contre certaines affections de la peau. On le prépare par la méthode suivante.

Pr. : Arsenic métallique . . . . . . . . . . . . . . . . . . . . 1 partie.
       Iode . . . . . . . . . . . . . . . . . . . . . . . . . . . . . 5

On pulvérise l'arsenic, on le mêle à l'iode, on introduit le tout dans une cornue de verre, et l'on chauffe doucement au bain de sable, la plus légère chaleur suffit pour produire la combinaison, on distille ensuite pour séparer l'iodure d'arsenic de l'excès d'arsenic métal. Ce procédé est de M. Serullas ; il réussit très bien.

### SULFURE D'ARSENIC.

Deux sulfures d'arsenic se trouvent dans le commerce; l'un correspond à l'acide arsénieux, c'est l'orpiment ; l'autre contient moins de soufre et n'a pas d'oxide correspondant, c'est le réalgar.

Le réalgar ou sulfure hypoarsénieux se trouve dans la nature en masses rouges ; il contient 1 pp. d'arsenic (70,03), et 2 pp. de soufre (29,97). Il est inusité en médecine.

L'orpiment est d'une belle couleur jaune. Il est formé de 1 pp. d'arsenic (60,90) et de 1 pp. 1/2 de soufre (39,10). Il est fusible, volatil ; quand on le fait bouillir avec de l'eau, une petite partie est décomposée et il se dissout de l'acide arsénieux. Dans le commerce on trouve deux variétés d'orpiment, l'un est cristallisé en belles lames d'un jaune d'or, c'est le sulfure pur ; l'autre est en masses jaunes opaques et ternes, il contient une très forte proportion d'acide arsénieux, et il doit être sévèrement banni de l'usage médical. L'orpiment a été conseillé à très-petites doses contre les fièvres intermittentes, il entre dans la préparation de poudres et de pâtes épilatoires.

### POUDRE FÉBRIFUGE DE HECKER.

    Pr. : Sulfure d'arsenic jaune................ 1/2 grain.
          Sucre blanc .......................... 12 grains.
          Huile d'anis.......................... 1/4 goutte.
**M.**

### PATE DÉPILATOIRE.

    Pr. : Orpiment.............................. 1 once.
          Chaux vive........................... 1 livre.
          Amidon .............................. 10 onces.
          Eau.................................. S. Q.

Toutes les matières étant réduites en poudre fine, on les conserve dans un vase bien bouché ; au moment de s'en servir on y ajoute assez d'eau pour faire une pâte molle que l'on applique sur les parties que l'on veut épiler ; on laisse sécher lentement et on lave ensuite la partie avec de l'eau.

Félix Plater dit que le Rusma ou pâte dépilatoire des Turcs se prépare avec, chaux vive, 1 once ; orpiment 1 gros à 1 gros 1/2 ; on délaie cette poudre dans un peu de blanc d'œufs et de lessive des savonniers. Cette préparation est nécessairement plus active que la précédente, qui manque souvent son effet.

## DES SAVONS.

Les savons sont des sels qui se produisent quand les matières grasses sont traitées par des substances alcalines ; l'oléine, la stéarine et la margarine éprouvent dans leur composition un changement d'où résulte de la glycérine ou principe doux et des acides oléique, margarique et stéarique, qui restent combinés à l'alcali et constituent le savon. (*Voyez* t. 1 p. 328.)

On emploie en médecine le savon blanc du commerce, qui est préparé avec la soude et l'huile d'olives; on prépare en outre dans les pharmacies un savon amygdalin et un savon avec les graisses animales. Le savon est employé à l'intérieur comme fondant, diurétique, et à l'extérieur comme fondant et maturatif.

### SAVON MÉDICINAL.

( Savon amygdalin. )

Pr. : Lessive des savonniers.................. 10 parties.
Huile d'amandes douces filtrée ........ 21

On met l'huile dans un vase de terre ou de faïence; on y ajoute peu à peu la lessive alcaline, en agitant pour avoir un mélange exact; on place le mélange dans un lieu dont la température soit de 18 à 20 degrés, et l'on agite de temps en temps jusqu'à ce que la masse soit devenue épaisse; alors on la coule dans des moules de faïence ou dans des carrés de bois blanc, garnis intérieurement de papier; on laisse le savon dans les moules, placés eux-mêmes dans un endroit chaud, jusqu'à ce qu'il soit solidifié; alors on le retire des moules et on le laisse exposé à l'air pendant 1 à 2 mois. Le savon terminé, ne doit avoir qu'une saveur faiblement alcaline, ou plutôt, suivant l'observation de M. Planche, il ne doit pas se colorer en gris quand on le triture avec du mercure doux; c'est une preuve qu'il ne contient plus d'alcali caustique.

### SAVON ANIMAL.

Pr. : Moelle de bœuf purifiée................. 2 parties.
Lessive de savonniers................. 1

On fait liquéfier la moelle de bœuf dans une capsule de porcelaine sur un feu doux, on ajoute la liqueur alcaline et l'on fait un mélange exact que l'on tient pendant une à deux heures à une chaleur très-douce, mais suffisante pour entretenir le corps gras liquéfié ; on coule le savon dans des moules , et , au bout de 8 jours on peut le retirer. La saponification se fait ici plus vite que dans la préparation du savon médicinal, parce que la chaleur facilite la combinaison.

On peut préparer de même un savon animal, avec la graisse de veau ou l'axonge. Au lieu d'opérer de la sorte, quand le savon est fait , on recommande de le dissoudre dans une fois son poids d'eau , et l'on ajoute une quantité de sel marin égale au cinquième du corps gras ; on laisse quelque temps sur le feu pour dissoudre le sel ; le savon, qui n'est pas soluble dans la dissolution saline, se sépare en laissant dans l'eau l'alcali caustique qu'il pouvait contenir encore. On laisse refroidir , on sépare le savon, on le liquéfie à une douce chaleur, et on le coule dans des moules.

## SUPPOSITOIRES DE SAVON.

On les prépare en taillant en forme de cône , avec un couteau, un morceau de savon médicinal.

### TEINTURE DE SAVON.

Pr. : Savon blanc du commerce.............. 1 partie.
Alcool à 26 degrés..................... 4

Faites dissoudre à froid et filtrez.

### ESSENCE DE SAVON.

Pr. : Savon blanc......................... 24 parties.
Eau distillée.......................... 32
Alcool à 22 degrés .................... 64
Carbonate de potasse ................. 1
Essence de citrons ou toute autre...... S. Q.

On fait dissoudre le savon à froid ; on ajoute le carbonate alcalin et l'essence, et l'on filtre. Cette essence est employée pour la toilette.

### PILULES DE SAVON.

Pr. : Savon médicinal...........................  8 onces.
      Poudre de guimauve....................  1 once.
      Nitrate de potasse.....................  2 gros.

F. S. A. des pilules de 4 grains, que vous roulerez dans l'amidon.

### EMPLÂTRE DE SAVON.

Pr. : Emplâtre simple........................  4 livres.
      Cire blanche........................  3 onces.
      Savon blanc.........................  4 onces.

On divise le savon le plus possible, en le raclant avec un couteau ou en le râpant, suivant sa consistance ; d'autre part on fait liquéfier l'emplâtre avec la cire, on ajoute le savon et l'on agite le mélange pour avoir une incorporation exacte.

Quelquefois on ajoute à l'emplâtre un gros de camphre par livre d'emplâtre simple ; mais alors il faut employer 4 onces de cire au lieu de 3, parce que le camphre ramollit la masse ; mieux vaut encore n'incorporer le camphre en poudre qu'au moment où l'on a besoin d'emplâtre de savon camphré, car, en ajoutant le camphre à l'emplâtre chaud, il est impossible qu'il n'y en ait pas une partie volatilisée.

### SAVON CALCAIRE.

( Liniment oleoso calcaire. )

Pr. : Eau de chaux........................  8 parties.
      Huile d'amandes douces..............  1

Mêlez à froid par agitation. Le savon vient nager à la surface, on l'enlève. Ce savon est une préparation officinale employée pour le pansement des brûlures.

### SAVONS DE RÉSINES.

Un assez grand nombre de résines peuvent se combiner aux alcalis et former des sels qui prennent souvent le nom de savon (tome I, p. 87). L'un de ces savons, qui a pour base la résine de pin, est employé dans les arts. Ce que l'on appelle en mé-

decine savons de résines, sont des mélanges intimes d'une matière résineuse avec le savon, qui sont faits dans l'intention de
diviser la résine en l'émulsionnant en quelque sorte. Tous ces
savons se préparent de la même manière : on prend 1 partie de
résine (jalap, scammonée ou toute autre), et 2 parties de savon
amygdalin ; on fait dissoudre dans suffisante quantité d'alcool à
22° ; on filtre ; on distille et l'on évapore en consistance d'extrait.

## ETHERS.

Le nom d'éther a été donné d'abord à l'un des produits
de l'action de l'acide sulfurique sur l'alcool ; ce mot s'appli-
quait convenablement à un liquide subtil, qui dut frapper vivement l'attention par sa volatilité, son odeur pénétrante et son
inflammabilité. Plus tard on observa que l'alcool fournissait des
produits analogues avec d'autres acides ; alors le nom d'éther
devint commun à tous ces produits ; puis l'on observa des
corps qui se formaient dans des circonstances toutes pareilles,
et qui n'avaient rien de la volatilité des premiers ; il fallut cependant leur appliquer le même nom ; alors le mot éther n'exprima
plus une série de corps remarquables par leur volatilité, mais il
désigna des corps qui s'étaient faits dans des circonstances pareilles , savoir lors de l'action de l'alcool sur un acide.

La composition élémentaire des éthers est bien connue,
mais on est loin de savoir aussi bien de quelle manière leurs élémens sont combinés entre eux ; plusieurs théories ont été
émises à ce sujet, sans que l'on ait véritablement de raison pour
donner la préférence à l'une sur les autres. Relativement à
leur composition on distingue :

1°. Les éthers du premier genre ; ils ne contiennent aucune
portion de l'acide qui a servi à les former, exemple : éthers sulfurique , phosphorique , etc. Ils ont tous une même composition , et ils peuvent être représentés par 1 volume d'hydrogène
percarboné, et 1/2 volume de vapeur d'eau.

2°. Les éthers du second genre ; ils ont été formés par des
hydracides ; et leur composition peut être représentée par des
volumes égaux de l'hydracide et du gaz hydrogène percarboné,
exemple , éthers hydrochlorique, hydriodique, etc.

3°. Les éthers du troisième genre; ils ont été formés par des oxacides, et ils peuvent être représentés dans leur composition par une proportion d'un oxacide, de l'hydrogène percarboné et de l'eau; ces deux derniers corps unis précisément dans les proportions dans lesquelles ils constituent l'éther sulfurique.

La classification précédente est l'expression de faits d'expérience et sous ce point de vue; elle est assise sur de bonnes bases; l'incertitude ne commence que lorsque l'on veut se rendre compte de la manière dont les élémens sont combinés.

M. Dumas suppose que l'hydrogène percarboné (1 pp. carboné + 1 pp. hydrogène) est une base énergique, et qui peut à la manière des autres bases se combiner avec l'eau et les acides; les éthers suivant cette théorie seraient de véritables sels; M. Dumas a appuyé cette hypothèse du rapport qui existe entre les combinaisons de l'ammoniaque et celles de l'hydrogène percarboné. En effet, 4 volumes d'ammoniaque en se combinant à une proportion acide le saturent à la manière d'une base; 4 volumes d'hydrogène percarboné sont également unis dans les éthers avec une proportion d'acide; l'ammoniaque en se combinant avec les hydracides donne des sels qui ne contiennent pas d'eau; les éthers du deuxième genre résultent de la combinaison d'un hydracide et de l'hydrogène percarboné sans eau; l'ammoniaque en se combinant avec les oxides forme des sels qui contiennent une proportion d'eau, et cette proportion d'eau ne peut en être chassée; de même les éthers du troisième genre contiennent de l'hydrogène percarboné, de l'eau et un oxacide, et l'eau ne peut en être séparée sans que l'on décompose ces corps; l'analogie est frappante. Dans cette théorie, les éthers du premier genre sont une combinaison de 4 volumes de gaz d'hydrogène percarboné constituant une proportion de base avec deux volumes de vapeur d'eau ou 1 pp., c'est-à-dire un véritable hydrate d'hydrogène percarboné; les éthers du second genre sont un sel formé par 1 pp. chimique d'hydrogène percarboné ou 4 volumes et 1 pp. chimique d'un hydracide ou 4 volumes; ce sel ne contient pas d'eau; enfin, les éthers du troisième genre sont une combinaison d'une proportion d'hydrogène percarboné ou 4 volumes

avec 1 pp. d'une acide oxigéné , mais ces éthers ont pour caractère de contenir 1 pp. d'eau, de sorte que leur composition peut être représentée par 1 pp. d'oxacide et 1 pp. d'éther
sulfurique.

Une autre théorie qui diffère peu de celle-ci, consiste à
admettre que dans les éthers, ce n'est pas l'hydrogène percarboné gazeux, mais bien un composé formé des mêmes élémens unis dans le même rapport ou sous un autre état de
combinaison qui est la base des éthers ; tandis que l'hydrogène
percarboné gazeux est formé de 1 proportion de carbone et de
1 proportion d'hydrogène, la base des éthers serait un corps
différent, formé de 4 pp. de carbone et de 4 pp. d'hydrogène.
On lui a donné le nom d'éthérine. Les éthers du premier
genre sont alors des hydrates d'éthérine, les éthers du second
genre sont des hydrochlorate ,hydriodate d'éthérine ; les éthers
du troisième genre sont des oxisels d'éthérine qui contiennent
toujours une proportion d'eau.

Une troisième théorie consiste à considérer l'éther comme
un oxide d'un radical inconnu; alors au lieu de traduire sa composition en disant qu'il est formé de deux volumes d'hydrogène
percarboné et de 1 volume de vapeur d'eau , on associe les
mêmes élémens de manière à avoir d'un côté 1 pp. d'oxigène,
et de l'autre un radical formé de 4 pp. de carbone , et 5 pp.
d'hydrogène. Ce radical prend le nom d'éthyle, et l'éther sulfurique est l'oxide d'éthyle. Alors les éthers du troisième genre
sont des combinaisons de l'oxide d'éthyle avec un acide , constituant un véritable oxisel , obéissant aux lois ordinaires de ce
genre de composés et ne contenant pas d'eau de cristallisation.
Les éthers du deuxième genre deviennent dans cette hypothèse,
des combinaisons analogues aux chlorures, aux cyanures,
etc. On admet que quand un hydracide agit sur l'éthyle, l'hydrogène de l'acide et l'oxigène de l'oxide d'éthyle se combinent
pour former de l'eau , et il reste une combinaison de l'éthyle
avec le radical de l'acide (chlorure, iodure, bromure d'éthyle).
Cette hypothèse qui fait jouer à l'éther sulfurique lui-même le
rôle de base, à cela de commode ; qu'elle fait cadrer la composition des éthers avec celle des composés avec excès d'acide ;
qui contiennent évidemment la même combinaison ; je veux

parler des acides sulfovinique, phosphovinique et arséniovinique.

L'acide sulfovinique et l'acide phosphovinique sont des composés acides qui résultent d'une réaction des acides sulfurique et phosphorique sur l'alcool, dans laquelle il ne se dégage pas d'éther; or, ces acides sont représentés dans leur composition par 1 pp. d'éther sulfurique, 2 pp. d'acide et de l'eau; quand on les traite par une base, la moitié de l'acide se combine avec cette base pour former un sel neutre, tandis que l'autre moitié d'acide reste unie à l'éther. Il en résulte un véritable sel double qui représente une combinaison d'un éther du troisième genre avec un sel neutre qui contient le même acide que l'éther. En se servant de cette théorie, on a la série des corps suivans :

Ethyle ou radical de l'éther =4 pp. carbone, 5 pp. hydrogène.

Oxide d'éthyle ou éther sulfurique    =1 pp. éthyle, 1 pp. oxigène.

Chlorure d'éthyle, iodure d'éthyle ou éthers 2e genre. =1 pp. éthyle, 1 pp. chlore, iode.

Sels d'éthyle neutres ou éthers du 3e genre. =1 pp. oxide d'éthyle, 1 pp. acide.

Sels d'éthyle acides, acide sulfovinique, =1 pp. oxide d'éthyle, 2 pp. acide.

## ÉTHERS DU PREMIER GENRE.

Les éthers du premier genre ne contiennent aucune portion de l'acide qui les a formés, ils ne constituent réellement qu'une seule espèce; bien qu'ils portent les noms d'éthers sulfurique, phosphorique, arsénique, fluoborique, suivant la nature de l'acide sous l'influence duquel ils se sont formés.

## ÉTHER SULFURIQUE.

(Éther hydratique, hydrate d'éthérine, oxide d'éthyle.)

L'éther sulfurique est un liquide très-fluide, incolore, d'une odeur vive et suave, d'une saveur chaude ; sa densité a + 20 ou 0,7155. Il est extrêmement volatil ; il bout à 35,6 sous la pression de 76° c. de mercure. Sa vapeur est très-dense , elle pèse 2,565. Quand on verse de l'éther sur la main, il se produit un grand froid, à cause de sa prompte volatilisation et de la chaleur qu'il enlève à la main pour se réduire en vapeur ; il s'altère lentement à l'air, et devient acide ; il s'y fait de l'acide et de l'éther acétique.

Le chlore décompose instantanément l'éther.

Le brome et l'iode s'y dissolvent ; peu à peu il se fait des acides hydrobromique et hydriodique. Le soufre se dissout en petite quantité dans l'éther ; celui-ci peut en prendre 13 millièmes , et le laisser cristallisé en aiguilles par l'évaporation. Le phosphore se dissout aussi dans l'éther, à la température ordinaire.

L'éther et l'eau agités ensemble, se séparent en deux couches , l'une supérieure , d'éther , qui contient de l'eau en dissolution ; l'autre, inférieure, d'eau qui contient 1/9 de son poids d'éther ; à la chaleur, l'éther abandonne l'eau et se volatilise.

On prépare l'éther sulfurique en faisant agir l'alcool sur l'acide sulfurique à l'aide de la chaleur. L'opération consiste dans une distillation, et plusieurs appareils différens peuvent servir à l'obtenir ; le plus convenable est, sans contredit, celui de Sottmann, pharmacien de Berlin. Il se compose , 1° d'une grande cornue en verre tubulée que l'on place sur un bain de sable, et que l'on y enterre jusqu'à la hauteur où doit s'élever le liquide dans la cornue ; 2° d'une alonge qui écarte la cornue du réfrigérent ; 3° d'un ballon, qui reçoit le bout de l'alonge, et dont le col est adapté, au moyen d'un bouchon, sur un réfrigérent ; soit le serpentin ordinaire, soit le réfrigérent de Gadda. A une certaine distance de la cornue et à une hauteur plus grande que celle de sa tubulure, se trouve un grand flacon rempli d'alcool ; il porte à sa base et latéralement une tubulure. Cette tubulure reçoit un tube de verre qui y est adapté exactement au moyen d'un bouchon et qui, se courbant à angle droit au-dessus de la tubulure de la cornue, pénètre de 3 à 4 pouces dans le mélange d'alcool et d'acide sulfurique, qui doit fournir l'éther, et que la cornue contient. Afin de rendre l'appareil moins fragile, et plus encore pour pouvoir régler à volonté écoulement de l'alcool du flacon dans la cornue, le tube est coupé en deux parties ; mais entre les deux bouts de tube se

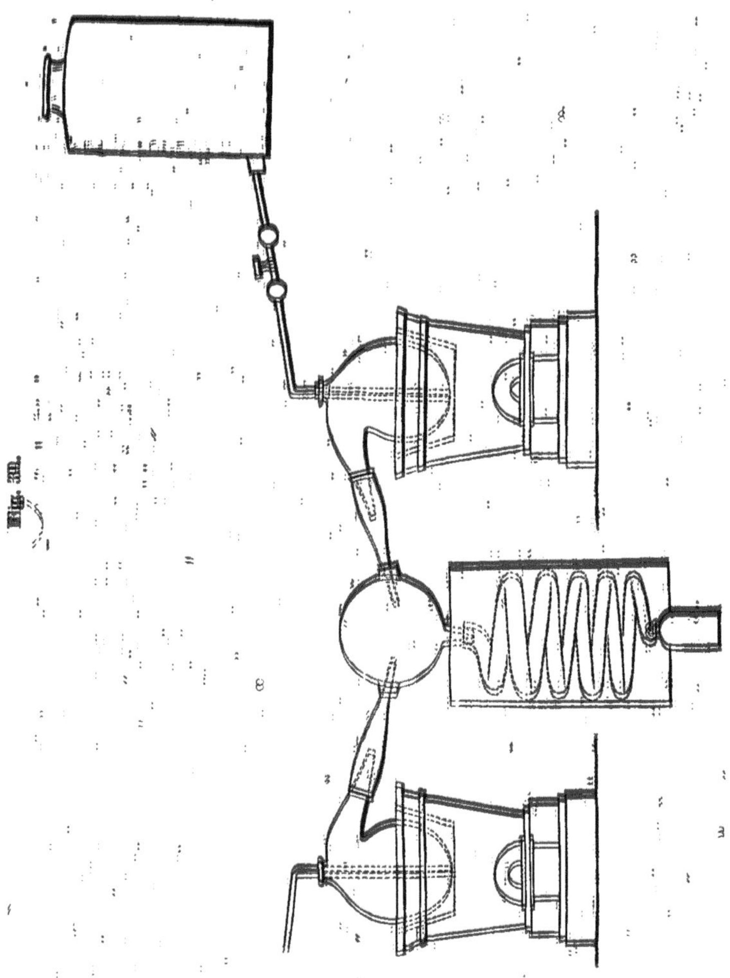



trouve interposé un robinet en cuivre, qui est lié au moyen de tubes en caoutchouc, d'une part, avec le tube qui tient au flacon, et de l'autre avec celui qui pénètre dans la cornue. On lute toutes les jointures avec bien du soin, et l'on place un récipient à l'extrémité du réfrigérent pour recevoir les produits.

Pour éviter les dangers qui résulteraient de l'inflammation de l'éther, on peut, pour plus de prudence, séparer par une cloison la portion de l'appareil où se forme l'éther, de celle où il est condensé et reçu.

L'appareil étant disposé, on mélange dans une terrine l'alcool et l'acide sulfurique; on verse l'acide sur l'alcool, et non l'alcool sur l'acide; autrement celui-ci se trouvant en excès, par rapport à l'alcool, il le charbonnerait en partie; il se développe beaucoup de chaleur pendant le mélange, et c'est pour cette raison que l'on ne fait pas le mélange dans la cornue même, de peur de la briser; on conserve jusqu'au lendemain ce mélange d'acide et d'alcool, et on l'introduit froid ou presque froid dans la cornue; mais comme l'éther ne se fait qu'au moment de l'ébullition, et que jusqu'à ce moment une partie d'alcool se sépare, et distille seul, il faut arriver le plus promptement possible à ce moment où l'ébullition a lieu; et à cet effet, on a la précaution de conserver une portion d'acide sulfurique, que l'on verse dans la cornue même et qui réchauffe le mélange, on active d'ailleurs le feu, de manière à porter aussi vite que possible le mélange à l'ébullition.

Aussitôt que l'ébullition se manifeste on ouvre le robinet du tube de verre, et l'on fait arriver continuellement de l'alcool dans la cornue; il faut que ce soit en telle quantité, qu'il remplace exactement la portion du produit qui a distillé; au moment de l'ébullition du liquide, on a la précaution de marquer son niveau, avec une petite bande de papier que l'on colle sur la cornue; si le niveau s'élève, c'est une preuve que l'écoulement de l'alcool est trop prompt, et il faut fermer le robinet d'une petite quantité; si au contraire le niveau s'abaisse, il faut ouvrir le robinet davantage pour faire arriver une plus grande quantité d'alcool.

L'avantage de l'appareil de Sottmann consiste dans sa simplicité même et dans la facilité qu'il donne d'ajouter de l'alcool pendant la distillation.

Dans le procédé de Berlin on mélange 117 parties d'acide sulfurique à 66° et 60 parties d'alcool à 38°, et aussitôt que le mélange entre en ébullition, on y fait arriver successivement 400 nouvelles parties d'alcool. Ce procédé réussit très-bien; mais je me suis mieux trouvé d'employer le mélange suivant, qui place l'opération dans les circonstances les plus favorables à la formation de l'éther.

Pr. Alcool à 32 degrés............... 70 parties.
Acide sulfurique à 66 degrés....... 100

On suspend dans la cornue un thermomètre que l'on entretient autant que possible à 140° pendant tout le temps que dure l'opération; le liquide entre en ébullition vers 130°, et monte bientôt à 140°, on l'entretient à ce point en faisant couler de l'alcool à 38 ou 40°. Quand on veut interrompre l'opération, on fait sortir le sable par une ouverture pratiquée à ce dessein au bain-marie, et l'on fait arriver un filet d'alcool assez rapide pour interrompre l'ébullition. Pendant plusieurs jours on peut continuer l'opération sans renouveler le mélange, le même acide sulfurique pouvant servir presque indéfiniment à la conversion de l'alcool en éther.

Le produit est un mélange d'eau, d'éther et d'alcool, qui souvent se séparent en deux couches; il se dégage en outre du gaz hydrogène carboné presque sans interruption pendant tout le cours de l'opération. Il se fait à peine de l'huile douce, et c'est un avantage qui n'appartient pas au procédé de Berlin.

L'éther, quand il vient d'être préparé, a besoin d'être rectifié; il contient de l'eau, de l'alcool, souvent de l'acide sulfureux, de l'acide sulfovinique et de l'huile douce de vin (sulfate d'éther). Pour le rectifier, on le mêle avec une solution concentrée de soude ou de potasse caustique, et on l'agite fortement, de temps à autre, pendant 24 à 48 heures; on peut remplacer la potasse par de la chaux. On sépare la liqueur éthérée de la solution alcaline, et on la rectifie par une nouvelle distillation. Celle-ci se fait dans une cornue que l'on échauffe avec de l'eau chaude, quand on opère sur de petites quantités; et dans le bain-marie d'un alambic, quand on rectifie de plus grandes quantités d'éther.

L'éther médicinal est mélangé d'alcool; sa pesanteur spécifique est 0,758, et il marque 56° à l'aréomètre de Baumé

2. 40

(Codex). La densité de l'éther pur est 0,729 ; il marque 63° à l'aréomètre de Baumé.

La formation de l'éther par l'action de l'acide sulfurique, prise dans sa généralité, consiste dans la déperdition faite par l'alcool de la moitié de l'eau ou des élémens de l'eau qu'il contient. L'alcool est, en effet, représenté, dans sa composition par des volumes égaux d'hydrogène bicarboné et d'eau ; l'éther pur contient 1 volume d'hydrogène bicarboné, et 1/2 volume d'eau ; d'où il résulte, qu'en enlevant à l'alcool la moitié de l'eau qu'il contient on le transforme en éther. Cette soustraction d'eau, suivant M. Mitscherlich, se fait par une simple action de contact ; c'est-à-dire que l'acide sulfurique détermine la séparation de l'alcool en eau et en éther, sans s'approprier aucun de ces deux composans, de la même manière que le peroxide de manganèse transforme l'eau oxigénée en oxigène, et en eau sans s'unir à aucun de ces deux corps. Cette théorie, comme l'on voit, est des plus simples, et M. Mitscherlich l'appuie sur une expérience qui lui est propre, et dans laquelle il a vu qu'en faisant passer de l'alcool absolu à travers un mélange d'eau, d'alcool et d'acide sulfurique, bouillant à 140°, l'alcool disparaît, et se trouve remplacé par de l'eau et de l'éther qui passent à la distillation, en même temps qu'une partie d'alcool qui échappe toujours à la décomposition.

Cette simplicité d'action n'est pas admise par tous les chimistes ; on sait, en effet, que lorsque l'on mêle de l'alcool avec de l'acide sulfurique, à la température ordinaire, il se fait de l'acide sulfurique affaibli, et du sulfate acide d'éther (acide sulfovinique). On sait encore, par les expériences d'Henhell, que cette quantité d'acide sulfovinique augmente à mesure que l'on élève la température. Cette première réaction consiste dans la décomposition de l'alcool en eau et en éther ; l'eau s'unit à une portion d'acide sulfurique qu'elle affaiblit ; l'éther se combine à une proportion d'acide sulfurique anhydre, et à une proportion d'acide sulfurique hydraté pour constituer le sulfate acide d'éther ou acide sulfovinique.

Si l'on continue à chauffer, il arrive un moment où l'acide sulfovinique se détruit ; il se partage en éther qui se volatilise, et en acide sulfurique. D'après les expériences de M. Liebig,

dans un mélange d'acide sulfurique et d'alcool, l'acide sulfovinique se fait et se maintient jusqu'à ce que l'ébullition ait lieu
à 127°; à ce moment il passe à la distillation un mélange d'alcool et d'éther; à partir de ce point, et surtout à 140°,
l'acide sulfovinique se décompose, et il passe à la distillation
seulement de l'eau et de l'éther : cette action se continue tant
que l'on n'arrive pas jusqu'à 160° de température[1]; plus tard,
comme nous le verrons, il se fait d'autres produits :

$$\text{Soit un mélange de 3 pp. acide sulfurique} = \begin{cases} \text{3 acide.} \\ \text{3 eau.} \end{cases}$$

$$\text{2 pp. alcool à 85 c.} = \begin{cases} \text{1 alcool absolu.} \\ \text{1 éther.} \\ \text{3 eau.} \end{cases}$$

Ce mélange se transformera par la chaleur, au moment qui
précède la conversion en éther, en :

$$\begin{rcases} \text{2 acide sulfurique anhydre.} \\ \text{1 éther.} \\ \text{1 eau.} \end{rcases} = \text{acide sulfovinique.}$$

$$\begin{rcases} \text{1 acide sulfurique anhydre.} \\ \text{4 eau.} \end{rcases} = \text{acide sulfurique hydraté.}$$

$$\begin{rcases} \text{1 alcool absolu.} \\ \text{1 eau.} \end{rcases} = \text{alcool à 85°.}$$

Au moment où l'éther se forme par la décomposition de l'acide sulfovinique, il se volatilise, et le mélange dans la cornue
devient :

$$\begin{rcases} \text{Acide sulfurique, 3 prop.} \\ \text{Eau — — — 5 prop.} \\ \text{Alcool à 85°. 1 prop.} \end{rcases} = \text{acide hydraté[2].}$$

---

[1] Il est remarquable que ce mélange est peu favorable à la fabrication
de l'éther; il s'en fait moins, et il passe à la distillation pendant toute
l'opération, une abondante quantité d'hydrogène carboné.

[2] On pourrait admettre tout aussi bien que l'alcool dans le premier
mélange chaud est à l'état d'alcool absolu, et que l'eau qu'il contenait
fait partie de l'acide sulfovinique hydraté; alors l'acide sulfurique faible
qui reste dans la cornue après la formation de l'éther contiendrait 3 proportions d'acide et 6 proportions d'eau : ce qui ne changerait rien à
la théorie.

Cet acide sulfurique réagit sur l'alcool et le change à son tour en acide sulfovinique. Le mélange devient alors

2 acide sulfurique anhydre.
1 éther.                            } = acide sulfovinique.
1 eau.
1 acide sulfurique anhydre.
5 eau.                             } = acide sulfurique hydraté.

Or l'hydrate d'acide sulfurique à 5 pp. d'eau, bout de 118° à 123 degrés ; à la température où se fait l'ébullition dans la cornue, il doit donc perdre de l'eau qui se dégage avec l'éther. On voit tout de suite pourquoi l'éther et l'eau qui se combinent si facilement à l'état naissant pour faire de l'alcool ne se combinent pas ici, c'est qu'ils ne se forment que successivement : l'acide sulfovinique donnant de l'éther et de l'acide sulfurique à 66 degrés, qui est au contraire très avide d'eau, et ce n'est que lorsqu'il a été mélangé avec l'acide étendu, et que le tout forme un hydrate à 5 pp. d'eau, qu'alors l'eau peut se vaporiser ; l'éther provient donc de l'acide sulfovinique, et l'eau de l'acide sulfurique affaibli.

L'hydrate d'acide sulfurique à 4 pp. d'eau, est celui qui favorise le mieux la formation de l'éther, parce qu'il bout à 140° ; un hydrate plus aqueux entrerait en ébullition à une plus basse température, et les circonstances seraient moins favorables à la formation de l'éther ; un hydrate moins aqueux charbonnerait l'alcool et donnerait d'autres produits.

On conçoit facilement d'après ce qui précède que si dans le mélange de 1 pp. d'acide sulfovinique, 1 pp. d'hydrate sulfurique à 4 pp. d'eau, et d'alcool à 85°, on fait arriver de l'alcool à 85° pour remplacer à mesure celui qui est détruit, le même acide pourra servir indéfiniment à produire de l'éther. C'est à M. Boullay que l'on doit la première idée de ce perfectionnement dans la préparation de l'éther ; mais il n'avait pas vu que cette addition d'alcool peut être presque illimitée.

Un mélange d'alcool et d'acide sulfurique étant donné, si l'alcool est dans d'autres proportions que celles indiquées par la théorie, l'excès d'eau et d'alcool passeront à la distillation, et l'éther ne commencera à se faire que lorsque le mélange se

sera assez concentré pour que la température soit au moins
à 127°. Quant à la cause qui détermine la transformation de
l'acide sulfovinique en éther, elle, paraît consister en ce que
l'affinité de l'acide sulfurique pour l'eau et l'éther comparativement, change avec la température : à 127 degrés, l'affinité pour l'eau a le dessus, et alors l'acide sulfovinique se
change en acide hydraté et en éther.

Si dans le courant de l'opération ou vers la fin de l'opération, on laisse concentrer le liquide de la cornue, de manière
à ce que la température dépasse 160 degrés, la liqueur noircit ;
vers 167°, il se fait de l'acide sulfureux et sans doute de
l'acide carbonique et de l'eau ; vers 170 à 180° de l'acide
sulfureux, de l'acide carbonique, de l'hydrogène carboné et
du sulfate neutre d'éther ou huile douce de vin. La formation
des premiers produits résulte probablement de l'action de
l'acide sulfurique sur les matières organiques que l'alcool contient toujours ; ces matières sont charbonnées d'abord, puis
brulées par l'acide sulfurique, de là de l'eau, de l'acide carbonique, de l'acide sulfureux et du charbon ; plus tard l'alcool
lui-même éprouve le même genre de décomposition, mais en
même temps une portion d'alcool est décomposée entièrement
en eau et en gaz hydrogène carboné ; une autre portion est
amenée seulement à l'état d'éther dont une partie se volatilise,
tandis qu'une autre partie, sans doute à cause de la haute
température du mélange, se sature complétement d'acide sulfurique et forme du sulfate. neutre d'éther ou huile douce de
vin qui passe aussi à la distillation ; il passe toujours en même
temps, un peu d'acide sulfovinique.

La présence de l'huile douce, oblige à employer un alcali
puissant dans la rectification de l'éther ; cet alcali sature
l'acide sulfureux ; en même temps il sature aussi l'acide sulfovinique, il décompose le sulfate neutre d'éther en acide
sulfovinique qu'il change en sulfovinate et probablement en
alcool et en huile de vin légère, qui ne bout qu'à 280 degrés,
et qui parconséquent reste dans les derniers produits de la
rectification.

L'éther sulfurique est très employé en médecine, principalement comme antispasmodique ; on l'administre par gouttes

sur du sucre ou dans une potion appropriée ; on l'applique sur le front pour guérir des céphalalgies ; il agit alors par le froid qu'il produit en se vaporisant. Il est aussi la base des médicamens connus sous le nom de teintures éthérées.

### LIQUEUR D'HOFFMANN.

#### ( Alcool éthéré.)

Pr. : Ether sulfurique...................... 1 partie.
Alcool rectifié à 36 degrés............... 1

**M.**

### EAU ÉTHÉRÉE.

Pr. : Ether sulfurique...................... 4 onces.
Eau distillée.......................... 1 litre.

On met dans un flacon bien bouché l'eau et l'éther et l'on agite vivement à plusieurs reprises ; après 24 heures on renverse le flacon et l'on soutire l'eau sans laisser couler l'éther en excès qui est à la surface. On croit que l'eau dissout le 9e de son poids d'éther.

### SIROP D'ÉTHER.

Pr. : Ether sulfurique...................... 2 onces.
Sirop de sucre très blanc.............. 2 livres.

On met le sirop et l'éther dans un flacon qui porte une tubulure a sa partie inférieure et sur le côté ; on adapte à cette tubulure un bouchon qui est lui-même traversé par un bout de tube creux ; on bouche l'extrémité du tube avec un petit bouchon de liége ; ou plutôt on prend un flacon portant un robinet à sa base ; on agite vivement le sirop avec l'éther , de temps à autre, pendant 4 à 5 jours, puis on abandonne au repos ; le sirop d'abord trouble s'éclaircit peu à peu ; on le soutire par en bas , quand il est éclairci.

## ÉTHERS DU DEUXIÈME GENRE.

Les éthers du deuxième genre sont formés par des hydracides. Ils sont représentés dans leur composition par un volume égal d'hydrogène percarboné et d'hydracide, ou par une proportion d'éthérine et d'hydracide, ou par une proportion d'éthyle et une proportion du radical de l'hydracide. Les espèces principales sont les éthers hydrochlorique, hydrobromique, hydriodique, hydrocyanique. L'éther hydrochlorique étant seul employé en médecine, son étude est la seule dont nous nous occuperons.

## ETHER HYDROCHLORIQUE.

L'éther hydrochlorique est liquide, incolore; son odeur est forte; sa saveur a quelque chose de sucré; il bout à 11 degrés, aussi, en le versant sur la main, il y entre en ébullition en produisant un grand froid; sa densité est 0,874 à $+ 5°$; la densité de sa vapeur est 2,219. L'eau en dissout 1/50° de son volume, suivant Gelhen; il est très-soluble dans l'alcool; il brûle à l'air avec une flamme verte sur les bords, en produisant de l'acide hydrochlorique; la potasse ne le décompose qu'avec beaucoup de lenteur.

Pour obtenir l'éther hydrochlorique, on fait chauffer un mélange d'acide hydrochlorique et d'alcool dans un appareil convenable; il se compose d'une cornue placée sur un fourneau, d'un tube partant de la cornue et plongeant dans un flacon qui contient de l'eau chauffée à 20 ou 25 degrés, et d'un autre tube, qui part de la deuxième tubulure du flacon, et qui va plonger dans une éprouvette longue et étroite, que l'on entoure d'un mélange réfrigérant. On met dans la cornue parties égales d'alcool très-concentré et d'acide hydrochlorique liquide, et mieux encore, de l'alcool que l'on a saturé de gaz hydrochlorique[1], car on obtient d'autant plus d'éther que l'on a opéré sur un mélange moins aqueux; on chauffe peu à peu la cornue; il passe à la distillation de l'eau, de l'acide hydrochlorique, de l'alcool et de l'éther. Les trois premiers corps restent dans le flacon; mais, comme celui-ci à une température de 25°, et que l'éther hydrochlorique bout à 11°, l'éther traverse le flacon et vient se condenser dans l'éprouvette. On le conserve à la

---

[1] On emploie, suivant Bosse, 2 parties de sel marin pour 1 partie d'alcool, et l'on entoure l'alcool de glace pour qu'il dissolve plus de gaz acide.

cave, dans un flacon dont le bouchon est assujéti avec une ficelle, et que l'on tient renversé.

L'éther hydrochlorique est employé en médecine aux mêmes usages que l'éther sulfurique ; on l'a recommandé dans les affections catarrhales. Comme son extrême volatilité le rendrait d'un usage incommode, on l'emploie mélangé avec son poids d'alcool ; c'est l'*éther muriatique alcoolisé*.

## ÉTHERS DU TROISIÈME GENRE.

Les éthers du troisième genre résultent de la combinaison d'un oxacide avec les élémens de l'éther sulfurique, soit comme eau et hydrogène percarboné, comme eau et éthérine, comme oxide d'éthyle. Ils forment deux sous-espèces différentes, les éthers neutres, qui ne contiennent qu'une seule proportion d'acide et les éthers avec excès d'acide.

### ÉTHER SULFATIQUE.

L'éther sulfatique est connu à deux états de saturation, à l'état neutre dans l'huile de vin pesante, à l'état acide dans l'acide sulfovinique.

L'huile douce de vin ou sulfate neutre d'éther, se produit dans la dernière partie de la distillation de l'éther. Elle est liquide, incolore ou verte, d'une odeur aromatique et pénétrante, d'une saveur piquante, analogue à celle de la menthe ; elle est plus dense que l'eau. On la regarde comme le véritable éther sulfurique ; sous l'eau, surtout à une douce chaleur, l'huile de vin pesante se décompose en acide sulfovinique, et sans doute en alcool ; il se sépare en même temps une espèce d'huile particulière, qui, probablement, n'était qu'à l'état de mélange dans l'huile de vin.

Cette matière huileuse particulière est formée de carbone et d'hydrogène dans les mêmes proportions que l'hydrogène percarboné ; on la désigne sous le nom d'huile de vin légère. Elle est un peu jaunâtre ; elle a une odeur aromatique qui se développe bien quand on la chauffe. Sa densité est de 0,921 ; elle bout à 280° ; elle se solidifie à — 35. Quand elle vient d'être obtenue, elle laisse déposer, par le repos, une matière qui cristallise en petits prismes, qui est fusible à 110°, se volatilise à 260 et qui est isomérique avec l'huile liquide.

L'acide sulfovinique est le bisulfate d'éther ; il est représenté par la combinaison d'une proportion de sulfate neutre d'éther avec une proportion d'acide sulfurique, qui retient à l'état de combinaison une quantité d'eau qui n'a pas été déterminée. Quand on sature l'acide sulfovinique par une base, il en résulte un sulfate double d'éther et de la base que l'on a employée, dans lequel chacune des deux bases est combinée avec une égale quantité d'acide sulfurique.

L'acide sulfovinique se forme par la réaction de l'acide sulfurique sur l'alcool; on obtient un mélange d'acide sulfovinique et d'acide sulfurique étendu.

L'acide sulfovinique est incolore, très-aigre, d'une consistance sirupeuse; sa densité est 1,319; une douce chaleur suffit pour le décomposer. Il est très-soluble dans l'eau et dans l'alcool ; l'éther ne le dissout pas ; il se combine avec les bases, et il forme avec elles des sels qui sont tous solubles et qui cristallisent bien. L'ébullition dans l'eau transforme l'acide sulfovinique en alcool et en acide sulfurique.

L'acide sulfovinique est employé en médecine, ou du moins, on emploie sous le nom d'eau de Rabel un composé qui en contient beaucoup.

## ALCOOL SULFURIQUE.

( Eau de Rabel, acide sulfurique alcoolisé. )

Pr. : Alcool à 36 degrés..................... 3 parties.
Acide sulfurique à 66 degrés........... 1

On met l'alcool dans un matras et l'on verse dessus l'acide sulfurique en facilitant le mélange par l'agitation ; il se développe de la chaleur, et la liqueur se trouble par la précipitation du sulfate de plomb, qui est toujours contenu dans l'acide sulfurique du commerce. Quelquefois on colore l'eau de Rabel avec quelques pétales de coquelicots.

Dans le mélange de l'alcool et de l'acide sulfurique, il se fait de l'acide sulfovinique, et le produit est un mélange de cet acide avec de l'acide sulfurique, de l'eau et de l'alcool ; à la longue, la liqueur prend une odeur légèrement éthérée.

Des mélanges en d'autres proportions ont été employés en médecine ; ainsi l'élixir acide de Haller est un mélange de parties égales d'acide et d'alcool ; dans l'élixir acide de Dippel, il entrait 1 partie d'acide, 5 parties d'alcool, 1/4 de partie de safran et autant de kermès animal.

L'eau de Rabel est employée comme astringente et antiseptique, tant à l'intérieur qu'à l'extérieur. On la donne à la dose de quélques gouttes dans une potion ou une boisson.

## ETHER NITREUX.
### (Éther nitrique.)

L'éther nitreux est représenté dans sa composition par de l'éther sulfurique et de l'acide nitreux. C'est un liquide d'un blanc jaunâtre, d'une saveur forte de pommes de reinette, d'une saveur âcre et brûlante ; sa densité à $+ 4^o$ est 0,886. Il bout à 21 degrés. Il s'enflamme au contact d'un corps en ignition, et il brûle avec une flamme blanche. Il est soluble dans l'eau ; quand on agite l'éther nitreux avec de l'eau, une partie se dissout, une autre partie se décompose. En quelques jours, dans des flacons bien fermés, il s'acidifie.

Le procédé de préparation le plus employé est celui de

Fig. 40.

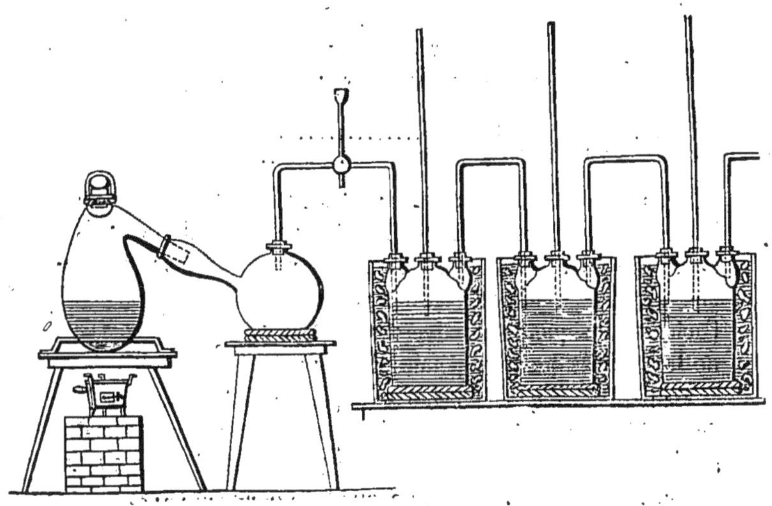

M. Thénard, qui consiste dans la réaction de l'acide nitrique
sur l'alcool ; on prend une cornue tubulée , d'une grande capacité ; on la place sur un trépied en fer ou en bois , et l'on y
adapte un appareil composé d'un ballon tubulé , puis de trois à
quatre flacons de l'appareil de Woulf. Chacun de ses flacons est
rempli à moitié avec de l'eau saturée de sel marin ; on les entoure , ainsi que le ballon , avec un mélange de glace pilée et de
sel marin. On prend alors :

Alcool à 36 degrés.....................  } ana P. E.<br>
Acide nitrique à 35°...................

On verse dans la cornue l'alcool , puis l'acide nitrique , et
l'on avance sous la cornue un petit fourneau contenant quelques charbons incandescens ; aussitôt que l'ébullition de la liqueur se fait apercevoir , on retire promptement le feu , et l'on
abandonne l'opération à elle-même. Elle est très-tumultueuse ;
mais la plus grande partie de l'éther est condensée dans le
ballon et dans les flacons. L'opération est terminée , quand
l'ébullition des liqueurs s'arrête d'elle-même. On trouve dans
le ballon un liquide jaune , et à la surface de l'eau salée
dans les flacons , un peu d'éther ; on réunit ces produits dans
une petite cornue ; on les distille à une douce chaleur , en rece-
vant le nouveau produit dans un récipient entouré de glace ; on
met l'éther, ainsi obtenu, dans un flacon avec un lait de chaux ;
on l'agite bien pour absorber l'excès d'acide , et on le décante.

En opérant sur 200 grammes d'alcool et sur 200 grammes
d'acide , et en les distillant dans une cornue de trois pintes ,
suivant le conseil de MM. Dumas et Boullay, l'opération
marche avec régularité, et l'on obtient près de 50 grammes
d'éther ; si l'on opérait sur un mélange plus considérable, il
faudrait modifier la manipulation ; ainsi on retirerait le feu
sans retard aussitôt que l'on appercevrait quelques symptômes
d'ébullition ; on placerait promptement une terrine pleine d'eau
froide sous la cornue, et on arroserait celle-ci avec une éponge
trempée dans l'eau , presque jusque vers la fin de l'opération ;
sans cette précaution l'action deviendrait si violente , que les
tubes ne suffiraient pas au dégagement du gaz, et l'appareil se
briserait presque infailliblement. Si l'on attendait pour arroser

que l'ébullition fut bien développée, ou si l'on interrompait l'affusion d'eau froide pendant un instant, on casserait presque infailliblement la cornue qui acquérerait une haute température par la chaleur que produit l'action chimique du mélange ; le refroidissement que l'eau produit, modère l'action mutuelle de l'alcool et de l'acide, et l'opération marche avec régularité.

De la décomposition mutuelle de l'alcool et de l'acide nitrique résulte de l'acide nitreux et de l'éther sulfurique qui se combinent pour constituer l'éther nitreux ; mais il se produit en même temps de l'azote et des oxides d'azote, de l'acide carbonique, de l'acide acétique, peut-être aussi de l'acide oxalique ; il se fait toujours de l'éther acétique. Les gaz emportent avec eux une assez grande quantité d'éther nitreux : la quantité en est d'autant plus faible, qu'ils sont mieux refroidis, et voilà pourquoi on entoure les récipiens d'un mélange réfrigérant. C'est afin de pouvoir refroidir davantage, sans que l'eau se congèle, que l'on charge de sel marin l'eau qui est mise dans les flacons.

Le liquide que l'on obtient à la première opération, contient, outre l'éther nitreux, de l'eau, de l'alcool, des acides nitreux, nitrique et acétique, de l'éther acétique ; la rectification a pour objet de le priver de la majeure partie de ces corps, en profitant de la plus grande volatilité de l'éther nitreux. Le lait de chaux le prive des acides libres qu'il contient encore ; si l'on ne distille pas l'éther nitreux, après qu'il a été saturé par la chaux, c'est qu'il est suffisamment pur. Une nouvelle distillation aurait toujours pour effet de décomposer un peu d'éther, et de reformer de l'acide nitreux.

M. Durozier compose l'appareil pour la préparation de l'éther nitrique, d'une cornue de 6 litres, qu'il fait communiquer avec un serpentin ordinaire ; au serpentin il adapte un ballon tubulé qu'il entoure d'un mélange réfrigérant ; de la tubulure de ce récipient, part un tube qui plonge dans de l'alcool. On met dans la cornue un mélange refroidi composé de 3 livres d'alcool à 36 degrés, et 1 livre 1/2 d'acide nitrique à 32° ; on verse sur ce mélange, par la tubulure de la cornue 12 onces d'acide sulfurique concentré. Au bout de 5 minutes l'action se manifeste, et l'éther coule. On rectifie l'éther à la manière ordinaire.

L'éther nitrique est employé en médecine comme excitant, diurétique, contre le hoquet et la colique flatulente. Sa grande volatilité et sa prompte décomposition rendent plus commode de ne s'en servir qu'après l'avoir mélangé avec un volume d'alcool rectifié égal au sien. C'est ce que l'on nomme l'éther nitrique alcoolisé ou la liqueur anodine nitreuse. Des procédés ont été donnés, par différens auteurs, pour obtenir ce produit, par la distillation d'un mélange d'acide nitrique et d'alcool, plus riche en alcool que celui qui sert à la préparation de l'éther nitreux; mais on n'obtient ainsi qu'un mélange en proportions variables d'alcool et d'éther nitreux.

### ALCOOL NITRIQUE.

( Acide nitrique alcoolisé, Esprit de nitre dulcifié. )

Pr. : Alcool rectifié à 36 degrés ............... 3 parties.
Acide nitrique à 34 degrés................. 1

On verse peu à peu l'acide sur l'alcool; l'action est faible, mais peu à peu il se fait de l'éther nitreux, des acides acétique oxalhydrique et oxalique. La liqueur devient de plus en plus odorante. Elle contient toujours un excès d'acide.

L'alcool nitrique est employé en potions et en tisanes, à la dose de 1/2 gros à 1 gros comme diurétique. Il fournit une boisson très-agréable, si l'on y ajoute une suffisante quantité de sucre.

### ÉTHER ACÉTIQUE.

L'éther acétique est incolore. Il a une odeur suave qui tient de celles de l'éther et de l'acide acétique. Sa densité est 0,86. Il bout à 74°. Il se conserve sans altération quand il est pur, comme M. Planche l'a observé le premier. Mais quand il contient de l'eau, il se fait à la longue de l'acide acétique et de l'alcool. Il est soluble dans 7 parties d'eau; il se mêle avec l'alcool en toutes proportions.

Le procédé le plus ordinaire pour la préparation de l'acide acétique, est celui qui nous a été donné par M. Thénard.

<pre>
Pr. : Alcool rectifié à 36 degrés................ 100 parties!
      Acide acétique concentré.............   63
       — sulfurique concentré...........   17
</pre>

L'appareil dans lequel on fait l'opération, se compose d'une cornue tubulée que l'on met sur un bain de sable, d'une alonge et d'un récipient que l'on refroidit pendant tout le cours de l'opération. On mélange d'abord, dans la cornue l'alcool et l'acide acétique ; on ajoute ensuite l'acide sulfurique, et l'on chauffe pour retirer à la distillation 125 parties de produit. On le met dans un flacon, et l'on y ajoute un peu de carbonate de potasse de manière à saturer l'acide acétique libre qui s'y trouve; on le décante, et on le distille de nouveau pour obtenir environ 100 parties d'éther.

Cet éther acétique est l'éther médicinal ; il marque 23° à l'aréomètre de Baumé. Il contient encore de l'alcool dont il est impossible de le séparer par des lavages à l'eau. Il faut, suivant M. Liébig, le faire digérer à froid sur du chlorure de calcium en poudre ; il se fait une dissolution alcoolique de ce sel, et l'éther surnage ; on le décante sur du nouveau chlorure pulvérisé que l'on renouvelle tant qu'il s'humecte au contact de l'éther ; il ne faut pas aller trop loin, car l'éther se combinerait avec le chlorure de calcium. Cet éther pur n'est pas employé en médecine.

On se procure encore l'éther acétique en distillant un mélange d'acide sulfurique, d'alcool et d'un acétate. C'est un fort bon et fort économique procédé. L'opération se fait avec la plus grande facilité, seulement il faut faire varier les proportions d'acide et d'acétate suivant la nature de ce dernier; en général, il faut assez d'acide sulfurique pour saturer la base de l'acétate, et pour qu'il en reste un excès égal environ au cinquième du poids de l'alcool.

1° Avec l'acétate de potasse.

<pre>
Pr. : Acétate de potasse desséché............ 3 parties.
      Acide sulfurique.....................  2
      Alcool...............................  3
</pre>

2° Avec l'acétate de soude.

<pre>
Pr. : Acétate de soude sec.................. 5 parties
      Acide sulfurique.....................  4
      Alcool ..............................  6
</pre>

### 3° Avec l'acétate de cuivre.

Pr. : Acétate de cuivre cristallisé............ 3 parties.
     Acide sulfurique......................... 2
     Alcool : ................................. 3

### 4° Avec l'acétate de plomb.

Pr. : Acétate de plomb desséché............. 5 parties.
     Acide sulfurique:....................... 2
     Alcool ................................. 3

L'acétate de potasse, et surtout celui de soude, se dessèchent très-bien dans une chaudière de fonte, en modérant le feu de manière à ne pas leur faire éprouver la fusion ignée. L'acétate de plomb est fondu facilement dans son eau de cristallisation ; on fait évaporer à feu nu jusqu'à siccité ; M. Liébig s'est assuré qu'on ne perd par là que des quantités insignifiantes d'acide acétique. Il faut pousser la distillation jusqu'à siccité ; mais comme le produit peut être mélangé d'alcool, on y ajoute le septième de son poids d'acide sulfurique, et l'on distille de nouveau pour retirer les 5/6 de l'éther acétique que l'on a obtenu d'abord ; on sature ce nouveau produit avec un peu de chaux éteinte, et on distille de nouveau pour retirer les 5/6 en l'éther acétique.

L'éther acétique est rarement employé à l'intérieur. On s'en sert en frictions excitantes contre les douleurs rhumatismales.

## PRODUITS PYROGÉNÉS.

Quand on applique le feu à une matière organique, elle éprouve nécessairement une décomposition ; d'où résulte la formation de nouveaux produits. Quand cette décomposition est peu avancée, elle prend le nom de torréfaction. Elle consiste à enlever aux matières organiques, par le moyen du feu, toute l'eau qu'elles contiennent, en même temps qu'on leur fait éprouver un commencement de décomposition qui les colore, et donne naissance à de nouveaux produits. Dans le café il se développe du tannin et une huile colorée amère à laquelle il doit sa propriété excitante. La rhubarbe torréfiée cesse, dit-on, d'être purgative et reste tonique. L'amidon éprouve,

par l'action modérée du feu, un changement dans sa constitution ; il est transformé en une gomme soluble dans l'eau froide.

L'opération prend le nom d'ustion ou incinération quand la
chaleur est assez forte, et continuée assez long-temps pour décomposer toutes les parties altérables par le feu. Quand elle se
fait à ciel ouvert, il ne reste que les parties salines et terreuses ; c'est l'incinération proprement dite. Quand on opère
en vases clos, ces matières restent mêlées de charbon. L'opération en vases clos est une véritable distillation dont on ne recueille pas les produits, et dont le dernier résultat est du charbon ; tandis que, dans l'incinération à l'air libre, il se fait une
combustion des élémens combustibles par l'oxigène de l'air,
d'où il résulte principalement de l'eau et de l'acide carbonique.
On brûle les os dans des creusets fermés, pour avoir le noir
animal. On sépare toute l'eau et la gélatine dans la préparation
des os et de la corne de cerf brûlés à blanc. On détruit toute
la fibre végétale, et presque toutes les parties extractives, dans
la fabrication des sels à la manière de Tachénius. Observons
que l'ustion ne s'applique qu'à des matières organiques soit
végétales, soit animales.

La distillation à feu nu sur des matières d'origine organique donne lieu à des produits dont plusieurs sont employés
en médecine.

Quand on distille des matières végétales ou animales à la
cornue, elles se volatilisent ou elles se décomposent ; les unes
se volatilisent entièrement sans éprouver d'altération, d'autres
se détruisent complétement, d'autres sont en partie détruites
et en partie volatilisées, et la séparation de la partie non décomposée paraît tenir à sa volatilisation par les gaz ou les vapeurs
qui contribuent à la soustraire à l'action décomposante du
feu.

Quand on distille une matière végétale fixe, elle se décompose
toujours, et les produits de sa décomposition sont peu différens,
quelque soit la nature de la substance soumise à l'action du
feu. Il se dégage de l'eau, de l'acide carbonique, de l'acide
acétique, du gaz oxide de carbone, de l'huile volatile, une
matière épaisse et noire très hydrogénée qui reste dissoute

par l'huile volatile ; il se dégage de l'hydrogène carboné, et il reste du charbon.

Toutes les substances végétales donnent à peu près les mêmes produits, et on s'explique aisément leur formation, puisqu'ils sont comme elles formés d'oxigène, d'hydrogène et de carbone.

Quand on examine la marche de l'opération, on trouve que les produits les plus oxigénés se forment surtout en abondance au commencement de la distillation, savoir l'eau, l'acide carbonique, l'acide acétique ; puis on voit augmenter successivement les quantités de l'oxide de carbone et de l'huile empyreumatique. L'hydrogène carboné abonde surtout à la fin de la décomposition, et enfin il ne reste que du charbon. C'est que l'oxigène de la matière végétale se sépare en plus grande quantité dans les premières périodes de la décomposition, et par cela même il est de plus en plus rare dans les suivans. Il faut observer cependant que tous les produits apparaissent pendant tout le temps que dure la décomposition. C'est que les matières végétales, mauvais conducteurs de la chaleur, n'éprouvent qu'alternativement l'action du feu ; de sorte que la couche plus voisine du feu achève sa décomposition, lorsqu'une couche plus intérieure commence à peine à se détruire.

Si la proportion d'oxigène qui reste dans la matière qui se décompose fait varier la quantité de chacun des produits pendant la destruction d'une même matière végétale, les mêmes phénomènes se reproduisent quand on décompose par le feu des matières de composition différente : celles qui sont riches en carbone et en hydrogène donnent peu de produits oxigénés et beaucoup d'hydrogène carboné, d'huile, et laissent un fort résidu de charbon ; celles où l'oxigène abonde fournissent au contraire plus d'acide acétique et moins d'huile et de gaz combustibles.

Ceci nous explique comment le charbon de terre est si propre à fournir du gaz pour l'éclairage, et comment au contraire il est plus avantageux de distiller le bois quand on veut obtenir de l'acide acétique.

Lorsqu'au lieu de chauffer brusquement une matière végétale dans une cornue, on élève graduellement et avec précaution sa température, il arrive nécessairement un moment où elle se décompose, et, si à ce moment on modère le feu de manière à obtenir une température constante, les phénomènes se régularisent et la décomposition consiste toujours dans la combustion du carbone ou de l'hydrogène ; quelquefois en même temps du carbone et de l'hydrogène de la matière végétale par une partie de l'oxigène de cette matière, d'où résulte de l'eau et de l'acide carbonique, et un nouveau produit plus stable, qui n'éprouve pas de décomposition à la température à laquelle on opère. Cette loi a été découverte par M. Pelouze ; je citerai l'acide malique, qui se change en eau et en acide maléique ; l'acide méconique, qui donne de l'acide carbonique et de l'acide métaméconique. Lorsque cette première transformation est faite, on arrive, en chauffant de nouveau, à une température où le nouveau produit se décompose à son tour, en suivant la même loi ; ainsi l'acide métaméconique forme une nouvelle quantité d'acide carbonique et devient acide pyroméconique ; l'acide pyrogallique perd en même temps de l'eau et de l'acide carbonique et se change en acide métagallique.

Dans la distillation brusque des corps, les produits qui se forment ainsi à des époques différentes, se confondent tous ensemble ; souvent même il arrive que l'on n'aperçoit pas les produits intermédiaires. Jusqu'à présent aucuns des produits de ces distillations régulières n'ont été appliqués à l'art médical.

Les matières animales éprouvent à la distillation sèche une décomposition pareille à celle des matières végétales ; la différence consiste en ce que les acides qui se produisent sont plus ou moins complétement saturés d'ammoniaque, et en ce que le charbon, qui forme le résidu de la distillation, contient de l'azote en combinaison.

En distillant l'huile empyreumatique noire qui passe à la distillation des matières organiques, on obtient une huile volatile, peu colorée d'abord, qui se colore ensuite de plus en plus, et il reste dans la cornue une espèce de poix noire. M. Berzélius à désigné cette dernière sous le nom de pyrétine ; il donne à l'huile volatile pyrogénée le nom général de pyrélaïne quand elle est liquide, et de pyrostéarine quand elle est solide.

La pyrétine, ou résine empyreumatique, est fort mal connue dans ses propriétés ; elle est différente, suivant qu'elle a été obtenue en même temps que des liqueurs acides ou non acides. Celle qui est produite dans la distillation des corps qui donnent des produits acides, comme, par exemple, le bois, paraît être un mélange de plusieurs matières. Elle est noire, brillante comme la poix; elle se ramollit par la seule chaleur de la main; l'eau la partage en une dissolution de pyrétine dans l'acide acétique, et en un résidu moins riche en acide qui ne se dissout pas; si l'on fait bouillir à plusieurs reprises ce résidu, il finit par laisser une matière insoluble qui a la plus grande analogie avec l'ulmine; quant à la première dissolution de pyrétine, chaque fois qu'on l'évapore, une partie de l'acide acétique s'en va, et il se dépose une certaine quantité de pyrétine insoluble.

La pyrétine obtenue dans les distillations qui ne fournissent pas des liqueurs acides, est également un corps composé. Elle se dissout à peine dans l'acide acétique; l'alcool la sépare en deux résines pyrogénées différentes.

Les pyrélaïnes, ou huiles pyrogénées liquides, sont, en général, fluides, incolores ou légèrement jaunâtres; leur odeur est ordinairement désagréable et tenace; leur saveur est âcre; elles sont très-inflammables, et elles brûlent avec une flamme fuligineuse. Plusieurs d'entre elles, exposées à l'action de l'air, en absorbent l'oxigène, se colorent de plus en plus, et finissent par se transformer en pyrétine. Elles sont souvent peu solubles dans l'alcool; elles se dissolvent bien dans les huiles essentielles, dans les huiles grasses et dans l'éther; elles dissolvent les résines, et elles sont le meilleur dissolvant du caoutchouc. Les travaux de M. Reichenbach ont singulièrement ajouté à nos connaissances sur ces corps; on en connaît maintenant plusieurs espèces bien caractérisées, savoir:

La kréosote,
Le capnomore,
Le picamare,
L'eupione.

Tous ces corps ne peuvent être préparés que par des procédés très-compliqués, qui ne peuvent être exécutés avec succès que sur une grande échelle, et pour lesquels nous renvoyons, par conséquent, aux ouvrages de chimie industrielle; mais, comme quelques-uns de ces composés sont employés en médecine ou qu'ils font partie de produits employés, nous devons faire connaître leurs principales propriétés.

*La kréosote* est liquide, incolore, transparente; sa densité est 1,037; son odeur est désagréable et analogue à celle de la viande fumée; sa saveur est âcre et même caustique; elle bout à 203; agitée avec de l'eau elle forme deux solutions, l'une de 100 parties d'eau et de 1,25 kréosote, l'autre de 10 parties d'eau et 100 parties de kréosote. L'alcool, l'éther et les huiles volatiles se mêlent avec la kréosote en toutes proportions; il en est de même de l'acide acétique. La kréosote qui est neutre au papier réactif, se combine avec les alcalis et forme des combinaisons qui sont détruites par les acides les plus faibles, qui mettent la kréosote en liberté. La kréosote dissout parfaitement les résines, et, ce qui est remarquable; elle dissout à peine le caoutchouc.

La kréosote coagule immédiatement l'albumine; à cause de cette propriété elle forme un coagulum dans le sang, et elle peut servir à arrêter de légères hémorrhagies. Un caractère fort important de cette matière c'est de faciliter singulièrement la conservation des substances animales; si l'on tient de la viande fraîche ou du poisson pendant une demi-heure ou une heure dans une solution de kréosote, on peut les en retirer et les faire sécher au soleil sans qu'ils éprouvent la putréfaction; la couleur passe au brun-rouge, et la matière prend une odeur et une saveur agréable de fumée.

La kréosote est employée en médecine contre la carie des dents. On s'en sert pour arrêter des hémorrhagies, mais c'est surtout contre les ulcères lâches et carcinomateux qu'elle a été employée avec le plus de succès; on a essayé aussi de l'administrer en fumigations, mêlée à la vapeur aqueuse, contre les suppurations de la trachée artère et des bronches.

SOLUTION ALCOOLIQUE DE KRÉOSOTE.

Pr. : Kréosote ............................... 1 partie.
      Alcool rectifié ......................... 16

S.

Cette solution, introduite avec un pinceau dans une dent cariée fait souvent cesser la douleur.

### EAU DE KRÉOSOTE.

Pr. : Eau........................................ Q. V.
Solution alcoolique de kréosote......... S. Q.

On ajoute goutte par goutte la solution alcoolique de kréosote à l'eau jusqu'à ce que le mélange commence à rester opaque, après avoir été agité.

*Capnomore.* Le capnomore est liquide, incolore ; son odeur est aromatique et agréable ; sa saveur est âcre ; il bout à 185° ; il est neutre ; il ne s'altère pas à l'air. L'eau en dissout à peine. Il est au contraire soluble en toutes proportions dans l'alcool, l'éther, les huiles ; il est très-peu soluble dans l'acide acétique ; il ne se dissout pas dans les liqueurs alcalines ; il dissout parfaitement le camphre, les résines ; il gonfle singulièrement le caoutchouc à froid, et le dissout à l'aide de la chaleur. Il se distingue, comme on voit, de la kréosote, par son odeur, son peu de solubilité dans l'eau, dans l'acide acétique et dans les alcalis, et par la propriété qu'il possède de dissoudre le caoutchouc. Le capnomore a été découvert par M. Reichenbach ; il l'a trouvé dans tous les goudrons provenant des matières végétales et animales.

*Picamare.* Le picamare, suivant M. Reichenbach, est le principe amer de tous les produits empyreumatiques. Il a la consistance d'une huile un peu épaisse ; il est gras au toucher ; son odeur est faible ; sa saveur est excessivement amère, âcre, puis fraîche comme celle de la menthe. Sa densité est 1,10. Il n'est pas altéré par l'air ; l'eau en dissout à peine 1 pour 100 de son poids. Il est soluble en toutes proportions dans l'alcool, dans l'éther et l'acide acétique ; il dissout le caoutchouc à chaud ; mais il le laisse précipiter par le refroidissement; comme la kréosote, il peut former des combinaisons avec les alcalis.

*Eupione.* Ce corps se forme surtout dans la distillation des matières animales ; les huiles grasses, et surtout celles des crucifères, en donnent beaucoup. L'eupione est liquide, d'une densité de 0,74. Elle n'a ni couleur, ni odeur, ni saveur ; elle entre en ébullition à 169° ; seule, elle brûle mal, mais dans une lampe elle donne une flamme claire, brillante et non fuligineuse ; l'air ne l'altère pas ; elle est insoluble dans l'eau.

L'alcool anhydre en dissout le tiers de son poids ; elle est soluble dans 5 parties d'éther. Elle ne se combine pas aux alcalis; elle dissout bien le caoutchouc. Ces deux caractères, ainsi que son insipidité et son manque d'odeur, la distinguent aisément de la kréosote ; elle se distingue du capnomore par sa densité, et par son point d'ébullition.

Il faudrait ajouter encore à ces produits les matières qui composent la pyrélaïne du charbon de terre, laquelle est si volatile, qu'elle se vaporise rapidement sur la main ; et trois carbures d'hydrogène que M. Faraday a retiré du liquide qui se dépose dans le gaz de l'huile comprimé.

Les pyrostéarines ont les caractères principaux qui appartiennent aux huiles liquides ; elles s'en distinguent surtout par leur consistance. Les plus importantes sont la parafine, le pittacalle et la naphtaline qui sont fournis par la distillation du bois, mais aussi par les autres matières végétales et animales.

*La parafine* est cristalline, inodore, brillante ; sa densité est 0,87. Elle fond à 43,75 ; elle est volatile ; l'eau ne la dissout pas ; l'éther en dissout 1 partie 1/4 ; l'alcool anhydre à l'ébullition, en dissout près de 4 pour 100, et se prend en masse par le refroidissement ; elle est remarquable par le peu d'action que les corps chimiques ont sur elle ; de là, le nom de *parum affinis*, que M. Reichenbach lui a donné.

*La naphtaline* est blanche, cristalline et très-brillante ; elle a une odeur aromatique faible ; sa saveur est piquante, elle fond à 79°, et bout à 212°. Elle est composée de cinq volumes de vapeur de carbone, et de quatre volumes d'hydrogène. Elle est insoluble dans l'eau froide, et très-peu soluble dans l'eau bouillante ; elle est très-soluble dans l'alcool, dans l'éther ; et dans les huiles grasses et essentielles ; elle ne se combine pas aux alcalis ; l'acide sulfurique forme avec elle une combinaison analogue à l'acide sulfovinique.

*Le pittacale* se présente sous la forme d'une masse d'un bleu foncé, solide et cassante. Il prend, par le frottement, une couleur métallique dorée ; cet éclat est si dominant, que toutes les matières sur lesquelles on étend le pittacale paraissent dorées. Il est inodore, insipide ; il n'est pas volatil ; l'eau ne le dissout pas, mais elle peut le tenir tellement divisé, qu'il passe avec elle à travers les filtres. L'acide acétique le dissout en grande quantité, la dissolution, qui est d'une belle couleur aurore, redevient bleue par l'addition d'un alcali.

La liqueur aqueuse qui accompagne les huiles empyreumatiques, contient ordinairement de l'eau, de l'acide acétique, souvent d'autres acides pyrogénés, de la pyréline, et des huiles pyrogénées. Si l'on s'est servi de matières azotées, il s'y trouve de l'acétate et du carbonate d'ammoniaque. En distillant cette liqueur, elle laisse un dépôt brun, qui contient de la pyréline, et deux matières d'apparence extractive, dont l'une est soluble dans l'alcool, et l'autre ne s'y dissout pas. La liqueur distillée ne tarde pas, au contact de l'air, à s'oxider ; en même temps à se colorer de plus en plus, et à former une matière analogue à la poix qui se dépose en partie, à mesure que sa proportion augmente. En outre de ces produits, dans les distillations qui donnent un excès d'acide acétique, et surtout dans la distillation du bois, il se produit deux autres corps dont nous n'avons rien dit encore, l'un est l'esprit de bois, l'autre est l'extractif.

*L'esprit de bois* est un liquide très-fluide, incolore, d'une odeur particulière, qui bout à 66°. On peut le considérer comme le résultat de la combinaison de quatre volumes de vapeur d'eau avec quatre volumes d'un radical ( méthylène ), formés eux-mêmes de deux volumes de vapeur de carbone, et de quatre volumes d'hydrogène. En le distillant avec l'acide sulfurique, on peut le convertir en un autre hydrate qui contient moitié moins d'eau, que l'esprit de bois ; de même que l'alcool distillé avec l'acide sulfurique, perd la moitié de l'eau qu'il contient, et se change en éther.

*L'extractif pyrogéné* forme deux variétés : l'un est soluble dans l'alcool, il agit à la manière des acides, il s'altère à l'air comme le fait l'extractif des plantes en donnant un dépôt insoluble ; l'autre extractif est insoluble dans l'alcool, et sa dissolution aqueuse laisse à l'évaporation une substance sèche insipide ; il s'altère aussi au contact de l'air, en formant un dépôt insoluble. Ces matières extractiformes existent en abondance dans les liqueurs acides qui proviennent de la distillation du bois.

Les matières pyrogénées, employées en médecine, sont la

kréosote dont il a été parlé, différens produits empyreumatiques provenant de la distillation de la corne de cerf ou du succin, le pyrothonide, le noir de fumée, la suie, la poix noire, le goudron.

## DISTILLATION DE LA CORNE DE CERF.

On prend de la corne de cerf en morceaux, on la met dans une cornue de grès lutée, que l'on en remplit presque entièrement; on place la cornue dans un fourneau de réverbère, et l'on y adapte une alonge et un ballon que l'on assujétit avec du lut. On commence à chauffer doucement de manière à entretenir une température peu supérieure à 100°; il distille une liqueur aqueuse animalisée que l'on rejette comme inutile; quand elle cesse de se produire, on adapte au récipient un long tube propre à porter les gaz dans les parties élevées de la cheminée. On tient l'alonge et le récipient refroidis par un courant d'eau froide, et l'on augmente le feu pour porter peu à peu la cornue au rouge; on l'entretient en cet état; l'opération est terminée quand il ne distille plus rien. On trouve sublimé, dans l'alonge et dans le ballon, du carbonate d'ammoniaque imprégné d'huile pyrogénée; c'est le sel volatil de corne de cerf des anciens. Dans le ballon se trouve deux liquides, l'un est une dissolution aqueuse de tous les produits de la distillation; c'est l'esprit volatil de corne de cerf; l'autre est un mélange de diverses huiles pyrogénées, mêlées de pyrétine, c'est l'huile volatile de corne de cerf.

### SEL VOLATIL DE CORNE DE CERF.

On le détache de l'alonge, au moyen d'un fil de fer et du ballon par le même moyen, après que l'on a retiré la liqueur aqueuse; on le renferme dans de pétits flacons bien bouchés, que l'on tient à l'abri de la lumière. On l'emploie ordinairement en cet état; le Codex dit de le purifier par sublimation au bain de sable dans une cornue à col large, munie d'une alonge ou d'un récipient. Il noircit avec le temps, et, quand il est devenu très coloré, il faut le sublimer de nouveau.

### HUILE VOLATILE DE CORNE DE CERF.

On la sépare du liquide aqueux, en versant le tout sur un filtre mouillé, quand toute la partie aqueuse s'est écoulée, on crève le filtre pour recevoir l'huile. Pour rectifier cette huile on l'introduit dans une cornue de verre au moyen d'un long tube, de manière à ne pas salir les parois de la cornue; on distille au bain de sable pour retirer environ le quart du poids de l'huile. On obtient un produit presque incolore, que l'on conserve dans des flacons de petite capacité, que l'on tient bien bouchés et que l'on place à l'abri de la lumière. Cette huile se colore de plus en plus avec le temps ; une fois qu'elle est devenue tout-à-fait brune, il faut la redistiller.

Ce que l'on appelait autrefois huile animale de Dippel, s'obtenait en mettant l'huile pyrogénée obtenue de la corne de cerf avec des os calcinés en poudre ; on en faisait des boulettes que l'on soumettait à une nouvelle distillation; l'huile qui en résultait était mêlée avec de l'eau; et on la distillait en cet état ; on renouvellait cette dernière distillation jusqu'à ce que l'huile passât incolore. Cette huile contenait moins de pyrétine que l'huile ordinaire de corne de cerf.

### ESPRIT VOLATIL DE CORNE DE CERF.

On l'emploie tel qu'il a été obtenu par la première distillation.

Le Codex dit de le rectifier en le distillant, de manière à retirer les trois quarts de son poids. On doit, ainsi que les produits précédens, le conserver dans des vases de petite capacité, bien bouchés, qu'on laisse à l'obscurité ; quand avec le temps il est devenu trop coloré, on le distille de nouveau.

L'huile volatile de corne de cerf contient beaucoup d'eupione; il s'y trouve aussi de la parafine, de la naphtaline, du picamàre, du capnomore et probablement du pittacale. Suivant M. Unverdorben, il y aurait en outre dans cette huile trois espèces d'alcalis particuliers ; 1° l'odorine, qui est liquide, huileuse, très volatile, soluble en toutes proportions dans l'eau, l'alcool, l'éther et les huiles volatiles ; 2° l'animine, qui est

moins volatile et moins soluble dans l'eau que l'odorine ; 3°
l'olamine qui est tout-à-fait insoluble dans l'eau.

L'esprit volatil de corne de cerf est une dissolution d'acétate et de carbonate d'ammoniaque, contenant tous les produits qui constituent l'huile volatile elle-même. Il s'y trouve
en outre suivant M. Unverdorben une huile acide (acide pyro-
zoïque), et une matière brune (fuscine), qui est le premier
produit de l'altération de l'huile animale.

POUDRE FUMIGATOIRE FÉTIDE.

Pr. : Corne de cerf râpée .................... 8 parties.
      Assa-fœtida ........................... 2

M.

On projette cette poudre par pincée sur des charbons ardens,
et l'on en fait respirer les vapeurs mêlées à l'air. Ce remède est
employée contre l'hystérie.

GOUTTES CÉPHALIQUES D'ANGLETERRE.

*Voy.* t. II, p. 357.

PYROTHONIDE.

On brûle à l'air libre des chiffons, du chanvre, du coton,
ou du papier, et l'on recueille le liquide empyreumatique que
l'on étend de 3 à 4 parties d'eau; c'est une liqueur acide empyreumatique qui a été vantée beaucoup il y a quelques années
par le docteur Ranque, surtout contre les ophtalmies chroniques.

DE LA SUIE.

Quand on brûle le bois dans nos foyers, le courant d'air
n'étant pas suffisamment rapide, une partie des matières distille sans être brûlées; et ces matières, mêlées de produits charbonneux et de cendres entraînées mécaniquement, constituent
la suie. Elle est formée, pour la majeure partie, de pyréline ou
résine empyreumatique combinée à l'acide acétique, qui sature

aussi les bases qui ont été fournies par les cendres. Elle contient encore une certaine quantité de matières extractives dont une portion est insoluble dans l'alcool. La suie cède à l'eau 66/00 de son poids de matières solubles, c'est de la pyrétine acide, des acétates de potasse de chaux et de magnesie, du sulfate de chaux, du chlorure de calcium, de l'acétate d'ammoniaque; si on évapore on obtient une masse que l'eau redissout en laissant seulement un peu de gypse; un acide précipite la dissolution en séparant la pyrétine acide.

M. Braconnot a désigné sous le nom d'absoline une matière très-amère qu'il a retirée de la suie, et que M. Berzélius considère comme un mélange de différentes matières avec la pyrétine acide. M. Braconnot précipite la dissolution de suie par un acide, fait bouillir le précipité avec de l'eau, évapore à siccité, reprend par l'eau et évapore encore. En reprenant par l'éther la matière que l'on obtient ainsi, celui-ci prend une couleur jaune d'or et il laisse par évaporation l'absoline sous forme d'une substance jaune oléagineuse, d'une saveur âcre; l'absoline est azotée, elle est soluble dans l'eau, plus à chaud qu'à froid, elle est soluble dans l'alcool et dans l'éther, mais elle ne se dissout pas dans les huiles; M. Braconnot lui attribue les propriétés vermifuges de la suie. On emploie plus souvent la suie contre les dartres, contre la teigne.

#### DÉCOCTION DE SUIE.

```
Pr.: Eau ......................................... 1 litre.
     Suie ........................................ 2 poignées.
```

Faites bouillir pendant une 1/2 heure, passez sans expression (Blaud).

Employée contre les dartres, la teigne; en injections dans les fistules invétérées, la carie des os.

#### INJECTION ALUMINEUSE FULIGINÉE.

```
Pr.: Décoction de suie précédente ........... 1 livre.
     Alun ..................................... 1/2 once.
     Eau ...................................... 6 onces.
```

On fait dissoudre l'alun dans l'eau, et l'on mêle à l'eau de suie. Cette injection est recommandée par M. Rognetta contre les fleurs blanches.

### TEINTURE DE SUIE.

Pr. : Suie .................................. 1 partie.
Alcool à 22 degrés .................... 8

Faites macérer pendant huit jours ; filtrez.

### TEINTURE DE SUIE FÉTIDE.

Pr. : Suie ................................ 2 gros.
Assa fœtida ......................... 1 gros.
Alcool à 22 degrés ................... 3 onces.

Faites macérer pendant huit jours, et filtrez.

Employée par gouttes contre les convulsions des enfans.

### EXTRAIT DE SUIE.

Pr. : Suie................................ 1 partie.
Eau bouillante ...................... 8

Faites bouillir pendant un quart d'heure, jetez sur une toile, filtrez et évaporez à siccité.

### COLLYRE DE SUIE.

Pr. : Extrait de suie...................... 1 gros.
Vinaigre ........................... 12

S.

On en met quelques gouttes dans un verre d'eau ; c'est un très-bon résolutif.

On emploie encore l'extrait de suie, seul ou mélangé au sucre candi, pour combattre les granulations de la conjonction ou les taies de la cornée ; on l'associe à une matière grasse pour faire une pommade ophtalmique. ( Carron de Villards. )

### POMMADE DE SUIE.

Pr. : Suie ................................ 1 partie.
Axonge ............................. 4

Mêlez.

Employée contre les dartres ulcérées, la teigne.

# GOUDRON.

Le goudron est un mélange de résine de pin non altérée, avec de la résine colophane, des résines pyrogénées ( pyrétines ) combinées à l'acide acétique, de l'huile de térébenthine et des huiles pyrogénées (pyrélaïnes et pyrostearines). On l'emploie comme un stimulant à l'extérieur et surtout dans la médecine vétérinaire ; on en fait usage contre la gale et les dartres. A l'intérieur, il agit en augmentant la dose des urines, excitant l'appétit, accélérant la digestion.

### EAU DE GOUDRON.

Pr.-: Goudron........................................... 1 livre.
    Eau de rivière ...................................... 16

On met ces matières dans une cruche et on laisse macérer pendant 10 à 12 jours, en ayant soin de remuer de temps en temps avec une spatule de bois.

On peut, à plusieurs reprises remettre de l'eau sur le goudron pour en retirer une nouvelle liqueur odorante.

L'eau de goudron est acide ; elle contient une certaine quantité de résine pyrogénée dissoute à la faveur de l'acide acétique, un peu d'huile volatile et d'huile pyrogénée. Parmi celles-ci on doit citer spécialement la kréosote, si remarquable par son âcreté et son odeur de fumée, et le picamare, qui est inodore, mais qui a une saveur très-amère. La proportion de toutes ces matières est si faible que chaque once d'eau n'en contient pas 1/4 de grain et cependant les malades ne supportent guère l'eau de goudron sans qu'elle ait été étendue. On l'administre aux scorbutiques et dans la cachexie. Quelquefois on en fait usage pour les phtisiques.

### POMMADE DE GOUDRON.

Pr. : Axonge ..................................... 1 once.
    Goudron ....................................... 2 gros.

On emploie cette pommade en frictions contre la gale : elle

diminue la démangeaison et elle amène promptement la guérison ; on l'emploie aussi comme antidartreuse.

FUMIGATION DE GOUDRON.

Pr. : Goudron ............................................... Q. V.
Eau bouillante ........................................ Q. S.

Ces fumigations ont été employées avec succès pour combattre les catharrhes chroniques et la phtisie.

On met dans la chambre des malades une chaudière qui
contient l'eau et le goudron et l'on tient en ébullition. La
vapeur d'eau agit et par elle-même et par les parties pyrogénées odorantes qu'elle entraîne.

## CHARBON.

Le carbone est un corps simple ; son nombre proportionnel
est 76°. Le carbone est solide ; il est incolore transparent, et
cristallisé dans le diamant ; il est noir, opaque, et amorphe
dans tout autre état ; il est insipide et inodore ; il est infusible ;
il ne se volatilise à aucune des températures que nous puissions
produire. Il se combine à l'oxigène à une température élevée,
et il forme avec lui deux combinaisons différentes : l'oxide de
carbone qui est composé de 1 pp. de carbone, et 1 pp. d'oxigène, et l'acide carbonique qui contient 1 pp. de carbone,
et 2 pp. d'oxigène. Ces deux combinaisons sont gazeuses ; l'a-
cide carbonique se forme quand le carbone brûle au contact de
l'air dans les circonstances ordinaires ; l'oxide de carbone se
produit quand il y a combustion à une très-haute température,
et en présence d'un excès de charbon.

Le charbon dont on fait usage en médecine est du carbone
plus ou moins impur ; quand il provient de la décomposition
des matières végétales il contient de l'hydrogène, quand il provient des matières animales il contient de l'azote. Il jouit de la
propriété de se combiner aux matières colorantes, propriété
que l'on met à profit pour la décoloration d'un grand nombre
de liqueurs, et qui est plus prononcée dans le charbon animal

que dans le charbon végétal. (*Voyez* t. 1, p. 24.) Il peut aussi, comme tous les corps poreux, absorber les gaz.

Le charbon est peu employé en médecine. A l'intérieur et à haute dose, on l'a vanté contre les fièvres putrides et les fièvres d'accès ; il a été donné avec succès dans quelques cas de scorbut et de diarrhées rebelles. A l'extérieur, on l'emploie en applications sur les plaies. Il paraît y agir chimiquement en s'opposant à la putréfaction du pus ; peut-être aussi l'effet mécanique qu'il produit est-il pour quelque chose dans les succès que l'on a obtenus. On s'en est servi dans le cas de pourriture d'hôpital. On l'emploie comme dentifrice ; et il a alors le double effet de détruire la mauvaise odeur de la bouche, et de nettoyer les dents. On a encore employé le charbon contre la teigne et quelques maladies de la peau.

Le charbon de bois léger est préféré pour l'usage médical ; on l'obtient en brûlant des bûchettes de bois léger, jusqu'à ce qu'elles ne donnent plus de fumée.

Le Codex prescrit de prendre du charbon de bois léger ; d'y ajouter assez d'eau pour l'humecter ; de le contuser dans un mortier jusqu'à ce qu'il forme une masse à moitié coulante, de le faire égoutter sur des toiles pendant quelques jours, et d'en faire des petits pains que l'on expose au soleil pendant quelques jours. Il prétend que le charbon, séché à l'ombre, lui est inférieur, et que le soleil dépouille mieux le charbon de toute odeur et de toute saveur. Je n'ai pas eu l'occasion de vérifier l'exactitude de ce fait, qui me paraît bien douteux.

TABLETTES DE CHARBON.

Pr. : Charbon végétal lavé et porphyrisé...... 1 partie.
Sucre blanc ........................... 1
Chocolat simple....................... 3
Mucilage de gomme adragante........ S. Q.

On broie le chocolat avec le sucre ; on ajoute le charbon, et l'on fait, au moyen du mucilage, des tablettes de 18 grains.

Ces tablettes sont de l'invention de M. Chevallier. On les conseille pour combattre la fétidité de l'haleine.

## DISTILLATION DU SUCCIN.

### (Succin, Ambre jaune ou karabé.)

Le succin est de la nature des matières résineuses ; mais il a subi une modification depuis l'époque très-reculée où il a été enfoui dans le sol. Il est un mélange d'un peu d'huile volatile, d'acide succinique, et de deux résines-solubles dans l'éther, mais dont l'une est soluble à froid dans l'alcool à 84$^c$, tandis que l'autre ne s'y dissout qu'à chaud ; toutes deux se combinent aux alcalis ; mais la plus grande masse du succin est formée par la résine altérée ou bitume du succin, qui est insoluble dans l'alcool, dans l'éther, dans les huiles fixes et volatiles, et même dans les dissolutions alcalines. Si on fond le succin, il devient en partie soluble dans l'alcool et dans l'éther ; l'huile de térébenthine et les huiles grasses le dissolvent presque tout entier, à l'exception d'une matière élastique.

On emploie en pharmacie, comme antispasmodique, une teinture alcoolique et une teinture éthérée de succin. On prépare l'une et l'autre avec 16 parties de véhicule et 1 partie de succin ; l'alcool doit être rectifié ; le succin doit être réduit en poudre impalpable, car les surfaces seulement sont atteintes par le liquide. Suivant Heyer, le succin ne peut céder ainsi que de 1/10 à 1/12 de son poids. Les produits de la distillation du succin à feu nu sont beaucoup plus importans.

Pr. : Succin concassé...................... Q. V.

On l'introduit dans une cornue de verre lutée que l'on en remplit à moitié. On place cette cornue dans un fourneau à réverbère, et l'on y adapte une alonge, et un ballon dont la tubulure porte un long tube droit ou un tube recourbé de Welter, dont l'extrémité plonge dans l'eau. On chauffe d'abord modérément ; le premier effet de la chaleur est de fondre le succin, et de volatiliser un peu d'huile essentielle et quelques traces d'acide succinique, puis en augmentant le feu la matière se boursoufle, et l'opération marche plus vite. Le boursouflement doit servir de guide à l'opérateur ; s'il était trop fort toute la matière passerait dans le récipient sans avoir été distillée ; c'est pendant cette tuméfaction qu'il se dégage surtout de l'acide succinique ; quand elle cesse on peut impunément élever la température ; la matière entre en ébullition, et l'huile coule à filets. L'opération est terminée quand il n'en passe plus ; si l'on continuait à chauffer, au point de ramollir le verre de la cornue, il passerait dans le récipient une substance jaune de la couleur de la cire ; inodore et insipide. Tous ces phénomènes de la distillation du succin ont été bien étudiés par MM. Robiquet et Colin.

On obtient, dans la distillation du succin, 3 produits différens : 1° de l'acide succinique impur (*sel volatil de succin*) qui s'attache à la partie supérieure des vases ; il est sali par de l'huile pyrogénée, mais on l'emploie en médecine sous cet état : on peut en retirer une nouvelle quantité par l'évaporation spontanée de la liqueur aqueuse ; 2° un liquide aqueux (*esprit volatil de succin*) ; c'est une dissolution dans l'eau, d'acide acétique, d'acide succinique et d'huile pyrogénée ; on le purifie en le filtrant à travers un papier mouillé, pour séparer l'huile volatile ; 3° l'*huile volatile de succin*, ou mieux huile pyrogénée. Elle contient de l'acide succinique, et plusieurs produits ; on y a distingué une huile liquide ou pyrélaïne, une résine pyrogénée ou pyrétine, et une petite quantité de la matière jaune qui se produit à la fin de la distillation du succin. La pyrélaïne a une odeur forte ; elle est liquide, jaunâtre, visqueuse ; l'acide nitrique l'altère, en donnant naissance à un produit encore mal examiné, qui a l'odeur de musc, et qui a pris le nom de musc artificiel. La pyrétine est visqueuse, insipide, inodore, jaune brunâtre demi-fluide ; elle est soluble dans l'alcool, l'éther et les huiles.

L'huile de succin est employée en médecine après avoir subi une rectification ; à cet effet, on la redistille dans une cornue de verre, en ayant soin d'arrêter l'opération aussitôt que l'huile passe colorée en brun.

L'acide succinique impur, l'esprit volatil et l'huile volatile de succin sont employés en médecine comme antispasmodiques.

SUCCINATE D'AMMONIAQUE IMPUR.

( Liqueur de corne de cerf succinée.)

Pr. : Esprit volatil de corne de cerf......... Q. V.
Acide succinique médicinal............ S. Q.

On ajoute assez d'acide succinique pour saturer l'ammoniaque de la liqueur de corne de cerf. Il se sépare une partie d'huile empyreumatique dont on se débarrasse par la filtration.

# EAUX MINÉRALES ARTIFICIELLES.

Le nom d'eaux minérales s'applique aux sources naturelles, auxquelles une haute température ou la proportion et la nature des matières dissoutes, procurent des caractères particuliers qui, souvent, les rendent impropres aux usages ordinaires de la vie, mais qui leur communiquent des propriétés spéciales dont la médecine peut tirer parti pour la guérison des maladies.

Les avantages que les malades retirent des eaux minérales, quand ils les boivent à la source même, ne sont révoqués en doute par personne. A l'action propre qui appartient aux eaux, se joint l'influence souvent salutaire des circonstances accessoires, telle que la distraction produite par le voyage, le changement d'une vie molle en une vie d'exercice; mais l'état des malades, plus encore les frais considérables que nécesssiteraient leur transport jusqu'aux sources, sont des obstacles qui ne s'opposent que trop souvent à ce que l'on puisse user de ce genre de médication; on a cherché à y parer, en transportant l'eau auprès du malade lui-même; mais il faut bien dire que l'absence des mêmes conditions amène une grande différence dans les résultats. La nature de l'eau peut être changée, soit que toutes les précautions convenables n'aient pas été prises pour sa conservation, soit que l'eau soit elle-même de nature si altérable, qu'aucune précaution ne puisse empêcher sa décomposition; on a tout lieu de croire, en outre, pour certaines de ces eaux, que l'effet en est différent pour le malade, lorsqu'il ne les prend pas dans les mêmes circonstances, lorsqu'un exercice convenable au milieu d'un air pur n'accompagne pas ou ne suit pas l'ingestion de l'eau, lorsque cette eau est bue froide, au lieu d'être prise en même temps chaude et acidule, comme on la rencontre souvent à la source.

Les changemens que les eaux naturelles transportées loin de la source éprouvent souvent dans leur nature, ont amené la création d'un art nouveau, celui de l'imitation des eaux naturelles; bientôt l'enthousiasme des uns et l'intérêt des autres a été si loin, que l'on n'a pas craint d'avancer que, dans la fabrication des eaux minérales, l'art avait surpassé la nature. Une polémique s'est établie entre les défenseurs des eaux naturelles et les partisans des eaux artificielles; et, comme de coutume, chacun de son côté, a eu en même temps tort et raison.

La discussion de cette question ne saurait s'établir qu'entre les eaux transportées loin de la source et les eaux artificielles, car il est de toute évidence que si les bonnes propriétés d'une eau minérale sont constatées, en outre des avantages accessoires que la position géographique de la source peut lui assurer, on ne sera jamais aussi certain de l'avoir pareille à elle-même, que lorsqu'elle sera puisée au lieu même de sa source.

Le premier reproche que l'on fait aux eaux minérales transportées au loin, c'est de n'être pas, après ce transport ou quelque temps après, ce qu'elles étaient à la source. Il est certain que quelques-unes d'entre elles éprouvent des altérations profondes qui les dénaturent complètement : telles sont toutes les eaux hydrosulfurées des Pyrénées; telles sont encore une grande partie des eaux qui contiennent des matières glaireuses; l'eau de Plombières, celle de Luxeuil, exhalent bientôt une odeur fétide quand elles sont conservées dans les dépôts; la même chose arrive, quoique plus tard, aux eaux de Vichy. Quand une eau contient des sulfates et des matières organiques, elle devient fétide par la transformation des sulfates en sulfures alcalins. On a de nombreux exemples de cette décomposition, et même quelques sources sulfureuses naturelles paraissent se former par une décomposition de ce genre : je citerai l'eau d'Enghien. M. Henry a vu ce genre de décomposition se produire dans les bouteilles d'eau de Passy et dans celles de Billazai. M. Caventou attribue aussi à quelques matières organiques, quelques

débris de paille laissés par mégarde dans les bouteilles, l'altération du même genre qui s'observe quelquefois dans l'eau de
Seltz transportée.

Il faut remarquer, toutefois, que ce reproche de mauvaise
conservation ne s'applique qu'à un nombre assez restreint d'eaux
minérales, et que d'autres, en bien plus grand nombre, se
conservent sans altération quand elles ont été puisées et bou-
chées avec le soin convenable. On peut s'en rapporter, pour ces
précautions, aux propriétaires des établissemens qui ont nécessairement intérêt à assurer la conservation des eaux qu'ils
expédient.

On a fait encore aux eaux naturelles le reproche de varier
dans leur composition; l'on a mis en opposition l'avantage que
présentent les eaux artificielles de pouvoir être préparées par
une formule fixe qui les rend toujours complètement iden-
tiques. On ne saurait douter, il est vrai, que les proportions
de matières salines de certaines eaux minérales ne soient susceptibles de varier : le fait est bien constaté pour quelques-unes
d'elles ( Spa, Forges, Seltz, etc. ). Je suis même convaincu
qu'il en est de même pour toutes. Malgré ce qu'on a dit de
l'extrême fixité de composition de ces eaux, je pense que la
proportion relative des matières salines et de l'eau n'y est pas
constamment la même; car, en supposant que la source profonde ne varie jamais, ce dont il est permis de douter, on ne
saurait nier toutefois qu'elle se mêlera, la plupart du temps,
avec les eaux superficielles en des proportions qui varieront, et
avec la localité et avec la saison. Je ne crois pas qu'il faille chercher ailleurs la cause des différences légères que nous présentent entre elles des sources voisines qui ont évidemment une
origine commune, et qui ne présentent entre elles que de légères différences de température ou de composition. Il faut
remarquer, toutefois, que les différences de composition que
l'on peut observer dans une même source sont fort légères, et
par cela même peu importantes pour l'emploi médical ; car enfin
il s'agit d'administrer une matière médicamenteuse à des doses
reconnues bonnes, mais qui ne peuvent jamais être fixées d'une
manière absolument *rigoureuse.*

Les partisans exclusifs des eaux naturelles ont attaqué à leur tour les eaux artificielles avec une alliance de bonnes et de mauvaises raisons. Il suffit de rappeler leurs idées sur les propriétés occultes des sources de la nature, sur les lois particulières de combinaisons suivant lesquelles elles sont formées, sur la nature toute spéciale du calorique dont elles sont chargées. Je dois dire quelque chose d'une autre opinion, qui n'est pas mieux fondée; sur la manière d'être de l'acide carbonique dans ces eaux. On assure qu'elles conservent ce gaz avec plus de ténacité, et que, lorsque des eaux gazeuses naturelles et des eaux gazeuses artificielles sont exposées en même temps à l'air libre, les premières conservent plus long-temps leur saveur aigrelette. J'ai fait, de concert avec MM. Orfila et Baruel, une expérience comparative sur l'eau de saint-Alban, et nous n'avons rien vu de pareil. Il est vai qu'au lieu de déboucher brusquement la bouteille d'eau artificielle, et de produire un bouillonnement rapide, qui enlève mécaniquement à l'eau beaucoup de gaz, nous nous sommes contentés de faire au bouchon de chacune des bouteilles une ouverture fort petite, par laquelle la pression intérieure et la pression extérieure se sont fort lentement mises en équilibre; c'est alors seulement que nous avons exposé comparativement les deux eaux à l'action de l'air.

La plus forte objection que l'on ait pu faire contre la substitution des eaux artificielles aux eaux naturelles, c'est l'incertitude où nous serons toujours, pour quelques-unes d'elles, que l'analyse ait fait connaître exactement et la nature et la quantité des élémens qui se trouvent dans ces eaux et l'impossibilité où nous sommes de reproduire fidèlement certains composés qui s'y trouvent.

Il faut convenir que, parmi les analyses d'eaux minérales que nous possédons, il en est beaucoup qui ne sont pas l'ouvrage de chimistes assez expérimentés; il faut dire encore que beaucoup d'entre elles ont été faites loin des sources, sans garantie parfaite des précautions qui avaient pu être prises pour mettre l'eau dans les bouteilles, sans connaissances suffisantes des circonstances particulières des localités, ou des phénomènes particuliers qui ne peuvent être observés que sur les lieux mêmes. Quel que soit d'ailleurs le talent du chimiste qui s'est occupé de ce genre de recherches, on ne peut se défendre de

conserver des doutes sur les conclusions qu'il tire de ses expériences, s'il n'a puisé lui-même l'eau minérale dont il s'est
servi, s'il n'a observé avec soin toutes les circonstances qui
accompagnent sa sortie ou qui se présente à quelque distance
de la source, s'il n'a fait, sur les lieux mêmes, une partie des
expériences qui sont nécessaires pour arriver à connaître exactement la composition de l'eau minérale qu'il étudie. Aussi
doit-on regretter vivement que, par un motif mesquin d'é-
conomie, le gouvernement ait interrompu les travaux d'analyse
que M. Lonchamps avait commencés avec tant de succès.

Quelque soit l'habileté du chimiste qui se sera occupé d'a-
nalyser une eau minérale, on pourra douter encore qu'il ait
tout vu, car la science marche et fait naître de nouveaux
moyens d'investigation; c'est ainsi qu'elle a prouvé un jour que
beaucoup d'eaux que l'on croyait minéralisées par l'hydrogène
sulfuré, l'étaient par des sulfures alcalins; qu'elle a fait trouver
dans les eaux minérales l'iode et le brome, agens actifs, et
dont on ne pouvait y soupçonner l'existence; sous ce rapport,
une eau artificielle ne peut être regardée comme l'égale de
l'eau naturelle, qu'elle est appelée à représenter, qu'autant
qu'une expérience médicale, long-temps continuée, a démontré
l'identité de leurs effets.

De l'état actuel de nos moyens d'analyse, résulte encore un
autre doute sur nos moyens d'imiter les eaux naturelles. Personne ne nie que les sels que nous obtenons dans nos opérations
ne soient pas toujours ceux qui étaient en dissolution dans l'eau,
et si l'on en doutait il suffirait de voir qu'une même eau fournit des substances salines différentes, quand on modifie les
procédés analytiques. Il est vrai que Murray a admis, et
beaucoup de personnes avec lui, que dans une dissolution, ce
sont les combinaisons les plus solubles qui y existent, et que
les quantités de chaque base et de chaque acide étant données,
on doit interpréter l'état des sels en ce sens, que les plus solubles se trouvent réellement en dissolution; mais c'est là une
hypothèse gratuite; et il faut bien convenir que nous ne pouvons souvent apprécier avec exactitude la manière dont les élémens salins sont réunis entre eux.

Il existe en outre, dans certaines eaux minérales, des malières produites par des circonstances que nous ne pouvons reproduire de manière à les introduires dans nos eaux artificielles; telles sont, pour la plupart du temps, les matières désignées sous le nom de résine, bitumes, matière extractive, huileuse ou azotée, barégine, etc. Elles concourent quelquefois puissamment aux propriétés des eaux minérales, soit par elles-mêmes, soit par les combinaisons qu'elles ont contractées avec d'autres principes de ces eaux.

Pour résumer cette discussion, je dirai que les eaux minérales naturelles doivent être préférées aux eaux artificielles, toutes les fois qu'elles peuvent être conservées long-temps sans altération; que l'on peut employer indifféremment les unes ou les autres dans les cas où l'on peut arriver à une imitation complète, savoir : quand l'eau naturelle a été analysée par un chimiste habile, et que cette analyse a servi de base à la fabrication de l'eau artificielle, lorsque rien dans la composition de l'eau naturelle n'annonce la présence des matières que nous ne pouvons former artificiellement, ou ne fait soupçonner l'existence de quelque principe qui aurait pu échapper à l'analyse; enfin lorsqu'une étude comparative et long-temps continuée des propriétés médicales des deux espèces d'eaux, a montré l'identité de leur action sur l'économie vivante.

Il est quelques cas où les eaux artificielles doivent être préférées; ainsi, en chargeant d'un grand excès d'acide carbonique les eaux ferrugineuses et les eaux salines, on les rend moins rebutantes, plus digestives pour le malade, sans affaiblir leurs autres propriétés; ainsi, l'eau de Seltz, chargée d'un excès de gaz, est plus propre, dans bien des cas, à faciliter la digestion que l'eau naturelle qui est à peine acidule; c'est dans ce cas, que l'on peut dire réellement que l'art a surpassé la nature.

Quelque idée que l'on se fasse d'ailleurs de l'analogie que peuvent présenter entre elles les eaux naturelles et les eaux artificielles, on ne saurait se refuser à convenir que celles-ci rendent journellement de grands services à l'art de guérir. Beaucoup d'entre elles sont réellement des imitations grossières de la nature; mais elles constituent des médicamens nouveaux dont l'usage a consacré le bon emploi

La fabrication des eaux minérales présente quelques difficultés, à cause du nombre considérable des corps que l'on peut
avoir à y introduire. Pour mettre de l'ordre dans ce travail et
en rendre l'étude plus facile, j'examinerai d'abord les procédés
généraux de fabrication, puis je donnerai les moyens de préparer chaque espèce d'eau minérale en particulier. La fabrication, considérée d'une manière générale, se compose de
manipulations spéciales, ou de considérations qui s'appliquent
au moyen d'introduire dans les eaux certaines séries de corps.
Je traiterai successivement de l'introduction de l'acide carbonique dans les eaux, ou de la préparation des eaux gazeuses
simples ; des moyens propres à introduire dans les eaux les
matières salines, la silice ou les substances organiques ; enfin,
des généralités relatives à la préparation des eaux sulfureuses.

## DE LA PRÉPARATION DE L'EAU GAZEUSE.

L'acide carbonique que l'on introduit dans les eaux s'obtient
par l'action de l'acide sulfurique ou de l'acide hydrochlorique
sur le carbonate de chaux. Il se fait du sulfate ou de l'hydrochlorate de chaux, et l'acide carbonique est mis en liberté. On
se sert de marbre blanc ou de craie : dans le premier cas, c'est
à l'acide hydrochlorique que l'on a recours ; on l'étend de son
poids d'eau, pour qu'il ne répande plus de vapeurs acides. Son
action sur le marbre est régulière, parce que le marbre, qui est
compacte, ne se laisse attaquer que peu à peu par l'acide ; mais
l'action continue à se produire tant qu'il y a de l'acide libre,
parce que l'hydrochlorate de chaux qui se forme sans cesse,
étant un sel très-soluble, est dissous à mesure par la liqueur,
et livre toujours la surface nue du marbre à l'action de l'acide
décomposant. Avec le même carbonate, l'emploi de l'acide sulfurique serait moins bon ; il formerait bientôt à la surface du
calcaire une couche de sulfate de chaux insoluble, qui mettrait
obstacle au contact intime de l'acide avec le carbonate : l'action
cesserait, ou ne marcherait qu'avec beaucoup de lenteur.

On a rarement recours à l'action de l'acide hydrochlorique
sur la craie, parce que ce carbonate étant très divisé, et le sel
qui résulte de sa décomposition étant soluble, la décomposition

s'établirait presque instantanément sur tous les points à la fois, le gaz carbonique se dégagerait avec violence, et le dégagement cesserait presque aussitôt pour reparaître de nouveau tumultueusement lors de l'affusion d'une nouvelle quantité d'acide. L'opération ne marcherait pas d'une manière régulière.

Quand on emploie l'acide sulfurique et la craie, on pulvérise celle-ci, on la délaie dans l'eau, de manière à faire une bouillie claire; et l'on y verse par parties l'acide sulfurique concentré: on renouvelle les surfaces au moyen d'un agitateur.

Pour obtenir l'acide carbonique au moyen de la craie, on se sert de l'appareil ci-contre.

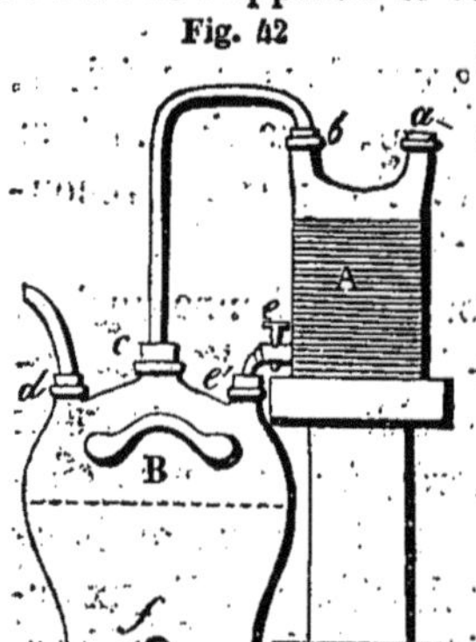

Fig. 42

A est un flacon de 20 à 25 litres, destiné à recevoir l'acide hydrochlorique; la tubulure *a* reste fermée, et ne s'ouvre que lorsque l'acide est consommé et que l'on veut en introduire de nouveau ; la tubulure *b* est munie d'un tube en plomb bien fixé avec un bouchon; ce tube se replie sur lui-même et vient s'adapter à la tubulure *c* de la jarre de grès, où il ne pénètre qu'environ de l'épaisseur du bouchon.

B est un bonbonne en grès, à trois tubulures supérieures *c d é*, et à une tubulure inférieure *f*. On remplit aux trois quarts cette bonbonne avec du marbre cassé par morceaux; la tubulure *d* porte un tube de plomb qui va porter le gaz carbonique au dehors du vase de production. C reçoit le tube qui établit la communication entre la partie supérieure de A et celle de B ; *é* reçoit l'extrémité d'un robinet en verre qui est solidement fixé dans la tubulure *e* du vase A ; suivant que l'on ouvre ou que l'on ferme le robinet, on établit ou l'on arrête l'écoulement de l'acide sur le marbre. Le tube qui va de *b* en *c* établit une communication entre l'atmosphère gazeuse des deux vases, de manière à ce que l'augmentation de pression qui se manifeste en B par la production du gaz se fasse sentir également en A, et qu'elle ne fasse pas obstacle à l'écoulement de l'acide sur le marbre; *f* sert à vider le muriate de chaux qui s'est formé.

Quand on opère avec l'acide sulfurique, on se sert avec
avantage de l'appareil suivant. C'est un vase
en plomb, dans lequel on introduit par une tubulure de la craie pulvérisée et délayée dans
trois fois et demi son poids d'eau.

Fig. 43.

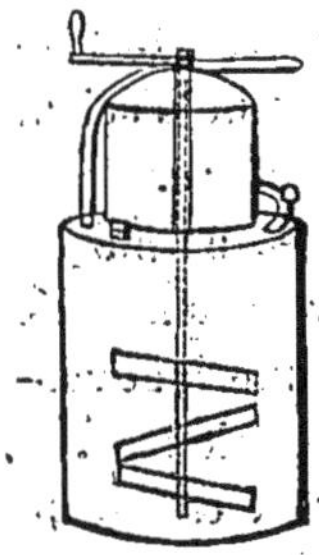

Un vase plus petit, placé au-dessus du premier, avec lequel il est soudé, et sert de réservoir à de l'acide sulfurique concentré. On fait
tomber l'acide sur la craie en ouvrant le robinet
*r* : la communication entre l'atmosphère des
deux vases est établie par un tuyau en plomb
intérieur.

Un conduit en plomb creux qui traverse le vase supérieur,
donne passage à un agitateur en cuivre, que l'on met en
mouvement au moyen d'une manivelle, et qui sert à renouveler les surfaces entre l'acide et la craie.

Lorsque l'on a de l'acide hydrochlorique de bonne qualité,
il est assez indifférent d'avoir recours à l'un ou à l'autre procédé : c'est la valeur commerciale des acides qui sert de guide
dans la préférence que l'on peut accorder à l'un d'eux ; mais
à Paris, où les acides hydrochloriques sont, depuis quelques
années, très-chargés d'acide sulfureux, les fabricans d'eaux minérales ont donné la préférence à l'acide sulfurique, qui fournit un gaz carbonique plus facile à laver. On peut cependant,
suivant la méthode que M. Girardin nous a fait connaître,
changer l'acide sulfureux en acide sulfurique, en faisant passer
du chlore dans l'acide muriatique impur.

Le lavage du gaz acide carbonique est une opération importante : il a pour effet de débarrasser ce gaz des portions d'acide
étranger qu'il a pu entraîner avec lui. Ce lavage

Fig. 44.

peut se faire de diverses manières ; je me sers d'un
tonneau en bois, étroit et profond ; un tube amène
le gaz jusqu'au fond du tonneau : celui-ci est rempli
d'eau jusqu'à la douille *d*, qui sert à reconnaître
quand la quantité d'eau introduite dans le tonneau
est assez considérable. Le gaz est obligé de traverser un diaphragme percé de petits trous placé au
fond du tonneau : il s'y divise en petites bulles et présente ainsi

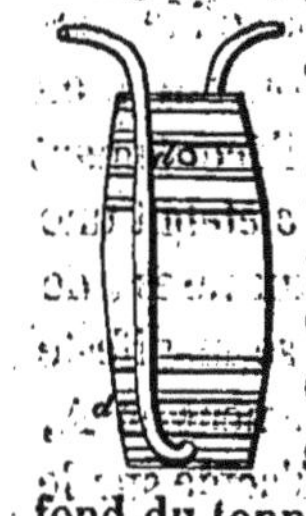

beaucoup de surface à l'eau qui doit le débarrasser des acides étrangers. Un autre tube va porter le gaz lavé sous le gazomètre,

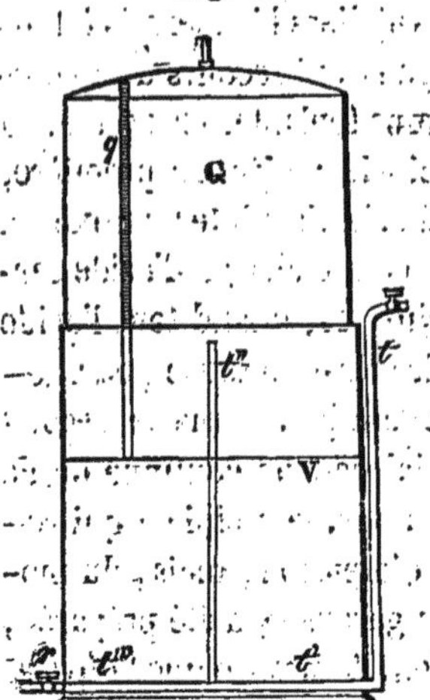

Fig. 45.

*fig.* 45. Celui-ci se compose d'un grand vase cylindrique, en cuivre étamé que l'on remplit d'eau, et d'une cloche renversée en cuivre étamé C, qui est tenue en équilibre au moyen d'un contrepoids. Le gaz arrive dans la cloche par le tube *t t' t''*; il en sort par le tube *t'' t'''* quand le robinet *r* est ouvert et que la pompe aspirante est mise en jeu.

Quand on a besoin de connaître exactement la quantité de gaz que l'on emploie, la cloche du gazomètre est armée d'une règle graduée *q*, qui fait connaître le nombre de litres de gaz contenus dans le gazomètre par l'observation du point qui affleure la surface de l'eau.

Du reste, l'acide carbonique est enlevé au moyen d'une pompe aspirante et foulante qui est mise en jeu par des moyens mécaniques différens; le gaz puisé dans le gazomètre sous la pression ordinaire, est refoulé fortement dans un tonneau épais, en des proportions qui varient avec la nature de l'eau que l'on veut obtenir. On pourrait se contenter de saturer les eaux de gaz acide carbonique sous la pression ordinaire; mais l'habitude qu'ont les consommateurs des eaux mousseuses et sursaturées, a fait de l'emploi des appareils de compression une nécessité de la fabrication actuelle. Trois systèmes différens ont été mis en usage : dans l'un l'appareil est parfaitement clos et la compression se trouve exercée par le gaz lui-même; il s'agit seulement de déterminer par l'expérience la quantité de carbonate de chaux qui doit être décomposée, pour remplir l'appareil d'une atmosphère d'acide carbonique sous une pression suffisante. La difficulté de ce système réside surtout dans la difficulté d'adapter toutes les pièces de l'appareil assez exactement pour qu'il n'y ait pas de fuite de gaz malgré la forte pression qu'il exerce à l'intérieur. On conçoit facilement la construction d'un semblable appareil, il n'est employé à Paris que dans une seule fabrique, qui tient ses ateliers bien fermés à tous les curieux. Presque tous les fabricans ont recours à la compression du gaz au moyen d'une pompe foulante. Ce système a donné lieu à deux modifications principales : suivant la première, que l'on peut appeler système de fabrication interrompue ou de Genève, le récipient dans lequel l'eau se charge d'acide carbonique est d'une assez vaste capacité, et, quand tout l'acide carbonique a été introduit, on soutire l'eau gazeuse pour recommencer ensuite une nouvelle opération. Dans le second système, que l'on peut appeler de fabrication continue ou de Bramah, suivant le nom de son inventeur, le récipient qui reçoit l'eau et le gaz est d'assez petite dimension ; mais, du moment qu'une certaine quantité d'eau gazeuse y a été préparée, la fabrication marche sans interruption. A mesure que l'ouvrier retire une partie du produit fabriqué, la pompe refoule dans l'appareil une nouvelle quantité d'eau et de gaz pour remplacer celle qui est sortie.

*Appareil de Genève.* Le tonneau qui reçoit l'eau et le gaz est

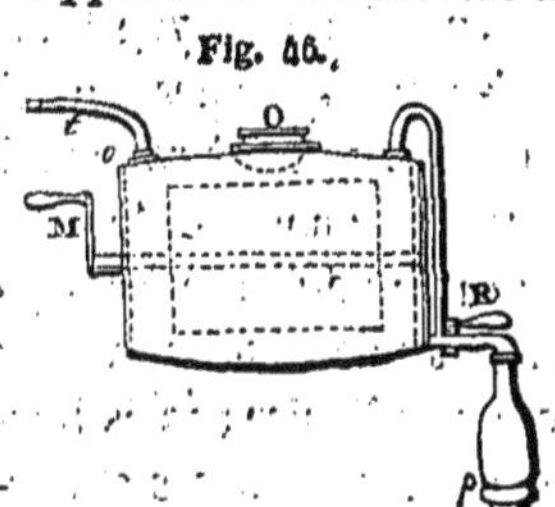


en cuivre très-épais et parfaitement étamé, *fig.* 46. Sa capacité, qui peut varier, s'élève le plus ordinairement à cent et quelques litres. Il est muni à sa partie supérieure d'une ouverture assez grande, qui se ferme à vis au moyen d'un couvercle que l'on n'ouvre que de temps en temps, quand on veut nettoyer à fond l'appareil. Le couvercle de cette ouverture est percé d'une autre ouverture d'environ six centimètres de large, qui se ferme par un bouchon qui y entre à vis, dont la tête est carrée, et qui peut être serré facilement à l'aide d'une clé. C'est par cette ouverture, pratiquée au couvercle, que l'on remplit ordinairement le tonneau. Ce tonneau porte en *o* une espèce de tubulure à laquelle vient s'adapter le tube qui amène le gaz carbonique refoulé par la pompe, et qui se ferme à volonté au moyen d'un robinet.

R est un robinet placé à la partie la plus basse du tonneau, et sur la construction duquel nous reviendrons plus tard. Enfin, M est un agitateur à manivelle qui sert à mettre l'eau en mouvement et à faciliter l'absorption du gaz.

On remplit complétement le tonneau avec de l'eau pure, et l'on ferme toutes les ouvertures ; alors on commence à refouler de l'acide carbonique sans agiter., en laissant le robinet de décharge entr'ouvert ; on déplace ainsi cinq litres d'eau que l'on remplace à la surface du tonneau, par du gaz carbonique. Cette manipulation a pour objet de laisser un vide qui permette de donner à l'eau un mouvement plus tumultueux par l'agitation brusque et instanée, en des sens différens, de former à la surface de l'eau un réservoir plein de gaz sur lequel l'eau puisse constamment agir, d'enlever autant que possible l'air atmosphérique que l'eau n'absorberait que très-imparfaitement, qui augmenterait sans utilité la pression superficielle, et qui rendrait le jeu des pompes plus difficile. Cette expulsion de l'eau est une chose fort utile dans la pratique., et il faut toujours, quand on monte l'appareil à neuf, avant de recevoir le gaz sur le gazomètre, se débarrasser par un premier courant de tout l'air intérieur des vases de lavage et de dégagement. J'indiquerai encore comme précaution générale, de placer l'appareil dans un lieu frais, favorable à l'absorption du gaz, et qui conserve, été comme hiver, une température moyenne.

A mesure que l'on introduit le gaz carbonique dans le tonneau, il s'accumule à la surface de l'eau, et il se dissout ensuite facilement à l'aide du mouvement imprimé par l'agitation. C'est une bonne pratique d'entretenir l'agitation pendant tout le temps de l'introduction du gaz : le jeu des pompes en devient plus facile. On peut s'arranger de manière à ce que le même moteur mette en mouvement et le piston de la pompe et l'agitateur.

On observe que la quantité de gaz reste toujours plus grande à la surface de l'eau que dans l'eau elle-même : quand l'appareil ne contient pas d'air, la différence est assez régulièrement d'une atmosphère.

Le premier robinet dont on s'est servi pour tirer l'eau gazeuse, était un robinet garni d'un liége ou d'un morceau de

buffle conique, de dimension telle qu'il pût s'adapter sur toutes les bouteilles, malgré les différences de diamètre de leur
orifice. Il se prolongeait en une longue tige qui pénétrait jusqu'au fond de la bouteille, et il était muni d'une petite soupape
qui livrait passage à l'air de la bouteille et au gaz qui ne pouvait être retenu. Cette longue tige plongeant dans l'eau gazeuse,
était un grave défaut, parce que l'eau, aussitôt qu'elle sort du
tonneau, laissé dégager de nombreuses bulles de gaz qui traversent le liquide déjà introduit dans la bouteille, et qui le tiennent
dans un état d'agitation qui occasionne la perte d'une forte
proportion de gaz carbonique. Le robinet gagne beaucoup dans
son emploi à se trouver réduit de toute la tige qui plongeait
dans la bouteille; mais le robinet décrit par Bramah, avec
quelques modifications que je lui ai fait subir, est d'un emploi
plus avantageux. C'est un robinet ordinaire ayant une douille
peu alongée. Cette douille traverse une espèce de capsule renversée à fond plat, dont les bords descendent presque au même
niveau que l'orifice du robinet. L'espace laissé entre la douille
et les parois de la capsule, est remplit de rondelles de caoutchouc superposées; un anneau en cuivre qui se visse sur la
capsule de cuivre, refoule les disques de caoutchouc, et s'oppose à ce qu'ils puissent tomber.

Au moyen de la pédale $p$ et du support, l'opérateur presse
la bouteille contre le caoutchouc, et cette pression suffit pour
s'opposer à toute issue de gaz. Aussitôt qu'il s'aperçoit que la
pression dans la bouteille s'oppose à l'écoulement de l'eau, il
cède avec intelligence pour livrer passage aux gaz intérieurs. Il
renouvelle cette manœuvre à plusieurs reprises, jusqu'à ce que
la bouteille soit remplie. Alors il ferme le robinet, il tire la
bouteille sur le côté, et il y pose rapidement le bouchon. C'est
là une manœuvre difficile qui demande une main adroite, et
surtout exercée. La qualité de l'eau dépend en grande partie
de l'habileté de celui qui la met en bouteilles; s'il n'est pas
leste à boucher, une partie de l'eau et du gaz est jetée au-
dehors; la bouteille est en partie vidée, et l'eau a perdu une
bonne partie de son gaz. L'opérateur doit saisir le bouchon par
son bout le plus gros, entre l'index et le médius de la main
droite; il appuie le pouce sur le bord de la bouteille pour ser-

vir de régulateur, abaisse le bouchon sur l'orifice, et le fait entrer par un léger mouvement de rotation. Il l'enfonce d'abord avec la main, et il achève de le faire entrer au moyen d'une tapette en bois. Il passe aussitôt la bouteille à un ouvrier qui se hâte d'assujétir le bouchon au moyen d'une ficelle.

Dans la méthode que je viens de décrire, l'eau s'écoule sous la forte pression qui existe dans l'intérieur du tonneau. Elle est lancée avec violence dans la bouteille ; en outre, il faut ouvrir une issue aux gaz de la bouteille tandis qu'elle se remplit ; deux circonstances qui ont pour effet de lui faire perdre une assez grande quantité du gaz qu'elle contient. J'ai trouvé le moyen de remédier à ces deux inconvéniens, en faisant construire un robinet qui établit une communication entre l'intérieur de la bouteille qui s'emplit, et l'atmosphère intérieure du tonneau : dans ce système, à peine le robinet est-il ouvert que l'égalité de tension s'établit des deux côtés ; l'eau gazeuse s'écoule alors lentement, sans éprouver d'autre agitation que celle qui résulte de sa propre chute, par un petit orifice, et sous la pression d'une seule atmosphère. Une longue pratique m'a confirmé tous les avantages que l'on retire de cette construction.

Le robinet qui amène à ce résultat est terminé comme celui de Bramah ; mais il a deux conduits intérieurs, l'un qui est destiné à l'écoulement du liquide ; l'autre qui établit la communication entre l'atmosphère de la bouteille et celle du tonneau.

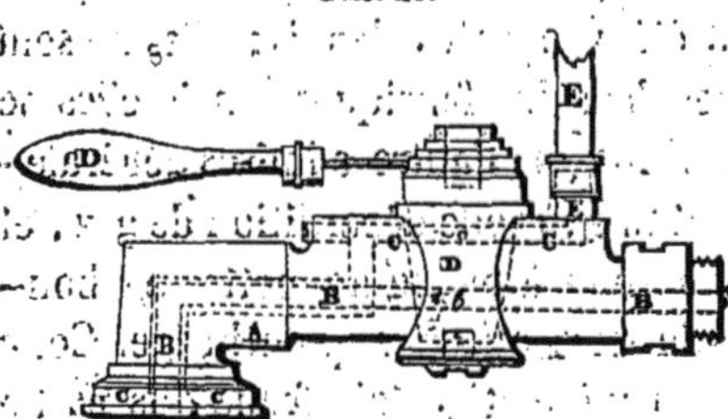

Fig. 47.

A est le corps du robinet qui s'adapte sur le tonneau par le pas de vis S.

BB est un conduit en argent qui traverse le robinet dans toute sa longueur, et qui est destiné à conduire l'eau.

CC est un second conduit en cuivre qui enveloppe B dans une partie de sa longueur, puis se coude et va s'ouvrir en E. Il est destiné à établir la communication entre la bouteille et l'atmosphère du tonneau.

DD est la clé du robinet. Elle est percée de deux ouvertures, l'une doublée en argent $b$ correspond au conduit B; l'autre $c$ correspond au canal C. Il en résulte qu'en tournant la clé du robinet, on ouvre ou l'on ferme en même temps les deux canaux B et C.

E est un tube en plomb qui s'adapte sur le robinet par une de ses extrémités, et dont l'autre va s'ouvrir à la partie supérieure du tonneau.

Un anneau en cuivre vissé retient les rondelles de caoutchouc.

M. Boissenot a remarqué que l'eau est comme opaque et laiteuse dans la bouteille au moment même où elle vient de couler, en raison d'une infinité de petites bulles gazeuses qui se manifestent dans toute la masse. L'eau devient transparente par la disparition de ces bulles. Il faut laisser la bouteille appuyée contre le caoutchouc tant que cette transparence n'est pas établie; mais du moment qu'on s'aperçoit que les bulles qui rendaient l'eau laiteuse ont disparu, on enlève lestement la bouteille et on la bouche. Il s'échappe bien moins de gaz de la bouteille que si elle avait été retirée avant le moment précité.

Bien que le robinet à double courant, rende beaucoup plus facile la mise en bouteilles, on ne peut éviter, cependant, une certaine déperdition de gaz pendant le temps assez court, nécessaire pour placer le bouchon. M. Selligue, le premier, je crois, a trouvé le moyen de boucher la bouteille sur place; mais il a tenu son procédé secret. Plusieurs dispositions, pour arriver à ce résultat, ont été proposées depuis; elles ne sont encore que peu répandues dans les fabriques; mais elles ne tarderont pas à se trouver l'une ou l'autre admises généralement, parce qu'elles évitent une grande déperdition de gaz, et qu'elles mettent le premier venu à même de mettre en bouteilles, sans avoir besoin de faire aucun apprentissage. Cette modification réduit à une manipulation très-facile, la partie jusqu'à présent la plus difficile de la fabrication des eaux minérales. Il faut concevoir que le conduit qui amène l'eau vient s'ouvrir dans un cône en cuivre ouvert à ses deux bouts. La partie inférieure est munie circulairement, et en dehors, d'un ajustage en cuivre garni de caoutchouc, comme dans le robinet ordinaire. C'est contre ce caoutchouc que le bord de la bouteille vient presser. Elle a au-dessus d'elle, et à très-peu de distance, l'ouverture inférieure du cône. Par la partie supérieure du cône, on introduit un bouchon de liége, et au moyen d'une tige refoulée par un moyen mécanique, on l'enfonce dans le cône de manière à ce qu'il forme le plafond supérieur de cette partie du robinet. Quand la bouteille est pleine, sans la bouger de place, on enfonce le bouchon d'une nouvelle quantité pour le faire sortir en partie du cône et pénétrer dans le goulot ; puis alors on cède avec le pied qui soutient la bascule, en même temps que, par un nouveau mouvement de pression, on achève de faire sortir le bouchon de l'intérieur du cône.

L'*embouteillage* des eaux gazeuses n'est pas sans danger : beaucoup de bouteilles ne résistent pas à la pression, et volent en éclats. L'opérateur doit avoir la main qui saisit la bouteille armée d'un gant de buffle épais, qui soit assez montant pour garantir également le bras. La bouteille, pendant qu'elle se remplit, reste entourée par un demi-cylindre en cuivre qui tourne librement sur le robinet : il est amené entre l'opérateur et la bouteille pendant que celle-ci se remplit. Un grillage en fil de laiton épais, permet de suivre des yeux, sans danger, l'ascension du liquide. Au moment de boucher, l'on détourne l'armure de cuivre en la faisant tourner sur elle-même ; on saisit la bouteille, et on y adapte le bouchon.

Quand les bouteilles ont été remplies, et que le bouchon a été ficelé, on plonge le bouchon et la tête de la bouteille dans un vernis résineux. La qualité que l'on recherche dans ce vernis, c'est qu'il soit adhérent, et que cependant il se détache complétement par le choc. La recette suivante donne un bon résultat :

Colophane, 1 liv. 1/2 ; craie pulvérisée, 1 liv. 1/4 ; essence de térébenthine, 4 onces ; rocou, 1/2 once. On fait d'abord fondre la colophane, on ajoute l'essence, puis la craie et le rocou.

On commence à remplacer les ficelles et le mastic par une petite calotte de plomb que l'on serre hermétiquement contre le col de la bouteille au moyen d'un tour de corde animé d'un mouvement de rotation. M. Dupré, fabricant de capsules métalliques , a inventé une petite machine fort commode pour arriver à ce résultat.

La planche ci-jointe donnera une idée exacte de la disposition relative des pièces qui composent l'appareil de Genève.

Fig. 48.

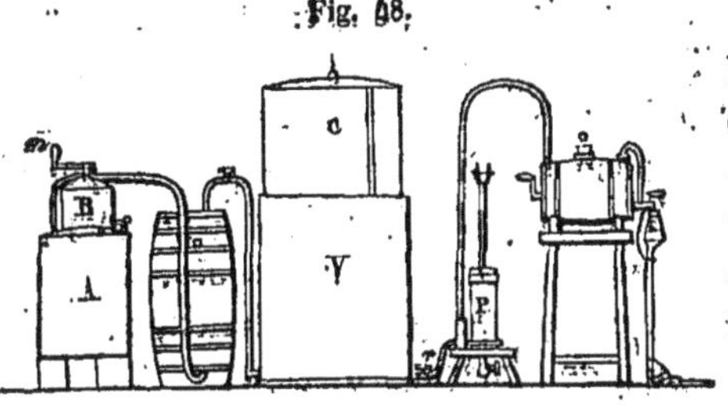

En adaptant un manomètre au vase de compression, j'ai étudié les phénomènes qui se produisent pendant que l'on charge l'eau de gaz carbonique et pendant que l'eau gazeuse est mise en bouteilles.

Quelque précaution que j'aie prise, je n'ai pu arriver à faire absorber à l'eau une quantité d'acide carbonique égale en volume à celle qui forme l'atmosphère supérieure du tonneau. Lorsque l'eau contient cinq fois son volume de gaz, que, par conséquent, un espace d'un litre en renferme cinq litres, le même espace, dans l'atmosphère gazéiforme, qui est à la surface de l'eau, s'est trouvé presque constamment en contenir 6 litres; et la différence est bien plus grande quand on n'a pas pris la précaution de débarrasser l'appareil de l'air atmosphérique : celui-ci s'accumule dans le tonneau, et il exerce quelquefois une pression de sept à huit atmosphères sur l'eau, qui n'est chargée que de 3 à 4 volumes de gaz.

A mesure que l'on soutire de l'eau gazeuse ( avec le robinet à simple courant ), le vide qui se fait graduellement dans le récipient a pour effet de diminuer de plus en plus la pression à la surface du liquide , de permettre à l'eau déjà faite de laisser dégager une partie du gaz dont elle est chargée. A mesure que le gaz libre se dilate pour remplir le nouvel espace vide qui s'est formé, l'eau abandonne une partie d'acide carbonique qui compense en partie ce premier effet. De ces deux effets contraires résulte un décroissement de la pression lent et régulier, qui se continue jusqu'à la fin de l'opération. Les résultats du calcul et ceux de l'expérience marchent assez d'accord dans le commencement de l'opération ; mais , à mesure qu'elle avance, les écarts deviennent toujours plus considérables. Les mouvemens du manomètre signalent parfaitement le phénomène mixte qui nous occupe. Chaque fois que l'on remplit une bouteille, le manomètre descend, puis on le voit sensiblement remonter pendant l'intervalle nécessaire pour boucher une bouteille et en présenter une nouvelle au robinet.

La pression superficielle s'accroît davantage quand l'opération est faite avec plus de lenteur ; or, comme cet accroissement résulte de la déperdition d'acide carbonique qui est faite par l'eau, il faut en conclure que moins on emploie de temps pour mettre en bouteilles et plus les résultats sont avantageux. De là un des avantages du système qui permet de boucher les bouteilles sur place.

## SYSTÈME DE BRAMAH.

Dans le système de la fabrication des eaux gazeuses inventé par Bramah, la même pompe aspire en même temps l'eau et le gaz et les refoule en même temps dans un réservoir commun. Ce réservoir est d'une petite capacité ; mais à mesure qu'il se désemplit par le tirage de l'eau gazeuse, la pompe fournit sans cesse une nouvelle quantité d'eau et de gaz, de manière à ce que le travail puisse durer aussi long-temps qu'on le veut sans être interrompu.

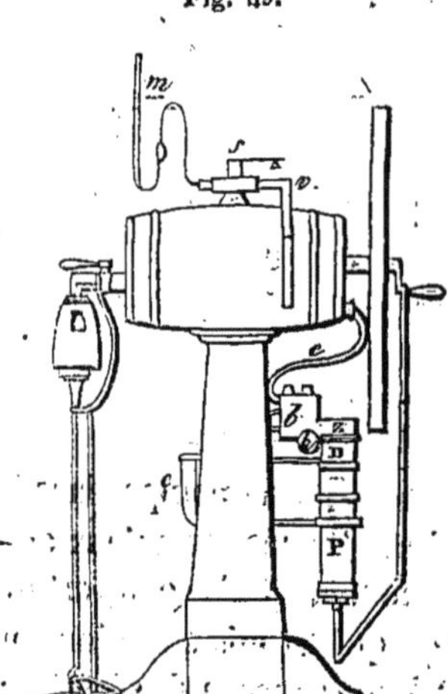

Fig. 49.

La machine de Bramah se compose, 1° d'un gazomètre ordinaire qui sert de réservoir au gaz carbonique. Il n'a pas besoin d'être gradué, car ici le gaz se mesure par la pression intérieure de l'appareil, et non plus exactement par le volume qui en a été absorbé : par la même raison, il peut être d'une assez faible capacité, il suffit qu'il puisse être alimenté aussi vite par le dégagement de gaz, qu'il est épuisé par sa soustraction.

2°. D'un vase c qui contient l'eau où la dissolution saline qu'on veut charger de gaz.

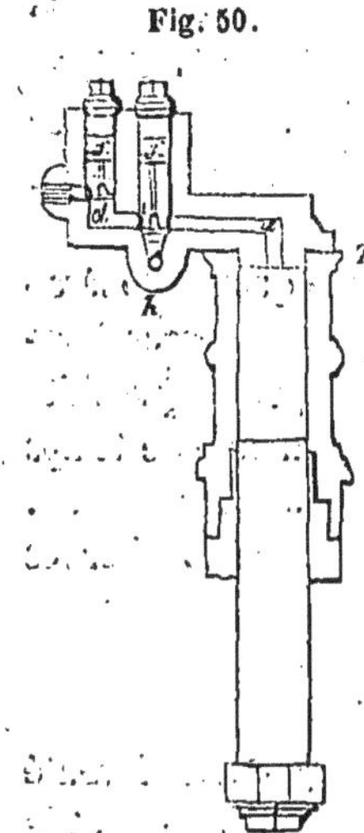

Fig. 50.

3°. D'une pompe P qui puise le liquide et le gaz, et les refoule dans le récipient.

4°. D'un condensateur sphérique ou ovale, dans lequel le gaz et l'eau viennent se réunir.

Le piston P de la pompe est placé inférieurement. Il est formé par un cylindre en cuivre poli qui passe à travers une couronne en cuir embouti.

L'extrémité supérieure du corps de pompe est fermée par une plaque à vis Z, *fig.* 50, portant un tuyau qui conduit à la boîte à soupape *b*. Celle-ci renferme deux soupapes ; l'une *c* qui donne passage au liquide et au gaz dans le corps de pompe ; l'autre *d* qui les laisse échapper et leur ouvre le chemin dans le vase récipient.

Au-dessous de la boîte à soupape se trouve le tuyau *h*, *fig.* 51, qui passe sous le système des soupapes. Il communique par une de ses extrémités *t* au gazomètre, et par l'autre *t'* avec le vase *c* qui contient de l'eau. Les robinets *ii* servent à régler, l'un l'arrivée du gaz, et l'autre l'arrivée du liquide, et par conséquent à régler le degré de saturation de l'eau.

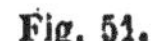

Fig. 51.

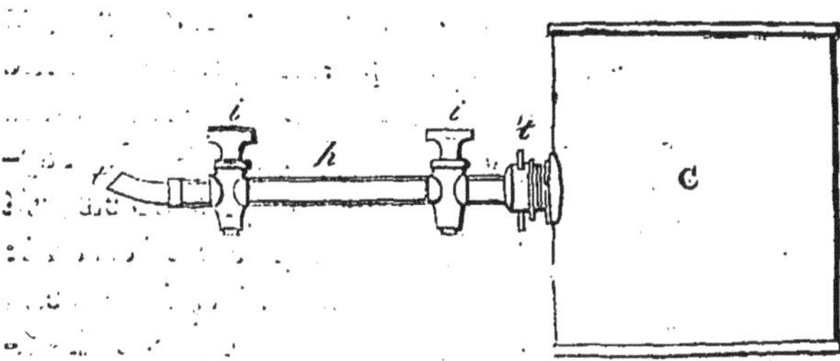

Le tuyau *e* porte le mélange refoulé par la pompe dans le récipient, *fig.* 52 ; celui-ci est en fonte étamée, ou mieux encore, il est doublé en argent. Il est muni, 1° d'une ouverture d'introduction ; 2° d'un agitateur *aa* qui est mis en action par le même moteur que la pompe ; 3° d'une soupape de sûreté S ; 4° d'un manomètre *m* ; 5° d'un fort tube en verre *v* extérieur qui sert à faire connaître à chaque instant la hauteur du liquide

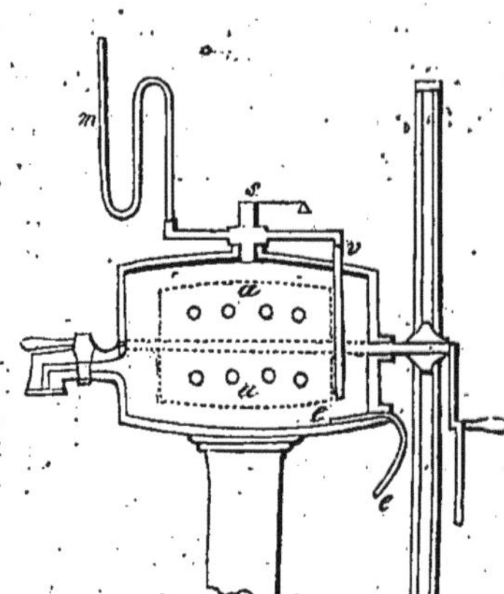

Fig. 52.

dans le récipient; 6° d'un robinet pour retirer l'eau gazeuse [1].

Quand on veut faire marcher cet appareil, on met l'eau dans le vase C et l'on remplit le gazomètre de gaz ; on met alors la pompe en jeu et l'on ouvre les deux robinets *ii* d'une quantité convenable, que l'expérience fait bientôt connaître ; en même temps on tient ouverte la soupape du récipient, jusqu'à ce qu'il soit entièrement rempli : c'est afin de chasser l'air atmosphérique qu'il contient. On retire alors une partie de l'eau, et, pendant tout le temps que dure l'opération, on tient le récipient rempli au tiers de sa capacité, ce qu'il est facile de reconnaître par la hauteur du liquide dans le tube *v* ; on règle le mouvement de la pompe de manière à ce qu'elle fournisse constamment une quantité d'eau égale à celle qui est tirée par le robinet. Par ce moyen la continuité du travail s'établit, et la machine, une fois en mouvement, ne s'arrête que lorsqu'on veut suspendre la fabrication.

Toutes les précautions nécessaires pour ne pas perdre de gaz pendant la mise en bouteilles, et pour se mettre à l'abri des accidens sont les mêmes que celles que nous avons données pour l'appareil de Genève. Seulement ici l'usage du robinet à double courant ne peut trouver son application.

La quantité dont chacun des robinets qui amènent l'eau et le gaz doit rester ouvert est bientôt connue par l'habitude. On a pour guide encore la qualité de l'eau qui est tirée et l'indication du manomètre ; il doit indiquer une pression intérieure de 7 atmosphères. Si la pression intérieure devient trop forte, la soupape de sûreté se soulève et donne passage au gaz excédant. On

---

[1] Voyez, pour les détails de la construction, le *Bulletin de la Société d'encouragement.*

peut la faire communiquer avec le gazomètre ; de manière à ne pas perdre le gaz qui sort alors de l'appareil.

L'appareil de Bramah coûte moins cher que celui de Genève, parce que le gazomètre n'a pas besoin d'être aussi grand, parce que le récipient est en fonte, au lieu d'être en cuivre, et qu'il est d'ailleurs d'une bien plus faible capacité. Cette circonstance du bon marché, le rendra nécessairement d'un usage plus habituel que celui de Genève. Il a, en outre, sur lui l'avantage de donner des eaux également chargées à toutes les époques de l'opération ; et de débiter beaucoup plus promptement ; mais il a le défaut de demander plus d'habileté pour la mise en bouteilles ; parce que le système de robinet à double courant ne peut y être adapté. Il est également moins bon, comme nous le verrons plus tard, pour la fabrication des eaux très-chargées de carbonates terreux insolubles. M. Boissenot et M. Dupré pensent que les eaux préparées, par l'appareil de Genève, retiennent avec plus de ténacité le gaz carbonique, ce qu'ils attribuent au contact prolongé de l'eau et du gaz ; je serais assez disposé à partager leur opinion : toutefois, comme j'ai eu peu l'occasion de faire manœuvrer moi-même l'appareil de Bramah, je m'abstiendrai de prononcer.

L'emploi d'un appareil à boucher sur place est encore plus avantageux ici que dans le système de Genève ; parce que la déperdition de gaz ; au moment où l'on sépare la bouteille du robinet, est bien plus considérable. Au reste, on peut établir une excellente fabrication, en se servant de l'un ou de l'autre système.

DE L'INTRODUCTION DES SELS DANS LES EAUX MINÉRALES.

La première difficulté qui se présente, quand on veut préparer une eau artificielle chargée de matière saline, est celle de savoir en quel état les sels existent réellement dans l'eau naturelle que l'on veut reproduire. Ainsi que nous avons déjà eu l'occasion de le dire, l'analyse fait bien connaître la nature et la quantité des bases et des acides qui se trouvent réunis ; mais nous en sommes réduits à des hypothèses plus ou moins probables sur la manière dont tous ces élémens sont combinés entre eux. Ne pouvant résoudre cette difficulté, on l'a négligée, et l'on est convenu, en quelque sorte, que lorsqu'on a réuni, dans une eau minérale, les élémens que l'analyse y fait trouver, on est arrivé à une imitation assez fidèle. Remarquons que lorsqu'il existe, dans une eau minérale, une base et un acide en quantité prédominante, il ne peut rester aucun doute sur l'existence de la combinaison qu'ils ont formée entre eux.

Si les sels qui entrent dans une eau minérale sont tous solubles, la fabrication consiste dans une simple dissolution : par exemple, l'eau de Barège, de Cauterets, l'eau de la mer. Si l'eau minérale est en même temps acidule, on en remplit le tonneau, et l'on charge de gaz acide, si on opère par la méthode de Genève : on la fait soutirer par la pompe en même temps que le gaz, quand on se sert de l'appareil de Bramah. Si la proportion des sels n'est pas très-considérable, on peut encore les dissoudre dans une petite quantité d'eau, les introduire à l'avance dans les bouteilles, et achever de remplir celles-ci d'eau gazeuse simple. Nous citons, comme exemple, la fabrication de l'eau de Seltz.

Quand une eau minérale n'a fourni à l'analyse que des sels insolubles, ces sels ne peuvent être que des carbonates, qui existaient dans l'eau à l'état de bi-carbonates ; il faut les redissoudre par un excès d'acide carbonique. Il n'existe pas d'eau minérale qui ne contienne que ce genre de sels ; mais comme la manière de reproduire ces bi-carbonates reste souvent la même, quand ces carbonates insolubles sont mêlés à d'autres sels, nous allons la décrire une fois pour toutes.

Les carbonates de chaux, de magnésie et de fer, se trouvent communément dans les eaux ; ils se dissolvent avec facilité dans un excès d'acide carbonique. Pour peu que la proportion en soit considérable, il faut assurer leur dissolution, en les employant à cet état d'extrême division qui résulte de la précipitation chimique. On précipite à froid une dissolution de sulfate de magnésie purifié ou du muriate de chaux pur, par du carbonate de soude ; on lave le précipité à plusieurs reprises pour le débarrasser des sels étrangers ; et on le fait égoutter sur une toile. Pour apprécier la quantité réelle de carbonate que contient l'espèce de bouillie épaisse que l'on s'est procurée, il faut en prendre une certaine quantité, et la calciner fortement.: 1 partie de produit magnésien représente 2,05 de carbonate de magnésie, et 2,24 de magnésie blanche ; 1 partie de précipité calcaire chauffé fortement au rouge, représente 1,777 de carbonate de chaux.

On peut opérer de même pour le carbonate de manganèse, parce qu'il peut être lavé au contact de l'air sans éprouver d'altération. Quant au carbonate de fer, comme il absorbe rapidement l'oxigène de l'air, et qu'après cette oxidation il ne peut plus se dissoudre dans l'acide carbonique, on le prépare au moment du besoin, en introduisant successivement dans les bouteilles une dissolution de sulfate de fer, et une dissolution de carbonate de soude. On se hâte de remplir avec de l'eau gazeuse. La petite quantité de sulfate de soude que cette manœuvre introduit dans les eaux, ne peut rien changer aux effets médicinaux.

Il est presque impossible d'éviter qu'une partie du carbonate de fer ne s'oxigène et ne refuse alors de se dissoudre ; aussi je préfère mettre dans les bouteilles la dissolution du sel de fer soluble, et y introduire l'eau gazeuse chargée du carbonate de soude qui doit le décomposer.

Une fois les carbonates obtenus, on les délaie dans l'eau : s'ils sont en petite proportion, on les introduit dans les bouteilles que l'on remplit d'eau gazeuse ; mais quand ils doivent entrer dans l'eau minérale à une forte dose, l'appareil de Genève a une supériorité marquée. On les délaie dans le tonneau même, l'on charge d'acide carbonique, et l'on agite de temps en temps. Comme on peut prolonger plus long-temps le contact de l'eau acidule et des carbonates, leur dissolution complète est plus assurée.

Lorsqu'une eau minérale a donné en même temps à l'analyse des sels solubles et des sels insolubles ; si l'on peut, par un échange des bases et des acides, tout convertir en sels solubles, on ne manque pas de le faire pour rendre la préparation plus facile. Par exemple, l'eau de Saint-Nectaire contient du carbonate de chaux, du carbonate de magnésie et du carbonate de fer, tous trois insolubles ; mais elle contient en même temps du sel marin et du sulfate de soude : on en profite pour faire

un échange entre les sels insolubles et les sels de soude ; le carbonate de chaux et une partie de sel marin disparaissent pour
donner naissance à du carbonate de soude et à de l'hydrochlorate de chaux ; le carbonate de magnésie et une quantité proportionnelle de sel marin donnent de l'hydrochlorate de magnésie
et du carbonate de soude ; enfin, de l'échange entre le carbonate
de fer et le sulfate de soude, résulte du sulfate de fer et du
carbonate de soude, qui sont tous deux solubles dans l'eau.

La formule de l'eau artificielle ayant été établie sur ces principes, voici la manipulation qu'il faut suivre. Avec l'appareil
de Genève, on fait des dissolutions séparées pour tous les sels
qui pourraient se décomposer mutuellement ; on introduit
toutes ces dissolutions dans le tonneau, et l'on charge d'acide
carbonique. Les carbonates insolubles qui se reforment au
moment du mélange de dissolution, sont redissous par le gaz
carbonique. Avec l'appareil de Bramah, on fait absorber, par
la pompe, la liqueur trouble qui résulte du mélange des liqueurs salines ; dans l'un et l'autre système on peut encore
mettre dans les bouteilles la dissolution d'une partie des sels,
tandis que les autres sont introduits dans le réservoir, suivant
la méthode ordinaire. Le mélange des substances salines ne se
fait alors que dans un liquide sursaturé d'acide carbonique, et
il n'apparaît aucun précipité. Avec l'un et l'autre appareil on
peut encore faire des dissolutions concentrées et séparées de
chaque genre de sels, les mélanger ensemble, et partager le
mélange trouble dans les bouteilles que l'on remplit alors d'eau
gazeuse simple. Toutes ces manipulations sont également
bonnes, et je ne vois d'autre raison de donner la préférence à
la dernière, que le désir de conserver plus long-temps, sans
altération, l'appareil qui est attaqué plus vite par des dissolutions salines que par de l'eau pure. Cependant l'introduction
des matières, dans le tonneau même, mérite la préférence,
quand les carbonates terreux sont abondans.

Il arrive que la composition des eaux ne permet pas de convertir tous les sels en sels solubles : si la proportion de principes qui manque est faible, on peut l'ajouter sans inconvénient.
C'est ainsi que dans l'eau de Forges, il manque du sulfate ou
du muriate de soude pour changer le carbonate de fer en un

sel soluble; on introduit cependant le fer à l'état de sulfate, et l'on ajoute la quantité de carbonate de soude nécessaire pour le décomposer; il en résulte que l'eau renferme un peu de sulfate de soude qu'elle ne devrait pas contenir; mais en quantité si faible, que l'on peut facilement n'y pas faire attention.

Enfin, lorsque dans une eau minérale, la proportion des sels insolubles est considérable, il faut les préparer par double décomposition. On les délaie dans la dissolution des sels solubles ou dans un peu d'eau; et l'on opère ainsi que nous l'avons dit précédemment. On peut consulter, comme exemple, la préparation de l'eau de Contrexeville.

### INTRODUCTION DE LA SILICE ET DES MATIÈRES ORGANIQUES DANS LES EAUX MINÉRALES.

On ne peut penser à introduire les matières organiques dans les eaux minérales, parce que nous ne savons pas les reproduire artificiellement.

Quant à la silice il est assez difficile de la faire entrer dans les eaux; heureusement qu'il y a peu d'intérêt à le faire. Quand les eaux contiennent du carbonate de soude, on peut faire bouillir la silice gélatineuse dans la dissolution du carbonate: elle s'y dissout en proportion plus que suffisante; mais cette dissolution de silice est précipitée par l'acide carbonique; de sorte que ce procédé n'est pas applicable aux eaux minérales les plus employées. En faisant bouillir de la silice gélatineuse avec de l'eau, j'ai trouvé les résultats suivans:

1 gramme carbonate de soude sec + 1 litre d'eau.
= Silice dissoute       0,62 gr.

1 gramme carbonate de soude sec + 4 onces d'eau.
= Silice dissoute       0,218

### DE LA PRÉPARATION DES EAUX SULFUREUSES.

Les eaux sulfureuses contiennent de l'hydrogène sulfuré, ou des hydrosulfates, ou en même temps de l'hydrogène sulfuré et des hydrosulfates, ou bien encore de l'hydrogène sulfuré et de l'acide carbonique.

Quand une eau sulfureuse contient des sels et de l'hydrogène sulfuré, on fait une dissolution des sels dans l'eau ; et d'une autre part on prépare une dissolution saturée d'hydrogène sulfuré, en faisant traverser pendant long-temps de l'eau par un courant de ce gaz. On n'arrête l'opération que lorsqu'on s'aperçoit que depuis long-temps déjà l'eau cesse d'en dissoudre. Cette eau hydrosulfurée saturée contient 2 fois 1/2 son volume de gaz. On part de cette donnée pour calculer la quantité qui doit entrer dans chaque bouteille d'eau minérale ; on introduit cette eau dans les bouteilles ; et on achève de remplir avec la dissolution que les sels fixes ont fournie. Une condition essentielle de succès dans la préparation de ces eaux, de même que pour toutes les autres espèces d'eaux sulfureuses, c'est de se servir d'eau privée d'air ; on se la procure en soumettant l'eau qui doit être employée à une ébullition un peu prolongée, et en la laissant refroidir dans des vases fermés. L'oxigène de l'air aurait pour effet de brûler l'hydrogène du gaz hépatique et de déterminer un dépôt de soufre, en même temps que l'eau perdrait une partie de ses propriétés.

*Hydrosulfates.* L'hydrosulfate de soude est le seul qui ait, jusqu'à présent, été introduit dans les eaux. On l'obtient en faisant passer un courant d'hydrogène sulfuré dans une dissolution de soude caustique.

Comme il est extrêmement soluble, on l'introduit dans les eaux minérales sans difficulté.

L'introduction simultanée de l'hydrosulfate de soude et de l'hydrogène sulfuré dans les eaux minérales s'obtient de la même manière que si chacun de ces corps devait y entrer séparément.

Quand une eau minérale contient en même temps de l'acide carbonique et de l'hydrogène sulfuré, il faut préparer de l'eau gazeuse et saline à la manière ordinaire, mais avec de l'eau privée d'air. On en remplit des bouteilles, en ayant soin de laisser un espace vide pour recevoir la dissolution concentrée d'hydrogène sulfuré. Au moment où l'on enlève la bouteille du robinet, on y ajoute vivement l'eau hydrosulfurée, et l'on bouche de suite. On perd ainsi moins de gaz hépatique que si l'on mettait d'abord l'eau qui en est chargée dans les bouteilles,

parce que le courant d'acide carbonique qui se dégage continuellement entraînerait avec lui une assez forte proportion
d'hydrogène sulfuré.

### FORMULES POUR LA PRÉPARATION DES EAUX MINÉRALES ARTIFICIELLES LES PLUS EMPLOYÉES.

Dans les formules qui suivent, les proportions de matières
salines ont été données en grammes et en fractions de gramme
pour un litre d'eau, parce que cette manière de représenter les
eaux minérales est plus commode pour le calcul lors de leur
préparation. Mais j'ai donné en regard et alors en nombre
rond et en fractions de livre, la quantité de matières contenues dans une bouteille ordinaire d'eau minérale qui contient
environ 20 onces. Cette manière de compter est plus utile au
médecin qui prescrit les eaux minérales par bouteilles, et qui
a l'habitude de se servir des anciens poids.

## EAUX ACIDULES ET EAUX SALINES.

### EAU D'AUDINAC.

En prenant pour base l'analyse de MM. Magne et Lafond,
on obtient une eau d'une saveur trop ferrugineuse; car il est
dit que l'eau naturelle a une saveur amère, un peu acerbe,
laissant seulement un arrière-goût d'astringent. Aussi n'ai-je
laissé que la huitième partie du fer indiquée par l'analyse, ce
qui est bien suffisant. Pour pouvoir introduire le fer, je l'ai
pris à l'état de sulfate, et j'ai ajouté la quantité de carbonate
de soude nécessaire pour le décomposer; j'ai introduit par-là
dans l'eau un peu de sulfate de soude qui n'existe pas dans l'eau
naturelle, mais la quantité en est très-minime et indifférente.

| | | | |
|---|---|---|---|
| Pr. : Sulfate de chaux.................... | 0,654 gram. | 8 grains. |
| — de magnésie cristallisé....... | 1,128 | 13 |
| Muriate de magnésie cristallisé...... | 0,686 | 8 |
| Carbonate de chaux................... | 0,540 | 6 |
| Sulfate de fer cristallisé............. | 0,020 | 1/4 |
| Carbonate de soude cristallisé...... | 0,022 | 1/4 |
| Eau gazeuse à 5 volumes........... | 1 litre. | 1 bouteille. |

On précipite à froid 1,173 d'hydrochlorate de chaux cristallisé par le carbonate de soude ; on lave le précipité ; on le réunit au sulfate de chaux en poudre fine, et au carbonate de soude. On charge de 5 volumes d'acide carbonique ; et l'on reçoit dans des bouteilles qui contiennent les sels de magnésie et le sulfate de fer en dissolution.

Dans l'appareil de Bramah, il faut mettre aussi dans les bouteilles le sulfate de chaux qui se tient mal en suspension dans l'eau.

### EAU DE BADEN.
#### ( Duché de Bade. )

J'ai pris pour point de départ l'analyse que Kastner a faite de cette eau. L'eau naturelle a une odeur et une saveur de bouillon, due à des matières organiques, qu'il est impossible de reproduire. Le sulfate de chaux trouvé par l'analyse est remplacé par une quantité correspondante d'hydrochlorate de chaux, aux dépens d'une partie du sel marin, d'où il résulte dans la formule de l'eau artificielle une diminution de ce sel et l'introduction du sulfate de soude. La double décomposition du chlorure de fer et du carbonate de soude reproduit aussi le carbonate de fer et la partie correspondante du sel marin dans l'eau naturelle.

| | | |
|---|---|---|
| Pr. : Sel marin........................ | 2,700 gram. | 32 grains. |
| Muriate de magnésie cristallisé ...... | 0,164 | 2 |
| — de chaux cristallisé.......... | 3,553 | 43 |
| — ferreux sec................. | 0,019 | 1/4 |
| Sulfate de soude cristallisé......... | 0,886 | 11 |
| Carbonate de soude cristallisé........ | 0,043 | 1/2 |
| Eau gazeuse à 5 vol................ | 1 litre. | 1 bouteille. |

On fait une dissolution des sels de soude, et une autre dissolution concentrée avec les chlorures terreux et le chlorure de fer. On charge la première liqueur d'eau gazeuse ; et l'on en remplit les bouteilles où l'on a mis à l'avance la dissolution des chlorures.

### EAU DE CARLSBAD.

C'est l'analyse de M. Berzélius qui a servi de base. Le car-

bonate de chaux et une quantité correspondante de sel marin
ont été changés en hydrochlorate de chaux et en carbonate de
soude : le carbonate de fer et la quantité correspondante de
sulfate de soude ont été changés en sulfate de fer et en carbonate de soude. L'eau naturelle de Carlsbad a une odeur de
bouillon qu'il est impossible de reproduire.

Pr. : Sulfate de soude cristallisé............  4,656 gram.   56 grains.
      Carbonate de soude cristallisé.......  5,375          64
      Hydrochlorate de chaux cristallisé...  0,700           8
      Sel marin..........................  0,674           8
      Sulfate de fer cristallisé...........  0,009           1/6
      Eau gazeuse à 5 vol................  1 litre.        1 bouteille.

On dissout dans l'eau le sulfate de soude, le carbonate de
soude et le sel marin, et l'on charge de gaz carbonique; d'autre part, on dissout l'hydrochlorate de chaux, et d'un autre
côté, le sulfate de fer dans une petite quantité d'eau. On mêle
les deux liqueurs, que l'on divise promptement en bouteilles, et
l'on remplit avec de l'eau gazeuse.

<h3 style="text-align:center">EAU DE SAINT-NECTAIRE.</h3>

La base de la formule est l'analyse de M. Berthier. Le carbonate de chaux et celui de magnésie, avec la quantité de sel
marin correspondante, sont remplacés par les hydrochlorates
de chaux et de magnésie, et par le carbonate de soude. Le carbonate de fer et une partie du sulfate de soude, sont remplacés
par du sulfate de fer et du carbonate de soude; mais j'ai diminué de beaucoup la proportion de fer, qui donnerait une eau
bien plus ferrugineuse que ne l'est en effet la source de Saint-
Nectaire.

Pr. : Carbonate de soude cristallisé........  7,361 gram.   92 grains.
      Sel marin...........................  1,640          20
      Sulfate de soude cristallisé..........  0,326           4
      Hydrochlorate de chaux cristallisé...  0,950          12
      —        de magnésie cristallisé  0,440           6
      Sulfate de fer cristallisé............  0,020           1/4
      Eau gazeuse à 5 vol................  1 litre.        1 bouteille.

On fait une première dissolution des sels de soude; on charge
d'acide carbonique; d'autre part, on dissout les hydrochlorates

et le sel de fer dans une petite quantité d'eau ; on met cette liqueur dans des bouteilles que l'on achève de remplir avec l'eau gazeuse ; ou bien on introduit tous les sels dans le tonneau, et l'on charge de gaz.

## EAU DE POUGUES.
### (Nièvre.)

C'est l'analyse déjà ancienne d'Hassenfratz qui a servi de base. L'échange du sel marin et du carbonate de fer a fourni du chlorure de fer soluble et du carbonate de soude. La quantité de fer a été rapprochée de celle qui se trouve dans l'eau de Seltz, à laquelle on compare l'eau de Pougues. Hassenfratz a porté la proportion plus haut ; mais il a obtenu le fer à l'état de mélange avec de la silice. L'eau naturelle n'a d'ailleurs que faiblement la saveur ferrugineuse.

| | | | |
|---|---|---|---|
| Pr. : Carbonate de chaux | 1,340 gram. | 16 grains. | |
| — de magnésie | 0,130 | 1 | 1/2 |
| — de soude | 3,030 | 36 | |
| Sel marin | 0,231 | 3 | |
| Chlorure de fer sec | 0,010 | 1/8 | |
| Eau pure | 1 litre. | 1 bouteille. | |
| Acide carbonique | 5 litres. | 5 volumes. | |

Le carbonate de chaux et le carbonate de magnésie sont employés en poudre fine, et récemment précipités ; on les mêle à la dissolution du carbonate de soude et du sel marin, et l'on charge d'acide carbonique : on reçoit l'eau gazeuse qui en résulte dans les bouteilles où l'on a placé le chlorure de fer. Le tonneau de Genève assure plus exactement la dissolution des carbonates insolubles.

## EAU DE SELTZ.

Le *Codex medicamentarius* prescrit, pour la préparation de l'eau de Seltz artificielle, l'emploi d'une formule dans laquelle les sels de chaux sont tout-à-fait supprimés ; la voici :

| | | | |
|---|---|---|---|
| Pr. : Carbonate de soude cristallisé | 0,2 gram. | 2 grains 1/3 | |
| Carbonate de magnésie | 0,1 | 1 | 1/5 |
| Sel marin | 1,1 | 12 | |
| Eau gazeuse à 5 vol | 1 bouteille de 30 onces 1/2 | | |

Bien des fabricans suppriment même tout-à-fait les sels ; et une partie de la prétendue eau de Seltz du commerce n'est que de l'eau ordinaire, chargée d'acide carbonique. Si l'on veut avoir une eau artificielle, qui ressemble davantage à l'eau de Seltz naturelle, il faut consulter les analyses qui ont été faites de celle-ci ; or, ces analyses ne s'accordent pas entre elles : les quantités de sels trouvées dans un litre d'eau varient, suivant les observateurs, de 3 à 5 grammes. Ces différences proviennent bien certainement des variations que l'eau de Seltz naturelle éprouve elle-même dans la proportion de ses sels ; M. Caventou a trouvé 3,66 gr. par litre, dans de l'eau prise au dépôt, à Paris ; dans ces derniers temps je n'ai trouvé que 3,0 gr. Comme les proportions indiquées par Bergmann et par Bischoff sont plus fortes, j'ai pris pour la proportion des matières dissoutes une moyenne entre les analyses, et j'ai adopté pour la nature des sels l'analyse du docteur Bischoff qui est la plus récente, et certainement la plus exacte que nous possédions, en diminuant toutefois, je le répète, la proportion des matières salines. J'ai dû surtout diminuer la proportion de fer, car elle fournirait une eau bien plus ferrugineuse que l'eau de Seltz naturelle. J'en ai porté la dose à 0,01 de carbonate de fer par litre. La formule suivante a donné un produit qui ne m'a pas paru différer sensiblement de l'eau naturelle que j'ai prise au dépôt à Paris. Dans cette formule, le carbonate de chaux et le carbonate de magnésie ont été changés en hydrochlorate solubles ; on a augmenté proportionnellement la dose du carbonate de soude, et diminué celle du sel marin.

| | | |
|---|---|---|
| Pr. : Hydrochlorate de chaux cristallisé. | 0,477 gram. | 6 grains. |
| —       de magnésie cristall. | 6,402 | 5 |
| Carbonate de soude cristallisé..... | 1,296 | 16 |
| Sel marin...................... | 1,630 | 20 |
| Sulfate de fer cristallisé.......... | 0,022 | «      1/4 |
| —   de soude cristallisé........ | 0,070 | 1 |
| Phosphate de soude cristallisé..... | 0,113 | 1    1/3 |
| Eau gazeuse à 5 vol............... | 1 litre. | 1 bouteille. |

On ajoute d'abord les hydrochlorates de chaux et de magnésie à la dissolution des autres sels, et ensuite le sulfate de fer dissous. Le mélange est divisé dans des bouteilles, ou il est introduit dans le tonneau à préparation ; ou mieux encore on met dans les bouteilles le sulfate de fer et les hydrochlorates terreux après les avoir dissous, et l'on remplit avec l'eau gazeuse chargée des autres sels.

## EAU DE VICHY.

J'ai pris pour base de la formule d'eau artificielle, l'analyse faite par M. Longchamps, de la source de la grande grille, qui est celle que les buveurs boivent le plus habituellement à Vichy.

Le carbonate de chaux, et une quantité proportionnelle de sel marin, ont été changés en hydrochlorate de chaux et en carbonate de soude ; un échange de même nature a été fait entre le carbonate de magnésie et le sulfate de soude, entre ce dernier sel et le carbonate de fer. Il faut convenir, toutefois, que cette eau diffère sensiblement de l'eau de Vichy naturelle : on n'y retrouve ni la matière organique azotée, ni le bitume qui existent dans l'eau naturelle, et qui concourent évidemment à ses effets.

| | | |
|---|---|---|
| Pr. : Carbonate de soude cristallisé..... | 10,750 gram. | 134 grains. |
| Sel marin........................ | 0,165 | 2 |
| Hydrochlorate de chaux cristallisé. | 0,760 | 9 |
| Sulfate de soude cristallisé......... | 0,727 | 8 |
| — de magnésie cristallisé..... | 0,192 | 2 |
| — de fer cristallisé.......... | 0.033 | 2/5 |
| Eau ........................... | 1 litre. | 1 bouteille. |
| Acide carbonique ............... | 4 litres. | 4 volumes. |

On charge d'acide carbonique ; on dissout les sels de soude ; on ajoute la dissolution du sulfate de magnésie, puis celle des hydrochlorates terreux ; on la reçoit dans des bouteilles où l'on a introduit la dissolution concentrée du sulfate de fer.

## EAU DE BALARUC.

J'ai pris, pour base, l'analyse de Figuier. Le carbonate de chaux et celui de magnésie, avec une quantité proportionnelle de sel marin, sont changés en hydrochlorate de chaux et de magnésie, et en carbonate de soude. Le sulfate de chaux et une nouvelle quantité de sel marin, donnent de l'hydrochlorate de chaux et du sulfate de soude. L'eau naturelle a une onctuosité due à une matière organique qui n'est nullement reproduite dans l'eau artificielle.

On fabrique de l'eau de Balaruc pour boisson, qui est peu employée, et de l'eau pour bain, qui l'est davantage : elles ne diffèrent que par l'acide carbonique, que l'on introduit dans la première.

Eau de Balaruc pour boisson.

| | | |
|---|---|---|
| Pr. : Chlorure de sodium............... | 5,054 gram. | 70 grains. |
| Hydrochlorate de chaux cristallisé. | 5,439 | 68 |
| — de magnésie cristall. | 2,842 | 33 |
| Sulfate de soude cristallisé.......... | 1,044 | 20 |
| Bicarbonate de soude cristallisé..... | 2,115 | 25 |
| Eau gazeuse à 3 vol.............. | 1 litre. | 1 bouteille. |

On dissout à part les hydrochlorates de chaux et de magnésie ; on divise le mélange de dissolution saline dans les bouteilles, et l'on remplit avec la dissolution des sels de soude chargée de trois volumes d'acide carbonique.

Quand on emploie l'eau de Balaruc pour bain, on ne la charge pas d'acide carbonique. Le mélange des sels ne précipite pas immédiatement. Le précipité commence à se faire un peu après le mélange, et il augmente d'instans en instans.

## EAU DE PLOMBIÈRES.

L'eau de Plombières est l'une de ces eaux minérales qui ne peuvent être employées avec avantage qu'à la source même. L'eau naturelle transportée ne tarde pas à se décomposer, parce que la matière organique réagit sur le sulfate qu'elle change en sulfure. D'un autre côté, on ne peut espérer d'imiter artificiellement la combinaison de matière organique et de soude, qui a l'odeur de la glu du gui, et qui se rencontre dans l'eau naturelle.

Dans l'imitation de l'eau de Plombières, il faut remplacer le carbonate de chaux et une quantité proportionnelle de sel marin par de l'hydrochlorate de chaux et du carbonate de soude. J'ai pris pour base de la formule suivante l'analyse de la source du Crucifix, dont l'eau est la seule qui soit prise en boisson par les malades, à Plombières même.

Pr. : Carbonate de soude cristallisé..... 0,199 gram. . 2 grains 2/3
    Sulfate de soude cristallisé ........ 0,126     1
    Sel marin.................. 0,029     2/6
    Hydrochlorate de chaux cristallisé.. 0,063     4/5
    Eau pure.................. 1 litre.     1 bouteille.

On fait une première dissolution du carbonate de soude, du sulfate de soude, du sel marin. On ajoute en dernier l'hydrochlorate de chaux. La liqueur se trouble à peine. L'eau de Plombières artificielle ne s'emploie guère que pour bains.

EAU DE SEDLITZ.

L'eau de Sedlitz artificielle dont on fait usage est une imitation grossière de l'eau naturelle, mais qui cependant lui est préférable, parce que la forte quantité de gaz carbonique dont on la charge la rend moins désagréable pour les malades, et leur permet de la conserver plus facilement sans vomir. On distingue, suivant la dose de sulfate de magnésie, l'eau de Sedlitz en eau à 2 gros, 4 gros, 6 gros et 8 gros. Le *Codex medicamentarius* donne ainsi la formule de cette eau.

Pr. : Eau gazeuse à 3 volumes.................. 20 onces.
    Sulfate de magnésie cristallisé............ 2 gros à 1 once.
    Hydrochlorate de magnésie cristallisé .... 18 grains.

L'usage a consacré l'emploi de cette formule, et comme l'eau de Sedlitz est toujours employée comme purgative, une représentation plus exacte de l'eau naturelle serait sans objet.

EAU DE SEIDSCHUTZ.

Elle a les mêmes propriétés que l'eau de Sedlitz. En se basant sur l'analyse que Bergmann en a faite, on ne peut faire d'échange qu'entre l'hydrochlorate de magnésie et le sulfate de chaux ; il reste par litre un excédant de 0,096 grammes de sulfate de chaux que l'on ne peut transformer. Il y a encore du carbonate de chaux et du carbonate de magnésie, que, faute de sel de soude, on ne peut changer en sel double. La formule d'eau artificielle est celle-ci :

```
Pr. : Sulfate de magnésie cristallisé....   20,811 gram.   3 gros 1/2
      Hydrochlorate de chaux cristallisé.    0,609          7 grains.
         —         de sulfate de chaux.      0,096          1        1/5
      Carbonate de chaux.............,       0,144          2
         —         de magnésie ...,.......   0,294          4
      Eau gazeuse à 5 vol..............      1 litre.       1 bouteille.
```

On délaie les carbonates terreux et les sulfates de chaux et
de magnésie dans la dissolution des sels ; on divise dans des
bouteilles et l'on remplit d'eau gazeuse simple ; ou mieux encore, on met le mélange salin dans le tonneau et l'on charge
d'acide carbonique.

EAU DE PULLNA.

M. Barruel a analysé l'eau de Pullna ; il y a trouvé des carbonates de chaux, de magnésie et de fer, et du sulfate de chaux.
Ce dernier sel, ainsi que les carbonates calcaire et magnésien
et une quantité proportionnelle de sel marin, sont remplacés
dans les formules par de l'hydrochlorate de chaux, de l'hydrochlorate de magnésie, du sulfate et du carbonate de soude. Le
carbonate de fer est reproduit par du sulfate de fer et du carbonate de soude. On retranche de la formule la proportion
correspondante de sulfate de soude.

```
Pr. : Sulfate de soude cristallisé.......   24,092 gram.  4 gros.
         —     de magnésie cristallisé....  33,556         5        36 gr.
         —     de fer cristallisé.........    0,002         »        1/28
      Hydrochlorate de chaux cristallisé     1,523         »        18
         —             de magnésie crist.    4,690         »        56
      Sel marin. .....'..............        1,576         »        19
      Eau gazeuse à 5 vol.............       1 litre.      1 bouteille.
```

Chaque bouteille de 20 onces contient un peu plus d'une
once des sulfates de soude et de magnésie.

## EAUX FERRUGINEUSES.

Les eaux ferrugineuses doivent être préparées avec de l'eau
bien privée d'air, autrement l'oxigène fait passer le fer à l'état
de peroxide, et il se précipite sous la forme de flocons rougeâtres. Le fer agit sur la matière tannante des bouchons, et finit

par s'y précipiter en un composé insoluble ; aussi s'aperçoit-on
que les bouchons noircissent. Pour éviter que cet effet ne se
produise, on se sert de bouchons que l'on a fait tremper long-
temps en vases clos, dans une dissolution de protosulfate de
fer ; par ce moyen, toutes les parties du liége qui peuvent réagir sur le fer épuisent leur action ; on retire les bouchons, on
les lave et on les fait tremper dans de l'eau pure, que l'on renouvelle à plusieurs reprises pour enlever tout le sel de fer soluble
qui avait pu rester adhérent.

EAU DE PASSY.

| | | | |
|---|---|---|---|
| Pr. : Sulfate de chaux...................... | 1,536 gram. | 18 grains. | |
| — de magnésie................ | 0,200 | 2 | 1/3 |
| — de soude ..................... | 0,280 | 3 | 1/3 |
| — d'alumine................... | 0,110 | 1 | 1/5 |
| — de fer ...................... | 0,148 | 2 | |
| Sel marin ....................... | 0,260 | 3 | |
| Hydrochlorate de magnésie cristallisé | 0,150 | 2 | |
| Eau gazeuse à 5 vol............... | 1 litre. | 1 bouteille. | |

J'ai pris pour type de cette formule l'analyse d'une des sources
nouvelles de Passy, par M. Henry. J'ai augmenté l'acide carbonique, qui est en petite quantité dans l'eau naturelle, ce
qui rend l'eau aigrelette et plus agréable. On conseille généralement de supprimer le sulfate de chaux comme inutile, et c'est
avec grande raison.

EAU DE BUSSANG.

La base de la formule de l'eau artificielle de Bussang est l'a-
nalyse faite de cette eau par M. Fodéré ; le carbonate de chaux
et le sel marin y sont transformés en hydrochlorate de chaux et
en carbonate de soude ; il manquerait, pour arriver à ce résultat, un cinquième du sel marin nécessaire ; et, comme on base
la quantité d'hydrochlorate de chaux sur celle du carbonate de
cette base, l'eau artificielle contient nécessairement un peu plus
de sel marin que l'eau naturelle ( 0,01 grammes ), ce qui est
peu important ; il manque aussi du sulfate de soude, pour
changer le carbonate de fer en sulfate : on emploie pourtant le
sulfate de fer, et le produit contient quelques centigrammes de
sel de soude.

| Pr. : Carbonate de soude cristallisé...... | 0,252 gram. | 3 grains. | |
|---|---|---|---|
| Sulfate de chaux ............... | 0,162 | 2 | |
| Sulfate de magnésie cristallisé..... | 0,027 | » | 1/3 |
| Hydrochlorate de chaux cristallisé. | 0,241 | 3 | |
| Sulfate de fer cristallisé:......... | 0,061 | « | 2/3 |
| Eau gazeuse à 5 vol............. | 1 litre. | 1 bouteille. | |

On dissout le sulfate de magnésie, l'hydrochlorate de chaux et le sulfate de fer dans un peu d'eau ; on partage cette dissolution dans les bouteilles, et l'on remplit avec de l'eau gazeuse qui tient en dissolution le carbonate de soude. On pourrait également ne conserver à part que le sulfate de fer, et charger d'acide carbonique le mélange des autres dissolutions salines.

### EAU DE CONTREXEVILLE.

L'analyse la plus récente que nous possédions, de l'eau de Contrexeville est celle de M. Collard de Martigny. Il faut, toutefois, y ajouter le fer dont on ne fait pas mention. Il y a, dans l'eau de Contrexeville, beaucoup de sels insolubles que l'on est forcé d'y introduire en nature. Le carbonate de fer y est remplacé par du sulfate de fer. On diminue proportionnellement le sulfate de magnésie, et on augmente la quantité du carbonate de cette base.

| Pr. : Sulfate de chaux.................. | 1,079 gram. | 12 grains. | |
|---|---|---|---|
| — de magnésie............... | 0,018 | « | 1/6 |
| Carbonate de chaux................. | 0,806 | 10 | |
| — de magnésie............. | 0,123 | 1 | 1/2 |
| — de soude cristallisé ...... | 0,021 | » | 1/4 |
| Hydrochlorate de chaux cristallisé.. | 0,076 | « | 2/3 |
| — de magnésie cristallisé | 0,023 | « | 1/3 |
| Sulfate de fer................. | 0,030 | « | 1/3 |
| Eau ...................... | 1 litre. | 1 bouteille. | |
| Acide carbonique............. | 5 litres. | 5 vol. | |

On emploie les carbonates calcaire et magnésien récemment précipités ; on les délaie avec soin ; ainsi que le sulfate de chaux, dans la dissolution des autres sels ; on charge d'acide carbonique et l'on reçoit dans des bouteilles où l'on a introduit la dissolution de sulfate de fer.

L'opération réussit plus certainement quand on opère dans l'appareil de Genève ; la dissolution du carbonate calcaire est plus assurée que lorsque le mélange des matières salines est seulement introduit dans des bouteilles, ou même qu'il est placé dans le récipient de Bramah.

## EAU DE FORGES.

J'ai pris pour base de la composition de l'eau de Forges, l'analyse de la source royale dont l'eau est principalement usitée. Le carbonate de chaux et le sel marin, indiqués par l'analyse, sont employés tout entiers à se décomposer mutuellement, et sont, par conséquent, remplacés par de l'hydrochlorate de chaux et du carbonate de soude, tous deux solubles. Le fer est introduit à l'état de sulfate; mais il faut ajouter la quantité de carbonate de soude nécessaire pour le convertir en carbonate. Il en résulte la présence dans l'eau artificielle des élémens de quelques milligrammes de sulfate de soude que l'analyse n'indique pas; ce qui est sans aucune importance.

| | | |
|---|---|---|
| Pr. : Hydrochlorate de chaux cristallisé.. | 0,073 gram. | 4/5 grains. |
| — de magnésie cristallisé | 0,012 | 1/8 |
| Sulfate de fer...................... | 0,060 | 2/3 |
| — de chaux................... | 0,027 | 1/3 |
| — de magnésie cristallisé...... | 0,084 | 1 |
| Carbonate de soude cristallisé...... | 0,176 | 2 |
| Eau............................. | 1 litre. | 1 bouteille. |
| Acide carbonique................ | 5 litres. | 5 vol. |

On fait une première dissolution des hydrochlorates terreux et du sulfate de magnésie; on y délaie le sulfate de chaux; on mêle ensuite le sulfate de fer dissous dans un peu d'eau, on divise dans les bouteilles que l'on remplit avec la dissolution de carbonate de soude chargée d'acide carbonique.

## EAU DU MONT-DOR.

C'est l'analyse du puits de César, par M. Berthier, qui m'a servi de base. Le carbonate de chaux et une quantité correspondante de sel marin sont remplacés par de l'hydrochlorate de chaux et du carbonate de soude; un échange analogue entre le carbonate de magnésie et une autre partie de sel marin fournit du carbonate de soude et de l'hydrochlorate de magnésie.

Le fer est introduit à l'état de sulfate; le sulfate de soude

correspondant est retranché , et il est remplacé par une quantité proportionnelle de carbonate de soude.

Pr. : Carbonate de soude cristallisé..... 12,448 gram. 2 gros.
        Hydrochlorate de chaux cristallisé. 0,347       8 grains.
            —        de magnésie cristall. 0,130       1     1/2
        Sel marin.......................... 1,113       1     1/3
        Sulfate de fer cristallisé.......... 0,033             4/10
        Sulfate de soude cristallisé........ 0,108       1     1/3
        Eau ............................... 1 litre.     1 bouteille.
        Acide carbonique.................. 5 litres.     5 vol.

On fait une dissolution des sels de soude , on la charge d'a-
cide carbonique ; on fait une dissolution dans une petite quantité d'eau des hydrochlorates terreux, on y ajoute le sulfate de
fer également dissous ; on partage cette dernière liqueur dans
les bouteilles que l'on remplit avec la dissolution gazeuse des
sels de soude.

EAU DE PROVINS.

C'est l'analyse de MM. Vauquelin et Thénard qui sert de
base à la composition de l'eau artificielle. La proportion de fer
trouvée par l'analyse est beaucoup trop forte, l'eau ne serait
pas potable ; je l'ai diminuée de moitié. Il faut augmenter un
peu la quantité de sel marin dans l'eau artificielle afin de pouvoir y introduire le manganèse et le fer à l'état de sel soluble.
On les emploie sous forme de chlorure, et l'on ajoute la quantité de carbonate de soude nécessaire pour reproduire les carbonates de fer et de manganèse et le sel marin.

Pr. : Carbonate de chaux................ 0,550 gram. 12 grains.
        —      de magnésie............. 0,083       1
        —      de soude cristallisé...... 0,192       2     1/2
      Chlorure de fer.................... 0,060       »     2/3
        —      de manganèse............ 0,025       «     1/6
      Eau pure......................... 1 litre.     1 bouteille.
      Acide carbonique................. 5 litres.    6 vol.

On délaie les carbonates terreux dans la dissolution de
carbonate de soude, et l'on charge d'acide carbonique ; on reçoit l'eau gazeuse qui en résulte dans des bouteilles où l'on
introduit le sel de fer et celui de manganèse dissous dans une
petite quantité d'eau.

### EAU DE PYRMONT.

La formule d'eau artificielle de Pyrmont est calquée sur les résultats analytiques obtenus sur la source de Trinckquelle, par MM. Brandes et Krueger. Toutefois, on a négligé le principe résineux, qu'il est impossible d'imiter, et l'hydrogène sulfuré, qui n'est pas habituellement introduit dans cette eau.

Le carbonate de manganèse de l'eau naturelle et une quantité proportionnelle de sel marin ont été changés en chlorure de manganèse et en carbonate de soude. Un échange d'acide et de base, entre le sulfate de soude et le carbonate de fer d'une part, et le carbonate de magnésie de l'autre, m'a permis de remplacer ces deux carbonates insolubles par des sulfates solubles dans l'eau. La proportion de carbonate de fer trouvée par l'analyse de Brandes et Krueger, est de 0,142 grammes par litre, ce qui est trop fort. J'ai adopté les quantités de carbonate de fer trouvées par Bergmann, savoir : 0,077 grammes par litre.

| | | |
|---|---|---|
| Pr. : Carbonate de chaux...................... | 0,943 gram. | 12 grains. |
| —— de soude cristallisé ...... | 2,740 | 32 |
| Sulfate de soude cristallisé.......... | 0,603 | 8 |
| —— de chaux....................... | 1,185 | 14 |
| —— de magnésie................... | 1,758 | 16 |
| —— de fer cristallisé............ | 0,173 | 2 |
| Sel marin........................ | 0,157 | «  2/3 |
| Hydrochlorate de magnésie.......... | 0,357 | 4 |
| Chlorure de manganèse............ | 0,003 | «  1/27 |
| Eau........................... | 1 litre. | 1 bouteille. |
| Acide carbonique................... | 5 litres. | 5 vol. |

On dissout les sels de soude dans l'eau destinée à l'opération; on y ajoute les sels de magnésie dissous, et l'on y délaie le carbonate de chaux récemment précipité; on charge cette liqueur d'acide carbonique.

D'autre part, on fait une dissolution du sulfate de fer dans laquelle on délaie le sulfate de chaux; on l'introduit rapidement dans des bouteilles que l'on remplit promptement avec l'eau alcaline gazeuse.

A cause de la forte proportion de carbonate de chaux qui est contenue dans l'eau de Pyrmont, l'opération réussit mieux par le procédé de Genève, en mettant les sels dans le tonneau à compression.

### EAU DE SPA.

J'ai pris pour base de l'eau artificielle l'analyse faite par Monheim de la source de Spa, dite le Pouhon. J'ai introduit le fer à l'état de chlorure, en retranchant la quantité de sel marin correspondant, et le remplaçant par le carbonate de soude. J'ai introduit l'alumine à l'état d'alun, et j'ai ajouté la quantité de carbonate de soude nécessaire pour précipiter la terre alumineuse. Il a fallu, pour cela, introduire dans l'eau artificielle quelques traces de sulfate, que l'eau naturelle ne contient pas, ce qui est sans importance.

| | | | | |
|---|---|---|---|---|
| Pr. : Carbonate de soude cristallisé | 0,411 gram. | 3 grains. | | |
| — de chaux | 0,048 | « | 3/5. | |
| — de magnésie | 0,020 | « | 1/4 | |
| Chlorure de fer | 0,072 | «. | 2/3 | |
| Alun cristallisé | 0,010 | « | 1/7. | |
| Eau | 1 litre. | 1 bouteille. | | |
| Acide carbonique | 5 litres. | 5 vol. | | |

On délaie le carbonate de chaux et le carbonate de magnésie dans la dissolution de carbonate de soude ; on ajoute le chlorure de fer et l'alun, qui sont dissous séparément ; on divise le tout dans des bouteilles, et l'on charge d'eau gazeuse simple.

On pourrait également ne réserver, pour mettre dans les bouteilles, que le sel de fer et le sel d'alumine, et charger d'acide carbonique l'eau contenant les autres matières salines.

### EAU DE VALS.

C'est l'analyse de la source de la Marquise qui sert de base à la composition de l'eau artificielle. On convertit le carbonate de chaux en hydrochlorate, au moyen du sel marin de l'eau, et on remplace celui-ci par du carbonate de soude. Il est vrai que le sel marin de l'eau naturelle ne suffirait pas complètement à cet échange, et qu'il faut en introduire dans l'eau 1/7 de plus environ qu'elle n'en contient naturellement.

Pr. : Carbonate de soude cristallisé.....  10,265 gram.  130 grains.
      Sulfate de soude cristallisé........  0,059       «     3/4
         — de fer cristallisé..........  0,049       «     3/4
      Magnésie blanche................  0,125       1     3/4
      Hydrochlorate de chaux cristallisé..  0,391       5
      Eau...........................  1 litre.    1 bouteille.
    . Acide carbonique...............  5 litres.   5 vol.

On dissout les sels de soude. D'autre part, on fait une dissolution de l'hydrochlorate de chaux, on y délaie la magnésie
blanche, et l'on charge d'acide carbonique ; l'on partage le
sulfate de fer dans les bouteilles que l'on achève, aussi promptement que possible, de remplir avec l'eau gazeuse et saline.

## EAUX SULFUREUSES.

### EAU DE LEAMINGTON.

Bien que l'eau sulfureuse de Leamington soit peu employée,
j'ai donné ici la formule comme un exemple d'une eau contenant seulement des sels solubles de l'hydrogène sulfuré, sans
acide carbonique et sans hydrosulfate.

Pr. : Sel marin........................  6,29 gram.  78 grains.
      Hydrochlorate de chaux cristallisé...  2,91        35
         — de magnésie cristallisé.  2,29        30
      Sulfate de soude...............  0,88        11
      Eau pure......................  0,9 litr.,  9/10 bouteille.
      Eau hydrosulfurée simple..........  0,1 litr.   1/10

On dissout les sels dans de l'eau qui a bouilli pour expulser
l'air, et qui a été refroidie en vases clos ; on filtre la dissolution
et on l'introduit dans les bouteilles que l'on n'en remplit qu'aux
9/10 ; on ajoute l'eau hydrosulfurée, et l'on bouche promple-
ment et exactement.

Chaque litre contient le quart de son volume d'hydrogène
sulfuré.

### EAU DE BARÉGES.

La composition de l'eau de Barèges, ainsi que celle des
autres sources sulfureuses des Pyrénées, est trop mal connue

pour que l'on puisse espérer de l'imiter artificiellement. Les chimistes qui se sont occupés le plus récemment de l'analyse de ces sources, s'accordent à regarder le principe hépatique comme étant le sulfure de sodium ou hydrosulfate de soude ; il est associé à de la soude. Mais tandis que M. Longchamps croit que celle-ci est à l'état caustique, M. Anglada et M. Orfila pensent qu'elle est combinée à l'acide carbonique. M. Longchamps appuie son opinion sur ce que ces eaux sulfureuses ne sont pas troublées par l'eau de chaux ; sur ce que le précipité que donne un sel barytique soluble ne contient pas de carbonate. Dans ces derniers temps, M. Orfila a cependant obtenu de l'acide carbonique en distillant de l'eau de Barèges avec de l'acide sulfurique étendu.

A l'incertitude que laisse ce premier désaccord entre les chimistes, s'ajoute l'incertitude où nous sommes sur l'état de la chaux que l'on retrouve dans le résidu de l'évaporation, et que les réactifs n'accusent pas dans l'eau de la source. Mais ce qui rendra toujours imparfaite l'imitation de ces eaux des Pyrénées, c'est l'impossibilité où nous sommes de reproduire artificiellement la matière glaireuse azotée qui s'y trouve ; nos eaux artificielles ne possèdent nullement le caractère d'onctuosité si remarquable dans ces eaux naturelles.

Cependant les formules d'eaux minérales sulfureuses artificielles, si elles ne représentent que grossièrement les eaux naturelles, sont cependant des médicamens utiles, et que l'on doit être d'autant plus heureux de posséder, que les eaux naturelles des Pyrénées transportées dans les dépôts ne tardent pas à s'y altérer et à y perdre toutes leurs propriétés médicinales.

En prenant pour base l'analyse de l'eau de la Buvette à Barèges, faite par M. Longchamps, on arrive à la formule suivante :

Pr. : Hydrosulfate de soude cristallisé...    0,129 gram.    1 grain 3/5
      Carbonate de soude cristallisé........    0,030          »      2/6
      Sulfate de soude cristallisé..........    0,112          1      1/3
      Sel marin.............................    0,040          »      1/2
      Eau...................................    1 litre.      1 bouteille.

On dissout les sels dans de l'eau privée d'air, on en remplit presque entièrement les bouteilles, et on les bouche de suite et avec beaucoup de soin.

M. Boudet fils a porté à 212 milligrammes la dose de l'hydrosulfate alcalin, parce qu'il a supposé que la portion de soude trouvée à l'état de sulfate était un produit de l'oxygénation de l'eau ; mais les observateurs qui ont opéré à la source même, ont reconnu la présence du sulfate de soude. Cependant, j'adopterais volontiers l'augmentation de principe hépatique admise par M. Boudet, parce que l'eau de Barèges reste encore par-là assez peu chargée.

### EAU DE CAUTERETS.

En partant de l'analyse que M. Longchamps a faite de l'eau de la source de la Raillère à Cauterets, on arrive à la formule suivante, à laquelle les observations faites précédemment sur l'eau de Barèges sont tout-à-fait applicables.

| | | | |
|---|---|---|---|
| Pr. : Hydrosulfate de soude.............. | 0,069 gram. | «grain | 4/5 |
| Sulfate de soude cristallisé.......... | 0,160 | 1 | 1/3 |
| Sel marin......................... | 0,050 | « | 2/3 |
| Carbonate de soude................. | 0,015 | « | 1/6 |
| Eau privée d'air.................... | 1 litre. | 1 bouteille. | |

### EAU DE BAGNÈRES DE LUCHON.

Bayen a obtenu par évaporation de l'eau de Bagnères, du sel marin, du sulfate de soude et du carbonate de soude. M. Longchamps a déterminé la quantité de sulfure de sodium dans cinq sources différentes, et la moyenne de ses analyses donne 0,0733 de sulfure alcalin par litre. En combinant ces résultats avec ceux obtenus par Bayen, on arrive à la formule suivante :

| | | | |
|---|---|---|---|
| Pr. : Hydrosulfate de soude............. | 0,243 gram. | 0 grains. | |
| Carbonate de soude cristallisé...... | 0,100 | 1 | 1/5 |
| Sel marin..................... | 0,078 | 1 | |
| Eau non aérée.................. | 1 litre. | 1 bouteille. | |

### EAU DE BONNES.

Il règne une grande incertitude sur la composition de l'eau de Bonnes, ce qui ne permet que difficilement de l'imiter.

M: Henry, qui a analysé de l'eau transportée à Paris, y a trouvé de l'acide carbonique et du gaz hydrogène sulfuré. Les auteurs attribuent à cette eau un goût vineux, ce qui est de nature à confirmer les résultats analytiques précédens. Cependant, M. Longchamps, qui a examiné la source sur les lieux, dit qu'elle est tout-à-fait analogue aux autres sources des Pyrénées, et il y admet 0,0251 grammes de sulfure de sodium par litre. En adoptant ce résultat, on aurait la formule suivante :

| | | | |
|---|---|---|---|
| Pr. : Hydrosulfate de soude cristallisé ... | 0,075 gram. | 1 grain. | |
| Sel marin....................... | 0,322 | 4 | |
| Carbonate de soude cristallisé...... | 0,100 | 1 | 1/5 |
| Sulfate de magnésie................ | 0,113 | 1 | 1/3 |
| Eau non aérée..................... | 1 litre. | 1 bouteille. | |

### EAU DE SAINT-SAUVEUR.

En partant de l'analyse de l'eau de Saint-Sauveur faite par M. Longchamps, on arrive à la formule suivante :

| | | | |
|---|---|---|---|
| Pr. : Sulfure de sodium................. | 0,077 grcm. | 1 grain. | |
| Sulfate de soude cristallisé........ | 0,085 | 1 | |
| Chlorure de sodium................. | 0,073 | 1 | |
| Carbonate de soude cristallisé...... | 0,030 | « | 2/5 |
| Eau non aérée..................... | 1 litre. | 1 bouteille. | |

*N. B.* Toutes ces eaux des Pyrénées ne diffèrent entre elles que par la proportion des principes constituans. M. Anglada a conseillé de s'en tenir à une formule donnée par la moyenne de composition de toutes ces sources. Ce parti serait, sans contredit, fort bon à prendre.

### EAU D'AIX-LA-CHAPELLE.

L'eau d'Aix-la-Chapelle ne paraît pas susceptible d'être imitée avec exactitude. Suivant Lansberg, et c'est aussi l'avis de MM. Reumont et Monheim, son odeur a quelque chose de spécial, différent de l'odeur propre à l'hydrogène sulfuré. Dans les points où les vapeurs qui se dégagent de l'eau ont le libre accès de l'air, il se forme de l'acide sulfurique à leurs dépens. L'eau contient aussi une matière organique particulière qui répand, quand elle se putréfie, une odeur remarquable d'amandes amères. La formule suivante, destinée à fournir de l'eau d'Aix-la-Chapelle artificielle, ne donne par conséquent qu'une imitation fort imparfaite de l'eau naturelle.

Pr. : Bicarbonate de soude................ 1,17 gram. 14 grains.
     Sel marin...................... 2,77 25
     Hydrochlorate de chaux cristallisé... 0,28 3 1/2
     — de magnésie cristallisé. 0,09 1
     Sulfate de soude cristallisé......... 0,60 8
     Eau............................ 0,90 litres. 0,9 bout.
     Acide carbonique................ 2 litres. 2 vol.
     Eau hydrosulfurée............... 0,1 litre. 0,1 bout.

On dissout séparément les sels de soude et les hydrochlorates terreux dans une petite quantité d'eau, et l'on met successivement chacune des dissolutions dans les bouteilles; on introduit alors l'eau chargée de deux volumes d'acide carbonique, en ayant soin de réserver assez de place pour l'eau hydrosulfurée ; on verse celle-ci promptement, et l'on bouche aussitôt la bouteille.

### EAU DE NAPLES.

Le *Codex medicamentarius* a adopté une formule dans laquelle l'hydrogène sulfuré doit entrer dans l'eau pour le quart de son volume ; mais comme il a supposé, à tort, que l'eau saturée d'hydrogène sulfuré n'en contient qu'un volume égal au sien, tandis qu'elle en contient réellement deux volumes et demi, il faut modifier ainsi la formule.

Pr. : Carbonate de soude cristallisé....... 1,6 gram. 20 grains.
     — de magnésie............... 0,75 9
     Eau gazeuse à 4 vol.............. 0,9 litres. 0,9 bouteilles.
     Eau hydrosulfurée............... 0,1 litre. 0,1 bouteille.

On prépare une eau acidule à la manière ordinaire ; mais au lieu d'en remplir entièrement les bouteilles, on réserve l'espace nécessaire pour recevoir l'eau hydrosulfurée ; on introduit rapidement celle-ci, et on bouche avec promptitude.

## EAUX IODURÉES OU BROMURÉES.

### EAU DE BOURBONNE.

L'eau de Bourbonne artificielle a pour base l'analyse qui a

été faite par MM. Chevallier et Bastien. Cette eau ne contient pas d'acide carbonique ; mais on est dans l'usage d'en introduire une certaine quantité dans l'eau artificielle. Le carbonate de chaux insoluble, et une quantité proportionnelle de sel marin, sont remplacés par de l'hydrochlorate de chaux et du carbonate de soude. D'un échange de bases et d'acides, entre le sulfate de chaux et une nouvelle quantité de sel marin, résulte encore de l'hydrochlorate de chaux et du sulfate de soude. Il y a dans l'eau naturelle de Bourbonne une matière bitumineuse et glaireuse qu'il est impossible d'introduire dans l'eau artificielle.

| | | |
|---|---|---|
| Pr. : Bromure de potassium............. | 0,05 gram. | 2/3 grains: |
| Chlorure de sodium................. | 5,00 | 62 |
| Hydrochlorate de chaux cristallisé... | 3,40 | 42 |
| Sulfate de soude cristallisé ......... | 1,84 | 20 |
| Bicarbonate de soude cristallisé...... | 0,48 | 11 |
| Eau............................... | 1 litre. | 1 bouteille. |
| Acide carbonique................... | 3 vol. | 3 vol. |

On fait une première dissolution de tous les sels, en réservant l'hydrochlorate de chaux ; on dissout ce sel à part, et on le partage dans les bouteilles que l'on remplit avec la première dissolution saline chargée de gaz acide carbonique.

EAU DE MER.

J'ai pris pour base de la composition de l'eau de mer artificielle l'analyse qui a été faite par M. Alexandre Marcet, en déterminant séparément les quantités de bases et d'acides, et les combinant de manière à produire les sels les plus solubles, cette analyse ne représente pas avec une grande exactitude la composition de l'eau de la mer ; mais elle donne un liquide qui a beaucoup d'analogie avec elle, et dont les propriétés médicales doivent s'en rapprocher beaucoup, quand on l'emploie pour bains, comme on est dans l'habitude de le faire. Cette eau de mer artificielle ne contient pas l'hydrochlorate d'ammoniaque, et les sels de potasse qui accompagnent la soude dans l'eau de la mer ; on n'y retrouve pas le carbonate de chaux et de magnésie qui existent dans l'eau naturelle à l'état de bicarbonate, et qui s'en précipitent par l'ébullition ; on n'y retrouve pas non les iodures et brômures probablement magnésiens de l'eau naturelle ; enfin elle est dépourvue de la matière animale. On arrive à une imitation plus fidèle, en remplaçant le sel marin purifié par le sel gris du commerce.

| Pr. : Sel marin gris desséché | 26,6 gram. | 4 gros 48 gr. | |
|---|---|---|---|
| Sulfate de soude cristallisé | 11,715 | 3 | « |
| Hydrochlorate de chaux cristallisé | 2,424 | « | 45 |
| — de magnésie cristall. | 9,854 | 1 | 48 gr. |
| Eau | 1 litre. | | |

Et pour un bain à 300 litres :

| Sel marin | 8 kil. | | 16 liv. | |
|---|---|---|---|---|
| Sulfate de soude cristallisé | 3 | 500 gr. | 7 | |
| Hydrochlorate de chaux cristallisé | « | 700 | 1 | 10 onc. |
| — de magnésie cristall. | 2 | 950 | 5 | 14 |

On prépare à l'avance une poudre pour les bains de mer artificielle. Elle est ainsi composée pour former 100 litres de liquide.

| Sulfate de soude effleuri | 460 grammes. |
|---|---|
| Chlorure de calcium sec | 125 |
| de magnésie desséché | 500 |

On met l'hydrochlorate de magnésie dans une capsule, et l'on fait évaporer une partie de son eau de cristallisation, sans aller assez loin cependant pour dissiper une partie de l'acide hydrochlorique ; on ajoute les autres sels pulvérisés ; et l'on renferme dans un flacon bien bouché. On peut, plus commodément, prendre tous les sels cristallisés, et les mettre ensemble dans un flacon. On porte ce mélange dans l'eau du bain, et l'on y ajoute 2 kil. 660 grammes de sel gris.

## DES EAUX MINÉRALES PUREMENT ARTIFICIELLES.

### EAU GAZEUSE SIMPLE.

Cette eau est d'un usage fréquent, On l'obtient en chargeant de l'eau pure de cinq fois son volume d'acide carbonique. On l'emploie quand on ne recherche que l'action stimulante propre au gaz carbonique.

### LIMONADE GAZEUSE.

Cette eau forme une boisson fort agréable et très-rafraîchissanté. On introduit dans chaque bouteille 2 onces de sirop de limon, et l'on remplit d'eau gazeuse à la manière ordinaire.

Quand les limonades gazeuses doivent être conservées long-temps, lorsque, par exemple, elles deviennent l'objet d'expéditions lointaines, elles ont besoin d'être mutées pour se conserver, on y parvient en introduisant dans chaque bouteille, avant de les remplir d'eau, une dissolution contenant 1 grain de sulfite de soude: Elles peuvent alors être gardées indéfiniment, et au bout de quelque temps surtout, la saveur propre au sulfite a complétement disparu.

On prépare de même des limonades avec les sirops de gro-seilles, framboises, vinaigre, grenades, etc.

SODA WATER.

Pr. : Bicarbonate de soude............................ 20 grains.
     Eau gazeuse à 5 vol........................ 20 onces.

Cette eau est employée comme moyen de faciliter les digestions.

POUDRE DE SELTZ.

Pr. : Acide tartrique ........................... 5 gros 1/2
     Bicarbonate de soude.................. 6

On divise l'acide tartrique en 12 paquets égaux que l'on fait avec du papier blanc. On divise également le bicarbonate de soude en 12 paquets que l'on fait avec du papier bleu.

On dissout l'acide tartrique dans un grand verre, au tiers plein d'eau; on ajoute le bicarbonate de soude; l'on agite; et l'on boit pendant que l'effervescence se fait.

On fait une liqueur qui se rapproche de l'eau de Seltz en introduisant dans une bouteille de 20 onces, pleine d'eau, 2 gros de bicarbonate de soude, et 3 gros 1/2 d'acide ci-trique cristallisé, et bouchant de suite. La liqueur contient du citrate de soude, qui a peu de saveur et peu d'action médicale.

SODA POWDERS.

(Poudre garifère simple.)

Pr. : Acide tartrique pulvérisé................ 4 gros.
    Bicarbonate de soude ................ 6 gros.

On divise l'acide tartrique en 12 parties égales que l'on enveloppe dans du papier blanc.

D'autre part, on partage le bicarbonate de soude en 12 parties, que l'on enveloppe dans du papier bleu.

On divise un paquet de la poudre acide dans un grand verre que l'on a rempli d'eau seulement au tiers. On ajoute le paquet de poudre alcaline, l'on agite et on boit de suite.

Cette liqueur est acidule au goût, bien que le bicarbonate soit en excès par rapport à l'acide tartrique ; c'est que le sel alcalin n'est pas complétement dissous au moment où l'on avale cette boisson, et qu'en outre, celle-ci est imprégnée de gaz acide carbonique.

### EAU ALCALINE GAZEUSE.

Pr. : Bicarbonate de potasse...................... 1 gros 8 grains.
Eau gazeuse à 5 vol...................... 20 onces.

Chaque once de liquide contient 4 grains de bicarbonate alcalin. Cette eau est employée surtout pour dissoudre les graviers d'acide urique dans les reins ou la vessie.

### EAU MAGNÉSIENNE GAZEUSE.

Pr. : Magnésie blanche...................... 1 gros 1/2
Eau pure...................... 1 litre.
Acide carbonique...................... 6 litres.

Il faut employer la magnésie encore humide, vu qu'elle se dissout moins bien après qu'elle a été séchée ; à cet effet, on précipite du sulfate de magnésie à l'ébullition par un excès de carbonate de soude, on recueille le précipité, on le lave avec soin et on le fait égoutter sur une toile ; on prend un certain poids de ce précipité, on le sèche, on le calcine et on le pèse de nouveau. Le produit est de la magnésie pure, dont une partie en poids représente deux parties de magnésie blanche supposée à l'état sec. On délaie ce préciptié dans l'eau, l'on charge d'acide carbonique, et, après 24 heures de contact, on met en bouteilles. L'appareil de Genève est plus convenable pour cette préparation que celui de Bramah.

Chaque bouteille de 20 onces contient sensiblement 1 gros de magnésie blanche en dissolution.

Il faut un peu plus de 3 gros 1/4 de sulfate de magnésie cristallisé pour produire 1 gros 1/2 de magnésie blanche.

### EAU MAGNÉSIENNE SATURÉE.

```
Pr. : Magnésie blanche....................... 2 gros.
      Eau pure ............................... 1 litre.
      Acide carbonique....................... 6 litres.
```

On opère comme pour l'eau magnésienne gazeuse. Chaque bouteille de 20 onces contient 2 gros de magnésie blanche en dissolution. Il reste peu d'acide carbonique en excès : on pourrait se servir de la magnésie blanche du commerce ; mais il arrive alors que quelques portions de matière ne se dissolvent pas et il faut clarifier l'eau par le repos et même par la filtration.

### POUDRE DE SEDLITZ DES ANGLAIS.

```
Pr. : Acide tartique................... 8 gros.
      Bicarbonate de soude............. 8 gros.
      Tartrate de potasse et de soude... 14 gros.
```

On divise l'acide en 12 paquets dans du papier blanc.

On pulvérise les deux sels, on les mélange et on les partage en 12 parties égales, que l'on renferme dans du papier bleu.

Pour l'emploi, on fait dissoudre 1 paquet d'acide dans un verre d'eau ; on ajoute le sel, on agite et l'on boit promptement pendant que l'effervescence a lieu.

### EAU CHALYBÉE.

```
Pr. : Sulfate de fer cristallisé.. 1/2 grain à 1 gr.
      Eau privée d'air.......... 1 litre.
```

Dissolvez et bouchez promptement.

### EAU FERRUGINEUSE ACIDULE.

```
Pr. : Sulfate de fer cristallisé......... 1/2 grain à 1 grain.
      Carbonate de soude............... 2 grains à 4 grains.
      Eau.............................. 1 litre.
```

# ADDITIONS ET CORRECTIONS.

—

## LIXIVIATION.

Depuis le moment où j'ai fait imprimer l'article lixiviation ( T. 1<sup>er</sup>, p. 102), j'ai fait un grand nombre d'expériences sur la lixiviation appliquée aux matières végétales, qui m'obligent à apporter quelques modifications à ce que j'ai dit à ce sujet. J'avais repris ces expériences sur un grand nombre de substances, quand j'ai pu avoir connaissance du Mémoire de M. Dausse, pharmacien à Paris, qui a soumis à ce mode de traitement, tant avec l'eau qu'avec l'alcool, 80 substances différentes ; j'ai opéré de mon côté sur 60 des matières dont M. Dausse s'est servi, et sur 11 autres sur lesquels il n'a pas fait d'essai. Il en résulte une masse de faits qui permettent d'apprécier avec plus d'exactitude tout ce qui a rapport à ce mode d'opération.

L'appareil le plus convenable est celui de M. Boullay ( T. 1<sup>er</sup>, p. 105 ), à moins qu'il ne s'agisse des liqueurs éthérées ; il y a avantage à ne pas le faire trop grand ; et je pense qu'il est bon que sa capacité ne dépasse pas celle nécessaire pour recevoir 2 à 3 kilogrammes de poudre ; il est encore essentiel de le fermer inférieurement par un robinet qui permette de ralentir à volonté l'écoulement ; nous en verrons bientôt l'utilité.

Le degré de finesse de la poudre est une condition importante du succès ; c'est pour nous être servi de poudres trop fines que M. Guillermond et moi, et certainement avant nous M. Boullay, avons annoncé que certaines matières muqueuses se refusaient à être lessivées par l'eau. Il est de fait, au contraire, qu'il n'est qu'un bien petit nombre de corps auquel

ce procédé ne soit applicable. Quand on opère sur des feuilles
ou des sommités fleuries, après les avoir séchées, et quand
elles sont devenues friables ; on les frotte avec la main sur un
crible de fer qui contient 15 mailles par pouce ; s'il reste des
côtes, on les coupe et on les passe au mortier, ou mieux au
moulin. Le moulin à noix ordinaire est un excellent instrument
pour diviser les racines, sans opération préalable, quand elles
sont peu volumineuses, et après qu'elles ont été coupées en
tronçons courts dans le cas contraire ; on l'applique d'ailleurs
avec avantage à presque tous les corps : seulement, pour tous,
l'opération n'est facile et avantageuse qu'autant que l'on a eu
la précaution de les bien sécher. Il est du reste fort difficile
d'exprimer d'une manière nette le degré de ténuité que
chaque poudre doit avoir. Les substances muqueuses doivent
être moins divisées que les autres, et l'on peut employer des
poudres plus fines, quand les substances doivent être soumises
à l'action de l'alcool et surtout de l'éther.

 La quantité dont la poudre doit être tassée est bien difficile à
exprimer encore ; il y a là une expérience que donne l'habitude, et qu'il est difficile de transmettre autrement que par la
pratique ; car une substance ne doit pas être tassée de la même
manière qu'une autre substance, et une même matière, suivant la finesse de sa poudre et la hauteur de la colonne sur
laquelle on opère, ne doit pas l'être également.

 Lorsque l'on verse l'eau à la surface d'une poudre, si l'on
s'aperçoit qu'elle pénètre très-vite ; c'est une preuve que la matière n'a pas été assez pressée. Il faut la comprimer, en appuyant
sur le diaphragme supérieur ; pour cette raison, un diaphragme
métallique est préférable à une rondelle de toile ou de papier qui
n'offre pas la même ressource ; si l'on s'aperçoit que l'écoulement est trop prompt, on peut le modérer encore en fermant
d'une certaine quantité le robinet inférieur, et en ne laissant
couler la liqueur que par petit filet ; delà l'utilité du robinet
qui ferme inférieurement l'appareil ; mais il faut bien dire
qu'un premier tassement, fait d'une quantité convenable, est
plus avantageux, parce qu'il y a alors moins de mélange entre
les différentes couches de liquide. C'est-là une difficulté d'exécution qui ne peut être vaincue que par la persévérance, et

que l'habitude de ce genre de travail rendra bientôt familière à tous les pharmaciens.

M. Boullay a conseillé d'employer les poudres sèches; M. Dausse donne le même conseil pour les substances compactes, et qui n'augmentent pas sensiblement de volume par l'eau ; cette légère dilatation est même dans ce cas un avantage, comme le fait observer M. Dausse, parce qu'elle diminue la porosité de la matière, et en même temps la vitesse de l'écoulement ; mais elle est désavantageuse pour les substances d'un tissu moins ligneux, ou pour celles qui sont chargées d'une plus grande quantité de matières muqueuses. J'avoue que je préfère, dans tous les cas, la méthode qui a été indiquée par le comte Réal pour l'emploi de son filtre-presse, et que M. Dausse a appliquée depuis à quelques substances ; elle consiste à humecter la poudre avec la moitié de son poids d'eau froide, et à la laisser en cet état pendant plusieurs heures, avant de l'introduire dans l'appareil à lixiviation ; par-là, chaque matière se gonfle d'une quantité en rapport avec sa propre nature ; par-là encore, les matières solubles sont ramollies, et la poudre est plus vite et plus complétement épuisée ; par-là encore, la liqueur se fait jour plus assurément à travers tous les points de la colonne qu'elle doit traverser, et l'on a peu à craindre la formation des fausses voies, qui sont l'argument le plus puissant que l'on puisse opposer à la lixiviation des matières organiques.

La quantité d'eau que j'ai indiquée est suffisante pour humecter le plus grand nombre des substances ; il faut la diminuer de plus de moitié pour la noix de galles ; il n'est presque jamais nécessaire de l'augmenter ; le lessivage se fait ensuite à l'eau froide ; il faut en excepter certaines matières, comme les roses, le coquelicot, le senné que l'eau froide dépouille mal de leurs parties solubles ; il faut d'ailleurs, ainsi que je l'ai dit, tasser les poudres humectées d'une quantité que j'indique ici pour chaque substance ; mais nécessairement d'une manière un peu vague.

Tasser fortement.

Camomille.

Arnica.

Houblon, et autres matières très-volumineuses.

Quassia amara.

Pareira brava.

Tasser assez fortement.

| | | |
|---|---|---|
| Bistorte. | Douce amère. | Réglisse. |
| Buis. | Grenadier ( écorce ). | Salsepareille. |
| Chiendent. | Ipecacuanha. | Squine. |
| Caïnça. | Patience. | Saule ( écorce ). |
| Colchique. | Quinquina. | Valériane, et en géné- |
| Colombo. | Ratanhia. | ral les substances de |
| | | texture ligneuse. |

Tasser modérément.

| | |
|---|---|
| Absinthe. | Mercuriale. |
| Armoise. | Rue. |
| Anemone. | Rhus radicans. |
| Aconit. | Sabine. |
| Aunée ( racine ). | Saponaire (feuilles). |
| Belladone. | Stramonium. |
| Cigüe. | Trèfle d'eau, etc. |
| Chamædris. | |
| Chicorée. | |
| Centaurée ( petite ). | |
| Chardon bénit. | |

Tasser peu.

Bardane.

Bourrache.

Galles ( noix de ).

Gentiane.

Pensée sauvage.

Persil ( racine ).

Polygala de Virginie.

Saponaire ( racine ), et en général les substances muqueuses.

Ne pas tasser du tout.

Coquelicot.

Roses rouges.

Rhubarbe.

Safran.

Scille.

Les capsules de pavot ne se prêtent nullement à la lixiviation, l'opération est même difficile pour la gentiane, et surtout pour la rhubarbe ; celle-ci doit être réduite en poudre très-grossière, et doit être humectée avec un poids d'eau égal au sien ; encore l'expérience ne réussira-t-elle que dans des mains très-exercées à ce genre de manipulations. J'ai trouvé aussi plus avantageux, pour le séné, de le briser à peine, de l'arroser dans l'appareil même (après avoir fermé le robinet), avec 4 fois son poids d'eau bouillante ; après 12 heures d'infusion, on recouvre le séné d'un diaphragme ou d'une toile ; on laisse écouler la liqueur, et on fait passer de l'eau froide qui chasse devant elle la dissolution concentrée.

Tout ce que je viens de dire, sur la lixiviation par l'eau, s'applique à la lixiviation par l'alcool ; seulement comme les matières s'y gonflent moins, le traitement s'applique à toutes les substances ; les têtes de pavot, elles-mêmes, peuvent être lessivées. Ici encore, il y a avantage à humecter la poudre à l'avance avec la moitié de son poids de liquide spiritueux ; ici encore, chaque substance doit être tassée d'une manière différente ; mais on peut tasser davantage, parce que l'alcool gonfle moins les matières, et parce que, malgré la lenteur de l'écoulement, on n'a pas à craindre que la fermentation se mette dans la masse.

C'est pour la préparation des extraits que la lixiviation est avantageuse : on doit chercher à se procurer des liqueurs aussi concentrées que possible, pour éviter, autant que faire se peut, les altérations qui se produisent toujours pendant l'évaporation. Sous ce rapport, la lixiviation est un excellent procédé, et qui trouve presque constamment une heureuse application ; mais il faut s'arrêter aussitôt que les liqueurs cessent de couler concentrées ; il vaut mieux ici sacrifier une partie de la matière, et assurer la bonne qualité du produit.

Les extraits alcooliques gagneront aussi à être préparés par lixiviation. Après avoir humecté la substance en poudre avec la moitié de son poids d'alcool, on l'introduit dans le cylindre à lixiviation, que l'on tient fermé jusqu'au lendemain ; on la lessive alors, en ajoutant deux ou trois fois au plus son poids de nouvel alcool ; quand celui-ci a pénétré dans la poudre, on le chasse par l'eau, avec la précaution de retirer moins de liquide que l'on a employé d'alcool, car les derniers produits seraient mélangés d'eau. Ordinairement une assez bonne indication du moment où il faut s'arrêter, est fournie par cette circonstance, que les liqueurs qui s'écoulent troublent les premières teintures dans lesquelles elles viennent à tomber.

Je dois rappeler ici la méthode de Cadet, dont les pharmaciens seront souvent heureux de pouvoir se servir.

Les inconvéniens de cette méthode sont, qu'il faut une bonne presse pour la mettre à exécution, que les linges retiennent une partie du produit, que les liqueurs que l'on obtient sont moins claires, et enfin qu'il faut plus d'eau pour obtenir une même quantité d'extrait. Mais il est des circonstances où elle sera préférée. C'est ainsi que M. Leçonnet a montré dernièrement qu'elle était plus économique pour l'extraction du tannin ; et, ainsi que j'ai déjà eu occasion de le dire, comme l'application de la lixiviation, et la préparation des solutions concentrées demande beaucoup d'habitude, les pharmaciens qui se verront trompés dans leur attente, parce qu'une matière trop tassée ou trop muqueuse se refusera à livrer passage à l'eau, seront fort aises de recourir au procédé de Cadet, qui leur permettra de tirer bon parti encore d'un résultat aventuré.

## EAUX DISTILLÉES.

J'ai reconnu, contrairement à l'opinion généralement admise, que la distillation à la vapeur n'est pas avantageuse pour la préparation de certaines eaux distillées. J'ai distillé un assez grand nombre de plantes parmi les plus employées ; en opérant comparativement en tenant la plante plongée dans l'eau, ou en la faisant traverser par la vapeur d'eau. J'ai examiné en même temps une autre question, celle de savoir dans quelles circonstances on pouvait remplacer les plantes fraîches par des plantes sèches dans la préparation des eaux distillées. Voici les résultats que j'ai obtenus.

Les plantes fraîches donnent des produits plus odorans et plus suaves que les plantes sèches, en tenant compte d'ailleurs du rapport de poids de la plante fraîche à la plante desséchée. J'ai obtenu des résultats opposés avec le lierre terrestre, le mélilot, le tilleul. Baumé cite en outre le serpolet ; on admet encore le même résultat pour le sureau ; mais l'eau distillée de sureau faite avec la fleur fraîche, et l'eau distillée de sureau faite avec la fleur sèche, sont tout-à-fait différentes, et si l'on continue à donner la préférence à la dernière, c'est par l'habitude que l'on a de s'en servir plutôt qu'à cause d'une supériorité réelle.

Les amandes amères, le cochléaria, le cresson, la laitue, la moutarde, la racine de raifort, donnent une eau distillée plus forte quand la distillation de la plante est faite au milieu de l'eau. Toutes les autres plantes que j'ai essayées m'ont donné un résultat contraire. L'avantage de la distillation à la vapeur se fait surtout sentir pour les plantes d'une odeur douce et agréable, comme la mélisse, les roses, la fleur d'oranger, etc. Quand les eaux distillées sont presque inodores, et tout au contraire quand elles ont une odeur très-forte, il est à peu près impossible d'apprécier les différences qu'il peut y avoir dans la qualité des produits. On doit cependant laisser figurer ces eaux dans la série de celles qui doivent être distillées à la vapeur, parce que ce procédé a d'ailleurs d'autres avantages : il donne des produits qui se gardent mieux, et dont on peut se servir au moment où ils viennent d'être obtenus, parce qu'ils n'ont pas le goût de feu que les eaux faites à feu nu conservent toujours pendant assez long-temps.

## ACONITINE.

(Note communiquée par M. Berthemot.)

On obtient l'aconitine des feuilles sèches d'aconit en faisant un extrait alcoolique, redissolvant cet extrait dans l'eau, filtrant, faisant évaporer les liqueurs en consistance sirupeuse, dissolvant de nouveau cet extrait de consistance sirupeuse dans l'alcool à 40°, puis distillant cet alcool après l'avoir filtré au charbon. L'extrait alcoolique étant repris par l'eau, on filtre la liqueur, qu'on acidule légèrement par l'acide sulfurique, et que l'on passe au noir, puis on concentre en sirop, et on ajoute du lait de chaux.

Il se fait un précipité jaune qui contient l'aconitine ; on sépare la liqueur surnageante. On dessèche le précipité ; on le traite par l'alcool bouillant ; on filtre, on distille, et on obtient au fond du bain-marie un résidu résineux qui dissout dans l'acide sulfurique étendu, puis filtré sur du charbon animal donne une liqueur jaunâtre d'où l'ammoniaque précipite l'aconitine, qui s'hydrate immédiatement et est de couleur blanche. Mais bientôt après, lorsqu'on veut la recueillir pour la dessécher, elle se deshydrate et devient brunâtre, cassante, et se réduisant facilement en une poudre, qui est d'un blanc légèrement jaunâtre.

L'aconitine ne paraît pas susceptible de cristalliser ; elle est très-soluble dans l'éther, dans l'alcool ; dans l'eau elle est aussi un peu soluble ; elle sature les acides ; elle a une saveur très-âcre, et lorsqu'on en applique sur la langue, à l'état d'hydrate, une légère quantité, elle y occasionne une action *paralysante* des plus énergiques.

## POIX DE BOURGOGNE.

La poix de Bourgogne retient encore une certaine quantité d'huile volatile ; elle entre dans la composition de plusieurs préparations onguentaires ou emplastiques. On l'emploie souvent seule sous forme d'emplâtre pour combattre des affections rhumatismales, ou pour produire une dérivation par l'excitation qu'elle excite à la peau. Au lieu de faire les emplâtres avec de la poix seule, on emploie quelquefois un mélange de poix et de cire jaune, qui est moins actif, mais aussi moins adhérent.

### EMPLATRE DE POIX.

Pr. : Cire jaune............................... 1 partie.
Poix de Bourgogne......................... 3

Liquéfiez et passez à travers un linge.

## COLOPHANE.

On l'emploie en poudre pour arrêter le sang.

**POUDRE HÉMOSTATIQUE DE BONAFOUX.**

Pr. : Colophane en poudre ................ 4 parties.
Gomme arabique................... 1
Charbon............................ 1

M.

## ESSAIS CHLOROMÉTRIQUES.

Jusqu'à ce moment, la force des hypochlorites ou chlorures d'oxides a été appréciée en comparant leur puissance de décoloration à celle du chlore, s'exerçant l'une et l'autre sur une dissolution d'indigo ; mais ce moyen n'est pas susceptible d'une grande précision, parce que la dissolution d'indigo est essentiellement altérable, et parce qu'il est difficile de saisir avec précision le moment où l'action décolorante a fini de s'exercer. M. Gay-Lussac va publier un nouveau procédé qui permet de reconnaître avec une extrême exactitude la valeur des chlorures, et je dois à son obligeance de pouvoir le rapporter ici.

M. Gay-Lussac a pris pour unité de force décolorante la force décolorante d'un volume de chlore sec à la température de zéro, et sous la pression de $0^m,76$, dissous dans un égal volume d'eau ; cette unité est divisée en 100 parties égales ou degrés. Un degré chlorométrique représente donc 1/00 de volume de chlore.

On prépare une dissolution de chlore contenant son volume de chlore, et une dissolution arsénieuse telle que, sous le même volume, les deux dissolutions se détruisent mutuellement d'une manière complète. Ceci fait, voici comment on mesurera la force ou le titre d'un chlorure, celui de chaux, par exemple : soit 10 grammes le poids du chlorure de chaux soumis à l'essai ; on le dissout dans l'eau, de manière que le volume total de la dissolution soit égal à un litre, dépôt compris.

Si l'on prend un volume constant de cette dissolution, 10

centimètres cubes, par exemple, divisés en 100 parties égales, et qu'on y verse peu à peu la dissolution arsénieuse, mesurée en mêmes parties, jusqu'à ce que le chlore soit détruit, la force du chlorure sera proportionnelle au nombre de parties de la dissolution arsénieuse que le chlorure aura exigées. Le chlorure a-t-il détruit 100 parties de dissolution arsénieuse? le chlorure sera au titre normal de 100° : s'il a détruit seulement 80 parties de dissolution arsénieuse, il sera au titre de 80°, etc.

Cette manière d'opérer est assurément très-simple, mais elle est peu praticable, parce que la dissolution arsénieuse, qui est très-acide, dégage du chlore en abondance, et l'essai est rendu très-inexact.

Si l'on verse, au contraire, la dissolution de chlorure de chaux dans la dissolution arsénieuse, cet inconvénient n'a pas lieu, le chlore trouvant toujours de l'acide arsénieux sur lequel il agit, à quelque degré de dilution qu'ils soient l'un et l'autre; mais alors le titre du chlorure n'est pas donné immédiatement; car il est en raison inverse du nombre de parties qu'il aura fallu en employer pour détruire la mesure de dissolution arsénieuse. S'il a fallu 50 parties de chlorure, le titre sera $100 \times \frac{100}{50} = 200°$; s'il en a fallu 200, le titre sera $100 \times \frac{100}{200} = 50°$, etc. Néanmoins cet inconvénient n'est pas très-grave, puisqu'il se réduit à consulter une table dans laquelle on trouve le titre correspondant à chaque volume de chlorure employé pour détruire la mesure constante de dissolution arsénieuse. Voici cette table :

| Chlorure employé. | Titre correspondant. | Chlorure employé. | Titre correspondant. | Chlorure employé. | Titre correspondant. | Chlorure employé. | Titre correspondant. |
|---|---|---|---|---|---|---|---|
| 10° | 1000 | 52 | 192 | 94 | 106 | 136 | 73,5 |
| 11 | 909 | 53 | 189 | 95 | 105 | 137 | 73,0 |
| 12 | 833 | 54 | 185 | 96 | 104 | 138 | 72,5 |
| 13 | 769 | 55 | 182 | 97 | 103 | 139 | 71,9 |
| 14 | 714 | 56 | 179 | 98 | 102 | 140 | 71,4 |
| 15 | 667 | 57 | 175 | 99 | 101 | 141 | 70,9 |
| 16 | 625 | 58 | 172 | 100 | 100 | 142 | 70,4 |
| 17 | 588 | 59 | 169 | 101 | 99 | 143 | 69,9 |
| 18 | 555 | 60 | 167 | 102 | 98 | 144 | 69,4 |
| 19 | 526 | 61 | 164 | 103 | 97,1 | 145 | 69,0 |
| 20 | 500 | 62 | 161 | 104 | 96,1 | 146 | 68,5 |
| 21 | 476 | 63 | 159 | 105 | 95,2 | 147 | 68,0 |
| 22 | 454 | 64 | 156 | 106 | 94,3 | 148 | 67,6 |
| 23 | 435 | 65 | 154 | 107 | 93,4 | 149 | 67,1 |
| 24 | 417 | 66 | 151 | 108 | 92,6 | 150 | 66,7 |
| 25 | 400 | 67 | 149 | 109 | 91,7 | 151 | 66,2 |
| 26 | 385 | 68 | 147 | 110 | 90,9 | 152 | 65,8 |
| 27 | 370 | 69 | 145 | 111 | 90,1 | 153 | 65,4 |
| 28 | 357 | 70 | 143 | 112 | 89,3 | 154 | 64,9 |
| 29 | 345 | 71 | 141 | 113 | 88,5 | 155 | 64,5 |
| 30 | 333 | 72 | 139 | 114 | 87,7 | 156 | 64,1 |
| 31 | 323 | 73 | 137 | 115 | 86,9 | 157 | 63,7 |
| 32 | 312 | 74 | 135 | 116 | 86,2 | 158 | 63,3 |
| 33 | 303 | 75 | 133 | 117 | 85,5 | 159 | 62,9 |
| 34 | 294 | 76 | 131 | 118 | 84,7 | 160 | 62,5 |
| 35 | 286 | 77 | 130 | 119 | 84,0 | 161 | 62,1 |
| 36 | 278 | 78 | 128 | 120 | 83,3 | 162 | 61,7 |
| 37 | 271 | 79 | 127 | 121 | 82,6 | 163 | 61,4 |
| 38 | 263 | 80 | 125 | 122 | 82,0 | 164 | 61,0 |
| 39 | 256 | 81 | 123 | 123 | 81,3 | 165 | 60,6 |
| 40 | 250 | 82 | 122 | 124 | 80,6 | 166 | 60,2 |
| 41 | 244 | 83 | 120 | 125 | 80,0 | 167 | 59,9 |
| 42 | 238 | 84 | 119 | 126 | 79,4 | 168 | 59,5 |
| 43 | 233 | 85 | 118 | 127 | 78,7 | 169 | 59,1 |
| 44 | 227 | 86 | 116 | 128 | 78,1 | 170 | 58,8 |
| 45 | 222 | 87 | 115 | 129 | 77,5 | 171 | 58,5 |
| 46 | 217 | 88 | 114 | 130 | 76,9 | 172 | 58,1 |
| 47 | 213 | 89 | 112 | 131 | 76,3 | 173 | 57,8 |
| 48 | 208 | 90 | 111 | 132 | 75,7 | 174 | 57,5 |
| 49 | 204 | 91 | 110 | 133 | 75,2 | 175 | 57,1 |
| 50 | 200 | 92 | 109 | 134 | 74,6 | 176 | 56,8 |
| 51 | 196 | 93 | 107 | 135 | 74,1 | 177 | 56,5 |

| Chlorure employé | Titre correspondant. | Chlorure employé. | Titre correspondant. | Chlorure employé. | Titre correspondant. | Chlorure employé. | Titre correspondant. |
|---|---|---|---|---|---|---|---|
| 178 | 56,2 | 197 | 50,8 | 215 | 46,5 | 233 | 42,9 |
| 179 | 55,9 | 198 | 50,5 | 216 | 46,3 | 234 | 42,7 |
| 180 | 55,5 | 199 | 50,3 | 217 | 46,1 | 235 | 42,5 |
| 181 | 55,3 | 200 | 50,0 | 218 | 45,9 | 236 | 42,4 |
| 182 | 54,9 | 201 | 49,7 | 219 | 45,7 | 237 | 42,2 |
| 183 | 54,6 | 202 | 49,5 | 220 | 45,5 | 238 | 42,0 |
| 184 | 54,3 | 203 | 49,3 | 221 | 45,2 | 239 | 41,8 |
| 185 | 54,1 | 204 | 49,0 | 222 | 45,0 | 240 | 41,7 |
| 186 | 53,0 | 205 | 48,8 | 223 | 44,8 | 241 | 41,5 |
| 187 | 53,5 | 206 | 48,5 | 224 | 44,6 | 242 | 41,3 |
| 188 | 53,2 | 207 | 48,3 | 225 | 44,4 | 243 | 41,1 |
| 189 | 52,9 | 208 | 48,1 | 226 | 44,2 | 244 | 41,0 |
| 190 | 52,6 | 209 | 47,8 | 227 | 44,0 | 245 | 40,8 |
| 191 | 52,4 | 210 | 47,6 | 228 | 43,8 | 246 | 40,6 |
| 192 | 52,1 | 211 | 47,4 | 229 | 43,6 | 247 | 40,5 |
| 193 | 51,8 | 212 | 47,1 | 230 | 43,5 | 248 | 40,3 |
| 194 | 51,5 | 213 | 46,9 | 231 | 43,3 | 149 | 40,2 |
| 195 | 51,5 | 214 | 46,7 | 232 | 43,1 | 250 | 40,0 |
| 196 | 51,0 | | | | | | |

**PRÉPARATION D'UN LIQUIDE NORMAL CONTENANT SON VOLUME DE CHLORE A ZÉRO DE TEMPÉRATURE, ET 0ᵐ,760 DE PRESSION.**

Ce liquide sert à titrer la dissolution normale d'acide arsénieux. Le procédé le plus direct consiste à faire absorber un volume donné de chlore gazeux par un égal volume d'eau alcalisée avec de la chaux, de la soude ou de la potasse.

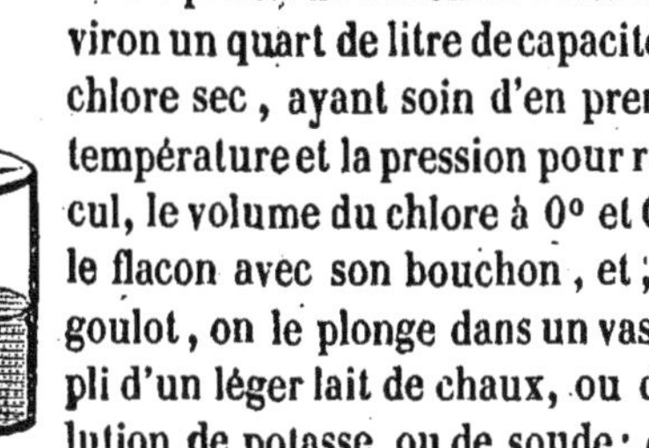

Fig. 53.

On prend un flacon A bouché à l'émeri, d'environ un quart de litre de capacité, on le remplit de chlore sec, ayant soin d'en prendre exactement la température et la pression pour ramener, par le calcul, le volume du chlore à 0° et 0ᵐ, 760; on ferme le flacon avec son bouchon, et, le prenant par le goulot, on le plonge dans un vase profond B, rempli d'un léger lait de chaux, ou d'une faible dissolution de potasse ou de soude; on retire alors tant

Fig. 54.

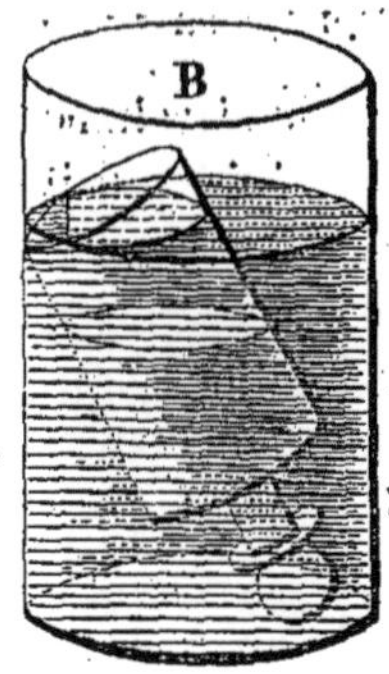

soit peu le bouchon, pour permettre à la dissolution alcaline de pénétrer dans le flacon,
et on le remet aussitôt. Après quelques
secousses données au flacon, sans le sortir
du bain, il s'y fait un vide par l'absorption
du chlore ; on retire de nouveau le bouchon
d'une petite quantité, pour laisser entrer
une nouvelle portion de dissolution alcaline ;
on referme le flacon, on agite et on renouvelle la même série d'opérations jusqu'à ce
que l'absorption du chlore soit complète.

Il est à remarquer que le mélange du chlore avec l'air n'altère pas le titre de sa dissolution, puisqu'il n'entrera toujours
dans le flacon qu'un volume de liquide précisément égal à
celui du chlore.

La dissolution de chlore, ainsi obtenue, serait au titre voulu
de 100°, si le thermomètre était à zéro et le baromètre à
0$^m$,760 ; mais, si cette condition n'est pas remplie, si le premier instrument indique la température $t$ et le second la pression $p$, le titre réel sera alors égal à

$$100° \times \frac{p}{0^m,760} \times \frac{267}{267+t} \quad \text{Soient } p = 0^m,750 \text{ et } t = 16°, \text{ ce titre}$$

$$\text{deviendra } 100° \times \frac{0^m,750}{0^m,760} \times \frac{267}{283} = 94°,2$$

Conséquemment si, avec cette dissolution de chlore au titre
de 94°,2, on voulait préparer une dissolution arsénieuse au
titre de 100°, celle-ci devrait être telle qu'il n'en fallût qu'un
volume exprimé par 94°,2 pour détruire un volume de la dissolution de chlore exprimé par 100.

Au lieu de dessécher le chlore, on peut l'employer saturé
d'humidité. Dans ce cas, en appelant $f$ la force élastique de la
vapeur aqueuse, correspondante à la température $t$, le titre de
la dissolution de chlore sera égal à

$$100° \times \frac{p-f}{0^m,760} \times \frac{267}{267+t}.$$

PRÉPARATION DE LA DISSOLUTION NORMALE D'ACIDE ARSÉNIEUX.

C'est avec l'acide muriatique, étendu de son demi-volume d'eau, que l'on fait cette dissolution. L'acide arsénieux doit être en poudre fine, et l'acide muriatique exempt d'acide sulfureux ; car ce dernier acide se transformant, avec le temps, en acide sulfurique, altérerait le titre de la dissolution arsénieuse. On sature l'acide muriatique d'acide arsénieux à la température de l'ébullition, et, après le refroidissement, il ne s'agit plus que de titrer la dissolution ; c'est-à-dire, de l'amener à détruire un volume égal au sien de la dissolution normale de chlore. Il est indispensable que la dissolution arsénieuse soit faite avec un acide, et même qu'elle en conserve un excès après son mélange avec la dissolution de chlorure dont on veut déterminer le titre ; car autrement la réaction entre l'acide arsénieux et le chlorure resterait incomplète. Cette réaction est alors instantanée ; l'acide arsénieux paraît même attaqué de préférence à l'indigo. Si, en effet, on colore légèrement en bleu avec la dissolution sulfurique d'indigo la liqueur arsénieuse ; et qu'on y verse peu à peu le chlorure, la couleur bleue persistera très long-temps, et ne sera successivement détruite que là où tombe le chlorure, par l'excès de chlore qui reste après la transformation de l'acide arsénieux en acide arsénique.

Cette persistance de la couleur de l'indigo, au milieu de la dissolution arsénieuse, fournit un moyen aussi simple que sûr de reconnaître les progrès de l'opération, et le moment précis où elle arrive à son terme ; car aussitôt que l'acide arsénieux est entièrement détruit, la couleur bleue s'évanouit instantanément par le plus léger excès de chlorure, et le liquide devient transparent et limpide comme l'eau.

Il s'agit maintenant, après ces courtes observations, de titrer la dissolution arsénieuse ; mais, avant de s'en occuper, il est indispensable de décrire les instrumens et les manipulations qui permettent d'arriver à ce but. C'est, à proprement parler, la description du nouveau chloromètre qu'il s'agit de donner.

G, bocal destiné au mélange de la dissolution

Fig. 56. arsénieuse et de celle du chlorure. Il doit être à fond plat et avoir environ 7 centimètres de diamètre sur 12 de hauteur.

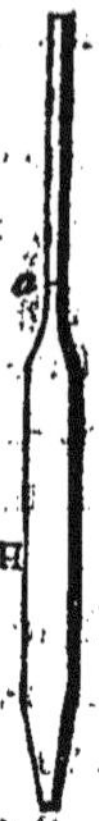

H, pipette contenant jusqu'au trait *a* un volume d'eau de 10 centimères cubes, ou un poids de 10 gram. Le trait, placé à la hauteur de l'œil, doit être tangent à la convexité du liquide. On emplit la pipette par aspiration ou par immersion.

M, burette dont 100 divisions sont égales à 10 centimètres cubes, soit à la mesure H, qui vient d'être décrite. Elle doit avoir à peu près le même diamètre que cette mesure, et porter de 180 à 200 divisions. Les traits qui forment les divisions seraient trop rapprochés si on les traçait tous. On se borne à n'en tracer

Fig. 57. qu'un sur deux, et par conséquent chaque division vaut deux centièmes; mais à l'œil nu on en prend facilement la moitié. Comme la plus petite quantité de liquide qu'on puisse verser de la burette est une goutte, il est nécessaire d'en connaître la valeur par rapport à une division de la burette. On y parvient en comptant le nombre de gouttes que donne la burette pour un nombre connu de divisions. Si, par exemple, on a obtenu quinze gouttes de 0° à 10°, chaque goutte vaudra 10/15 ou 2/3 de degré. Il est à remarquer que, pour empêcher la burette de baver, on doit en enduire le bec d'un peu de cire; ce qui se fait aisément en le chauffant assez pour que, frotté sur la cire, il en détermine la fusion.

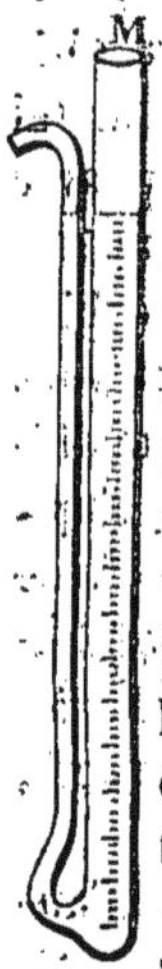

N, pipette pour la dissolution arsénieuse, donnant à volonté 1, 2 ou 5 centimètres cubes. (*V.* p. 724.)

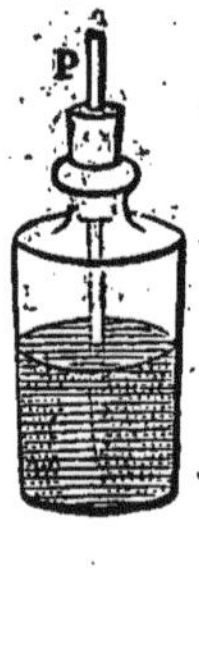

Fig. 58. P, flacon contenant de la dissolution sulfurique d'indigo, à un tel degré de dilution qu'il faille seulement une goutte de chlorure à 100 c. pour en détruire 6 à 8 de dissolution. Le flacon est fermé par un bouchon de liége qui traverse un tube de 3 à 4 millimètres de diamètre intérieurement, plongeant dans l'indigo. Quand on veut colorer en bleu la dissolution arsénieuse, on retire le tube, et, par une légère secousse, on

en fait détacher la goutte d'indigo qui lui reste adhérente.

Fig. 59.      Q, vase de 1 litre jusqu'au trait $c$ : il est destiné à mesurer la dissolution de chlorure, dont le volume doit toujours être de 1 litre.

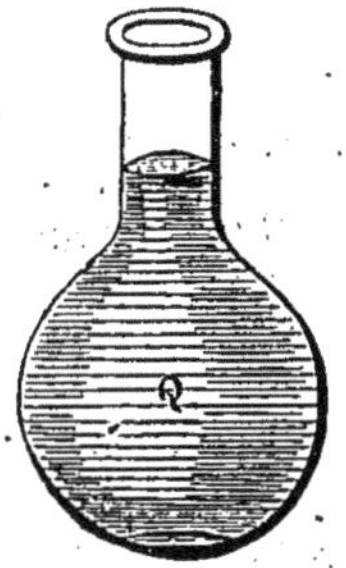

Tels sont les instrumens nécessaires pour les opérations de la chlorométrie ; nous pouvons exposer maintenant la manière de titrer la dissolution d'oxide arsénieux, c'est-à-dire, de l'amener à détruire exactement un volume de chlorure normal égal au sien.

La liqueur arsénieuse étant très-forte, prenez-en, comme première approximation, 2 centimètres Fig. 60. cubes avec la pipette N, ou 1/5 de la mesure H que vous verserez dans le bocal G, et colorez légèrement avec une goutte d'indigo. D'une autre part, emplissez la burette M de dissolution normale de chlore, jusqu'à la division 0°, et, tenant le bocal avec l'une des mains, en lui imprimant un mouvement giratoire, versey-y avec l'autre la dissolution de chlore contenue dans la burette. Aussitôt que la couleur de l'indigo cessera d'être bien sensible, vous en ajouterez une autre goutte, et vous continuerez ainsi jusqu'à ce que la couleur bleue disparaisse brusquement. L'essai sera alors terminé. Supposons qu'il ait fallu 92 divisions de la burette de dissolution de chlore, le titre sera exprimé par 100/92 = 108°,7 ; et, comme on n'a opéré que sur 1/5 de la dissolution arsénieuse, le titre sera cinq fois plus grand, c'est-à-dire égal à 543°,5.

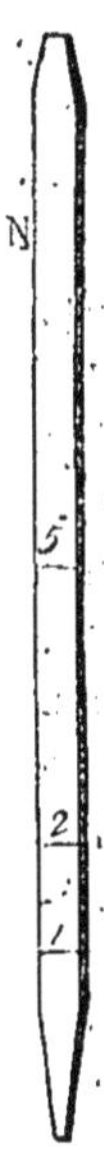

Si cette première détermination était exacte, on n'aurait qu'à étendre la dissolution arsénieuse de 4,435 fois son volume d'eau pour l'amener au titre de 100°. Supposons qu'on ait ajouté un peu moins d'eau, et qu'il ait fallu 98 divisions de chlorure de chaux pour détruire la mesure entière de dissolution arsénieuse ; son titre sera 100/98 = 102°,0 ; c'est-à-dire, que la dissolution sera trop forte de 2°. Pour la ramener à 100° on augmentera le volume dans le rapport de 100° à 102 ; c'est-à-dire, qu'on ajoutera 2/100 d'eau. Soit 2 lit.,430 le volume de la dissolution ; les 2/100 de ce volume sont 0 lit.,0486, ou 48 gr.,6 d'eau. Le titre de la dissolution arsénieuse sera alors déterminé ; mais on fera très-bien de le vérifier.

ESSAI DU CHLORURE DE CHAUX.

La dissolution normale arsénieuse étant préparée, l'essai du chlorure ne présente aucune difficulté.

Après avoir prélevé symétriquement des échantillons dans la masse du chlorure qu'on se propose de titrer, on en composera un échantillon moyen dont on prendra 10 grammes. Le chlorure sera broyé dans un mortier de porcelaine ou de verre ; avec un peu d'eau, puis on ajoutera une nouvelle quantité de ce liquide, et on décantera dans le vase de 1 litre Q. Le résidu, broyé encore, sera traité par l'eau, et celle-ci décantée comme la première. Après quelques opérations semblables, le chlorure sera épuisé ; le volume de la dissolution sera porté à 1 litre, et on l'agitera pour le rendre homogène dans toutes ses parties.

Cette opération terminée, on remplira la burette M de dissolution de chlorure de chaux jusqu'à la première division o. D'une autre part, on mettra dans le bocal G une mesure H de dissolution arsénieuse colorée faiblement avec de l'indigo ; et pendant qu'on tiendra le bocal d'une main, dans un mouvement giratoire continu, on y fera tomber peu à peu le chlorure de la burette, que l'on tiendra de l'autre main. Lorsque la couleur bleue se sera affaiblie au point de n'être presque plus sensible, on la rehaussera par l'addition d'une goutte de dissolution d'indigo. Dès ce moment, on se tiendra sur ses gardes ; on ne versera le chlorure que lentement, par gouttes ; car, au terme même de l'opération, la dissolution arsénieuse se décolore instantanément, et ressemble à de l'eau. Supposons qu'il ait fallu 108 divisions de chlorure pour détruire la mesure de dissolution arsénieuse ; le titre de ce chlorure sera égal, d'après la table, à 92°,6.

Ce titre peut être regardé comme suffisamment exact, puisqu'on n'a ajouté que deux gouttes d'indigo, équivalant à environ 1/3 de degré ; mais si l'on veut un plus grand degré de précision, on recommencera l'essai sans colorer la dissolution arsénieuse ; on y versera 106 à 107 divisions de chlorure de chaux , et on y ajoutera une seule goutte d'indigo , qui suffira pour terminer l'opération.

Supposons toujours qu'il ait fallu 108 divisions de chlorure de chaux pour détruire la mesure de dissolution arsénieuse. La dernière goutte ajoutée était nécessaire , mais en partie seulement , puisqu'une autre goutte n'aurait produit aucun effet ; il est donc naturel de la diviser en deux parties égales , l'une qui a été employée, l'autre qui ne l'a pas été. Or, une goutte de la burette étant égale à 2/3 de division de la même burette, la moitié, 1/3 , devra être retranchée de 108 ; ce qui réduira ce nombre à 107 2/3 , et le titre 92°,6 à 92°,8.

D'un autre côté , deux gouttes d'indigo peuvent bien exiger environ 1/3 de goutte de chlorure, un peu plus ou un peu moins, qui sera conséquemment employée de trop. Ainsi, puisqu'il faut, d'une part, retrancher une demi-goutte de chlorure qui n'a pas été utilisée, et que, de l'autre, la seconde moitié peut être considérée comme ayant servi à décolorer l'indigo , on ne doit pas tenir compte de la dernière goutte de chlorure qui a produit la décoloration. Le chlorure employé serait dans ce cas égal à 107 divisions 1/3 , et son titre à 93°,1.

Ces détails sont minutieux pour un essai de commerce ; ils n'ont été produits que pour fixer le degré de précision du procédé. D'ailleurs , l'erreur due à une goutte de chlorure pourrait être atténuée en prenant des mesures plus grandes ; mais la valeur du chlorure ne comporte pas un degré si rigoureux de précision. Et enfin , quand on règle la dissolution normale arsénieuse , on est libre de compter ou de ne pas compter la dernière goutte de dissolution normale de chlore , pourvu que, dans les essais qu'on aura à faire de chlorures, on compte exactement de la même manière. Cela est beaucoup plus simple et tout aussi rigoureux, et nous admettrons , dans cette instruction , que la dernière goutte de chlorure qui aura amené la décoloration , sera comptée comme faisant partie du volume de chlorure employé.

On doit se rappeler que le titre du chlorure de chaux est pris en opérant sur 10 grammes, qui font la centième partie du kilogramme. Ainsi le titre de 95°, par exemple, ayant été trouvé pour du chlorure, un kilogramme de ce chlorure contiendra 9500°.

D'après la graduation qui a été adoptée, 1 degré est équivalent à un centième de litre ; conséquemment, 95°, par exemple, pour 10 grammes de chlorure de chaux, représentent 0 lit.,95. Pour 100 grammes, c'est 9 lit.,5 ; et pour 1 kilogramme 95 litres. Ainsi, en rapportant par la pensée le titre au kilogramme de chlorure de chaux, le nombre de degrés exprimés par le titre représentera un égal nombre de litres de chlore sec, à zéro de température, et à 0,760 de pression.

Un litre de chlore, dans cette circonstance, pèse 3 gr., 1689. On aura donc, pour 1 kilogramme de chlorure, ce poids répété autant de fois qu'il y aura de degrés dans le titre. Si, par exemple, le titre du chlorure est 108°, 1 kilogramme de ce chlorure contiendra :

$$3 \text{ gr., } 1689 \times 108 = 342 \text{ gr., } 2 \text{ de chlore.}$$

L'essai du chlorure de chaux liquide, des chlorures de soude ou de potasse, se fait de la même manière. Une dissolution de l'un de ces chlorures, étant donnée, on l'emploie pour détruire la solution d'acide arsénieux, et l'on juge du degré par la quantité qui a été nécessaire. Soit qu'il ait fallu 100 volumes de ce chlorure pour détruire 100 volumes de dissolution arsénieuse, le chlorure est à 100 degrés. On consultera d'ailleurs la table comme il a été dit.

Je dois faire remarquer que le degré chlorométrique d'une liqueur, tel qu'il est pris ici, représente dans cette liqueur 1 pour 100 de son volume de chlore, et qu'il est, par conséquent, dix fois plus faible que le degré chlorométrique tel qu'il avait été employé jusqu'à présent, où il représentait 1/10 du volume de chlore.

M. Gay Lussac a préféré le degré qui ne représente que 1/00 de volume de chlore, parce que c'est la division qui a été adoptée dans les arts, et comme il est bon de n'avoir qu'un seul langage pour exprimer une même chose, je l'adopterai également pour l'usage médical. Il faut alors multiplier par 10 les degrés chlorométriques que nous avons indiqués pag. 364 et suivantes ; ainsi chlorure de chaux à 18 degrés, devient chlorure de chaux à 180 degrés, chlorure de soude à 50 degrés, devient chlorure de soude à 500 degrés.

Je dois faire remarquer que le degré de chlorure de soude ordinairement employé n'est que de 240 et non pas de 500. Ce dernier nombre résulte d'une mauvaise évaluation de la liqueur de Descroizilles. Je me suis assuré depuis par expérience, que les 18 degrés de Descroizilles, que l'on donne au chlorure de soude, équivalent à 230 du chloromètre de M. Gay-Lussac; mais comme la liqueur de Descroizilles est un peu variable, j'adopte de préférence le nombre 240 qui le subdivise plus aisément. Pour amener à ce degré de concentration le chlorure de soude, il faut doubler la quantité d'eau prescrite dans les deux formules rapportées à la page 369.

M. Gay-Lussac indique encore, comme pouvant donner de fort bons résultats, l'emploi d'une dissolution acide de ferrocyanate de potasse, mêlée d'un peu d'indigo, ou de protonitrate de mercure. La fin de l'opération, avec le ferrocyanate de potasse, est annoncée par le passage de la couleur verte à la couleur jaune, et avec le nitrate de mercure par la disparition du protochlorure de mercure qui est changé en sublimé corrosif soluble; mais la préférence, pour la terminaison de l'essai, est acquise à la dissolution d'arsenic, colorée par l'indigo, qui se décolore complétement au moment où l'opération est terminée.

Dans les essais précédens, la force chlorométrique des hypochlorates est assimilée à celle du chlore; c'est qu'en effet, dans l'essai, le chlore est mis à nu, et c'est lui qui agit. Il résulte, d'une part, de la décomposition de l'acide hypochloreux, et d'une autre part de l'oxide métallique, dont la base, en présence d'un acide, est oxidée par l'oxigène de l'acide hypochloreux, et abandonne le chlore. Il ne faut pas perdre de vue que les dissolutions de chlorures d'oxide, quand on les essaie avec des liqueurs non acides, ont une puissance de décoloration moindre que celle du chlore qui y est contenue; mais pour l'emploi, il suffit de pouvoir déterminer toujours exactement leur force, et elle est toujours relative à celle du chlore qui est mis en liberté quand on les traite par une liqueur acide.

---

<sup></sup>¹ L'instruction de M. Gay-Lussac, avec le chloromètre et la liqueur d'épreuve, se trouve chez M. Collardeau, rue du Faubourg Saint-Martin, n° 56, à Paris, et au bureau de Garantie, rue Guénégaud, n° 10; où l'on pourra aussi se procurer de la liqueur sans les instrumens.

# ERRATA.

---



## TOME PREMIER.

Page  89 , ligne 20, galacto dindron , lisez : galactodendron.
  122, ligne  2, 1 livre, lisez : 2 livres.
  — ligne 28, anis 4 gros, lisez : anis, 2 gros.
  — — coriandre 2 gros, lisez : coriandre 1 gros.
  123, ligne 13, 3 livres, lisez : 3 litres.
  — ligne 23, (4 alun 1 kino), lisez : alun sucre P. E.
  148, ligne  2, 150 parties, lisez : 8 onces.
  156, ligne  5, quinquina ........)
  écorce de Winter...}ana 1/2 once, lisez : ana 2 onces.
  — citrons ..)
  183, ligne 22, canelle, lisez : roses.
  284, ligne  3, apurées, lisez : appréciées.
  291, ligne 24, faites infuser, lisez : faites bouillir, ou mieux faites
  infuser.
  303, ligne 23, 8 gros. lisez : 18 gros.
  312, ligne 27, 1 partie, lisez : 1/8.
  320, ligne 26, cire jaune 5 onces, lisez : 6 onces.
  332, ligne 18, huile d'olives 3 livres, lisez : 2 livres.
  384, ligne 10, azote 6 pp., lisez : 1 pp. :
  385, ligne 30, + 4337 p., lisez : + 43,37 P.
  386, ligne  8, en ce que la noix de galle les précipite abondamment — effacez tout ce membre de phrase.
  397, ligne 20, narcotine, lisez : narcéine.
  399, ligne  6, 8 fois, lisez : 16 fois.
  401, ligne 32, 1 livre, lisez : 1 livre 2 onces.
  413, ligne 25, le 40e, lisez : le quart.
  438, ligne  4, racine, lisez : extrait.
  445, ligne  4, 1 litre 1/2, lisez : 1 litre.
  459, ligne 19, 28 onces, lisez : 3 onces.
  472, ligne 17, savon 1, lisez : savon 2.
  511, ligne 27, lisez : mucilage à l'eau de fleur d'oranger.

Page 529, ligne 16, sucre 7 livres 18 onces, lisez : 6 livres 12 onces.
544, ligne 11, 2 livres, lisez : 4 livres.
546, ligne 12, sucre 4 onces, lisez 4 livres,
585, ligne 18, gomme ammoniaque, lisez : gomme ammoniaque
    1 livre.
595, ligne  5, 23 pp. : lisez : 13 pp. :
609, ligne  9, alcool à 12°, lisez : alcool à 32°.
609, ligne 13, 24 onces, lisez : 32 onces.
610, ligne 10, 6 litres, lisez : 6 livres.
613, ligne 10, 3 onces, lisez : 2 onces.
613, ligne 11, 2 gros, lisez : 6 gros.

# TOME DEUXIÈME.

6 ; ligne 14, manne 12 onces, lisez : 6 onces.
6, ligne 21, eau 4 onces, lisez : 4 livres.
14, ligne 27, strychnine, lisez : brucine.
34, ligne  7, consoude 2 onces, lisez : 3 onces.
60, ligne 24, alcool 12 livres, lisez : 2 livres.
62, ligne 32, eau de mélisse, lisez : eau de menthe.
80, ligne 32, sucre 80 onces, lisez : 30 onces.
118, ligne  4, sirop de sucre 1, lisez : 7.
125 ; ligne 22, les alcalis, lisez : les acides.
159, ligne 28, alcool à 3 degrés, lisez : à 30 degrés.
178, ligne  9, il est fondu ; on verse, lisez : il est fondu , on
    clarifié par l'albumine, on verse.
205, ligne 26, Lespis, lisez : Lespès.
245, ligne  6, eau de roses 6 gros, lisez . 12 gros.
481, ligne 11, acétate de ferblanc, lisez : acétate de fer sec.
488, ligne 3, passe avec expression, lisez : évapore à siccité.

# TABLE GÉNÉRALE

## ALPHABETIQUE

## DES MATIÈRES

### A

# F

## I



## J



## K



## L

## U

## V

# Y



# Z



FIN.

# OUVRAGES



—

ADELON, professeur à la faculté de médecine de Paris. — Physiologie de l'homme, 4 vol. in-8 , deuxième édition. 28 f.

BRONGNIART. Histoire des végétaux fossiles, ou recherches botaniques et zoologiques sur les végétaux renfermés dans les diverses couches du globe. Cet ouvrage formera 2 vol. in-4 , divisés en 20 livraisons, dont le prix de chacune, contenant 15 planches, est de 13 f.

( Les livraisons 1 à 10 sont en vente. )

BOCHON. Médecine domestique, traduit de l'anglais par Duplanil, 5 vol. in-8. 20 f.

BOCHON. Le Conservateur de la santé des mères et des enfans, traduit de l'anglais par Durisne Dépresle, revu et augmenté de note par Mallet, in-8. 5 f.

CARBONELL. Élémens de pharmacie fondés sur les principes de la chimie moderne, traduit de l'Espagnol sur la dernière édition, et augmentés de notes par Cloquet, in-12. 3 f. 50 c.

CLOQUET. Traité d'anatomie descriptive, rédigé d'après l'ordre adopté à la faculté de médecine de Paris, 1836, sixième édition, 2 vol. in-8. 14 f.

CLOQUET. Planches d'anatomie, in-4, gravées en taille douce pour servir de complément à l'ouvrage ci-dessus.

|  | FIG. COLORIÉES. | FIG. NOIRES. |
|---|---|---|
| 1re Partie. Ostéologie, 59 planches. | 22 f. | 15 f. |
| 2e — Myologie, 36 — | 25 | 10 |
| 3e — Névrologie, 36 — | 25 | 10 |
| 4e — Angéiologie, 60 — | 38 | 18 |
| 5e — Splanchnologie et Embryologie, 43 — | 27 | 12 |
| Prix de l'ouvrage complet. | 137 | 65 |

*Chaque partie est accompagnée de son texte explicatif, du même format que les planches, et se vend séparément aux prix indiqués ci-dessus.*

COMTE (A.) Circulation du sang dans le fœtus. *Paris*, 1817, in-fol. fig. 2 f.

EDWARDS. De l'influence des agens physiques sur la vie. *Paris*, 1824, in-8, fig. 8 f.

# ANNALES



# SCIENCES NATURELLES,

### SECONDE SÉRIE.

Comprénant la *Zoologie*, la *Botanique*, l'*Anatomie* et la *physiologie comparées* des deux règnes, et l'*Histoire des corps organisés fossiles*, rédigées pour la zoologie, par MM. Audouin et Milne Edwards; pour la botanique, par M. Brongniart (Ad.) et Guillemin.

Ces deux parties, paraissant chaque mois depuis le 1er janvier 1834, ont une pagination distincte, et forment chaque année deux volumes de botanique et deux volumes de zoologie accompagnées l'une de l'autre et 24 à 36 planches gravées avec soin et coloriées toutes les fois que le sujet l'exige.

|  | POUR PARIS. | LES DÉPARTEMENS. | L'ÉTRANGER. |
|---|---|---|---|
| Pour les deux parties réunies. | 38 fr. | 40 fr. | 44 fr. |
| Pour une partie seulement. | 25 | 27 | 30 |

# ANNALES

### DE

# CHIMIE ET DE PHYSIQUE,

### Rédigées par MM. *Gay-Lussac* et *Arago*.

Ces Annales paraissent de mois en mois, à dater de janvier 1816, par cahier de 7 feuilles d'impression, et forment par an 3 vol. in-8°, accompagnés de planches gravées en taille-douce.

Le prix de l'abonnement pour Paris, est de 30 fr.; pour les départemens, 34 fr., franc de port par la poste, et de 38 fr. pour l'étranger.

COMTE. Règne animal de Cuvier, disposé en tableau méthodique, ouvrage adopté par le Conseil royal de l'instruction publique pour l'enseignement de l'histoire naturelle dans les collèges.

Chaque tableau comprend l'histoire d'un des soixante-dix-sept ordres du règne animal, et présente plus de quatre-vingts figures d'animaux distribuées et décrites dans cet ouvrage.

Chaque tableau se vend séparément. (*Soixante tableaux sont en vente*).

— Physiologie pour les collèges et les gens du monde, expliquée sur 11 pl. à l'aide de figures découpées, coloriées et superposées. *Paris*, 1834, in-4. 15 f.

CUVIER (G.). Leçons d'Anatomie comparée. Deuxième édit, 8 vol. in-8 (*Les tomes 1 à 3 sont en vente*). Prix de chaque volume 7 f.

— Le Règne animal distribué d'après son organisation, pour servir de base à l'histoire naturelle des animaux, et d'introduction à l'anatomie comparée. Deuxième édition. *Paris*, 1829-1830, 5 vol. in-8, fig., br. 36 f.

— *Le même*, nouvelle édition, accompagnée de planches gravées représentant les types de tous les genres, les caractères distinctifs des divers groupee, et les modifications de structure, sur lesquels répose cette classification, publiée par une réunion d'élèves de M. Cuvier : MM. AUDOUIN, DESHAYES, D'ORBIGNY, DUVERNOIS, DUGÉS, LAURILLARD, MILNE-EDWARDS, ROULIN et VALENCIENNES. Cette nouvelle édition se publie par livraison de 4 planches et 2 feuilles de texte, in-8., papier *Jésus*. Prix de chaque livraison. fig. noires. 2 f. 25 c.

— Le même texte et pl., fig. coloriées. 4 f. 25 c.

(*Le prospectus de cette grande publication se vend séparément.*)

DESHAYES. Traité élémentaire de Conchyologie, avec l'application de cette science à la géologie, 1 vol. et atlas grand in-8 de 120 planches environ, publiés en 11 livraisons. Prix de chaque livraison, fig. noires. 7 f. 50 c.

Le même, fig. coloriées. 15 f.

La première livraison est en vente.

DOUBLE. Séméiologie générale, ou Traité des signes et de leur valeur dans les maladies. *Paris*, 1811-1822. 3 vol. in-8, b. 22 f.

EDWARDS (Milne). Élémens de zoologie, ou Leçons sur l'anatomie, la physiologie, la classification et les mœurs des animaux, gr. in-8 avec figures 16 f.

EDWARDS (Milne). Manuel d'anatomie chirurgicale. *Paris*, 1827, in-18. 6 f.

Edwards (W. F.). Des caractères physiologiques des races humaines considérés dans leurs rapports avec l'histoire. Deuxième édition, sous presse.

Edwards et Vavasseur. Manuel de Matière médicale, troisième édition. Paris, 1831, in-18.     6 f.

— Nouveau formulaire pratique des hôpitaux, ou choix de formules des hôpitaux civils et militaires de France, d'Angleterre, d'Allemagne, d'Italie, etc., contenant l'indication des doses auxquelles on administre les substances simples, et les préparations magistrales et officinales du *codex* ; l'emploi des médicamens nouveaux et des notions sur l'art de formuler. *Deuxième édition*, augmentée d'une notice statistique sur les hôpitaux de Paris. 1 vol. in-24 de 448 pages. Paris, 1834.     4 f.

Hatin. Traité des accouchemens, maladies des femmes et des enfans. Deuxième édition. Paris, 1835, in-8, avec planches   9 f.

— La Manœuvre de tous les accouchemens contre nature, réduite à sa plus grande simplicité, et précédée du mécanisme de l'accouchement. Deuxième édition, 1832, 1 vol. in-18.     3 f.

Latterade. Code expliqué des pharmaciens, 1 vol. grand in-18.     4 f. 50 c.

Leuret. Fragmens psychologiques sur la folie. Paris, 1834, in-8.     6 f. 50 c.

Leuret et Mitivié. De la fréquence du pouls chez les aliénés. Paris, 1831, in-8, avec un tableau in-plano gravé.   2 f. 50 c.

Montmahou (E. de). Manuel de Toxicologie. Paris, 1824, 1 vol. in-18, avec planches coloriées.     6 f.

— Nouveau formulaire de poche. Paris, 1826, in-32.   2 f. 25 c.

Orfila. Élémens de Chimie médicale, sixième édition. Paris, 1835, 3 vol. in-8, avec fig.     22 f.

— Toxicologie générale, avec ses applications à la médecine légale, troisième édition. Paris, 1826, 2 vol. in-8, br.   16 f.

Sédillot. Manuel complet de médecine légale, considérée dans ses rapports avec la législation actuelle. Paris, deuxième édition, 1836, in-8.     5 f.

Thenard. Traité de Chimie élémentaire, suivi d'un essai sur la philosophie chimique, sixième édition. Paris, 1835, 5 forts vol. in-8 fig., avec un très bel atlas in-4 de planches dessinées et gravées par le professeur *Leblanc*.     38 f.

Virey. Histoire naturelle du genre humain, 2e édit. augmentée. Paris, 1825. 3 vol. in-18, fig. col.     22 f.

— De le Femme, sous ses rapports physiologiques, moraux et littéraires. *Seconde édition*, augmentée et complétée par une dissertation sur un sujet important. Paris, in-8.     7 f.

— Hygiène philosophique ou de la santé dans le régime physique, moral et politique de la civilisation mod. Paris, 2 v. in-8, br. 9 f.